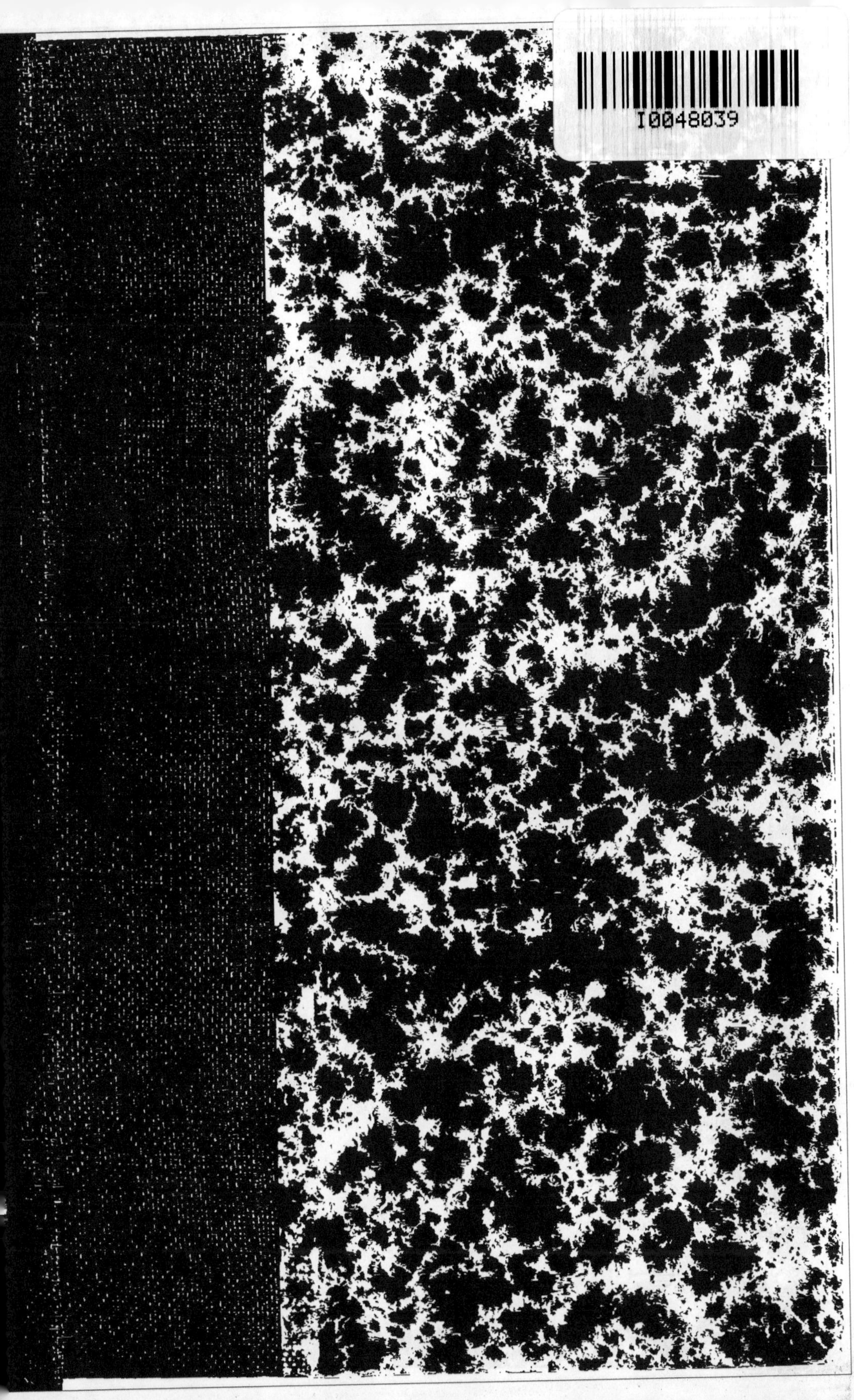

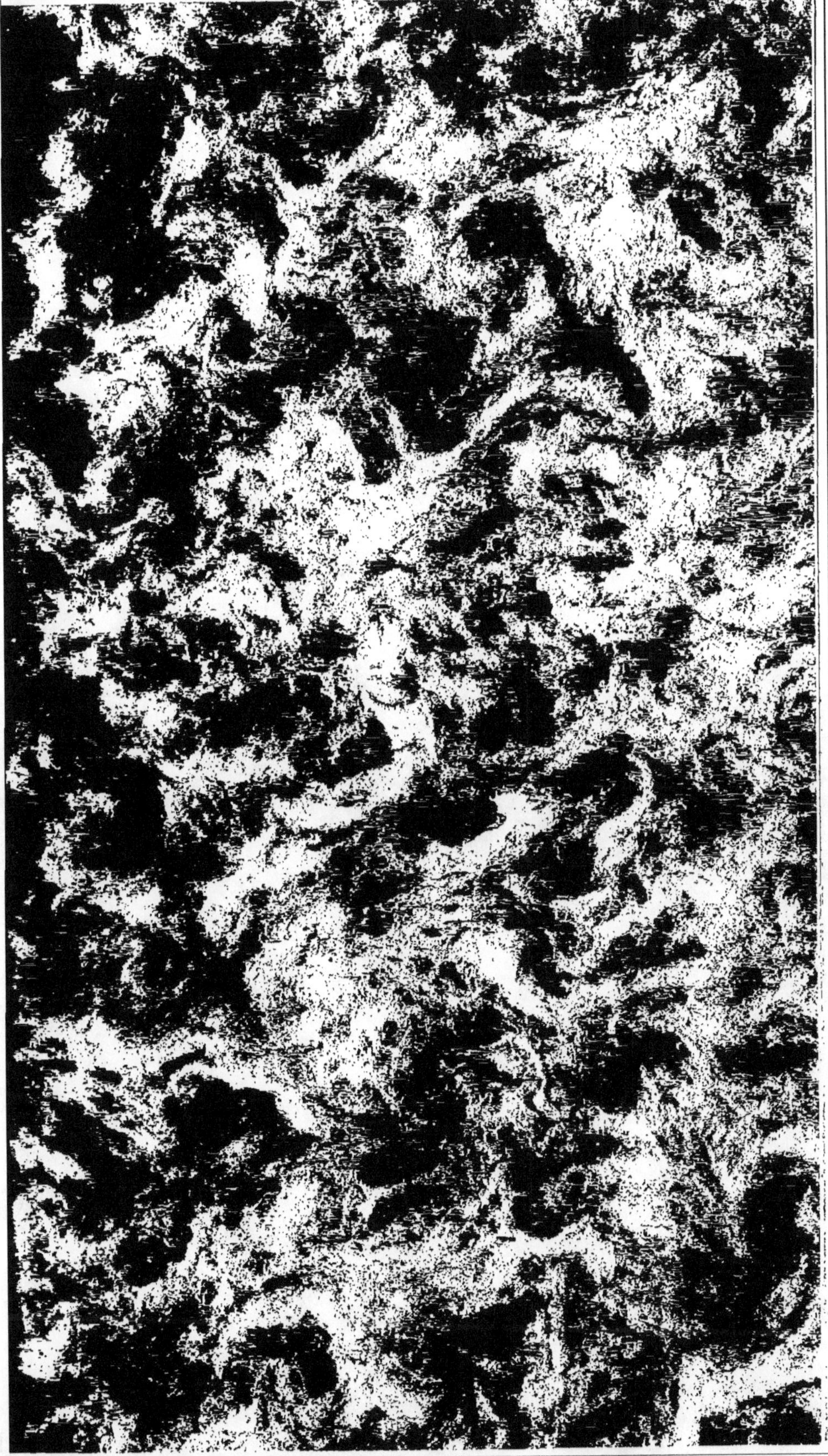

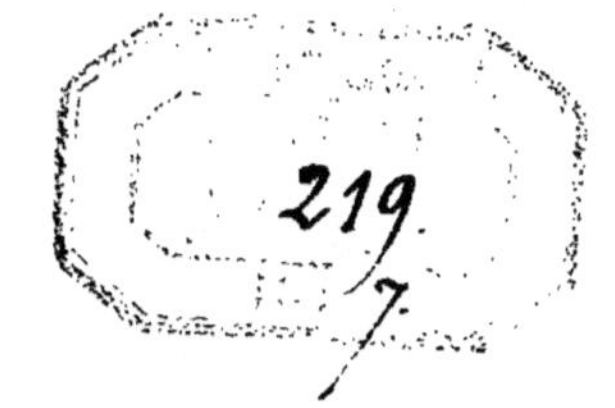

OUVRAGES DE L'AUTEUR.

« On n'aura jamais une Bibliographie complète, » ayant toute la précision désirable, si chaque Auteur » ne place pas, en tête de ses publications, la *Note* » *exacte de tous ses écrits antérieurs.* »

(H. Kühnholtz.)

1. Réflexions sur la Nécessité de la Physiologie dans l'Étude et l'Exercice de la Médecine, présentées à l'Ecole de Santé de Montpellier. — Montpellier, an V, in-8., de 68 pages.

2. Observations sur quelques points de l'Anatomie du Singe Vert, et Réflexions physiologiques sur le même sujet. — Paris, 1804, in-8., de 100 pages.

3. Traité des Hémorrhagies. — Paris, 1808, in-8., de x-403 pages.

4. Préface de J. Lordat, pour les Consultations de P.-J. Barthez. — Paris, 1810, in-8., de 31 pages.

5. Nouvelles Remarques sur les Hernies Abdominales (1811). — In-8., de 30 pages.

6. Conseils sur la manière d'étudier la Physiologie de l'Homme, adressés à MM. les Elèves de la Faculté de Médecine de Montpellier. — Montpellier, 1813, in-8., de 137 pages.

7. Exposition de la Doctrine de Barthez, et Mémoires sur la Vie de ce Médecin. — Montpellier, 1813, in-8., de 484 pages.

8. Fragments de Lettres sur divers sujets de Médecine, écrites par M. le Professeur Lordat à M. le Docteur Pr Thomas.— Extr. des *Éphémérid. Médic. de Montp.* : Octobre 1827, de 16 pages.

9. Réponse à la Lettre de M. le Docteur Cazaintre, sur un cas de *Transposition des Sens.* — Montpellier, 1827, in-8o, de 30 pages. (Extr. des *Ephémér. Médic. de Montp.*, Août 1827.)

10. Réflexions sur quelques points de la Théorie de la Vision. — Montpellier, 1827, in-8., de 37 pages. (*Idem.*)

11. Du Dialogisme Oral dans l'Enseignement public de la Médecine. — Montpellier, 1828, in-8., de 76 pages. (*Idem.*)

12. Cours de Physiologie Philosophique, rédigé par le Dr H. Kühnholtz (dans la *Gaz. Méd. de Paris*, an 1830, nos 10, 12, 14, etc.).

13. Deux Leçons de Physiologie, faites en 1832, rédigées, d'après les notes manuelles de l'auteur, par le Dr Kühnholtz (sur le *Vitalisme*), in-8., de vj-37 pages.

14. Essai sur l'Iconologie-Médicale, ou sur les Rapports d'Utilité qui existent entre l'Art du Dessin et l'Etude de la Médecine. — Montpellier, 1833, in-8., de xv-206 pages.

15. Douze Leçons de Physiologie sur les fonctions privées du Système Musculaire chez l'Homme. — Montpellier, 1836, in-8., de 152 pages. (Extr. du *Journ. des Scienc. Médic. de Montp.*, publié par MM. Rousset et Trinquier, 1834.)

16. De la *Perpétuité de la Médecine*, ou de l'Identité des Principes Fondamentaux de cette Science, depuis son établissement jusqu'à présent. — Paris et Montpellier, in-8., de 321 pages.

17. Première Leçon du Cours de Physiologie de 1838-1839 : sur la Nécessité d'étudier les Cas Rares, pour le perfectionnement de la Science de la Nature Humaine. — Montpellier, 1840, in-8., de 36 pages. (Extr. du *Journ. de la Soc. de Méd. Prat. de Montp.*)

18. *Sur la Philosophie Médicale de Montpellier*, à l'occasion de *Fragments de Philosophie*, de William Hamilton; traduits par M. L. Peisse. — Montpellier, 1840, in-8. (*Idem.*)

19. Première Leçon du Cours de Physiologie fait en 1840 : *Le vrai fondement de la Médecine est la Réunion de l'Anatomie et de la Métaphysique de l'Homme.* — Montpellier, 1841, in-8., de 27 pages. (*Idem.*)

20. Ébauche du plan d'un Traité complet de Physiologie Humaine, adressée à M. Caizergues, Doyen de la Faculté de Médecine de Montpellier. — Montpellier et Paris, 1841, in-8., de 155 p.

21. Apologie de l'École Médicale de Montpellier, en réponse à la Lettre écrite par M. Peisse à M. Lordat, insérée dans le No 8 (1841) de la *Gaz. Médic. de Paris.* — Montpellier, 1842, in-8., de 73 p. (Extr. du *Journ. de la Soc. de Méd. Prat.*)

22. Extrait d'une Leçon faite sur les vices de l'Instinct, in-8.— (1841), de 7 pages.

23 Deux Leçons du Cours de Physiologie de 1841-42 : *Les lois de l'Hérédité Physiologique sont-elles les mêmes chez les Bêtes et chez l'Homme?* — Montpellier, 1842, in-8., de 36 pages.

24. *Analyse de la Parole* pour servir à la Théorie de divers cas d'*Alalie* et de *Paralalie* (de Mutisme et d'Imperfection du parler), que les Nosologistes ont mal connus. — Montpellier, 1843, in-8., de 65 pages.

25. Leçons sur la Question de l'Intelligence des Bêtes. — Montp., 1843, grand in-8., de 44 pages. (Extrait de la *Revue du Midi.*)

26. Essai d'une Caractéristique de l'Enseignement Médical de Montpellier, etc. — Montpellier, 1843, grand in-4., fig.

27. Preuve de l'Insénescence du Sens Intime de l'Homme, et Application de cette vérité à la détermination du Dynamisme Humain, à la comparaison de ce Dynamisme avec celui des Animaux, et à l'appréciation des résultats de certaines Vivisections. — Montp. et Paris, 1844, in-8., de 396 p.

28. Proposition d'une *Fête Médicale Jubilaire* pour l'année 1850, à l'instar des Solennités, à grande distance, *célébrées par les Anciens.* — Montpellier, 1845, in-8., de 36 pages.

29. Réflexions sur l'utilité qu'il peut y avoir à joindre la Poésie Lyrique à la pompe du *Jubilé Médical de Montpellier*, projeté pour 1850. Montpellier, 1845, grand in-8., de 53 pages.

30. De la nécessité de créer, dans chaque Faculté de Médecine, une Chaire de Philosophie Naturelle Inductive, d'abord pure, ensuite appliquée à l'*Étude de la Constitution de l'Homme*, à la *Théorie des faits médicaux*, et à la *Critique des Systèmes exposés dans l'Histoire de la Médecine, depuis* Hippocrate *jusqu'à ce jour.* — Montpellier, 1846 : 1re Lettre, in-8., de 68 pages, à M. le Professeur Bouillaud ; 2e Lettre, in-8., de 108 pages, à M. Victor Cousin ; 3e Lettre, in-8., de 82 pages, à M. Donné.

31. Introduction à la Doctrine de l'Alliance entre l'Ame pensante et la Force Vitale chez l'Homme. — Montpellier, 1847, in-8., de 36 pages.

32. Commentaire sur divers passages des Discours prononcés à la Chambre des Pairs en 1847, lors de la Discussion du projet de la Loi Médicale de M. de Salvandy ; passages qui se rapportent aux intérêts de la Faculté de Médecine de Montpellier. — Montpellier, 1848, in-8., de 124 pages.

33. Extrait de la dernière Leçon du Cours de Physiologie fait à la Faculté de Médecine de Montpellier (1846-47), sur la Doctrine de l'Alliance des Deux Puissances du Dynamisme Humain ; Leçon dont l'objet principal a été la Théorie de l'Éthérisation. — Montpellier, in-8., de 28 pages.

34. De la Dignité de l'Anthropologie. Discours d'ouverture du Cours de Physiologie fait à la Faculté de Médecine dans l'année scolaire 1849-50. — Montpellier, 1850, in-8, de 26 pages.

35. Que l'étude des Passions Humaines ne pourra être réellement médicale, qu'en tant qu'elle sera une partie intégrante de la Doctrine de l'Alliance des Puissances Dynamiques de l'Homme. — Discours d'ouverture du Cours de Physiologie fait à la Faculté de Médecine, dans l'année scolaire 1850-51. — Montpellier, 1851, in-8, de 24 pages.

36. Idée Pittoresque de la Physiologie Humaine Médicale enseignée à Montpellier. — Montpellier, 1851, in-8.

37. Intentions Didactiques qui préoccupaient l'Auteur de l'*Idée Pittoresque de la Physiologie humaine enseignée à Montpellier*, lorsqu'il faisait les quinze Leçons réunies sous ce titre. — Montpellier, 1851, in-8., de 144 pages.

38. Accord de la Doctrine Anthropologique de Montpellier avec ce que demandent les Lois, la Morale Publique et les Enseignements Religieux prescrits par l'Etat.—Montpellier, 1852, in-8., de 48 pages.

39. Théorie Physiologique des Passions Humaines. — Montpellier, 1853, in-8., de 268 pages.

40. Réponses à des objections faites contre le Principe de la *Dualité du Dynamisme Humain*, lequel est une des bases de l'*Anthropologie Médicale* enseignée dans la Faculté de Médecine de Montpellier ; précédées d'une *Introduction* dont l'objet est, d'abord, de montrer la nécessité où est cette Faculté de défendre son Enseignement ; ensuite de présenter pour exemple une Apologie de la Définition Bonaldienne de l'Homme, condamnée par le célèbre Père VENTURA. — Montpellier et Paris, 1854, in-8., de cccviij—98 pages.

41. Vicissitudes de l'Anthropologie Hippocratique. — Montpellier, 1856, in-8., de 22 pages.

RAPPEL DES PRINCIPES DOCTRINAUX

DE LA

CONSTITUTION DE L'HOMME,

ÉNONCÉS PAR HIPPOCRATE,

DÉMONTRÉS PAR BARTHEZ ET DÉVELOPPÉS PAR SON ÉCOLE,

ET APPLICATION DE CES VÉRITÉS

A LA THÉORIE DES MALADIES;

PAR

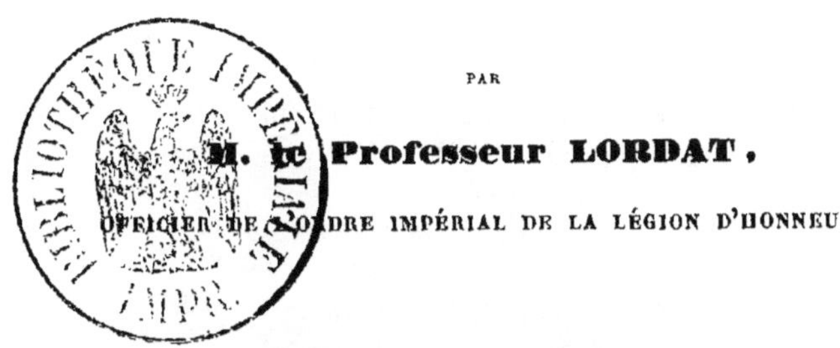

M. le Professeur LORDAT,

OFFICIER DE L'ORDRE IMPÉRIAL DE LA LÉGION D'HONNEUR.

MONTPELLIER,

IMPRIMERIE DE RICARD FRÈRES, PLAN D'ENCIVADE, 3.

1857.

(EXTRAIT DE LA GAZETTE MÉDICALE ET DES ANNALES CLINIQUES DE MONTPELLIER.)

PRÉFACE.

Lorsque je donnais à nos Élèves les Leçons que je réunis à présent, il se préparait à Paris, dans l'Ordre Médical, une commotion qui a coïncidé avec la terminaison de mon Cours. Le but de mes entretiens était de faire bien connaître à mes Auditeurs le véritable esprit de l'Anthropologie Médicale d'HIPPOCRATE; le sujet de la secousse scientifique dans l'Académie Impériale de Médecine, en 1856, a été d'apprécier le Vitalisme et de le comparer aux opinions qui s'en écartent spécialement : à l'Organicisme et au Stahlianisme. Cette rencontre me fait penser que la présente publication pourra être utile à ceux qui s'intéressent aux discussions relatives à la Science Médicale.

L'Enseignement de Montpellier n'a jamais perdu de vue la Doctrine Anthropologique d'HIPPOCRATE, même dans le temps où cette Doctrine était le sujet de la dérision ou du mépris. Il a subi avec assez de constance son long martyre; mais il n'a pas manqué d'apprécier les Paralogismes mêlés parmi les projectiles des ennemis, durant la brièveté de leurs triomphes.

Dans le cours de ma carrière professorale, j'ai eu principalement à lutter contre la Médecine de Broussais. Plusieurs de mes Collègues voulaient que je m'épargnasse cet effort. Le nouvel athlète ne leur paraissait pas être plus redoutable que les précédents. Je n'ai pas cédé à cette invitation : j'ai cru que je ne devais pas exposer nos Élèves aux chances d'une comparaison, pour leur esprit novice, entre la Doctrine éprouvée par le temps, dont l'expérience avait signalé la valeur, et la Doctrine nouvelle dont je ne pouvais pas approuver les principes et dont aucune pratique n'avait pu m'ébranler. Que serait le Professorat, s'il n'y avait pas recommandation d'éviter aux Élèves les dangers éventuels de l'erreur?

On dira que le temps a fait justice de cette échauffourée. Mais il n'y aurait pas de justice à méconnaître la valeur des armes avec lesquelles l'assaillant a été repoussé dans notre Faculté. Si elles ont accéléré sa défaite, ne pourront-elles pas servir contre de nouveaux adversaires?

Nos armes sont les vérités qui constituent l'Hippocratisme Médical, fortifié par l'Enseignement de la Faculté dont je suis Membre. De ces vérités, les plus invincibles et les plus fécondes sont celles qui composent la Doctrine de la Constitution de l'Homme. Nées du sens commun et renforcées par une Philosophie Naturelle rigoureuse, elles résistent aux attaques de nos ennemis, qui sont le Matérialisme, le Scepticisme et l'Hypothèse.

Ces ennemis ne sont pas des exterminateurs que nous devions redouter; mais ils forment une Compagnie de Mineurs qui travaillent dans l'ombre à saper la *Philo-*

sophie Naturelle Expérimentale : or, cette Philosophie est le rempart de la Science Médicale Hippocratique.

Ils ont de bonnes raisons pour ne pas attaquer notre Enseignement par des arguments en forme. Ils aiment mieux en détruire la méthode en la décriant. La dispute ne leur convient pas, ils aiment mieux dire au Public, et surtout à la Jeunesse, que notre Philosophie est *nébuleuse*. Ils ont si bien réussi contre les *Nouveaux Éléments de la Science de l'Homme*, de Barthez, qu'ils ont essayé de nouveau le même moyen. Ils ont insisté pendant quelque temps; mais le leurre tourne maintenant contre eux. On est aujourd'hui convaincu que ces improbateurs sont ou d'une négligence coupable, ou d'une insigne mauvaise foi.

Premièrement le *nuage* qu'ils disent voiler et obscurcir les ouvrages de Barthez et l'Enseignement de son École, n'est pas plus dans les livres sortis de Montpellier, que l'*Animal dans la Lune*, de la Fontaine, n'était dans cette Planète. Pour ce dernier cas, la souris était renfermée dans le télescope dont l'Astronome se servait. Pour le premier cas, le brouillard était dans l'esprit des Censeurs où l'ignorance, relative ou absolue de la Philosophie Naturelle Inductive, rendait l'entendement inaccessible aux arguments et aux procédés de cette méthode.

Remarquons que le Public Médical Parisien, qui n'entendait rien à la lecture de Barthez, va maintenant solliciter les Libraires pour qu'ils impriment de nouvelles éditions des livres de cet Auteur, et que ce changement si remarquable s'est produit après la chaleureuse discussion académique sur le Parallèle entre le Vitalisme et l'Organicisme, discussion qui a fourni l'occasion de rappeler quelques préceptes de la méthode de philosopher dans les Sciences de la Nature.

Secondement, on peut soupçonner que, parmi les Antagonistes de l'Enseignement de Montpellier, il en est quelques-uns qui calomnient, à dessein, une Doctrine directement contraire à la leur. Pour eux, les agacements sans conviction doivent être considérés comme Aristophanesques. Quand ces Auteurs renvoient les propositions abstraites de notre Anthropologie aux régions inaccessibles, il nous semble voir l'Auteur des *Nuées* reculer la Philosophie de SOCRATE vers les lieux où la raison humaine ne saurait arriver.

On dit que SOCRATE, qui était le sujet du sarcasme, assista avec intention aux représentations, et dans le lieu le plus évident. Ce parti, que tout le monde ne prendrait pas, a été l'occasion de plusieurs interprétations. La plus probable est formulée par une réflexion qu'on a mise dans l'esprit du Philosophe, réflexion qu'il a pu exprimer ainsi : « Cette Comédie est ou une raillerie spirituelle, » sans conséquence, et qui peut égayer le public ; ou c'est » un acte d'accusation contre ma Doctrine. — Dans le » premier cas, je rirai comme les spectateurs. Dans le » second, je serai présent pour défendre ma Doctrine » et mon caractère moral. » — Comme des Leçons publiées par un homme sérieux peuvent produire dans l'esprit des Lecteurs l'une ou l'autre de ces impressions, il convient à l'Auteur de mettre son nom à la tête de son écrit, et de se tenir prêt à se conduire suivant le parti que le dilemme avait suggéré au Sage Grec.

Depuis long-temps je me suis plaint de l'indifférence avec laquelle les Médecins traitent la Philosophie Naturelle Expérimentale. J'ai exprimé le désir que je formais de voir dans les Facultés de Médecine une Chaire de cette Science, afin de remédier à la variété des Doctrines Médicales qui déshonorent la profession, et qui mettent les Membres du Corps des Médecins dans l'impossibilité de se comprendre réciproquement. En attendant que les Hommes chargés de la surveillance de l'Enseignement se soient pénétrés des inconvénients de cette lacune, et qu'ils en aient averti le Gouvernement, je me suis permis de chercher à satisfaire, par des digressions relatives, les besoins intellectuels les plus urgents de mes Auditeurs.

La Médecine Humaine ne peut être que l'ensemble des moyens de satisfaire aux besoins de la santé et du bien-être légitime de l'Homme. Cet Art n'est une vraie Science que lorsqu'il est déduit de la véritable connaissance de la Constitution Humaine.

La seule Médecine que le Sens Commun a pu reconnaître, et qu'il puisse accepter à présent, est celle que l'on nomme l'*Hippocratisme*; ceux qui le nient sont étrangers à la connaissance de la Constitution de l'Homme, soit par ignorance, soit par une préférence excentrique pour l'opinion contre le Sens Commun.

La Doctrine de la Constitution de l'Homme est tellement d'accord avec la Philosophie Naturelle, elle s'accorde si parfaitement avec les Naturalistes de l'École de Buffon, qu'on ne sait pas quelle est celle des deux Sciences, de la ***Philosophie Naturelle***, ou de la ***Constitution de l'Homme***, qui a donné naissance à l'autre... C'est, en effet, en étudiant la Constitution de l'Homme, qu'on reconnaît dans le monde les Trois Ordres de Puissances causales qui composent et l'Homme et l'Univers : l'Ordre Physique, l'Ordre Vital, l'Ordre Intellectuel. Hippocrate fonda l'Anthropologie sur ces vérités expérimentales. Le bon sens en avait sans doute inculqué la place dans la tête des Grecs, puisque celui qui les avait formulées et qui en avait déduit les règles générales de la Thérapie, fut honoré d'une apothéose convertie en une mémoire immortelle.

L'ignorance, l'esprit de nouveauté, le Matérialisme, le Scepticisme, l'Hiérophobie, ont attaqué cette Anthropologie, non pas seulement dans les guerres faites à la civilisation entière, mais encore dans l'intérieur de la Corporation Médicale. J'ai dû rappeler quelques-uns des assaillants et des champions de cette mémorable contestation, mais j'ai fait en sorte que les Leçons relatives fussent moins pour l'Histoire de la Physiologie Humaine, que pour l'exposition des fondements de cette Science, et pour l'indication des liaisons intimes qui existent entre cette Anthropologie et toutes les parties de la Médecine pratique.

Cette liaison intime n'a jamais été comprise que par les vrais Médecins. Les Praticiens vulgaires et le Public ne s'imaginent pas qu'HIPPOCRATE ait connu la Physiologie Humaine, parce qu'ils ignorent que la plus profonde et la plus importante partie de cette Science est la Doctrine de la Constitution de l'Homme, et que la connaissance du *progrès caché* des fonctions (BACON), quoique d'un grand intérêt, ne peut pas être mise au rang de l'étude du Dynamisme par rapport à la Pathologie et à la Thérapeutique.

Je désirerais que cette vérité ressortît dans mes Leçons, en général. GALIEN, ce me semble, en a été convaincu, quand je compare les travaux auxquels il s'est livré pour son Encyclopédie Médicale. Son Livre *De usu Partium*, qui est un traité du *progrès caché*, est un ouvrage d'instruction agréable, d'ingéniosité, d'esprit; mais les déductions qu'il tire de la Doctrine Hippocratique de la Constitution de l'Homme, pour la théorie des phénomènes de la santé et des maladies, sont d'une valeur bien supérieure.

Au moyen âge, Montpellier a été le refuge des Vérités Anthropologiques Médicales; et quand le jour de la renaissance est arrivé, sa lumière a pu renforcer l'aube qui venait de toutes parts. J'ai rappelé les relations qui existèrent alors entre Paris et Montpellier pour l'œuvre du rétablissement de l'Hippocratisme.

Le Cartésianisme, si utile pour les Mathématiques, pour la Physique, pour la réfutation du Matérialisme, peut-être pour l'émancipation de l'esprit, fut une calamité pour la Médecine, parce qu'il prétendit exclure de l'Homme et du grand monde l'Ordre Vital, si bien caractérisé par HIPPOCRATE et par GALIEN, et, partant, il fit des efforts pour réduire à néant le Principe des vraies Sciences Médicales.

Montpellier sut se préserver. Mais, dans toute l'Europe, l'erreur dura long-temps. La recherche des voies pour sortir de cette impasse et pour retourner vers la vérité, fut plus ou moins ingénieuse, mais toujours infructueuse. STAHL démontra par les plus fortes raisons l'absurdité du Cartésianisme Médical, mais il ne sut éviter que CHARYBDE. Vers le milieu du XVIIIe siècle, un illustre Professeur de Montpellier, SAUVAGES, se sépara de ses Collègues en acceptant le Monothélisme Stahlien; tous les autres continuèrent d'enseigner l'Anthropologie Hippocratique.

Si quelques Encyclopédistes, hommes de beaucoup

d'esprit, tels que Bordeu, Venel, Fouquet, fâchés de voir le Public Médical de Paris dédaigner le langage Hippocratique, essayèrent de modifier cet idiome au risque d'en altérer un peu les idées fondamentales, ce fut sans dessein que leurs expressions se trouvèrent être incorrectes, comme ils l'avouèrent quand un Hippocratiste plus sévère professa la Doctrine de la Constitution de l'Homme, sans ménagement.

Au milieu des mutations de paroles qui devenaient suspectes, Barthez eut le courage de passer par-dessus ces diverses conciliations ; il travailla tant qu'il put à rappeler, dans l'Enseignement de Montpellier, toute l'Anthropologie Dynamique d'Hippocrate, c'est-à-dire la Dualité de l'animation de l'Homme, et il s'appliqua à perfectionner, agrandir, fortifier cette Doctrine. Ses ouvrages, que ses contemporains ne surent pas comprendre, renferment toutes les conditions nécessaires pour arriver à ce résultat. La génération actuelle, plus capable de profiter de ces écrits, voit ce que Barthez a fait pour affermir cette Science. Une Philosophie Naturelle Expérimentale, dédaigneuse de toute hypothèse, a rendu la formule des faits pleine d'exactitude, et les déductions à l'épreuve de toute attaque.

Si le Public Médical avait été capable de saisir les avantages de cette réforme, la Science aurait prospéré ; mais la grande majorité n'y put rien comprendre. La Philosophie Naturelle était encore comprimée par le Cartésianisme, par le Stahlianisme, et toujours par le Matérialisme, et par l'Éclectisme, nom que l'on donnait à cette époque au Scepticisme, ou à l'indifférentisme paresseux. Personne ne put entreprendre la réfutation d'une Doctrine qu'on voulait repousser sans la connaître ; elle fut réputée inintelligible, et par conséqnent comme non avenue.

L'Anthropologie Médicale de BARTHEZ serait tombée dans l'oubli, si une petite minorité n'en eût senti le prix, et ne l'eût soigneusement cultivée à Montpellier. Elle résista à l'annihilation que le Public Médical de Paris avait conjurée. L'Auteur put, avant de mourir, lui donner plus de consistance par la seconde édition des *Nouveaux Éléments de la Science de l'Homme*, et faire entendre une protestation contre les attaques du Secrétaire Perpétuel de l'Académie des Sciences de l'Institut. Ces derniers accents ne se sont pas évanouis, et l'École de cet illustre Professeur en a religieusement conservé le thème. Elle s'est appliquée à le fortifier d'*accompagnements*, de *variations*, de *modulations*, capables de le rendre populaire et durable. Ce n'est pas en vain qu'elle a travaillé, puisque aujourd'hui ce même Public Médical de Paris, pour qui le Livre cité était un grimoire, presse les Libraires d'en multiplier les éditions, et sollicite l'Auteur du *Traité des Maladies des Enfants*, M. E. DE BARTHEZ, descendant de l'Auteur du *Traité des Maladies Goutteuses*, de présider à cette publication.

L'insuccès des *Nouveaux Éléments, etc.*, de BARTHEZ, qui a duré plus de trente ans, avait été prédit par des hommes compétents. La véritable cause était dans la négligence générale de l'étude de la Philosophie Naturelle. J'ai montré quelques points de cette Science sur lesquels les Médecins Français avaient le moins porté leur attention.

Je n'ai pas pu m'empêcher de rappeler la censure que G. CUVIER se permit de faire du Livre de BARTHEZ, dans l'Académie des Sciences de l'Institut, et j'ai cru devoir chercher à en déterminer la cause. Je n'ai pas trouvé qu'on en pût reconnaître une autre que celle dont je me suis plaint par rapport à l'éducation philosophique des Médecins de cette époque. La proscription de l'Ordre Vital, qui est une partie de la Métaphysique particulière de BACON, et par conséquent une portion intégrante de la méthode *expérimentale inductive*, a été l'origine de l'improbation injuste de l'illustre Secrétaire Perpétuel.

La disposition mentale des Académiciens de cette époque était celle des Cartésiens. Elle est assez clairement exprimée dans un écrit d'un Épicurien Français du premier quart du XVIIIe siècle, intitulé : *Dialogues des Dieux*. L'Auteur est REMOND DE St-MARD. Cet écrivain était un bel esprit Parisien qui, ayant une santé délicate, « ne » voulut s'engager ni dans les charges, ni dans le ma- » riage, et prit le parti de vivre en Philosophe. Il mena » une vie exempte de toute crainte, et partagea son temps » entre la culture des Belles-Lettres et la société des gens » d'esprit. Ses écrits se sentent de son caractère indolent » et paresseux, aussi bien que de son attrait pour une Phi- » losophie qui exclut toute sévérité. Il s'était formé sur » FONTENELLE, quoiqu'il le regardât comme le corrup- » teur du goût, et qu'il ne cessât de lancer contre lui » quelques traits dans ses livres et dans sa conversation. »

Voici comment cet ennemi et singe de FONTENELLE parle de la Métaphysique : « L'objet de la Métaphysique est » grand, et accommode merveilleusement l'audace de » l'esprit humain ; mais en même temps il décèle son » ignorance. Les principes des choses, que cette Science » considère, nous sont entièrement inconnus ; et il n'y a » pas apparence que la Nature, qui a eu ses raisons pour » nous les cacher, touchée de notre curiosité, ne nous » les découvre jamais. On n'est pas encore tout-à-fait

» revenu de cette espèce de manie qui va à découvrir la » nature des premiers êtres; mais il n'y a pas grand mal» heur. La recherche des vérités, qu'on ne trouvera pas, » a cela de commun avec celle des plaisirs : elle amuse. » Revenons à PLATON. Sa Métaphysique marque de l'élé» vation dans l'esprit, et ce qu'il y a de chimérique lui » fait honneur (1). »

Cette causerie spirituelle peut avoir son prix pour des oisifs qui aiment à tout effleurer, sans toucher l'intérieur des substances des choses. Mais si je cherche à déduire de cela une proposition instructive, je n'en trouve pas une que je puisse accepter. Quoi ! la Métaphysique, qui *décèle mon ignorance*, est incapable de me fournir des notions utiles ? La Métaphysique, considérée comme partie de la Philosophie Naturelle, ayant pour objet l'étude des causes des phénomènes dont nous sommes témoins, s'attache spécialement à caractériser les Puissances dont les effets ont toujours une tendance finale vers un but prévu. Ces causes sont les fabricatrices de vies ; ces vies sont les vies végétales, les vies zoologiques, les vies zoophytes, la vie *asynéidète* Humaine, la vie intellective. Le bon sens ne nous permet pas de considérer ces Puissances comme des Causes identiques. Si elles nous intéressent, nous les cultivons, et les cultures respectives sont des Arts qui ont besoin de connaissances spéciales. L'Agriculture, le soin des poissons, celui des vers à soie, celui des sangsues, celui des animaux domestiques, exigent des notions et des recherches de moyens très-divers suivant les résultats désirés.

---

(1) *Loc. cit.* Discours sur la nature du Dialogue.

Pour les soins d'un enfant, on a besoin de deux éducations : celle de la Puissance de l'existence et de la santé, et celle de l'Intelligence. Les moyens nécessaires pour leur prospérité respective sont fort différents.

Les Êtres vivants chez lesquels il n'y a pas intelligence ne sont pas du ressort de la responsabilité. Mais l'Homme est responsable, non pas en tout ce qui se passe dans sa vie, mais seulement en tant que ses actions sont volontaires.

Dans l'éducation de la Force Vitale de l'Homme, et dans les soins dont cette Puissance est susceptible par rapport à la santé bonne ou mauvaise, il y a une foule de moyens utiles qui ne sont capables de modifier ni le corps de l'Homme, ni sa Puissance Intellective, et une grande partie de l'Art salutaire a pour but de les faire connaître et d'assigner les circonstances de la vie de cette Puissance où quelqu'un de ces mêmes moyens peut lui être avantageux.

Puisque la Métaphysique nous signale les diverses Puissances qui exécutent des vies, puisqu'elles sont des réalités dont les effets sont nécessaires à connaître, et dont les natures sont très-distinctes; puisque cette science nous a procuré l'avantage de découvrir les moyens de modifier ces Puissances, suivant nos intérêts, soit moraux, soit intellectuels, soit voluptuaires : comment REMOND DE St-MARD a-t-il pu dire que la *Métaphysique nous découvre notre ignorance*, sans dire qu'elle nous instruit assez pour nous conduire convenablement dans la Vie Sociale ? Et est-il vrai que les honneurs rendus à PLATON ne tiennent qu'à sa *Métaphysique chimérique ?*

Lorsque G. CUVIER a écrit que la *Science de l'Homme de* BARTHEZ *était une Métaphysique de mots sans idées*, et que

De Candolle a répété cette proposition, je n'ai pas pu repousser de mon esprit le rapport qui existe entre ce jugement et celui que Remond de St-Mard avait porté de la Métaphysique en général, et de celle de Platon en particulier. J'ai eu beau me souvenir du caractère de mes deux contemporains que j'ai tant considérés et admirés, et me retracer leur gravité, leur vie laborieuse, la solidité de leurs travaux : *les mots sans idées de la Métaphysique* de Barthez, de la part des deux Professeurs, et la *Métaphysique, manie qui ne sert qu'à découvrir notre ignorance*, de la part du bel esprit épicurien, s'associent malgré moi, dans mon entendement, d'une manière pénible.

Comme Cuvier a exercé pendant toute sa vie une grande influence sur l'Académie des Sciences, j'ai indiqué quelques-uns des points de Philosophie Naturelle sur lesquels il m'a semblé qu'il péchait. Cette remarque m'a servi à signaler le caractère métaphysique du *Tableau des Connaissances Humaines* d'Ampère, ouvrage qui a paru peu de temps après la mort de l'illustre Secrétaire Perpétuel. Le *Tableau* d'Ampère semble avoir été fait pour la correction des six imperfections que j'avais indiquées dans la Philosophie Naturelle de cette époque.

A dater de ce temps, ont paru en France, et dans divers états de l'Europe, des germes manifestes de la Doctrine Anthropologique d'Hippocrate, vigoureusement formulée par Barthez. Partaient-ils à la fois d'un grand nombre de lieux, en vertu des progrès de la civilisation générale? Sortaient-ils du point où cette Science avait été conservée en dépit de l'épidémie Cartésienne, et qui avait été fortifiée de manière à ce qu'elle pût être en état de marcher seule et de se défendre?

Paris n'est pas resté étranger à cette renaissance Hippocratique. Ne parlons pas de l'*Hippocratisme Moderne*, qui n'est *Hippocratisme* que de nom, et dont la pseudonymie est une fiction et un leurre; ne parlons pas non plus de quelques attaques incomplètes faites contre l'Organicisme, et qui n'avaient été entreprises qu'au profit du Stahlianisme; mais portons la plus grande attention à la proclamation du Quatrième Règne de la Nature, institué par M. Is. Geoffroy-Saint-Hilaire, dans le Muséum d'Histoire Naturelle, Quatrième Règne fait pour l'Homme seul. Cette pensée est la Doctrine de la Constitution de l'Homme d'Hippocrate. C'est le *Homo duplex* de Buffon. C'est la différence qui existe entre la Nature de l'Homme et celle des animaux. C'est une occasion de déterminer la différence qui existe entre la Force Vitale non viable de l'Homme et celle des bêtes qui constitue tout leur Dynamisme.

Le Règne Humain étant la proclamation la plus solennelle de la Dualité du Dynamisme Humain, et de la vérité la plus inattaquable des Fondements de la Médecine Hippocratique, il nous importe de défendre soigneusement ce Règne contre les hypothèses qui tendent à méconnaître les vrais caractères de la Puissance rationnelle, seul élément incomparable, Cause qui se trouve uniquement dans l'Espèce Humaine. Comme cette Cause est la seule du monde qui puisse opérer la vie sociale intellective, elle suffit pour que le bon sens défende de placer dans aucun des trois anciens Règnes, l'Être muni de cette Puissance privilégiée.

Trois Écrits récents ont pour objet de soutenir l'hypothèse de l'*Intelligence des bêtes*. Cette opinion qui a paru plusieurs fois, soit dans l'antiquité, soit dans le moyen âge, soit de nos jours, a toujours mérité d'être examinée;

il est indispensable aujourd'hui de la traiter sérieusement, puisque le Règne Humain et la Doctrine Hippocratique de la Constitution de l'Homme ne sont pas des vérités scientifiques, si l'opinion de l'Intelligence des bêtes n'est pas réfutée.

L'importance du sujet n'a pas été le seul motif de cette discussion: la célébrité des Avocats de cette cause hypothétique m'a paru devoir donner de la dignité à nos argumentations. Ces partisans sont : 1° Fr. CUVIER qui a voulu voir dans les animaux une coïncidence de l'Instinct et de l'Intelligence, et M. FLOURENS qui a bien voulu être le rédacteur de cette opinion ; — 2° M. FÉE, Professeur de la Faculté de Médecine de Strasbourg, qui s'est associé à CUVIER dans un Traité sur l'*Intelligence et l'Instinct des animaux* ; — 3° M. CAYOL, ancien Professeur de la Faculté de Médecine de Paris, auteur d'un *Hippocratisme Moderne*, qui ne veut reconnaître dans l'Homme qu'une *Loi Vitale* commune à tous les Êtres vivants, et qui rejette textuellement les deux Puissances distinctes, de Cos et de Montpellier. — Tous les trois sont implicitement contraires au Quatrième Règne : les deux premiers parce que l'Instinct et l'Intelligence sont dans l'Homme et dans les animaux, et le troisième parce que l'Auteur refuse d'accepter la Dualité du Dynamisme Humain.

FR. CUVIER a reconnu qu'il y a une grande différence entre l'Instinct et l'Intelligence. Mais au lieu de les étudier comparativement dans les deux Puissances de l'Homme, dont la Force Vitale exerce les Instincts, et dont l'Ame Pensante déploie l'Intelligence, il s'est contenté d'examiner ces facultés dans les bêtes. Il ne s'est pas aperçu qu'en portant ses recherches sur les êtres desquels il a été dit, il y a plus de trente-trois siècles, *quibus non est intel-*

lectus, il tombait dans une *pétition de principe;* faute d'autant plus singulière qu'il ne s'est certainement pas avisé de donner aux animaux en expérience les droits et les devoirs de la *responsabilité*. Or, la responsabilité est un des caractères les plus saillants de l'Intelligence.

Étranger à la connaissance de l'Anthropologie Médicale, l'Auteur n'a pas pu caractériser convenablement les facultés comparées. Ses caractères de l'Instinct sont fictifs: par exemple, il en croit les actions invariables ; il ne fait pas attention que la *contingence* appartient à toutes les Forces Animatrices, depuis l'Ame Pensante et la Force Vitale Humaine, jusqu'à la Force Vitale des éponges.

S'il avait comparé l'éducation de l'Ame Pensante avec celle de la Force Vitale son associée, il aurait vu la différence qui existe entre les susceptibilités de l'Intelligence et celles de l'Instinct. L'éducation que les animaux peuvent recevoir suffit, à la rigueur, pour répondre à la question de l'*Intelligence des bêtes :* on peut croire, en conscience, d'après cela, si on les a *instruits*, ou si on les a *dressés*.

J'ai fait en sorte d'analyser l'Intelligence Humaine de manière à ce que les *sensibilistes*, tels que les George LE ROY, les CABANIS, les LESSON, ne puissent pas nous fasciner par les faits extraordinaires des animaux. Les caractères de cette admirable faculté nous fourniront, je pense, un critérium suffisant pour repousser les exagérations et les fictions dont nous pourrions être dupes.

Jusqu'à présent nous n'avons vu dans le Règne Animal rien qui nous dispense de créer pour l'Intelligence de l'Homme un Règne spécial.

Le livre de M. FÉE, intitulé : *Études Philosophiques sur l'Instinct et l'Intelligence des Animaux*, a été entrepris dans l'intention de soutenir l'hypothèse de Fr. Cuvier; mais, en le construisant, l'Auteur a trouvé des faits et des raisons qui l'ont fait dévier de ce chemin. Il en résulte que le Livre a l'inconvénient et l'avantage d'une conversation libre : on accepte une opinion dans le moment actuel, sans être tenu de la défendre, si, dans le cours de l'entretien, il s'en présente une autre aussi agréable qui vient l'infirmer.

L'Auteur se permet aussi de donner à certains mots des sens qui ne sont autorisés ni par des Dictionnaires approuvés, ni par l'usage. Ainsi, M. Fée, qui se charge de soutenir l'*Intelligence des bêtes*, appelle Intelligence une aptitude à apercevoir des idées, *indépendamment de la raison qui peut les lier pour en former des pensées.*

D'après cette acception, je ne nie point la proposition de M. Fée. Si l'on me dit qu'un âne peut voir aussi exactement que moi toutes les couleurs, toutes les variétés du clair-obscur des tableaux du Musée; je ne le contesterai pas. Mais cet aveu ne fera rien sur le problème de l'*Intelligence des bêtes*; car, dans cette question, la *Raison* fait partie intégrante du mot *Intelligence*. Quand on dit qu'un homme manque d'intelligence, on ne veut pas énoncer que les sens sont assez obtus pour que les idées concrètes relatives ne soient pas suffisantes; ce que l'on veut affirmer est que l'individu inférieur au commun des hommes ne jouit pas assez de l'*entendement*, de la *raison*, du *sens commun* qui est nécessaire pour penser, pour INTELLIGERE, pour *lire* profondément autant qu'il le faut quand il s'agit d'en tirer tout le parti favorable (1).

---

(1) Je sais que Lesclache a parlé du nom *Intelligence sans raison*; mais les bons Lexicographes disent que *intelligere* est ἐντὸς λεγειν.

Ce changement arbitraire du mot capital *Intelligence*, loin de servir à l'hypothèse, est un fort préjugé contre elle. Plusieurs autres passages du Livre, que je me suis permis de critiquer, m'ont paru propres à produire un semblable effet. Il en est arrivé que, selon moi, la lecture de cet agréable livre favorise beaucoup le Dogme Hippocratique de la Dualité du Dynamisme Humain, et, partant, nous dirige à la fois et contre le projet de l'Auteur et vers l'adoption du Quatrième Règne.

Les Leçons suivantes qui continuent et terminent le Cours présent sont une sorte de Réfutation de l'*Hippocratisme Moderne* de Cayol. Des Lecteurs me blâmeront d'avoir fait un siége en forme, quand il était si facile d'emporter la place en courant ; mais je les prie de se souvenir que les arguments sont des Leçons. Ce sont par conséquent des occasions de présenter à nos Élèves le véritable Hippocratisme développé par Barthez et par son École, et de l'animer par l'intérêt d'un simulacre de polémique. La Doctrine de Cayol est trop informe, trop vague, trop insignifiante, soit en théorie, soit en pratique, pour qu'elle me parût redoutable; mais comme elle était hostile à l'égard de l'Enseignement de Montpellier, et que l'Auteur était d'ailleurs un homme honorable, considéré, Chef d'un Journal de Médecine, je pensai qu'un acte de défense intéresserait mes Auditeurs, et que cette espèce de combat engagerait les indifférents à jeter un coup d'œil sur notre arsenal.

Lire par l'*organe visuel*, c'est *voir des objets visibles distincts*. C'est ce que fait la bête aussi bien que l'Homme. Mais Lire *intérieurement*, ἐντὸς, c'est comprendre par l'entendement des idées profondes inaccessibles aux sens, et accessibles seulement à l'Ame Pensante. La *connaissance* de l'animal est une notion *sensoriale;* l'Intelligence est une notion *abstraite*.

L'Adversaire, qui voulait mettre une sorte de Stahlianisme mal conçu en opposition avec l'Anthropologie Hippocratique, avait jugé à propos d'appeler *Hippocratisme Moderne* le Monothélisme Médical qui fait contraste avec l'Hippocratisme réel ; je dus me hâter de préserver mes Élèves de cette feinte, et, pour cela, je leur montrai les pensées fondamentales de l'Anthropologie Médicale de Cos. Je ne m'arrêtai pas là ; comme l'Anthropologie extraite de la Collection Hippocratique n'est pas accompagnée des renforts dont elle a besoin pour prendre le titre d'une vraie Science, je fis en sorte de la présenter telle que l'ont débrouillée GALIEN, Gaspard HOFFMANN, FERNEL, KAAW, BARTHEZ et son École.

Je dis BARTHEZ et son École, parce que la clarté et la certitude d'une vérité naturelle s'accroissent singulièrement et par l'accession des faits dont on découvre les rapports antérieurement inaperçus, et par les pratiques nouvelles qu'elle suggère, et par les moyens empiriques utiles qui la justifient. Ainsi, la comparaison faite entre le prétendu *Hippocratisme Moderne* et le *réel Hippocratisme continué*, amène une disparité si grande par la dégradante métamorphose du premier, et par le complément exact du portrait autrefois ébauché du second, qu'il n'y a pas d'homme de sens qui ne se récrie contre cette dénomination commune : *Hippocratisme !*

Les preuves de ce que j'avance se trouveraient dans presque toutes les parties de l'Anthropologie, si l'on faisait le parallèle des articles des mêmes noms pris dans les deux Hippocratismes. La Constitution de la bête est si différente de celle de l'Homme, que le Médecin qui voudrait se contenter d'étudier comparativement les *Forces Vitales* respectives, n'y trouverait rien de profitable. La Puissance de l'Homme, qui est analogue à celle des animaux, n'est qu'une partie du Dynamisme de cet Être; tandis que la Force Vitale de l'animal est son Dynamisme complet. Il s'ensuit que la Force Vitale Humaine est, dans l'Histoire Naturelle, une Puissance aussi incomparable que l'Ame Pensante dont elle est l'associée congénère.

Les Physiologistes superficiels n'ont pas su voir que l'esprit des *Nouveaux Éléments etc.*, de BARTHEZ, est de faire connaître d'abord la Dualité du Dynamisme Humain; ensuite, de caractériser le Principe Vital de l'Homme, mis en comparaison avec celui de tout animal. Ce point de Physiologie était pour lui ce qu'il avait été pour HIPPOCRATE, la Biologie seule de la Médecine.

Du temps de BARTHEZ, les Physiologistes avaient d'autres vues. Dans la seconde moitié du siècle dernier, ils étaient esprits forts. La Physiologie n'était pas faite pour éclairer la Médecine; on aspirait à la rendre assez générale pour qu'elle fût aisément liée à l'Anatomie comparée. — Comme une Fonction physiologique ne pouvait pas être catégoriquement matérialiste, sans être l'expression d'une absurdité flagrante, on avait quelques tournures ambiguës indéterminées qu'on espérait pouvoir faire passer pour purement physiques, quoiqu'en réalité ces expressions ne pussent être conservées qu'en les acceptant dans le sens métaphysique.

Le mot métaphysique était, comme on l'a vu, devenu, pour les esprits forts, un non-sens aussi ridicule que méprisable, quoique à Montpellier il ait été conservé comme nécessaire pour exprimer, conformément au précepte de BACON, la Science des Causes naturelles qui n'*opèrent leurs phénomènes que sous les lois d'une finalité.*

Chez eux, le mot *Organisation* était de la plus grande importance, parce que la formation des organes leur paraissait un phénomène analogue à la cristallisation, qui est un effet nécessaire des propriétés de divers corps. Ces Physiologistes savaient pourtant bien que les procédés plastiques des corps vivants n'ont aucune ressemblance avec ceux de la cristallisation; que les instruments provenus de la plasticité embryologique n'engendrent pas la vie; que cette instrumentation est, au contraire, l'effet de la Puissance Métaphysique appelée *Force Vitale*. Néanmoins ils se sont long-temps contentés de cette amphibologie pour la mettre en opposition avec l'Hippocratisme réel, et il est vraisemblable que cette croyance, ou cette illusion, persiste chez quelques-uns.

Un des Physiologistes de cet ordre les plus renommés est Chaussier. Il reconnaissait une Loi Vitale qu'il distinguait d'avec la Physique; mais j'ignore quels sont les motifs d'après lesquels il établissait cette distinction. Il est très-vraisemblable qu'il s'arrêtait à la considération de la *Phénoménalité* des faits.

En examinant les Fonctions de la Force Vitale, il paraît avoir eu deux intentions incompatibles, qu'il voulait amalgamer dans son entendement. Il voulait d'abord que les Fonctions Vitales tirées de tout le Règne animal, dans lequel il comprenait l'Homme, formassent une liste complète; ensuite, portant son attention sur la Cause collective de toutes ces Fonctions, il voulait ne reconnaître que la Cause commune, qu'il appelait *Force Vitale*.

En s'abstenant de toute distinction de Causes, sa division des Fonctions a été faite d'après leurs variétés phénoménales. Quatre Ordres de ce Catalogue sont les cases où les Fonctions ont été ainsi distribuées : I° *Fonctions Vitales*, permanentes, et dont une courte interruption compromet la Vie; II° *Fonctions Naturelles*, qui se rapportent à la *nutrition;* III° *Fonctions Sensoriales*, communément appelées *animales*; et IV° *Fonctions Génitales*.

Cette misérable Classification, dont l'Enseignement Médical n'a que faire, a été inspirée par l'Hylozoïsme antiphilosophique de l'époque. — C'était le temps du honnissement ou de la dérision de la Philosophie. Le Public prenait au pied de la lettre un mot attribué à MONTESQUIEU : « Je disais à Madame DU CHATELET : vous » vous empêchez de dormir pour apprendre la Philosophie? » Il faudrait, au contraire, étudier la Philosophie pour » apprendre à dormir. » J'aimerais mieux que ce sarcasme fût sorti de la bouche de VOLTAIRE.

Je ne pense pas que les Épigrammes d'alors s'adressassent à la Logique, à la Morale : la facétie aurait été trop scandaleuse. Elle se rapportait à la Métaphysique, qui est une bonne partie de la Philosophie Naturelle. C'est surtout cette portion de la Science dont il s'agit que l'on se croyait obligé d'immoler à la risée.

A Montpellier, on n'a pas regardé la Philosophie Naturelle comme un hypnotique, et on l'emploie pour un autre usage. On s'en est servi en Anthropologie pour la Classification des Fonctions. Des Professeurs y ont trouvé une occasion de signaler plusieurs des vérités de la Constitution de l'Homme, mises en comparaison avec la Constitution des bêtes. Ils ont reconnu dans la Force Vitale seule de l'Homme, sans aucune participation de l'Ame Pensante, les deux ordres suivants: I° les Fonctions *Vitales* de GALIEN et de CHAUSSIER, que pour de bonnes raisons on nomme ici *Immanentes*; — et II° les Fonctions Naturelles de GALIEN, ou d'*Économie Animale*; — dans cette même Force Vitale seule, mais avec *avis* donné à l'Ame Pensante; — III° les Fonctions *Instinctives* de divers caractères; — dans l'Ame Pensante seule, avant toute participation de la Force Vitale; — IV° les Fonctions purement Intellectives; — dans l'Alliance des deux Puissances Humaines; — V° les Fonctions *Dicratiques*, distinguées par leur initiative; — pour l'Analyse mentale de la Vie Humaine entière si complexe, les Médecins de Montpellier ont signalé les rôles que jouent, ou simultanément ou alternativement, les deux Puissances du Dynamisme Humain, dans les Ordres de Fonctions suivantes: — VI° les Fonctions *Génératrices*; — VII° les Fonctions Dicratiques *Anomales* par des altérations *locales* survenues dans l'Alliance entre les Puissances Anthropologiques (Bacon);—et VIII° les Fonctions *Pathologiques* Dicratiques, par *affection* de l'une ou des deux Puissances considérées dans leur unité. La détermination de l'initiative de l'affection est un grand objet de pratique; est-elle dans la Force Vitale? est-elle dans l'Ame Pensante? C'est dans ce point d'Anthropologie Médicale que notre Faculté travaille à mettre quelque ordre entre les Phénomènes : *Ataxie Organique, Vitale*, *Psychique*, SPONDÉMATIQUE (Bacon); *Psychomachie, Excentricité, Folie, Morosophie*, *Hallucination*, *Vision*, *Ivresse*, *Délire*, *etc.*

Cette Physiologie part rigoureusement de la division des Phénomènes Humains; mais, au lieu de rester dans cette sphère, elle appelle à son secours la Philosophie Naturelle Hippocratique ; reconnaît les Éléments qui constituent l'Homme; y détermine et caractérise les Causes productrices des Phénomènes de la Vie; et travaille à en déduire la théorie de la santé et des maladies, pour en obtenir les indications des moyens propres à conserver la première et à dissiper les autres.

Maintenant que le Public Médical de Paris consent à connaître l'Enseignement Médical de Montpellier, je désire, avec espérance, qu'il réfléchisse un peu sur la valeur de la Philosophie Naturelle Expérimentale, et qu'il déclare lequel de ces deux partis contraires, CHAUSSIER et CAYOL d'un côté qui ne la veulent pas, et l'École de BARTHEZ de l'autre qui la cultive avec soin, a, jusqu'à présent, *dormi* ou *veillé* le plus utilement.

Comme CAYOL ne me paraît pas connaître l'Homme autrement que CHAUSSIER, si ce n'est en ce que le premier s'est déclaré contraire au Matérialisme, tandis que le second ne paraît pas s'être expliqué sur cet objet, l'*Hippocratisme Moderne* de CAYOL est entaché des vices de l'Anthropologie de CHAUSSIER. Donnons quelques exemples.

En parlant des Fonctions Vitales de GALIEN, appelées chez nous *Immanentes*, CHAUSSIER n'en compte que trois : l'Innervation, la Circulation, la Respiration. Comment a-t-il pu ne pas faire mention de la Calorification, aussi indispensable que les autres? Il est vraisemblable qu'il regardait la température comme l'effet nécessaire de la Respiration, conformément à l'opinion des nouveaux Chimistes; mais M. Cl. BERNARD vient de démontrer par l'expérience que la Respiration, loin d'être la Cause infaillible de la Chaleur, en est le moyen de rafraîchissement. C'est ce que BARTHEZ enseignait contre LAVOISIER, dans la seconde édition des *Nouveaux Éléments*, il y a plus de cinquante ans.

Mais ce ne sont pas les seules Fonctions Immanentes de la Vie Humaine. Le *Ton Vital*, le mouvement intime des liquides, méritent une grande attention. — Il est une autre Fonction qui doit être tout aussi impérieusement permanente sous peine de mort : c'est la suspension continuelle des affinités divellentes que les lois chimiques tendent perpétuellement à rétablir pour amener la décomposition de l'Agrégat Matériel. Si la Puissance Vitale suspend toutes les Fonctions, excepté celle-ci, la mort n'est pas absolue, elle n'est qu'apparente, la crase restant dans son état primitif. Mais si cette Puissance omet cet acte de conservation, la corruption est promptement infaillible, et la mort est inévitable.

Cette faculté, qui appartient à la Force Vitale de tout être vivant, soit végétal, soit animal, mérite un nom, et il nous est permis de l'attendre. Il importe que ce nom n'exprime pas simplement le pouvoir de résister aux corruptions, aux fermentations, à d'autres altérations physiques; il faut encore que la Puissance qui brave les affinités chimiques ait le pouvoir de changer la crase du système corporel dont elle a été l'auteur, et d'en transformer la substance suivant les besoins de l'individu, et même suivant des tendances soit avantageuses, soit pernicieuses. Il conviendrait donc que cette Fonction Immanente fût dénommée de telle sorte qu'on sût que la Puissance Vitale est l'*auteur* et le *despote* de la crase, soit pour la conservation de l'individu, soit pour l'accomplissement des tendances de cette Puissance.

Les transformations faites par la Force Vitale peuvent aller très-loin, sans que cette Puissance abandonne la partie. Mais si une portion du corps tombe dans ce qu'on nomme la *mortification*, la décomposition de la crase, la Force Vitale ne revient plus habiter le lieu dont l'altération avait été opérée, non par elle, mais seulement par les lois chimiques.

Toutes ces idées sont liées à celle d'une non-identité entre la Force Vitale et l'Agrégat Matériel, idée qui est la base de l'Anthropologie Hippocratique. Le corps, σῶμα et la Puissance Vitale Humaine, ἐνορμῶν, *sont deux existences différentes*, dont les rapports réciproques font le sujet d'une grande étude médicale. Or, Cayol ne veut pas cela. Il ne conçoit pas que l'idée de la Puissance Vitale et celle de l'Agrégat instrumental soient jamais séparées dans notre entendement. Il affecte de regarder comme synonymes *Force Vitale* et *Organisme*. Son langage est sur ce point absolument celui des Matérialistes.

Il n'était pas au courant des dernières démonstrations de l'Embryologie relativement aux Puissances Germinatives des espèces vivantes, Puissances tellement éloignées de la catégorie physique, et tellement empreintes de caractères métaphysiques, que leurs premiers effets sensibles sont, dans les divers ordres d'animaux, non l'apparition de l'être, mais seulement des signaux précurseurs.... Les phénomènes avant-coureurs ne montrent rien de matériel faisant partie des embryons qui doivent en provenir. La certitude de la futurition de la Puissance nous est venue par la Raison Expérimentale. Quant à la spécialité du futur, la Raison n'a pu nous l'apprendre que grâce à la connaissance de la parenté génératrice. Ce que nous savons donc alors, c'est *la réalité d'un Pouvoir qui se prépare à disposer des circonstances favorables à l'œuvre plastique pour laquelle il a une commande*. Pendant cet état, l'Agent ne peut pas raisonnablement porter le nom d'*Organisme* : loin que des organes soient des portions de son existence, ils n'en sont que des futurs contingents, dont la fabrication est encore éloignée et subordonnée à des conditions antérieures tout aussi contingentes.

Chaussier et ses partisans, qui n'ont pas voulu s'occuper de la Constitution de l'Homme avec autant de bonne foi qu'Hippocrate, sont restés étrangers à la Doctrine de l'*Instinct*. Cette Faculté chez l'Homme est une des meilleures preuves expérimentales qui séparent la Force Vitale dont elle est un des pouvoirs. Elle nous fait connaître intuitivement la différence qui existe entre la Puissance aveugle et la Puissance raisonnée. C'est pourtant le sens commun qui a suffi pour cette distinction, et pour établir irrévocablement la loi de la responsabilité, celle de l'irresponsabilité, celle de l'atténuation des peines et celle de l'admonition.

Ne parlons pas de tant d'autres vérités de la Doctrine Hippocratique de la Constitution de l'Homme, qui ne peuvent pas trouver de place dans l'Hippocratisme de Cayol, et contentons-nous de donner un coup d'œil sur la Pathologie que cet Adversaire a mêlée avec les diverses censures dirigées par lui contre l'Enseignement de Montpellier.

Les Fonctions de la Vie de l'Homme s'opèrent, d'abord par l'acte du Dynamisme Humain, soit par l'une des Puissances, soit par la coopération des deux; de plus, par l'usage des instruments ou organes que la Force Vitale avait fabriqués. Quand quelque Fonction Vitale est suspendue ou s'exerce vicieusement, à qui la faute? Suivant l'Hippocratisme réel, il faut la chercher ou dans les Puissances ou dans les Organes, soit distinctement, soit collectivement.

La Force Vitale est de sa nature sujette à des tendances vicieuses. Cela ne peut pas nous surprendre, puisque nous savons que l'Ame Pensante impeccable est impossible à trouver. Dès qu'elle est modifiée par ce penchant, elle peut le conserver latent, dans un état de Diathèse, en attendant une occasion. Ou elle le manifeste quand l'occasion se présente, ou elle le met spontanément en activité, dans le temps, sans avoir besoin d'occasion.

Elle peut montrer sa mauvaise propension dès le premier acte de son opération embryonnaire. Elle compose une mauvaise crase, ou, comme disaient les Anciens, elle donne à l'Être un *tempérament* contraire à la santé. Au lieu de se conformer au type normal de l'espèce, elle construit des difformités, ou crée des monstres.— Durant toute son existence, la Force Vitale, étant douée d'une susceptibilité appelée *Sensation Vitale*, des susceptions qu'elle éprouve, de la part d'impressions diverses, peuvent amener des modes affectifs, comme les sensations journalières de l'Ame Pensante produisent dans cette Puissance des affections différentes, suivant la nature des causes excitantes, et suivant les dispositions de l'être métaphysique qui les reçoit.

Le mode consécutif d'une susception vitale est quelquefois avantageux, et il en résulte un changement bienfaisant dans les Fonctions soit Immanentes, soit Économiques, soit Instinctives, soit Æsthétiques, ou Psychiquement sensibles; d'autres fois le mode est désavantageux ou nuisible, et alors le mode amène un changement qui altère, en mal, quelques-unes des Fonctions Vitales. Assez souvent ce mode devient cause d'une Sensation Psychique ingrate.

Les accidents survenus par un mode défavorable sont manifestés tôt ou tard par des symptômes, c'est-à-dire par l'anomalie d'une ou de plusieurs des Fonctions. Ces symptômes sont désignés par le nom de *Maladie*, Νόσος, *Morbus*. Mais la Force Vitale est douée, par sa nature, d'une disposition propre à détruire, tôt ou tard, le mode défavorable appelé l'*Affection* morbide, manifestée par les Symptômes qui avaient contribué à l'accroissement de l'affection. Or, les moyens médicateurs naturels propres à détruire la cause affective, et la cause qui avait amené précédemment le mode défavorable, peuvent fréquemment coïncider dans le même temps, et un devoir essentiel du Médecin, dans la Pratique Médicale, est de bien distinguer, entre les symptômes de la maladie, ceux qui forment la manifestation du mal-être de la Force Vitale, d'avec ceux qui constituent le travail réparateur naturel.

Ce point incontestable de Pathologie, cet effort médicateur qui est assez fréquemment un fait, est devenu l'occasion d'une singulière erreur de Cayol. Cette erreur consiste en ce que dans la *maladie*, qui se compose souvent: 1o de la disposition vicieuse de la Force Vitale qui a corrompu la crase du système; 2o de l'altération des Fonctions Vitales, Économiques ou Instinctives; 3o du mode défavorable dont la Puissance témoigne les effets; et 4o des mouvements insolites et pénibles qu'elle fait pour amener un changement favorable: Cayol n'a voulu voir dans ce phénomène complexe que l'effort médicateur (qui est souvent absent), et a fermé les yeux sur les autres symptômes qui sont infaillibles, ou en tout ou en partie. De là est venue la définition de la *maladie en général* de cet Auteur (effort médicateur ayant pour but l'élimination d'une cause malfaisante), qui a été l'objet de tant de reproches.

Ce n'est pas là le seul vice de cette définition. En disant que la maladie est une *réaction*, il suppose qu'il n'y a pas de symptôme qui puisse provenir de la Puissance Vitale elle-même; mais que toute maladie est l'effet évident d'une cause invisible pour nous, et que tous les symptômes visibles sont des coups exterminateurs de cette cause. D'après ce compte, que serait la Médecine? L'Hippocratisme réel nous préserve de cette faute: en nous avertissant de l'analogie qui existe entre la Force Vitale et l'Ame Pensante, nous avons pu comparer d'une manière utile ce que tout le monde appelle *Affections Morales* ou Passions, avec les modes morbides de la Force Vitale nommés depuis un temps immémorial les *Affections Vitales*. Or, dans ce parallèle, nous avons vu que les affections vitales ne méritent pas plus le nom de *Réactions*, que les Affections Morales ne méritent celui de *justes indignations*. Il y a beaucoup de Passions qui ne sont pas la suite d'impressions extérieures, mais qui sont indigènes, nées des intérêts, des inclinations de l'individu. De même, beaucoup d'Affections Vitales sont innées ou déduites d'une constitution primordiale malheureuse. Elles ne sont pas des *Réactions* contre des impressions malfaisantes ; elles sont ou héréditaires, ou endémiques, ou épidémiques dont les causes procatarctiques sont de longue-main, combinées par des circonstances dont il n'est pas possible de suivre la génération.

La Morale et les Lois ont été instituées pour la conservation de la société qui périrait par les désordres des *Affections Morales*. Ces Sciences Pratiques sont indispensables pour gouverner ces accidents des Ames Pensantes, et l'expérience et la raison nous ont appris le mérite de leurs préceptes. — L'Hippocratisme Antique continué, chargé du gouvernement des *Affections Vitales Morbides*, attentif à connaître son sujet, convaincu que cette Puissance n'est ni le Mécanisme Cartésien, ni l'Ame Pensante Stahlienne, et aussi accoutumé à profiter autant des analogies que des dissemblances, reconnaît la nécessité de se conduire, en Pathologie et en Thérapeutique, comme le Commissaire d'Instruction et le Juge se comportent dans les Tribunaux Correctionnels et Criminels. — Comment peut agir en Clinique un *Hippocratiste Moderne* qui ne voit dans la Maladie qu'une *réaction salutaire ?*

Une des choses qui déplaisait le plus à Cayol, c'est la Dualité du Dynamisme Humain, qui est la pensée capitale d'Hippocrate. L'Hippocratisme continué nous a fourni le moyen de renfermer dans une Nosologie Naturelle toutes les Maladies que la Nature nous présente. Mais je ne sais comment le prétendu Hippocratisme de CAYOL pourrait nous donner une théorie des Hallucinations, des Morosophies, des Folies, des Ivresses, et de toutes les affections dont les symptômes essentiels sont la suite des altérations vicieuses survenues dans les Lois de l'Alliance entre les deux Puissances du Dynamisme Humain. Ni l'ignorance, ni l'antipathie de la Dualité de ces deux Puissances chez l'Homme, ne permettent de concevoir une vraie théorie des symptômes variés des Fonctions Dicratiques. Si l'on ne distingue pas les deux Puissances, les Lois Naturelles de leurs rapports, et les dispositions anatomiques normales des organes relatifs, il n'est pas possible de concevoir une théorie rationnelle des variétés de ces Maladies.

Je lis dans un *Mémoire sur les Paralysies dynamiques ou nerveuses*, de M. le Docteur MACARIO, un fait dont il convient de suivre les circonstances. « Une jeune fille » de 21 ans, en proie depuis un an aux accidents hysté- » riques qu'elle présente aujourd'hui, est entrée à la » Charité en Février dernier. Cette malade offre l'exemple » d'anæsthésie le plus complet que nous ayons jamais vu. » La surface cutanée tout entière est insensible aux sti- » mulations de toute sorte. Les membranes muqueuses » des sens et de tous les orifices accessibles au toucher » sont dans le même cas. Le goût et l'odorat sont anéantis. » Cette anæsthésie ne se borne pas aux surfaces cutanées » et muqueuses. Toutes les masses musculaires, aussi » profondément qu'on puisse les explorer, sont également » insensibles; on peut les masser, les pétrir entre les mains, » frapper avec force sans que la malade en ait la moindre » conscience.

» La contractilité est conservée dans tous les muscles,

» mais elle est très-affaiblie. Cet affaiblissement va même,
» pour quelques régions, jusqu'à la Paralysie incomplète.
» Ainsi la malade ne peut ni marcher ni se soutenir sur
» ses jambes. Quant aux mouvements des membres
» supérieurs, elle les exécute librement, mais avec peu
» d'énergie, et elle est obligée de s'aider du regard pour
» les diriger, sans quoi les muscles cessent d'obéir à sa
» volonté et restent passifs, alors même qu'elle veut les
» faire entrer en action. Enfin elle n'a nullement la con-
» science de leur contraction, et ne peut s'assurer que
» par la vue si le mouvement qu'elle a voulu exécuter a
» eu réellement lieu ou non. Aussi, lorsqu'elle a les yeux
» fermés, tout mouvement spontané devient impossible.
» On sent bien, en plaçant les doigts sur les muscles,
» qu'il s'y fait quelques efforts de contraction; on voit
» même une légère oscillation du membre, mais ces efforts
» restent impuissants, et le membre conserve la même
» attitude. Si, dans cette même condition, on prend son
» bras et qu'on le change de place, la malade n'en a
» aucunement conscience, et elle n'est avertie du chan-
» gement qui a été opéré dans ce membre que lorsque la
» vue lui est rendue. En un mot, cette malade offre, sous
» ce rapport, identiquement les mêmes phénomènes que
» la précédente, c'est-à-dire une Anæsthésie complète
» des membres comme de la peau : la perte de la con-
» science des mouvements, soit volontaire, soit méca-
» niquement imprimée, et enfin l'impuissance de con-
» tracter les muscles sans l'intervention de la vue. Les
» mêmes expériences et explorations, répétées fréquem-
» ment chez elle, ont donné constamment les mêmes
» résultats (1). »

(1) Gazette Médicale de Paris, 1857. 4 Avril, p. 221.

Y a-t-il moyen de se rendre compte de ces phénomènes, sans la connaissance des deux Puissances du Dynamisme Humain, des lois de leur alliance, des infractions survenues, et de la nécessité d'en chercher l'origine?

Le Public cherchera si, dans l'*Hippocratisme Moderne*, on peut trouver une Nosologie et une Thérapeutique. S'il se donne la peine de jeter un coup d'œil sur l'Hippocratisme *continué*, il verra que l'Anthropologie, la Pathologie, l'Hygiène, la Thérapeutique y sont les déductions rationnelles de la Doctrine Hippocratique de la Constitution Humaine, fortifiée par l'Histoire et par les réflexions de la Tradition Médicale; et il remarquera que l'École conservatrice de cet Hippocratisme *réel* s'est appliquée à mettre dans la Science l'unité qui règne dans la nature de son sujet, dans l'Homme.

Quant aux censures, les unes directes, les autres indirectes, que Cayol adresse à notre Enseignement et à notre Méthode, elles nous ont démontré qu'il était à peu près étranger aux règles de la vraie Philosophie Naturelle Expérimentale. Après avoir signalé combien ses préceptes seraient contraires à la raison, j'ai englobé les autres attaques avec celles dont nous étions l'objet, lorsque le Public Médical Parisien nous agaçait sans connaître l'Enseignement de notre Faculté. Les Leçons que j'ai faites en 1855 et 1856, pour attester la négligence où nos Adversaires sont demeurés touchant la *manière de philosopher sur les Phénomènes de la Nature*, pourront-elles compléter l'opposition que je montre entre l'Hippocratisme de Cayol et le nôtre? Ne démontreront-elles pas que le sien est un anti-Hippocratisme, et que celui de Montpellier est la continuation de l'Hippocratisme de Cos?

L'aversion que Cayol avait contre l'Enseignement de

Montpellier, et spécialement contre la Dualité du Dynamisme Humain, allait jusqu'à s'approcher de la déraison. Mes *Réponses aux Objections que des Théologiens avaient faites contre l'Anthropologie de Montpellier*, lui avaient fourni l'occasion de condamner toute liaison entre la Médecine et les Sciences Philosophiques; il bannissait de la Médecine spécialement la Théologie, la Métaphysique, l'Ontologie, comme s'il avait ignoré la valeur de ces mots. Cependant, n'osant pas s'engager dans une controverse sur la Dualité, il se contentait provisoirement de repousser cette question comme étrangère au domaine médical.

Mais dans le temps qu'il écrivait ainsi, la fermentation qui est survenue à Paris en faveur du Vitalisme de Montpellier lui a donné de l'inquiétude. D'abord il ne s'est pas contenté de sa *fin de non-recevoir* contre nous; il s'est déterminé à écrire contre ce que j'avais enseigné sur la distinction des deux Puissances associées dans l'Être Humain, et il a donné le nom de *Réfutation* à ce qu'il a écrit sur cette matière. De plus, nonobstant sa résolution de n'avoir jamais d'accointance avec les Théologiens, il a adressé sa *Réfutation* au Journal religieux intitulé : *Annales de la Philosophie Chrétienne.*

J'ai lu dans ce Journal ce que les Rédacteurs avaient tiré de cette *Réfutation*. Je doute que le Rédacteur en Chef, M. Bonnetty, en ait fait lui-même la lecture. Dans le lieu de la Genèse où Cayol fait allusion aux mots de Moïse : Dieu *créa donc l'Homme à son image*, on peut remarquer que, dans le fond de sa pensée, notre Adversaire fait réciproquement Dieu *à l'image de l'Homme.* Il est pourtant évident que l'Historien sacré n'avait garde de penser ainsi ; car il ajoute : *Il* (Dieu) *le créa à l'image de* Dieu, *et il les créa mâle et femelle.* Comme Dieu n'a pas de sexes, la *ressemblance* dont il s'agit ne peut pas être une *identité réciproque*. Or, Cayol ne s'aperçoit pas que son argument contre le Principe de la Dualité du Dynamisme Humain est fondé sur cette croyance burlesque. L'expérience nous prouve que l'Ame Pensante ne peut rien faire, sur le corps qu'elle habite, que par l'intermédiaire de la Force Vitale. Une Mort-apparente de ce corps ou une Asphyxie, une Mort-apparente d'un organe, une partie du corps atteinte à la fois d'Anæsthésie et de Paralysie, pleine néanmoins de vie, de faculté nutritive, de faculté calorifique, de faculté antisceptique dans la crase, ne sont pas plus accessibles à l'Ame Pensante qui réside dans cet Agrégat, que l'Ame Pensante n'est accessible à des parties ainsi malades.—D'ailleurs, tout le monde sait qu'une grande partie intérieure du corps est dépourvue de sensibilité dans l'état normal, quoique les Fonctions économiques soient dans le domaine de l'Unité Vitale de l'individu.

Ces vérités vulgaires, mises au nombre de celles dont est déduite l'assertion de la Dualité du Dynamisme Humain, sont niées par Cayol en vertu de l'article de l'Écriture Sainte qui dit que l'*Homme a été fait à l'image de* Dieu. Sans penser que cette ressemblance est fort bornée, il soutient que puisque Dieu fait de la matière ce qu'il veut, l'Ame Humaine peut en faire de même, et qu'en effet l'Ame Humaine se sert de son Corps comme Stahl l'enseigne. Voyons comment Cayol a formulé son objection contre nous. « Pourquoi donc l'Ame Spirituelle » n'aurait-elle pas la faculté d'animer ce Corps avec » lequel elle est *substantiellement* unie, et de présider à » toutes ses Fonctions? Est-ce que l'*Esprit n'a pas tout* » *pouvoir sur la matière? Est-ce que l'Esprit de* Dieu *n'a*

» *pas créé l'Univers Matériel? Est-ce que l'Ame Humaine*
» *n'est pas faite à l'image de* Dieu? *Est-ce que les Lois*
» *de la Nature* ne sont pas la *suite et la continuation*
» *de la Création* (1)? »

Ce plaisant argument, directement contraire à l'expérience médicale, et tiré (je ne sais comment) de la ressemblance entre Dieu et l'Homme, nous autoriserait à dire que puisque Dieu est à l'image de l'Homme, on peut penser que Dieu se sert de la Matière comme l'Ame Humaine se sert du Corps qu'elle habite; que par conséquent Dieu opère et a opéré beaucoup de choses sans savoir ce qu'il fait, comme l'Ame Humaine de Sthal opère avec connaissance la Vie Intellectuelle toute responsable, et une Vie Biologique tout irresponsable. Il me semble que ce Dieu-là n'est pas fort éloigné de celui de Spinosa. Ce résultat qui découle naturellement de l'argument de notre Adversaire, M. Bonnetty l'a-t-il aperçu?

Mais un point qui m'intéresse plus spécialement dans cet écrit, c'est le passage où Cayol compare l'Homme avec les animaux. Il ne voulait pas seulement me ridiculiser. Cela lui était trop facile; mais il voulait *réfuter* le Principe de la Dualité du Dynamisme Humain. Examinons cette *Réfutation*.

Voici ce qu'est la Force Vitale de Cayol. « L'Esprit de » Dieu créa le Monde Matériel en le tirant du néant, *ex* » *nihilo*. L'Ame, créée aussi par l'Esprit de Dieu, avec » mission de développer l'OEuvre Divine du *Microcosme*, » a créé en quelque sorte les organes du Corps, en les

(1) Annales de Philosophie Chrétienne: 52e vol., p. 207.

» faisant sortir, non pas du néant, mais d'un *germe* » préexistant, auquel elle est substantiellement unie (1). »

Voilà une Ame Unitaire qui fait les individus vivants. Cette hypothèse est-elle bien différente de celle d'AVERRHOËS, qui voulait une Ame Unitaire, « qui, sans se » multiplier, anime tous les individus » du Règne animal. Le Philosophe ne parlait ainsi que par rapport à l'espèce humaine, et c'est vraisemblablement pour cela que cette opinion a eu les honneurs d'une condamnation papale en forme. (BAYLE, *Dict.*)

Mais, quoi qu'il en soit, voici la continuation de la Doctrine de CAYOL : « De même que l'Esprit de DIEU, » toujours présent dans l'Univers, continue l'œuvre de » la Création en présidant à la conservation des Êtres » par les Lois qu'il leur a imposées, ainsi l'Ame, après » avoir formé les organes du Corps, continue, par l'exer» cice incessant de sa Force Vitale, de présider à leur » conservation, en leur donnant la faculté de réagir acti» vement contre toutes les causes de trouble et de des» truction qui peuvent les affecter. »

Plus je vais, plus je crois entendre le jargon d'AVERRHOËS.

« La Force Vitale est donc *Formatrice*, *Conservatrice* et *Médicatrice*. »

Il savait aussi, sans doute, que la *Force Vitale* est *créatrice des maladies*, de la *vieillesse* et de la *mort*, puisqu'il n'y a pas d'individu vivant où l'on ne voie la succession des actes de ces facultés. En effet :

« Cette définition de la Force Vitale est la plus belle » synthèse de tous les faits de la Vie organique, de tous

(1) Pag. 215.

» les actes de l'Organisme vivant, dans l'état de santé,
» comme dans l'état de maladie. Embryologie, Physiologie,
» Pathologie, tout est compris dans cette synthèse. »

Jusque-là, tout est commun à l'Homme et aux bêtes, sans excepter ni maladies, ni vieillesse, ni mort.

« L'Ame des bêtes ne se manifeste que par des facultés » *végétales, sensitives* et *instinctives.* » — Il y a donc pour les bêtes une Puissance Métaphysique dans laquelle ces facultés se joignent avec les facultés *Formatrice, Conservatrice, Médicatrice;* en même temps cette *Force Vitale* est soumise aux Lois de la maladie, de la vieillesse, de la mort. — Jusque-là, l'Homme est dans les mêmes conditions. Le crétin, du premier numéro, est dans ce même cas, excepté que l'Instinct soit assez borné pour ne pouvoir pas se passer d'une Intelligence étrangère. — Continuons la liste des facultés de la Force Vitale de Cayol.

« Celle (l'Ame) de l'Homme est de plus *intellective*, et
» c'est pour correspondre à cette sublime faculté qu'elle
» a été créée à l'image de Dieu. » Ce qui veut dire que chez Dieu il y a une Ame qui agit par des facultés végétales, sensitives, instinctives, conservatrices, formatrices, médicatrices et intellectives. — Mais Dieu est-il soumis aux mêmes conditions que l'Homme?

« Glorieux privilége par lequel l'Homme est élevé au-
» dessus de toutes les créatures terrestres, et dépasse le
» règne animal de toute la tête. »

Si l'on pouvait croire que Cayol parlait sérieusement, il faudrait dire qu'il s'est trompé, puisque l'Homme ne serait supérieur aux bêtes que par rapport aux Acéphales, puisque toutes les autres ont des *têtes*, fort différentes. Soyons persuadés que la *tête* dont il s'agit ici est l'*Intelligence*: mais alors comme la Puissance *intellective* n'est pour

Cayol qu'une *faculté*, une qualité, une aptitude, comme les facultés végétative, sensitive, instinctive, la faculté *intellective* doit s'évanouir ainsi que toutes les autres, au moment de la mort. M. Bonnetty aurait accepté un pareil dogme?

Disons néanmoins que, dans diverses circonstances de sa vie, Cayol s'est montré Chrétien, et même très-Chrétien; il est possible que, pour le moment actuel, le mot faculté ait eu dans son esprit une autre signification, et que l'idée de ce pouvoir ait été attachée à celle d'une substance spéciale, à celle d'une Ame Pensante, comme le croient la plupart des Hommes religieux de toutes les communions. Mais, si cela était ainsi, il reconnaissait implicitement et sans s'en apercevoir que l'Homme est doué de deux Puissances animatrices, dont l'une doit avoir le sort de celle des bêtes, et dont l'autre peut être exempte de la mort. Mais s'il est contraint d'arriver à cette conclusion, que devient la *Réfutation* qu'il prétendait avoir faite de ce que j'ai dit en faveur du Principe de la Dualité du Dynamisme Humain, et de la non-vieillesse de l'Ame Pensante?

Voilà les raisons pour lesquelles je soutiens que le savant et spirituel M. Bonnetty n'a pas lu l'article de M. Cayol qu'il a mis dans son Journal, attendu que cet écrit avait pour but ou de prétendre que le Dynamisme de l'Homme est de la même nature que celui des animaux, puisque l'Intelligence Humaine n'est qu'une *qualité* de la Force Vitale, et qu'une *qualité* de plus n'altère pas l'essence de l'objet;.... ou de réfuter mes propositions relatives à la Dualité du Dynamisme Humain, lorsque l'Auteur enseigne l'analogie bestiale du Principe Vital Humain, et la substantialité du Principe de l'Intelligence. Il est impossible que le responsable du Journal ait mis sciemment dans un numéro un écrit ambigu dont l'Auteur tombe dans l'un ou dans l'autre de ces deux paralogismes : ou il avance une proposition aussi repoussée par le Christianisme que par le sens commun ; ou il prétend *réfuter* une Doctrine dont il énonce lui-même les propositions essentielles.

Je sens que cette Préface est longue ; mais je m'en console en pensant qu'elle doit être utile à deux sortes de curieux. Les Médecins qui n'ont point été élevés dans notre Faculté, et qui sont assez consciencieux pour désirer de connaître la partie scientifique de leur profession, verront dans cet écrit un assez grand nombre de questions controversées dont ils désireront de suivre les solutions. Des Amateurs instruits qui, par état, n'ont pas le temps de suivre les Principes des Sciences étrangères à la leur, mais qui, en vertu d'une éducation supérieure, ne peuvent pas rester indifférents sur la *Science de l'Homme*, identifiée avec la conscience de tout sens intime éclairé, verront, j'espère, avec intérêt, une analyse serrée d'une Doctrine importante relative à ce grand objet. Quant à nos Élèves, je me dispense d'en parler ; ils doivent bien sentir qu'une telle Préface peut être également pour eux et l'introduction et l'épilogue des Leçons prononcées et publiées.

RAPPEL DES PRINCIPES DOCTRINAUX

DE LA

CONSTITUTION DE L'HOMME,

ÉNONCÉS PAR HIPPOCRATE,

DÉMONTRÉS PAR BARTHEZ ET DÉVELOPPÉS PAR SON ÉCOLE,

ET APPLICATION DE CES VÉRITÉS

A LA THÉORIE DES MALADIES.

1re LEÇON.

—

HISTOIRE DES VICISSITUDES DE LA DOCTRINE HIPPOCRATIQUE DE LA CONSTITUTION DE L'HOMME, DEPUIS HIPPOCRATE JUSQU'A LA RÉVOLUTION CARTÉSIENNE.

MESSIEURS,

Quel que soit le lieu où le nom de Montpellier est proféré, l'Auditeur pense à la Médecine, comme si notre ville n'avait été faite que pour cette Science; et si l'on parle de l'Enseignement médical de Montpellier, tout Auditeur lettré pense à la connaissance de la *Constitution de l'Homme*. Car ici la Médecine et la Constitution de l'Homme ont été de bonne heure si étroitement liées entre elles, que leurs notions ne peuvent plus se séparer, même dans l'esprit des nouveaux venus.

Cette précoce association d'idées provient de ce qu'ici la Médecine n'est une Science que parce qu'elle procède de la Constitution de l'Homme. La fréquente répétition de cette maxime est depuis long-temps un axiome.

Qu'est-ce donc que cette Constitution de l'Homme qui est le fondement de la Science pratique pour laquelle vous êtes ici réunis? C'est l'assemblage assorti de tous les éléments qui forment l'Homme, et qui rendent cet être la cause efficiente de la vie humaine.

La définition qu'on vient de lire suffira pour faire concevoir la liaison qui existe entre cette Doctrine et la Science Médicale. Si nous ne devions enseigner que l'*Art* ou le *métier médical*, la Constitution Humaine pourrait être ignorée de nos Élèves; mais notre mission est plus élevée; et par conséquent nos devoirs plus étendus, plus laborieux, plus méditatifs.

Les avancés savent qu'il nous est souvent utile de nous rappeler à l'esprit cette précieuse connaissance; mais s'ils ont lu notre Programme de cette année, ils ont dû penser que cette remémoration nous est dans ce moment encore plus nécessaire, puisque je me propose de vous entretenir, cette année, de la Théorie des Maladies Mentales. Ce sujet qui doit terminer mon *Essai de la Doctrine de l'Alliance des deux Puissances du Dynamisme Humain*, est un de ceux qui doivent le plus se lier étroitement avec notre Science de la Constitution de l'Homme. Les nouveaux venus ayant pu entendre dire que c'est une *opinion comme une autre*, je ferai en sorte qu'ils sachent que c'est une *vérité* naturelle, honorée depuis sa manifestation, il y a plus de vingt-deux siècles, jusqu'à ce moment, par ceux qui ont été assez bien élevés pour être capables d'en comprendre la démonstration, la portée et l'emploi.

L'Homme est si complexe que la Doctrine de sa Constitution a été extrêmement difficile à trouver. Que de siècles se sont écoulés avant que l'Intelligence Humaine en ait pu faire la découverte! Ce n'est pas le besoin qui manquait. L'Humanité a demandé de bonne heure des soulagements, parce que de bonne heure elle a été souffrante. De bonne heure aussi il s'est trouvé des hommes qui ont senti le penchant interne de se vouer au service des malheureux, avant même d'être en état de venir à leur secours d'une manière efficace. Dans les temps de la Mythologie et de l'Héroïsme, des individus se sont consacrés spontanément au service clinique avant la découverte d'une vraie Médecine. N'avez-vous pas lu avec attendrissement l'Histoire que VIRGILE nous a conservée de ce jeune IAPIS, qui, tendrement chéri d'APOLLON, refusa les talents de la Poésie, de la Musique, de la Prophétie dont ce Dieu voulait le doter (talents qui lui promettaient une moisson de gloire et d'avantages), et préféra à tant de bienfaits la connaissance médicinale des plantes capables de soulager son père malade, sans espoir. Il consentit à demeurer dans l'obscurité et dans l'oubli, s'il obtenait le pouvoir de prolonger quelque temps l'existence d'une tête si chère.

« *Ille, ut depositi proferret fata parentis,*
» *Scire potestates herbarum usumque medendi*
» *Maluit, et mutas agitare inglorius artes.* »

Vous pensez bien que le temps d'une si touchante piété filiale devait être aussi celui de la piété humanitaire.

Vous venez de voir en quoi consistait cette première Médecine de bonne intention........

Pour qu'un Art créé par le sentiment pût devenir une

Science, il fallait que la Civilisation eût développé l'intelligence au moins jusqu'aux rudiments de la Philosophie Expérimentale. Après mille essais pour la divination de la Constitution Humaine, la vérité se révéla par l'entendement d'HIPPOCRATE. Il était temps. Mais, à dater de là, on comprit la possibilité de l'éclosion, ou de l'*éduction* d'une Médecine rationnelle. Après avoir reconnu dans l'Homme vivant un assemblage de matières diverses naturellement incohérentes, réunies ensemble, et disposées en instruments coordonnés; plus, un Principe *d'Intelligence*, qui le distingue d'avec tous les êtres animés ou inanimés de la Nature par la dignité et le pouvoir de la Pensée; plus, une Puissance qui n'est ni le premier ni le second de ces éléments, mais qui a assez de relation avec l'un et avec l'autre pour devenir le lien de tous les deux : un esprit, de la trempe d'HIPPOCRATE, a pu concevoir une synthèse dans laquelle chaque élément s'est montré comme capable de variations particulières en bien ou en mal, et dans laquelle il a dû chercher à connaître le caractère de la chaîne qui réunit ces éléments de natures diverses, pour se mettre en état de la resserrer ou de la relâcher selon le besoin. De cette manière, le Médecin a pu reconnaître dans les éléments leurs exigences et l'indication de les satisfaire, et venir à leur secours, nonobstant la concaténation qui les *unific*. La réalité de ces trois causes distinctes a été signalée par le grand homme à qui nous devons à la fois la pensée fondamentale de l'Anthropologie et celle de la Science Médicale. Je conviens que tout le monde, en s'appliquant à l'étude de l'Homme, n'est pas capable d'arriver spontanément et sans secours à cette haute notion; mais tous les entendements sains bien élevés, et exempts de préventions, sont, quand ils l'ont ouïe, aptes à la comprendre et à se l'approprier.

La manière dont se fait la réunion d'éléments si disparates n'est ni imaginable ni comparable. Mais la réalité de cette réunion est un fait incontestable.

Malgré les bornes de notre entendement, ces réalités suffisent pour faire sentir que chacun des trois éléments de l'Homme peut avoir besoin d'un changement déterminé, et qu'à chacun de ces besoins nous pouvons apercevoir, dans la nature, des objets propres à le satisfaire. Ainsi, moyens thérapeutiques pour les altérations des organes (mais non pour celles de leurs crases); moyens pour la satisfaction de l'Intelligence; moyens qui viendront au secours des exigences extrêmement variées de la Force Vitale, si des recherches attentives sont assez constantes et assez multipliées pour que nos connaissances acquises répondent aux origines et aux variétés des besoins.

Voilà donc la vraie Médecine, la Médecine rationnelle, la Médecine Science, découverte, appréciée, dont les intelligents peuvent tirer leur profit. Mais est-elle formulée de manière à ce que l'on y trouve tout ce qui est nécessaire pour l'usage; de manière qu'au premier coup d'œil on aperçoive l'état des éléments de tous les ordres dans l'Homme, la relation évidente entre cet état et le moyen approprié, et le précepte exact pour les mettre promptement en rapport? Non, certes : la découverte d'HIPPOCRATE n'est pas allée aussi loin. Le service qu'il a rendu à l'Humanité a été de trouver dans l'Homme une mine profonde, d'en désigner les éléments et leurs modes de combinaison, d'en démontrer la richesse, de faire apercevoir les vrais moyens de la fouiller, et d'indiquer l'usage des divers produits. C'est ce qu'il a pu faire en faveur de ceux qui voudraient et sauraient l'exploiter.

Il me paraît qu'il a toujours existé dans le monde assez d'esprits capables de concevoir la mine Hippocratique, et d'en sentir la valeur ; mais ce qui m'a toujours paru rare, ce sont les exploiteurs. L'aptitude intellective et la sagacité sont communes ; mais l'instruction des faits, l'habileté logique, la constance laborieuse, la persistance nonobstant les insuccès, qualités indispensables pour de pareils industriels, se réunissent rarement dans un individu. D'après cela, ne soyez pas surpris si l'*Histoire* de la Doctrine de la Constitution Humaine Hippocratique est susceptible d'une forme semblable à celle que Launoy a faite de celle de la Philosophie Aristotélicienne : *De varia* Aristotelis *fortuna;* « de la bonne et de la mauvaise » fortune d'Aristote. »

La similitude sommaire que je viens de me permettre, pour vous faire comprendre la valeur de la Doctrine de la Constitution Humaine, telle qu'elle était quand Hippocrate l'a proclamée, peut nous servir encore pour faire concevoir d'où sont venues les fortunes différentes que l'Hippocratisme a éprouvées dans le cours de son existence, depuis son éclosion jusqu'à ce moment, puisqu'il lui est arrivé ce que le bruit de la découverte d'une mine éprouve de temps en temps par rapport à sa renommée.

La découverte d'une mine est un événement, parce qu'elle est réputée un trésor pour la Société. Mais pour que sa considération se maintienne, il faut des émissions de produit. Pour cela, le temps est indispensable, parce qu'on n'a pas à volonté un Directeur convenable et d'habiles mineurs de tous les ordres. Faute de produits, l'espérance vacille et la valeur est mise en question ; on prétend qu'elle n'est point *fixe*, mais un simple filon *égaré*; on la dénigre; elle est oubliée pour ce temps. Des témoins, des connaisseurs, des propriétaires de documents précieux la remettent en honneur. Quelques tentatives ont ranimé l'espoir public. De nouvelles difficultés ou des découvertes d'un autre genre amènent des distractions. De là des alternatives d'éloges et de détractions de la part de la Renommée : jusqu'à ce que des exploiteurs intelligents et en tout capables, mettent la mine en activité, et écrasent la calomnie : alors elle n'a plus à craindre que les Enthousiastes.

Des vicissitudes pareilles se présentent dans l'histoire de l'Hippocratisme depuis son origine jusqu'à ce moment, en tant qu'il se rapporte à la Doctrine de la Constitution Humaine. Des honneurs, de l'oubli, des retours, à la fois respects et avanies, oppression jusqu'à une mort apparente, résurrection avec triomphe; renouvellement des hommages, adhésions chaleureuses de partisans sans instruction dont l'avidité rappelle les faméliques émigrants qui meurent de faim dans la Californie.

Je n'ai pas l'intention d'exposer ici les aventures favorables et défavorables de la Doctrine Hippocratique de la Constitution Humaine ; mais dans votre intérêt, Messieurs et chers Élèves, il importe que vous en entendiez au moins une courte notice, et que vous voyiez comment elle a été appréciée dans les contrées d'une civilisation avancée, d'abord durant le temps qui s'est écoulé depuis la mort d'HIPPOCRATE jusqu'au XIIe siècle de l'Ère Chrétienne; ensuite depuis la naissance de l'Enseignement Médical de Montpellier jusqu'à la révolution philosophique Cartésienne.

Les Biographies d'HIPPOCRATE nous apprennent que ce grand homme reçut du public, durant sa vie, les témoignages de l'admiration et de la reconnaissance dont il était digne. Son caractère, ses vertus et son génie furent tellement en harmonie, que, dès son vivant, il fut considéré comme un être supérieur à l'humanité, et qu'immédiatement après sa mort, un culte semblable à celui qu'HERCULE recevait lui fut décerné.

Cette gratitude universelle et unanime était due à ses services cliniques et d'Hygiène publique, à la forme scientifique qu'HIPPOCRATE avait donnée à la Médecine, et par conséquent à l'enchaînement logique établi entre toute la Médecine Pratique et la Doctrine de la Constitution Humaine. La pensée ayant été le principe des actions, le culte a dû se rapporter à cette origine rationnelle. Les Philosophes ont dû voir que l'Art Salutaire était immédiatement après la Science de l'Homme, comme le Poëte met la Nature au-dessous de la Toute-puissance :

« LATONAM*que supremo*
» *Dilectam penitus* JOVI (1). »

Combien de temps dura la ferveur de cette dévotion? — Disons tout :

HIPPOCRATE *savait* les choses qu'il a enseignées; mais la grande majorité des Disciples ne les *savaient* pas : ils se contentaient de les *croire*. Les notions qu'il avait acquises laborieusement par l'étude du passé, par ses observations, par une Philosophie Inductive naissante,

(1) HORAT. *Od. L. I.* 221. — V. dans le *Carmen Seculare* de PHILIDOR, les répétitions de JOVI, pages 102 et 105.

constituaient les bases de l'Anthropologie, nécessaires à la Cause Vitale, qui a la faculté de tout faire aussi bien que l'Intelligence, même sans avoir rien appris.

Grâces à cette analyse, et à la recomposition mentale qu'il en avait faite, il conçut les *indications* dans les maladies, et il reconnut dans la Nature les moyens médicaux relatifs à ces indications. — La Puissance vivifiante qui s'ignore étant le siége des affections morbides, et en même temps celui des forces réparatrices, fut considérée par lui comme l'objet le plus important et le plus difficile des études du Médecin.

Ces notions radicales de la Constitution de l'Homme sont les premiers germes de la Doctrine Hippocratique.

Par l'ascendant de son génie, Hippocrate les imprima dans les âmes contemporaines ; mais ces germes ne se développèrent et ne fructifièrent que dans quelques intelligences supérieures. Après la disparition du Maître, le nombre des Disciples diminua considérablement. Platon, Aristote et leur Écoles conservèrent ces vérités ; mais le commun des Médecins les oublièrent, pour porter leur attention vers les hypothèses variées qui avaient pour eux d'abord l'agrément de la nouveauté, ensuite la liberté de ne considérer les doctrines que comme des opinions dont on faisait le cas que l'on voulait, suivant les circonstances.

Ainsi se formèrent des coteries de Causeurs dont les motifs étaient le plaisir de s'approuver mutuellement, et de médire de ceux qui pensaient et parlaient autrement qu'eux. C'est par ces communications verbales et écrites, d'abord dans la Grèce et plus tard à Rome, que se formulèrent les Sectes Médicales plus ou moins célèbres. Remarquons celle des *Hérophiliens*, qui avaient de grandes prétentions touchant l'Anatomie, et qui, ne connaissant rien sur les Causes Métaphysiques du Dynamisme Humain, n'avaient d'autre pratique qu'un Empirisme(1) misérable ou ridicule. Souvenez-vous des Sectes des *Dogmatiques*, des *Méthodistes*, des *Episynthétiques*, des *Pneumatistes*, des *Éclectiques*, etc., toutes ignorantes ou ennemies de la Doctrine du Dynamisme Humain Hippocratique, et vous aurez pitié de la pratique générale clinique du commun des Médecins, jusqu'à l'arrivée de Galien à Rome.

Il ne faut pas croire que l'Hippocratisme se soit éteint à cette époque, et que, pour reparaître, il ait fallu une vraie renaissance : non, des vérités aussi importantes n'ont jamais, pour l'honneur de l'esprit humain, cessé d'exister; mais elles sont restées, pendant plusieurs siècles, dans quelques têtes pensantes clair-semées. Le Médecin de l'Empereur Marc-Aurèle, qui était le plus éminent de ces élus, semble être venu pour répandre dans tous les rangs les connaissances sans lesquelles la Médecine ne peut pas être une Science.

Pourquoi les notions essentielles de la Constitution de l'Homme ont-elles été concentrées dans un nombre aussi borné? C'est que leur Auteur, dont la logique a vu dans l'immensité des faits les déductions capables d'assigner leurs causes, n'a pas eu le temps de montrer aux autres les aperçus qui l'avaient suffisamment instruit. La vérité qu'il avait découverte n'était pas une inspiration imaginaire, comme l'est la création fictive d'un Art Libéral, ou la fabrication d'une Hypothèse physiologique. Hippo-

(1) Hist. de la Méd. de Dan. Le Clerc; La Haye, 1729, in-4°, page 322.

CRATE était parvenu à cette conception par des opérations inductives trop peu usitées. Pour conduire ses Disciples au même point de vue d'où il a pu contempler cette vérité doctrinale, il aurait dû pratiquer un chemin moins scabreux et moins dangereux que celui qu'il avait parcouru ; et la Philosophie Naturelle de cette époque n'était pas assez explicite ni assez formulée pour qu'elle pût le mettre à même de diriger ses Élèves.

GALIEN sembla avoir été *providentiellement* chargé de populariser les notions Hippocratiques de la Constitution de l'Homme aux Médecins de son siècle et à ceux des siècles futurs. Doué d'une intelligence rare, instruit, par une étude continuelle, de tout ce que la civilisation actuelle possédait, muni de la plus heureuse facilité d'exprimer ses pensées, il s'établit dans cette Rome alors la Capitale du Monde, et il y composa une Encyclopédie Médicale qui nous étonne encore, nonobstant les progrès scientifiques de dix-sept siècles. Il fit justice des Sectes ; il rappela HIPPOCRATE, l'expliqua, le fit connaître et goûter, et s'en servit pour réfuter les systèmes hypothétiques qui avaient été substitués à la Science du Père de la Médecine.

La Constitution Humaine Hippocratique est restée toujours vivante, grâce à l'apostolat de GALIEN. Cette Doctrine Anthropologique a régné dans la République Médicale de l'Europe, jusqu'à la malheureuse époque des ténèbres du moyen âge. Lors de l'asphyxie des Sciences dans l'Occident, le Galénisme, et partant l'Hippocratisme, florissaient chez les Sarrasins, et les livres des Arabes ont honorablement conservé la continuité de la vraie Médecine.

Vous savez, MESSIEURS, que tout n'est pas admirable, ni même acceptable dans GALIEN, et nous devons désirer que si jamais il se publie de nouveau des OEuvres de ce grand personnage, l'éditeur veuille, par une critique judicieuse, avertir le Public de la différence qui existe entre la Doctrine de la Constitution Humaine du Médecin de Pergame, et celle des Écoles Hippocratiques actuelles, et spécialement de la nôtre. Quand il le faudra, nous serons en état de rédiger un long cahier de doléances contre les écrits de cet illustre Médecin. Mais, quelque justes que puissent être nos reproches, la Science en général, et notre École particulièrement, ne peuvent pas oublier la reconnaissance due à celui qui, profondément savant et habile inventeur en Anatomie, a eu les mérites et de signaler les limites de l'Agrégat Matériel dans l'exercice de la Vie Humaine; et d'aller à la recherche des Causes invisibles, et de conserver ainsi les notions rudimentaires Hippocratiques de la Constitution de l'Homme, liées à la Pratique Médicale.

Allons au XIIe siècle. L'importance de l'Enseignement de ces dogmes se fait sentir lorsqu'on suit avec quelque intérêt la naissance et l'accroissement de notre École. Quand, après la profonde obscurité du Xe et du XIe Siècle, la première nuance du crépuscule prédécesseur de la Renaissance attira les intelligences françaises vers la Science ; et quand la Dialectique la plus déliée parut susceptible d'être employée à la recherche des vérités naturelles : quelques Médecins de Montpellier se réunirent dans l'intention d'enseigner, non-seulement la pratique de l'*Art Salutaire,* mais encore d'en propager les principes scientifiques. L'entreprise était bien louable par son but ; elle vous le paraîtra bien davantage si vous réfléchissez sur la difficulté des temps, si vous vous souvenez de la rareté des Livres de Science à cette époque. J'ignore si ces dignes Citoyens ont pu s'inspirer des travaux de l'École de Salerne, dont l'Enseignement ne nous est connu que par des préceptes hygiastiques empiriques qui ne supposent aucune connaissance Anthropologique. Mais ce que personne n'ignore, c'est que ces amants généreux de l'Humanité et de la Science établirent des relations intimes avec les Savants Arabes d'Espagne, afin d'obtenir d'eux ce qu'ils avaient tiré de la Médecine Grecque, et spécialement de GALIEN. L'Enseignement de ces honorables devanciers que nous devons considérer comme nos Patriaches, nous donna l'exemple du nôtre : il eut pour principe la Doctrine Hippocratique de la Constitution Humaine.

Nous n'avons pas des monuments exprès et positifs qui puissent nous apprendre quelles étaient les matières essentielles, et les formes des Leçons de ce premier Enseignement; mais l'Histoire nous en a fait connaître les succès; et, d'après ces succès, ne nous sera-t-il pas permis d'en conjecturer les causes ?

Cet Enseignement officieux et spontané eut assez rapidement de l'éclat. Des Élèves de toutes parts affluèrent vers Montpellier. Si l'on pouvait comparer la foule que peut attirer l'Enseignement d'une Science spéciale à celle que produit une éducation générale, le concours des auditeurs vers nos anciens Maîtres nous rappellerait celui des curieux qui se pressaient autour des CHAMPEAUX et des ABAILARD.

Mais quels pouvaient être les sujets des Leçons ou des Conférences médicales recherchées de si loin ? Je doute que des thérapeutiques mécaniques, des préceptes hygiéniques vulgaires fussent l'objet de tant d'empressement. S'il eût été question de voir une agglomération de maladies variées dont l'aspect frappe les Sens, nous est-il permis de croire que le public aurait pensé pouvoir se satisfaire dans une petite ville naissante du fond des Provinces ? Non, il lui fallait des idées, des notions abstraites, des principes de Science, des jouissances de l'Intelligence dont il avait été privé pendant deux ou trois Siècles. Or, grâce au zèle de nos devanciers, Montpellier était devenu un dépôt général de documents anciens et modernes, nationaux et étrangers, relatifs à la Science de l'Homme, à la Médecine, et à tous les objets qui se rapportent à ces Sciences : c'était le Bazar central des pensées anthropologiques Grecques, Latines et Arabes, alors mises en circulation par ce noble trafic.

Ce que je dis n'est pas simplement une conjecture déduite de l'avidité que les esprits avaient des notions intellectuelles, dans les XIIe et XIIIe siècles : des faits très-significatifs démontrent que le premier mérite de l'Enseignement de Montpellier a été, dès le commencement, la propagation de la Doctrine Hippocratique de la Constitution Humaine. Le succès des tentatives didactiques faites par les Médecins de cette ville ne fut pas l'effet d'une vogue : il ne fit que croître pendant un grand nombre d'années. Cette constance attira l'attention de l'Autorité Ecclésiastique sur les matières de l'Enseignement et sur la valeur des Hommes qui l'exerçaient. Que dut-elle y trouver lorsqu'en 1222 elle érigea la Compagnie des Maîtres en une *Faculté* de Médecine, en une Corporation qui reçut le droit de surveiller la scolarité de ses auditeurs, de les éprouver par des examens, de leur donner des grades suivant leur capacité, de leur octroyer des titres ou priviléges respectés par l'État?

Veuillez, MESSIEURS, ne pas oublier ce qu'étaient, à cette époque, les Universités et leurs Facultés. Ces institutions étaient radicalement religieuses, et leur sanction était ecclésiastique. Suivant l'esprit général des établissements décorés de ces titres, tout suppôt acquéreur d'une pensée de l'Ordre Métaphysique se sentait obligé d'en apporter une redevance à la Religion ou naturelle ou positive. L'intervention de ce Pouvoir pour la progression des Sciences n'était pas uniquement dans l'intérêt de l'Humanité terrestre, mais encore et *surtout* dans la vue de celui de l'émigration inévitable à laquelle elle est soumise. Un Enseignement tout-à-fait étranger à la Métaphysique et à la Morale, où il ne se serait agi que de Mathématiques pures, de Minéralogie, de Chimie, d'Arts et Métiers, et de faits qui agissent par des lois de nécessité, *ratione entis*, n'aurait point été, à cette époque, du ressort des Facultés Universitaires, parce qu'il n'avait aucun rapport ni avec les Mœurs, ni avec la Théologie, ni avec la Religion.

J'ose croire que si la Médecine n'était qu'une Science Physique, comme le dit M. BOUILLAUD, c'est-à-dire une Science dont les sujets et les objets seraient complètement en dehors des êtres métaphysiques, jamais son Enseignement n'aurait été compris dans les attributions du Souverain Pontife.

Mais quand l'Enseignement Médical de Montpellier a été le premier en France l'objet de la sollicitude et des grâces de l'Autorité Ecclésiastique, il est incontestable que les Maîtres étudiaient et faisaient connaître l'*Homme tout entier*; qu'ils ne se contentaient pas d'en considérer l'Instrumentation pour en radouber les avaries ; mais qu'ils mettaient dans leurs attributions tous les éléments qu'HIPPOCRATE avait reconnus dans l'Homme, non-seulement les solides et les fluides qui en constituent le corps, mais encore le Principe d'Intelligence et la Force Vitale qui l'animent. La Puissance Vivifiante et la Puissance Gouvernante sont des objets dont la conservation et la direction sont du ressort à la fois du Médecin et du Moraliste : ce sont des faits *ratione moris*.

Ainsi le premier Enseignement de notre École a dû être Hippocratique. De plus, notons que cet établissement ne s'est point borné à porter son attention sur le Dynamisme de l'Homme, mais qu'il a voulu posséder la connaissance de toute l'existence de cet être, et des rapports qu'il a avec tout le milieu où il vit : la preuve de mon assertion se trouve dans le surnom qu'il en a reçu et dont il s'est toujours glorifié, celui d'*Université de Médecine*. Ainsi ses études se sont également dirigées sur la partie Physique et sur les deux parties de la Métaphysique de l'Homme. C'est donc à son amour pour la connaissance de la Constitution de l'Homme entier que notre École doit la primauté de sa dignité, et le surnom honorable dont elle a joui jusqu'à ce que des institutions modernes ont changé les acceptions de certaines expressions.

Pour caractériser l'esprit de l'Enseignement de Montpellier, l'Autorité en a surnommé l'École de manière à faire entendre qu'il avait pour objet la connaissance de tous les besoins internes et externes de l'Homme, et par conséquent pour sujet toute la Constitution de ce noble être. C'est sans doute ce que l'on a voulu dire, c'est à quoi notre Faculté a toujours aspiré, et à quoi elle aspire avec autant d'ardeur que jamais.

Pour mériter le titre d'*Université de Médecine*, notre École a toujours senti l'indispensable nécessité d'étudier et d'enseigner la Constitution entière de l'Homme; elle s'est également occupée de tous les éléments de notre être, de toutes les parties de son corps, de toutes les facultés des deux Puissances de notre Dynamisme, et des lois de l'union hypostatique de ces éléments constitutifs. Sa conduite consciencieuse et honorable lui a valu de bonne heure une singulière accusation, qui, quoique absurde, est encore répétée. Cette accusation a été de prétendre que *l'École de Montpellier néglige l'Enseignement de l'Anatomie.* Comme nous sommes témoins de l'intégrité de l'Enseignement de notre Faculté, et que néanmoins cette ridicule calomnie se répète encore, j'ai dû en chercher la source.

Nous savons que la rivalité des Écoles engendre assez souvent l'envie et la méchanceté. J'ai cru reconnaître cette faiblesse dans quelques-uns de nos accusateurs. Il faut bien se garder de se défendre contre des Hommes qui mentent à leur conscience : il nous convient de nous taire, de continuer de bien agir, et de prier Dieu pour eux.

Mais, parmi nos Détracteurs, il en est qui sont incapables de calomnier sciemment, et qui répètent sincèrement cette fausseté. J'ai cherché à connaître ces honnêtes gens qui disent qu'*à Montpellier on n'enseigne pas l'Anatomie*; je crois être en état de les signaler. Du moins je n'en ai pas vu qui ne fût plus ou moins Anatomiste, mais en même temps profondément ignorant de tout ce qui constitue le Dynamisme; qui par conséquent ne fût étranger à la Pathologie, et qui, s'il pratiquait, ne fût un pur Empirique. Tous ces *Censeurs* de notre Enseignement, d'ailleurs hommes probes, se piquent de dédaigner les études des Causes Métaphysiques animatrices de l'Homme, ou comme esprits forts (c'est-à-dire Matérialistes), ou comme fidèles aux principes de l'École incomplète où ils ont pris leur éducation; car on ne peut pas se dissimuler qu'il existe des Écoles où l'on n'enseigne que l'Anatomie et la Clinique. La Doctrine du Dynamisme y est nulle, et toute bonne Pathologie est impossible, si la partie métaphysique de l'Anthropologie est supprimée.

Aux yeux de leurs Élèves, tout Enseignement qui n'est pas l'exposition d'une connaissance anatomique est un verbiage extra-médical. Tout ce qui se dit sans description ou topographique ou théorique des parties ou des liquides, n'est d'aucune valeur, parce que toute pensée métaphysique est hors de leur portée. Par conséquent, ils peuvent dire, avec bonne foi, que ce qui est en dehors de l'Anatomie est un vol de temps fait au préjudice de *l'Anatomie*, seule *connaissance* de l'Homme qui mérite ce nom.

Que dire à de pareils Accusateurs, à qui nous devons des égards malgré leur innocente injustice ? Il est rare qu'il soit possible de raisonner et de discuter avec eux : ils appartiennent à la Secte antique appelée les Hérophiliens, dont j'ai fait mention, et qui se soutiennent mutuellement, même contre le bon sens. S'il était possible de les engager à faire quelque séjour dans une Faculté Hippocratique, ce serait un bon moyen ; mais croyez-vous qu'il soit aisé de renvoyer à l'École des hommes posés, des Docteurs, des Auteurs renommés ?

Cependant on pourrait tenter de leur faire comprendre qu'une telle démarche n'est ni déshonorante, ni inutile, en leur racontant, non pas une Fable qui blesserait leur âge, mais une histoire, un véritable fait qui pourrait bien servir de modèle.

Au premier tiers du XVIe siècle, lorsque la Faculté de Médecine de Paris était en pleine prospérité, fière de ses nombreux Docteurs Régents, quoique n'ayant pas, que je sache, le titre d'*Université de Médecine*, vivait dans cette ville un Médecin très-considéré comme Praticien et comme Professeur particulier, quoiqu'il n'eût aucun titre : ce Médecin était Jacques SYLVIUS. Vous pensez que ce nom latin est la traduction de celui de DUBOIS, transformé ainsi suivant l'usage de son temps. Ses ouvrages, réunis en un grand volume in-folio, nous font voir combien il était laborieux. On y voit aussi une qualité spéciale qu'il nous importe aujourd'hui de signaler. A l'imitation de GALIEN, malgré son goût vif pour l'Anatomie, il se garda bien de croire que cette connaissance pût suffire pour fournir une Médecine Pratique. L'Anatomie fut pour lui une portion de la Constitution de l'Homme; mais il comprit que l'étude du Dynamisme, commencée par HIPPOCRATE et par GALIEN, était une plus vaste et plus difficile portion de cette même Constitution.

Il fut le Maître et l'Aristarque sévère du Grand VÉSALE, et celui qui donna aux muscles les noms déduits de leurs fonctions.

Il était compatriote et presque contemporain de FERNEL; et comme il avait dix ans de plus, je suis disposé à croire qu'il a été encore son Maître, d'autant que FERNEL était près de l'âge viril lorsqu'il étudia la Médecine.

Quand SYLVIUS voulut obtenir le grade de Docteur en Médecine, dignité qui était alors et plus tardive et plus rare qu'aujourd'hui, il ne le demanda pas aux Docteurs Régents de Paris; élevé par quelques-uns, contemporain et condisciple des autres, livré à l'*Enseignement* au milieu d'eux tous, entouré de considération, et célébré par la renommée, il aima mieux chercher le grade suprême à Montpellier, et faire entre les Professeurs de notre ville le séjour, alors assez long, qui était nécessaire pour les actes attachés à la susception de ce titre.

Entre nos Accusateurs, je n'en connais pas qui osât se croire supérieur à Sylvius, et qui dédaignât de s'asseoir comme auditeur sur les bancs où ce personnage, honoré pour ses talents et son savoir, s'était assis, à plus de 50 ans, comme Écolier candidat.

Ce fait, Messieurs, me paraît une utile leçon pour nos Accusateurs, s'ils savent en profiter. Sylvius, grand Anatomiste et grand Médecin Hippocratique, connaissait toute l'étendue de la Science de la Constitution de l'Homme. Il savait que l'Anatomie sans la Doctrine du Dynamisme était peu de chose, et que la connaissance du Dynamisme sans l'Anatomie était incapable de servir la Médecine. Il est vraisemblable qu'à Paris, à cette époque, on ne le savait pas, et que l'Enseignement de la Constitution Humaine y était tronqué. Il jugea, d'après cela, qu'il serait mieux apprécié à Montpellier qu'à Paris, pensant qu'ici tous les éléments de la Constitution sont étudiés, estimés, honorés également, et que toutes leurs Sciences respectives y reçoivent une valeur proportionnée à l'éclat qui jaillit de leurs relations réciproques.

Si donc les braves gens qui nous censurent ont l'intention de nous corriger, engagez-les à imiter Sylvius, à se mettre en état de bien comprendre l'étendue et l'esprit de notre Enseignement, afin que nous puissions mieux profiter de leur bon-vouloir.

Quittons la défense d'une attaque inqualifiable, et

arrêtons-nous à considérer ce que le monde savant a vu, après la Renaissance, dans la Doctrine de la Constitution de l'Homme, et dans l'École qui travaillait consciencieusement à la perfectionner et à la répandre. Fixons notre esprit sur deux faits remarquables : d'abord, sur l'affluence des étrangers vers l'École de Montpellier ; et ensuite sur le Doctorat de l'illustre Jacques Sylvius, habitant de Paris, pris à l'âge de 51 ans, non à Paris, mais dans l'Université de Médecine de Montpellier ; et, après une réflexion suffisante, il faudra bien convenir, Messieurs, que c'est dans cette petite ville de Province, et non dans la Capitale, que s'est faite, lors de la Renaissance, la manifestation de la Constitution Hippocratique de l'Homme, à tous ceux qui cherchaient sincèrement l'instruction ; et que cette *Épiphanie*, en cela pareille à celle qui se fit dans le bourg de Bethléem et non à Jérusalem, mérite ici, dans l'ordre profane, un signe monumental qui réponde aux commémoraisons, célébrations, anniversaires usités dans d'autres circonstances graves dignes de l'Histoire.

La considération populaire de l'Enseignement médical de Montpellier est restée à peu près la même jusques au milieu du XVIIe siècle. A dater de cette époque, elle se concentra, n'appartint plus au peuple, et ne resta la même que chez les connaisseurs. Quelle en fut la cause? — Un grand événement survenu dans le monde intellectuel. — Quel est-il? — La révolution philosophique Cartésienne. — Qui avait-elle atteint? — Ce n'était pas l'Université de Médecine; mais bien les Écoles de nouvelle formation et le public Européen. Il avait plu à Descartes de nier la Force Vitale dans le monde. Ne voulant reconnaître dans l'Univers que la Matière et l'Intelligence, il soutint que, chez l'Homme, il n'y a qu'une Ame pensante et un Corps composé d'un système d'instruments, dont les fonctions vitales, naturelles, instinctives et pathologiques furent attribuées aux lois de la Physique. D'après ce principe général, qu'*il n'existe que la matière et les Ames intellectives*, les animaux ne furent que des machines; et le Public se soumit à cette bizarre excentricité. La substitution du mécanisme à la place de la Force Vitale fut acceptée, non pas cependant sans protestation; mais les *réclamants* n'eurent du courage qu'en faveur des Bêtes. — Notre Faculté, trop éclairée pour se prêter à cette folie, aima mieux faire le sacrifice des illustres témoignages de considération dont elle avait joui durant plus de cinq siècles, que de transiger avec les Novateurs. Elle vit, avec constance, se reproduire les Sectes pitoyables qui avaient inondé la Grèce, Rome, et même Alexandrie, persuadée sans doute qu'il naîtrait tôt ou tard quelque autre GALIEN moins verbeux, plus exact, plus nerveux, qui permettrait à la vérité Hippocratique de se montrer de nouveau dans la sphère Médicale, pour en chasser les hypothèses, et, s'il est permis de répéter la formule de nos Poëtes, *pour que la lumière du jour renaissant dissipât les fantômes chimériques de la nuit précédente.*

En supportant cette triste éclipse de sa renommée avec autant de résignation que de dignité, l'*Université de Médecine* put goûter de temps en temps des témoignages d'une véritable estime pour son Enseignement, lesquels lui servirent de consolation et d'espérance : je parle ainsi des visites qu'elle reçut d'hommes éminents qui sont venus uniquement pour elle, et sans aucun autre but que de l'honorer ou de lui demander la santé, ce qui était une manière de faire profession d'un culte pour ses dogmes. Le temps ne me permet pas de vous raconter les détails de ces nobles pèlerinages; mais il en est deux dont je ne puis pas me dispenser de faire nommément mention : c'est celui de Thomas Bartholin, dans le milieu du XVIIe siècle, et celui de Locke, vingt-sept ans après. Le premier, que tout le monde loue comme un grand Anatomiste, a pour nous un autre titre aussi digne d'éloge : son zèle à recueillir, conserver et propager les *cas rares*, si nécessaires pour la connaissance et le signalement de la Force Vitale humaine. Le second nous est aussi utile qu'au public par l'exactitude et le discernement de sa logique; nous lui devons, en outre, de la reconnaissance pour une marque de distinction qu'il a donnée à notre Enseignement. Les études qu'il avait faites sur la Médecine, dans le même temps qu'il lisait Descartes, ne l'empêchèrent pas de venir prendre des conseils thérapeutiques à Montpellier, quoique son long séjour en France ait été à Paris. Notre gratitude ne sera peut-être pas inutile à son apologie; car il est bon qu'on sache que, malgré son penchant au scepticisme, il a trouvé que, quand il s'agit de santé, il vaut mieux s'en rapporter au Dynamisme d'Hippocrate qu'à la Mécanique du Cartésianisme ou de l'Anatomisme.

A la prochaine réunion, je vous entretiendrai de ce qu'a fait Montpellier pour se garer du torrent du siècle, et pour renforcer la Doctrine de la Constitution de l'Homme, ainsi que des obstacles qui ont tant retardé la restauration de cette vérité.

Messieurs et très-chers Élèves,

Il ne m'est pas permis de vous laisser ignorer les causes d'événements aussi graves dans l'Ordre Scientifique. Elles touchent de trop près votre instruction, pour que je puisse les négliger.

Vous savez sans doute que tous mes moyens ont été consacrés, dans ma longue carrière didactique, aux progrès de ceux qui nous sont confiés. Vous avez pu l'apprendre dans vos familles, où deux générations ascendantes ont dû dire quel a été mon zèle pour les intérêts de leur intelligence. Les années, vous le voyez, m'ont fait le mal qu'elles avaient le pouvoir de me faire ;... mais le sentiment que j'avais pour vos pères est absolument celui qui m'anime pour leurs descendants.

Oui, à l'aspect de votre réunion, je suis plus convaincu que jamais que ce sentiment, appelé, dans l'École où Fénélon a vécu, la Dilection, est une faculté de l'Ame Pensante *seule*. Voilà du moins pour moi une preuve incontestable d'un Principe depuis long-temps enseigné dans cette Chaire : que cette Ame Intellective, pénétrée d'une affection réversible sur vous, est inaccessible aux ravages du temps, et brave presque avec dédain cette *Vieillesse* qui glace et démolit lentement les Organes de mon Corps.

2me LEÇON.

NE JAMAIS OUBLIER QUE LA DOCTRINE DE LA CONSTITUTION DE L'HOMME, ENSEIGNÉE DANS NOTRE FACULTÉ, EST RADICALEMENT, ESSENTIELLEMENT CELLE D'HIPPOCRATE. — QUOI QU'EN PUISSENT DIRE QUELQUES ADVERSAIRES DE NOTRE ENSEIGNEMENT, TOUT LECTEUR SERA CONVAINCU DE LA RÉALITÉ DE CETTE ASSERTION, EN LISANT DEUX CHAPITRES DE L'HISTOIRE DE LA MÉDECINE, DE DANIEL LE CLERC, ET QUELQUES PASSAGES DU LIVRE HIPPOCRATIQUE : DE DIÆTA. — AVANT LE CARTÉSIANISME, L'HIPPOCRATISME RADICAL ÉTAIT L'ENSEIGNEMENT MÉDICAL DE TOUTE L'EUROPE ; GRACE A L'INFLUENCE DE FERNEL. — QUESTION : FERNEL SERAIT-IL ÉTRANGER A L'ENSEIGNEMENT DE MONTPELLIER ? — EXPANSIONS DES IDÉES DE MONTPELLIER DANS TOUTES LES ÉCOLES EUROPÉENNES ; LEUR RÉPERCUSSION ET LEUR CONCENTRATION A LA MÊME SOURCE, PAR L'ENSEIGNEMENT DE RIVIÈRE. — CARTÉSIANISME, SES APÔTRES ; LEURS OBSTACLES ; LES DÉFECTIONS QU'ILS ÉPROUVÈRENT. — SORTE D'ANARCHIE SCIENTIFIQUE QUE LA FACULTÉ DE MONTPELLIER ÉTAIT SUR LE POINT DE SOUFFRIR, QUAND UN DE SES MEMBRES VINT LA SAUVER.

MESSIEURS,

Afin que vous ayez une idée claire du mal que la Révolution Cartésienne causa primitivement à la Médecine pratique, et du bien que l'Enseignement de Montpellier lui a fait pour conserver la vraie nature de cette Science, pour en rétablir la considération, et pour en accroître la défense; il importe que vous ayez toujours dans votre mémoire les notions fondamentales de l'Art Salutaire.

Avant la vraie connaissance de la Constitution de l'Homme, la Médecine ne pouvait pas être une Science. Les pratiques expérimentales et fortuites qui portaient ce nom dans les premiers temps, pouvaient le mériter grâce à l'intention pour laquelle elles avaient été recueillies; mais si le nom de notre Art continue d'être toujours le même, il a beaucoup changé de signification, au moins dans l'esprit de ceux qui ont des notions justes sur la nature des Arts et des Sciences.

La Médecine primitive, d'abord empirique, devint progressivement une Science, à mesure que les vrais Thérapeutistes acquirent une connaissance réelle de la Constitution de l'Homme, et qu'ils purent constater les relations qui existent entre chaque moyen médicateur et l'élément relatif où se sont passés successivement, d'abord le phénomène essentiel de la maladie, et postérieurement la mutation intime constitutive de la guérison.

La connaissance la plus explicite et la plus solide de la Constitution de l'Homme, la seule qui a pu scientifiquement vivifier la pratique médicale, c'est, comme nous l'avons dit, celle qu'Hippocrate a formulée. Suivant lui, l'unité humaine complète est constituée de trois principes essentiellement différents : d'un Système d'Instruments, d'un Principe d'Intelligence substantiel, et d'une Puissance dont les effets tiennent à certains égards des propriétés matérielles et des facultés intellectuelles, mais qui n'est manifestement de l'essence ni de l'une ni de l'autre de ces causes.

Cette notion Hippocratique est exprimée de la manière

la plus claire dans les Livres du Père de la Médecine. Si elle n'est pas rédigée synthétiquement, les idées sont textuellement disséminées : comme il peut vous tarder de lire la formule de la pensée contractée par un commentateur digne de confiance, je vous engage à lire les premiers Chapitres du Troisième Livre de l'*Histoire de la Médecine* du savant et judicieux Daniel Le Clerc. Hippocrate a eu des idées étendues sur l'Agrégat matériel de l'Homme : l'Historien a réuni dans le Chapitre indiqué, sous le titre d'*Anatomie d'*Hippocrate, les connaissances réelles, les conjectures et les erreurs que ce Grand Homme avait consignées dans ses nombreux ouvrages. Malgré l'imperfection de son savoir sur cette matière, ce Médecin ne se trompa point sur les limites de la causalité de cette instrumentation pour la production de la Vie Humaine : il sentit très-bien que, pour agir, il fallait un Dynamisme supérieur capable de projeter une Anthroposophie ou une Épopée de tout l'Homme; Dynamisme propre à fabriquer ses Instruments, à les entretenir, et à s'en servir pour l'exécution de toutes les fonctions arrêtées, et de toutes celles que les éventualités peuvent exiger dans l'intérêt de l'Être.

Le Dynamisme d'une telle Vie dut paraître double à Hippocrate, parceque les phénomènes de la durée biotique se divisent si naturellement en deux groupes, que leurs origines respectives furent attribuées à deux puissances très-diverses.

Les phénomènes vitaux étrangers à l'Intelligence et à la Volonté furent assimilés aux phénomènes naturels et instinctifs des bêtes ; et les phénomènes intellectifs, raisonnés, soumis aux conditions de la responsabilité, ne pouvant être comparés à rien de ce qui se passe hors du Genre Humain, ne purent être attribués qu'à l'Ame Pensante.

Dans le Second Chapitre du IIIe Livre de l'*Histoire* de Le Clerc, vous pouvez voir les caractères qu'Hippocrate reconnaît dans la Puissance du Dynamisme Humain de laquelle proviennent les fonctions vitales, naturelles, instinctives, comparables à celles des Animaux, Puissance qu'il désigne ordinairement sous le nom de *Nature Vivante.* « Cette *Nature,* — disait-il, — *suffit seule* » *aux Animaux pour toutes choses, ou leur tient lieu de* » *tout. Elle fait d'elle-même tout ce qui leur est néces-* » *saire, sans qu'elle ait besoin qu'on le lui enseigne, et* » *sans l'avoir appris de personne.* Et sur ce pied-là, » comme si la Nature Vivante avait été un Principe doué » de connaissance, il lui donnait le titre de *Juste* ; » (comme pour dire qu'elle se conduit conformément à une règle de convenance.) — « Il lui attribuait une » *faculté*, » (sans doute unitaire); « *ou des facultés qui* » *sont comme ses servantes. Il y a*, dit-il, une seule » faculté, *et il y en a plus d'une : ce sont elles qui font* » *passer le sang, les esprits et la chaleur dans toutes les* » *parties qui reçoivent par ce moyen la Vie et le Sentiment.* » Il dit aussi ailleurs, que « *c'est la faculté qui nourrit et* » *qui fait croître toutes choses.* »

Vous voyez donc, Messieurs, que, suivant la pensée d'Hippocrate, la Nature Vivante a de grands rapports avec l'Ame Pensante, puisque dans toutes ses opérations on reconnaît une *finalité*, une convenance d'action qui rappelle sans cesse l'idée d'un *motif pour l'avenir*, et qui ne nous permet pas d'apercevoir une cause physique nécessaire. Cette ressemblance, déjà suffisante par la considération de l'*unité*, s'accroît par celle de la synergie des instruments, où ce grand Médecin nous fait apercevoir que « *tout concourt*, *tout consent*, *tout cons-* » *pire.* » —Mais à peine a-t-il signalé les analogies entre cette Puissance et celle du Principe de l'Intelligence, qu'il rappelle leur différence et leur non identité radicale. Dans la Nature Vivante de l'Homme, autonomie, inscience, profonde ignorance, *asyneïdèse*; dans l'Ame Pensante, intelligence, science, *syneïdèse*, tendance perpétuelle à distinguer sur tous les faits le *pourquoi* d'avec le *par quelle nécessité*. Vous avez déjà remarqué qu'HIPPOCRATE avait noté un contraste entre la tendance finale instinctive de la Nature Vivante ou Force Vitale, et les motifs raisonnés, étudiés, acquis par l'apprentissage, de l'Ame Pensante.

Cette Dualité des Puissances du Dynamisme Humain n'est pas simplement une déduction logique à tirer, par la sagacité du Lecteur, des faits ici désignés : elle est explicitement proférée par HIPPOCRATE, à travers les idées grossières et les erreurs d'Histoire Naturelle de l'époque, comme vous pouvez le voir dans le Troisième Chapitre du Livre de l'Ouvrage de LE CLERC cité. Reconnaissez cette proposition doctrinale dans ce passage du *Traité du Cœur*, traduit ainsi par l'Historien : « Ces » mêmes membranes sont disposées avec un plus grand » artifice, ou avec plus de justesse, du côté gauche que » du côté droit. La raison de cela est que l'*Ame de* » *l'Homme*, ou l'*Ame raisonnable*, *qui est au-dessus de* » *l'autre Ame* » (c'est-à-dire de la Nature Vivante), « a son siége dans le ventricule gauche du cœur. Cette » Ame (raisonnable) ne tire pas son entretien, ou ne se » nourrit pas des viandes qui viennent du ventre, mais » d'une matière pure et lumineuse qui se sépare du

» sang, en sorte qu'elle répand ses rayons de tous » côtés, etc. »

Quelque grotesque que soit cette Psychologie, vous ne pouvez pas y méconnaître l'idée de la Dualité du Dynamisme Humain. Cette Dualité est une idée intégrante de la Pensée Anthropologique Hippocratique, et partant une séparation radicale de la Physiologie Médicale et de la Physiologie Générale.

La manière dont HIPPOCRATE parle des modes d'agir de la Nature Vivante Humaine, fait sentir à la fois et la Dualité de notre Dynamisme, et la différence radicale qui existe entre les deux Puissances. L'Automatisme Vital joint avec la finalité de la Force Vitale, fait contraste avec la Vie Psychique Humaine, constamment volontaire, motivée, responsable. Cette proposition n'est pas formulée suivant les mêmes paroles, mais la pensée essentielle de cet Auteur est identique avec celle que j'énonce ici. Veuillez lire les incises suivantes que j'extrais du 6e Paragraphe du Premier Livre *du Régime* d'HIPPOCRATE. Il cherche à caractériser la Nature Vivante tant des Animaux que de l'Homme. « La *Nature* a fait » *pour* chaque chose des lois différentes...... D'après ces » lois, tout est successivement élevé, puis précipité en » bas. » — Vous devez bien, MESSIEURS, connaître, dans ces termes, la premiere moitié croissante, et la seconde moitié décroissante de mon fuseau vital de la vie zoonomique. — Dans le cours de la durée vitale, « toutes les » choses (*pénétrées d'une Puissance Vivante*) sont en » mouvement à toute heure, devenant successivement » ceci ou cela, sans savoir ce qu'elles font. Quoiqu'elles » paraissent douées de quelque intelligence, elles ne » connaissent point ce qui est devant elles. Cependant

» tout s'opère par une nécessité divine, qu'on le veuille » ou qu'on ne le veuille pas, une chose allant ici et l'autre » là. Chacune remplit sa destinée mutuelle, tendant » toutes vers le plus ou vers le moins. »

Il est donc évident que la Force Vitale de l'Homme n'est pas le Principe de l'Intelligence, de la prudence, de la raison; que néanmoins elle agit, sans le savoir, vers sa destinée, comme elle agirait si le bon sens l'avait dirigée. C'est ce que dit le Père de la Médecine. Or, des Lois de convenance sans nécessité physique, des tendances suivant les règles de la finalité nonobstant son ignorance,..... sont des attributs que BACON a comparés à ceux de l'Intelligence Humaine. C'est pour cela qu'il a séparé ces attributs, quels que soient les êtres où il les a observés, d'avec les propriétés des corps, et qu'il en a placé les *substrata* dans une Métaphysique qu'il nomme *Métaphysique particulière.* Veuillez vous souvenir de l'acception Baconienne, de cette expression familière en Physiologie, mais malheureusement ignorée des personnes étrangères à la Médecine. Ainsi veuillez lire, pour ce sujet, un Chapitre du Traité *de la Dignité et de l'Accroissement des Sciences*, de l'illustre Chancelier d'Angleterre : c'est le IVe Chapitre du Troisième Livre (1).

---

(1) Il est permis de penser que VAN HELMONT s'est empressé d'accepter le sens Baconien du mot *Métaphysique*, quand il a eu connaissance du Traité *de Dignitate et augmentis scientiarum.* Je tire cette conjecture d'un passage du livre de ce célèbre Médecin, intitulé : *Eisagoge in Artem medicam a* PARACELSO *restitutam.* Cet ouvrage qu'on dit être le premier écrit de VAN HELMONT, qui n'avait jamais été imprimé, et que M. le Docteur C. BROECKX, d'Anvers, vient de publier en 1854, avait été composé en 1607. L'auteur y avait établi ses idées principales sur la Constitution de

La distinction mentale de la Puissance Vitale d'avec la Puissance Pensante étant l'idée la plus saillante de la Doctrine d'HIPPOCRATE, l'Hippocratisme a été dénommé *le Vitalisme*. Bien des gens donnent ce nom à l'Enseignement de notre Faculté. Mais des auteurs qui ne se piquent pas de mettre de la netteté dans leurs idées, ont donné au mot *Vitalisme* une acception si *latitudinaire*, qu'ils ont nommé Vitalistes tous ceux qui ne professaient pas cyniquement le Matérialisme le plus absolu. Grâce à cet abus de mots, ils ont nommé Vitalisme l'Animisme de STAHL ; les esprits animaux de DESCARTES ; l'Ame composée d'une partie supérieure et d'une partie inférieure de certains Théologiens ; l'irritabilité de HALLER ; celle de BROUSSAIS; les Propriétés Vitales attachées aux tissus respectifs des Êtres vivants, de BICHAT. De cette manière il n'y a plus moyen de s'entendre : et c'est vraisemblablement en vue de ce résultat que les sceptiques travaillent à brouiller les synonymies. Aussi, MESSIEURS, je vous prie de vous tenir en garde contre ces polémiques suspectes, dont les accusations dirigées contre notre Enseignement sont mal définies avec intention. Notre Vitalisme est la Pensée Hippocratique, plus correctement formulée, rigoureusement inductive, dégagée de toute hypothèse.

---

l'Homme; mais il n'avait peut-être pas suffisamment spécifié la différence qui existe entre l'Ordre Physique et l'Ordre Vital : il paraît avoir voulu fortifier postérieurement cette distinction dans une addition marginale du manuscrit. A la page 86, il met en opposition un phénomène provenant d'une Cause efficiente de l'Ordre Mécanique, avec une autre Cause dont l'effet est uni *avec une maladie*. M. BROECKX nous avertit dans une note : « 1. En marge se trouve 7 *metaphys.* » — Je me persuade que cette addition de VAN HELMONT était un supplément de la pensée de BACON, sur la différence qui existe entre les *causes efficientes* et les *causes finales*.

Une Instrumentation Matérielle;

Une Ame Pensante substantielle, type de l'unité, affective, libre, responsable;

Une Force Vitale dont la nature n'est identique ni avec celle de l'Instrumentation, ni avec celle de l'Ame Pensante, ni tout-à-fait incomparable avec ses associées; unitaire par sa finalité, et indivise, mais à quelques égards divisible; douée de spontanéité, mais non de liberté; incommunicable jusqu'à un certain point, mais non indépendante, puisqu'elle est susceptible de cohésion avec une autre Force Vitale, et d'une sympathie occulte; douée d'instincts; sujette à des états morbides appelés *Affections*, mais inaccessible aux influences de la raison et de la volonté, quoiqu'elle ne soit pas étrangère aux affections de l'Ame Pensante :

Tels sont les éléments distincts de l'Être Humain.

Le mode de l'union qui les assemble pour constituer l'Homme est incomparable et ne peut porter d'autre nom que celui d'*Union hypostatique*.

Cette Doctrine, jusqu'à présent vainement attaquée, rendue plus digne de considération par l'impuissance des Théories hypothétiques essayées avant Galien, et de celles que nous avons vues depuis l'apparition du Cartésianisme, est la seule qui puisse vivifier l'Hygiène et la Médecine Pratique, et faire de l'Anthropologie une Science aussi unitaire que son objet (1).

---

(1) Cette digression m'a paru nécessaire pour avertir nos Élèves de quelques discussions nées dans des Journaux de Paris, discussions où le Vitalisme est mis en jeu, et où cette Doctrine est présentée de manière à la rendre méconnaissable. Je vois avec chagrin, parmi les contendants, des noms que je suis accoutumé à considérer. Je prie mes

Après ces considérations préjudicielles, reprenons l'histoire rapide que j'avais commencée. Qu'était la Doctrine Hippocratique du Dynamisme Humain, non dans notre École, mais dans le monde, avant la Révolution Cartésienne? Car, si cette idée était si importante et si honorée, elle ne devait pas être confinée dans une étendue aussi resserrée.

Les Livres relatifs à la Théorie Hippocratique de la Constitution Humaine, qui ont paru après la Renaissance, et que nous pouvons considérer comme durables, ce furent ceux de FERNEL. Sa Physiologie fit une grande sensation dans toute l'Europe. Ce Livre et la *Pathologie* du même Auteur furent des *Institutions de Médecine* que tous les Professeurs étrangers lurent et commentèrent dans leurs Leçons. Je n'ai pas lu ni ouï dire que les Professeurs de Montpellier aient fait un pareil honneur à ces Ouvrages : l'Enseignement de notre Faculté était à un tel degré, que les Maîtres ne connaissaient point de modèle qu'ils dussent imiter.

D'où provenait la supériorité générale de FERNEL? On est persuadé, d'après l'expérience, qu'il n'y a pas d'homme sans pareil, dans l'Ordre Moral, qui tienne tout de lui-même : en étudiant son Histoire, on parvient à connaître quelles ont été les notions et les idées antérieures qu'il a

---

Auditeurs de se préparer à la lecture de ces contestations, par celle des articles qu'ont écrits sur cette matière M. CHRESTIEN et M. SAUREL dans leurs journaux respectifs, aux lieux que je vais indiquer : GAZETTE MÉDICALE DE MONTPELLIER, 15e Année, No 1, pag. 1 et suivantes. *Introduction* par M. CHRESTIEN ; — REVUE THÉRAPEUTIQUE DU MIDI, 15 Mai 1854, no 9, pag. 257 et suivantes. *Les Doctrines actuelles de la* REVUE MÉDICALE. Réponse à M. BLAUD, par M. SAUREL.

pu recevoir, et desquelles il a pu profiter, afin que son génie cesse de paraître miraculeux, et que tout le monde se sente avoir été capable d'arriver à ce niveau, en supposant qu'il eût été à portée des mêmes adminicules, soit antécédents, soit actuels. C'est ce qu'on a fait pour la Biographie de MICHEL-ANGE, de RAPHAËL, de GALILÉE, de DESCARTES.

Pourquoi FERNEL est-il si différent, anthropologiquement parlant, des hommes qui l'entouraient et qui formaient la Faculté Médicale de Paris avec ses Docteurs-Régents? — Quelques années auparavant, l'Enseignement de la Faculté de Médecine de Paris était nul, suivant ASTRUC. FERNEL est-il né comme MINERVE? — Ou bien a-t-il été assez heureux pour savoir profiter de tous les éléments ambiants et éloignés de son époque, et pour être en état de se les approprier, de manière à ce que sa personne se trouvât supérieure à toutes les intelligences contemporaines?

Il faut accepter ce dernier parti. Il est vrai, FERNEL, dès son enfance, fut passionné pour les Lettres et pour les Sciences, et il suivit constamment ce penchant. De bonne heure il fut grand Humaniste, très-versé dans les Langues anciennes et dans leurs littératures respectives: il écrivait en latin avec perfection; son style était aussi élégant que pur. Il était fort en Mathématiques, et il posséda tout ce que l'Antiquité nous avait laissé sur la Philosophie Naturelle. Il était déjà mûr quand il étudia la Médecine. Il lut GALIEN; il profita de cette lecture sans être l'esclave de son Auteur. Dans sa Physiologie, ses idées sur la Constitution de l'Homme furent celles d'HIPPOCRATE, et il les préféra aux nuances de GALIEN. Il ne voulut pas que la Puissance Vitale, appelée primitivement *calidum innatum*, et par HIPPOCRATE la *Nature*,

Natura, fût l'effet et l'expression du tempérament, comme le voulait le Médecin de Pergame : il considéra cette Puissance comme une *forme* substantielle, primordialement inhérente à la liqueur séminale, semblable à la Nature des animaux, qui est la Cause Efficiente de leur fabrication, de leur développement, de leur nutrition et de toutes leurs opérations naturelles.

On voit donc que cette Cause n'est nullement le résultat d'une instrumentation ou organisation, puisque cette Cause est l'auteur de l'Agrégat Matériel. Quant à l'Ame Pensante, il n'en parle que comme les Théologiens.

Ces notions qui dataient d'Hippocrate, et qui sont foncièrement celles que vous entendez dans tous les *auditoires* de notre Faculté, étaient celles de nos ancêtres du milieu du XVIe siècle..... Quand est-ce qu'elles sont sorties de Paris? En 1538. — Veuillez remarquer, Messieurs, que Sylvius avait reçu le bonnet de Docteur en Médecine à Montpellier, dans l'année 1535, et qu'il était rentré à Paris dans cette même année.

Je n'ai certainement pas l'intention d'insinuer que Sylvius ait formé Fernel, et que les Institutions de ce grand personnage soient un plagiat dérobé à Montpellier. Je me suis expliqué sur la valeur de ce Professeur, et l'on peut voir, d'après mon appréciation, qu'il était en état de tirer de ses lectures et de son bel entendement les idées capitales de ses Livres. Mais ce n'est nullement affaiblir l'estime de ses ouvrages, en disant que l'Enseignement de Montpellier a pu donner à Fernel une conviction et une assurance qu'on n'a pas ordinairement quand on n'est pas sûr d'un suffrage. — Il pouvait avoir connu l'avis de divers premiers Médecins du Roi qui étaient presque toujours ou des Docteurs ou des Professeurs de Montpellier; mais un témoin oculaire et auriculaire de l'Enseignement de l'*Université de Médecine* devait singulièrement accroître la fermeté de ses propositions doctrinales.

Les succès prodigieux des *Institutions de Médecine* de Fernel dans toutes les parties de l'Europe, méritent d'autant plus d'être connus, dans l'intérêt de la Doctrine Hippocratique du Dynamisme Humain, que les Dogmes de ces livres relatifs à cet objet auraient beaucoup de ressemblance avec les nôtres, si dans ceux de Fernel il n'y avait pas une certaine teinte de mysticisme, dont nous nous abstenons, parce que notre Enseignement est concentré dans la Philosophie Naturelle.

Il ne faut pas croire que cette réserve ait pour but d'exclure de la Vie Humaine l'influence de la Providence, ou celle des prodiges divins : nous nous sommes assez explicitement prononcé sur la nécessité de seconder la satisfaction du besoin religieux, pour qu'on ne se trompe pas sur les limites de notre Enseignement. Nous nous croyons obligé de faire connaître toutes les facultés, tous les pouvoirs naturels que Dieu a donnés à l'Homme, dans son corps, dans ses organes, dans la Force Vitale, dans l'Intelligence, dans les lois de l'union qui existe entre ces éléments, pour l'exercice du grand phénomène de la Vie; afin que le Médecin cherche à distinguer dans la pratique le rôle que jouent la Nature et la Grâce. Si, dans la Nature, il connaît l'étendue et les limites de son pouvoir, il doit chercher à discerner, dans les événements inouïs, le hasard, les idiosyncrasies, les excentricités, la providence journalière, le miracle proprement dit. — Et quand il s'agit du mystère naturel de la génération, nous n'avons pas recours, comme Fernel, à des actes spéciaux de la

Divinité : l'Enseignement de Montpellier prétend n'être ni moins philosophe, ni moins inductif, ni plus religieux que St Augustin.

Quand les livres de Fernel eurent puissamment secondé la renommée de Montpellier, pour répandre la Doctrine Hippocratique de la Constitution de l'Homme, des Professeurs éminents des Écoles composèrent des *Institutions Médicales* appropriées aux circonstances et aux lieux. Parmi les nombreux ouvrages qui ont été faits pour cela, il faut remarquer tout l'œuvre d'un illustre Professeur allemand, de Daniel Sennert, Professeur de Wittemberg, dont la collection des ouvrages forme une Encyclopédie Médicale très-volumineuse.

On trouve souvent, dans les Livres Anthropologiques de cet auteur, des citations qui attestent sa profonde estime pour Fernel. Ses idées relatives à la Doctrine Hippocratique de la Constitution de l'Homme sont à peu près pareilles à celles de l'Institutiste français, par conséquent analogues à celles de Montpellier. On peut remarquer spécialement que le mot de *tempéremment* de Sennert est fort différent de celui de Galien, sous le point de vue de l'acception. Chez celui-ci, le sens est à peu près *chimique*. A Montpellier, le sens est *vital*; et, chez Fernel, il se rapproche beaucoup du nôtre. Chez Sennert, le mot est employé dans des sens différents, suivant que le tempérament appartient ou à un cadavre, ou à un être vivant considéré sous le rapport matériel et vital, ou sous le rapport de l'Homme entier, qui sera considéré dans l'ensemble de l'Agrégat matériel, et des deux Puissances animatrices.

Sennert développant l'idée de la Nature vivante Hippocratique dont les fonctions sont aussi nombreuses et aussi transcendantes que celles de l'Ame Pensante, quoique la

Force Vitale soit dépourvue d'Intelligence (purement ASYNÉIDÈTE), dit que cette Puissance, unie à la liqueur séminale, a le pouvoir de former le corps de l'Être qui doit exister après la conception. — Cette expression de faits ainsi formulée dans une Science relative à l'Ordre Vital est on ne peut plus simple pour nous qui sommes familiers avec les phénomènes de cette classe. Mais ces propositions, énoncées à l'époque où la langue Cartésienne a rendu inintelligible celle d'HIPPOCRATE et des Écoles Hippocratiques, ont causé de la surprise, du burlesque ou du scandale aux Philosophes et aux Théologiens de la génération suivante. On peut voir ce que BAYLE a dit de ce point de Physiologie, dans l'article de SENNERT, du *Dict. histor. crit.* « La liberté qu'il osa prendre de contredire les An- » ciens lui suscita des adversaires; mais rien ne fut plus » mal reçu que le sentiment qu'il avança sur l'origine des » Ames. Il croyait que la semence de tous les êtres vivants » est animée, et que l'Ame de cette semence produit l'or- » ganisation. On l'accusa de blasphème et d'impiété, sous » prétexte qu'il enseignait que l'Ame des bêtes n'est pas » matérielle; car on prétendit que c'était la même chose » que d'enseigner qu'elle est aussi immortelle que l'Ame » de l'Homme. Il rejeta cette conséquence; il n'osa pas » dire, comme font d'autres, que l'Ame des bêtes subsiste » après la mort du sujet qu'elle avait rendu vivant. » — Vous voyez, MESSIEURS, que les accusateurs, et l'Historien critique lui-même, parlaient la langue Cartésienne; que le mot *Ame* était employé dans un sens amphibologique; que, si l'on avait voulu s'entendre, il était fort aisé d'exprimer scientifiquement des faits incontestables, et des déductions rigoureuses.

Le Professeur Lazare RIVIÈRE, qui enseignait à Montpellier depuis 1620 jusqu'à 1656, époque de sa mort, publia successivement toutes les parties de la Médecine qui forment ce que l'on appelle des *Institutions.* Ces publications eurent un grand succès. Savoir, ordre, netteté, tout était digne d'éloges. Mais dans la plupart des Biographies de cet auteur, on lit qu'*il n'a fait qu'abréger pas à pas* SENNERT, *sans le citer.*

Cette espèce de fraude prétendue a l'air d'un *plagiat*; mais il me paraît que ce nom manque de justice, si l'on examine avec rigueur l'origine de la Science exposée par les Professeurs, ou, comme l'on disait autrefois, les *lecteurs successifs.* Les fonctions du Lecteur-Professeur sont surtout de *transmettre* la Science. S'il l'agrandit et la perfectionne, tant mieux, mais il n'y était pas tenu. La Doctrine de la Constitution de l'Homme écrite et enseignée par RIVIÈRE était-elle de lui ou d'un autre? Il n'en était pas le *découvreur* (vous pardonnerez ce néologisme, qui est nécessaire, qui n'est pas de moi, et qui est de VOLTAIRE). Il la tirait immédiatement de SENNERT, après en avoir retranché la prolixité. — Mais d'où SENNERT l'avait-il tirée? — De FERNEL. Il l'avait puisée dans les Livres de cet élégant écrivain, en laissant à la source l'agrément de l'élocution, mais en donnant aux pensées plus de développement et de clarté. — Et FERNEL a-t-il puisé la Science dans son propre fond? En a-t-il été le *découvreur*? — Non, certes : FERNEL a tiré les propositions fondamentales d'HIPPOCRATE, d'ARISTOTE, de GALIEN, d'ALEXANDRE d'Aphrodisée, de TEMISTHIUS. Il n'est point invraisemblable qu'il ait profité de ce qui se disait alors à Montpellier, et des récits que SYLVIUS avait dû en faire après la susception de son Doctorat en Médecine. Mon soupçon est fondé sur divers motifs dont les principaux sont : 1° l'absence de toute Philosophie Anthropologique dans le pays que Fernel habitait ;... 2° un rapport entre les dénominations des Causes Dynamiques qui n'était pas celui des Anciens, que Fernel affecte, et qui étaient familières alors dans notre École ;... 3° une dialectique déliée qui était commune à l'Enseignement de notre Faculté et à Fernel, dialectique que Haller n'aimait ni ne connaissait guère, et qu'il appelait de la *subtilité* quand il voulait parler défavorablement de l'illustre Institutiste.

De ces rapprochements je crois pouvoir conclure :

1° Qu'immédiatement avant la Révolution Cartésienne, la Doctrine Hippocratique de la Constitution Humaine était la base de l'Enseignement Médical dans toute l'Europe.

2° Que l'exposition de cette Doctrine à cette époque n'était foncièrement ni celle de Sennert, ni celle de Fernel : c'était la répercussion de celle que l'Université de Médecine de Montpellier avait étendue au loin, et qui retournait au lieu d'où elle était sortie en irradiant jusqu'aux confins de la terre savante.

3° Un vieux Professeur qui depuis long-temps avait droit à l'éméritat, entendait un jour la Leçon d'un Professeur son Collègue qui avait été son auditeur. Entre plusieurs de ses Collègues ses contemporains présents à la séance, un d'eux, s'adressant au vieillard, lui dit gracieusement : vous venez d'entendre les sons d'un écho qui vous rendait des voix sorties de vos lèvres. — *C'est possible*, — répondit-il — ; *mais je ne suis qu'un porte-voix de la bouche d'une École.* — Pour être juste, Messieurs, l'École se sentirait elle-même porte-voix sous le point de vue de la pensée actuelle : les générations médicales ascendantes jusqu'à Hippocrate sont des porte-voix successifs et adaptés, dont le premier est embouché par les lèvres de notre vénérable Patriarche.

4° Ainsi, notre Faculté n'a eu besoin d'aucune autre École pour la conservation, l'accroissement et le perfectionnement de l'Anthropologie, puisqu'elle est restée constante dans la Doctrine de la Constitution de l'Homme; que le Livre de RIVIÈRE, analyse fidèle de l'Encyclopédie Médicale de SENNERT, a dû être considéré comme un Manuel de l'Enseignement Médical de Montpellier pour l'époque immédiatement antérieure à la Révolution Cartésienne.

Je vous ai dit en quoi nous touchait cette Révolution, sous le point de vue de la Science Médicale : elle tendait à renverser la Doctrine Hippocratique de la Constitution Humaine. DESCARTES niait la réalité de la Force Vitale, et y substituait l'hypothèse d'une Théorie fondée sur les lois de la Physique.

Cette page de l'Histoire de la Médecine, et spécialement de l'Histoire de la Doctrine Hippocratique ici mentionnée, semble avoir dû nuire non-seulement à la considération de notre Enseignement, mais encore à la certitude du dogme..... Mais si vous vous souvenez de ce qui s'est passé sur ce même sujet, dans la Grèce, et à Rome, après la mort d'HIPPOCRATE, quelque temps avant Galien, vous verrez que ces secousses, préjudiciables temporairement à la vérité, sont devenues l'occasion d'un triomphe réellement profitable. Des individus, point ou trop peu instruits sur l'Histoire de l'Homme, et surtout sur les maladies, et prévenus en faveur de quelque idée ou fausse ou exagérée, voulurent attaquer toutes celles qui pouvaient ou la détruire ou l'éclipser. Voilà ce qui avait amené le dénigrement de la vérité Hippocratique, et la vogue passagère de je ne sais combien de *Sectes*.

Mais quand une vérité a lui sur un grand nombre d'intelligences de la terre, il n'est pas possible que le souvenir s'en éteigne complètement : il en reste toujours quelques-unes qui la conservent, la cultivent, et se nourrissent de l'espérance de la mettre en évidence. L'idée Hippocratique du Dynamisme Humain sembla être bannie de la terre pendant plus de deux siècles ; cependant elle vivait ou complètement ou en germe dans un grand nombre d'esprits, puisque, quand le temps fut venu d'exterminer tant d'erreurs, GALIEN fut à la fois la trombe destructive des sectes, et le NOÉ de la race à conserver, qui trouva, dans les intelligences favorables, la famille propagatrice dont la lignée a dominé presque sans partage pendant plus de quatorze siècles.

Le Cartésianisme est venu attaquer brutalement l'Hippocratisme. Il trouva beaucoup de partisans : il y en eut de chaleureux et même de fanatiques. Beaucoup de Médecins d'un mérite d'ailleurs incontestable donnèrent le scandale d'abjurer le Dogme de la *Force Vitale*, et d'imaginer des Sectes presque aussi nombreuses que les anciennes. Elles furent, il est vrai, plus savantes ou plus ingénieuses, mais elles ne furent ni plus médicales, ni moins inconséquentes. PITCARN, BELLINI créèrent la Secte Iatro-Mathématique, mais leur pratique fut purement empirique. François DE LE BOË SYLVIUS fit la Secte *Chimique*, mais sa Thérapeutique conséquente ne put pas se soutenir. BOËRHAAVE voulut, dans sa jeunesse, former une Secte *Mécanicienne* qui eut du retentissement, grâce aux talents et aux vertus de ce grand Professeur; mais sa pratique tout-à-fait Hippocratique fut celle de son ami SYDENHAM. Frédéric HOFMANN et BAGLIVI fondèrent le *Solidisme* ; mais leur pratique n'eut pas le moindre rapport avec leur Théorie. HALLER qui accommodait l'Irritabilité avec le Solidisme, avait pris le parti de ne point pratiquer la Médecine, malgré l'étonnante étendue de son savoir.

Non-seulement la pratique des Médecins consciencieux était une protestation tacite contre leurs Théories Cartésiennes, mais plusieurs d'entre eux faisaient l'aveu formel de leur inconséquence. Ainsi BOËRHAAVE, Mécanicien en théorie dans sa jeunesse, devint progressivement Vitaliste par sa grande pratique, et il professa l'Hippocratisme dans ses Leçons sur les Maladies Nerveuses, Leçons publiées après sa mort. Son savant neveu KAAUW, glorieux de sa parenté, et fier du nom de sa mère BOËRHAAVE, publia, vers le milieu du XVIIIe siècle, un Livre fameux intitulé *Impetum Faciens*, qui est une proclamation de la Force Vitale d'HIPPOCRATE, et par conséquent du Principe de la Dualité de notre Dynamisme.

La confession la plus naïve, et en même temps la plus accablante pour le Cartésianisme, c'est ce mot de BAGLIVI qui avait fait un écrit laborieux, intitulé *De Fibrâ Motrice*, en faveur de ce Solidisme que je viens de nommer : « *Malgré*, —dit-il—, *toutes mes recherches Physiologiques,* » *quand je suis près du lit d'un malade, j'oublie toute cette* » *Science, et je ne me souviens que d'*HIPPOCRATE... » N'est-ce pas avouer que cette Secte n'a pas la Science, et que la Science est dans les Livres du Médecin de Cos ?

Je vous ai dit que la Faculté de Montpellier, constante dans son Enseignement, avait trouvé un encouragement dans les visites honorables qu'elle a reçues. Elle n'ignorait pas les repentirs et les incertitudes de quelques novateurs, et elle suivait de loin les travaux des *opposants* des pays étrangers, lors même que leur Doctrine n'était pas identique avec la sienne. THOMAS WILLIS reconnut la Doctrine Hippocratique de la Constitution de l'Homme ; la Faculté inscrivit cette honorable voix, quoiqu'elle repoussât les hypothèses chimiques pour lesquelles cet homme éminent avait tant de penchant. VAN HELMONT professait le Dynamisme Humain métaphysique et *duel*, comme HIPPOCRATE ; mais notre Faculté n'avait garde d'accepter de lui un Archée multiple et monarchique, doué de la raison, ni une Ame Pensante étrangère à la raison, sous prétexte que cette raison est une faculté sujette à l'erreur. Vous savez comme STAHL s'éleva contre DESCARTES, en démontrant que les fonctions naturelles, instinctives, morbides ou pathologiques chez l'Homme ne répondaient pas aux lois mécaniques et chimiques, mais qu'elles avaient pour cause efficiente une Puissance de l'Ordre Métaphysique. Mais en repoussant l'hypothèse physique du Cartésianisme, il eut le malheur d'accepter la négation de la Force Vitale Humaine, et de ne voir dans l'Homme et dans tout animal qu'une *Ame* variable suivant les espèces. L'*Université de Médecine* ne put pas supporter cette *unité* du Dynamisme Humain : elle ne conçut pas même la possibilité d'une Anthropologie Médicale dépourvue de ces grands dogmes : *Dualité de notre Dynamisme ; Force Vitale, et Ame Pensante, de natures distinctes, non identiques.*

Dans cette anarchie médicale, l'*Université de Médecine* de Montpellier resta fidèle à l'Hippocratisme ; mais comme il n'était pas possible, dans un pareil temps, de l'évangéliser, elle se contentait de le conserver, de l'exposer à ceux qui le recherchaient, de se résigner, et d'attendre.

Un transfuge, Professeur, Homme d'esprit, Médecin du Régent du Royaume, CHIRAC, voulut transplanter ici le Cartésianisme : il y trouva une résistance à laquelle il ne s'attendait pas. Cependant ses instances et l'opinion publique étaient contre l'ancienne foi. D'une autre part, la majorité des Professeurs étaient las de leur persévérance. Ils redoutaient la persécution. Ils ne s'étaient pas prémunis du courage contre le respect humain, courage qui est une vertu héroïque quand il s'agit de sauvegarder des vérités précieuses attaquées par le peuple. Ils n'osaient plus dire qu'ils se battaient pour la Doctrine Hippocratique de la Constitution de l'Homme; ils craignirent les moqueries des prétendus *progressifs*, toujours prêts à persiffler toute idée ancienne vraie ou fausse.

C'est pour essayer des transactions avec ces sortes de sectateurs, que des Hippocratistes sincères mais timides ont présenté des essais de Doctrine où ils espéraient trouver des moyens de conciliation, sans s'apercevoir que ces expédients altéraient la vérité scientifique.

Sauvages ayant vu combien le Stahlianisme avait rabattu le Cartésianisme Médical, l'accepta avec cette réserve que l'Ame Pensante a deux sortes d'action : l'action naturelle et l'action intellective. Il ne s'aperçut pas qu'en ne voyant qu'un principe dans l'Homme, les Matérialistes considéreraient l'action naturelle comme la seule indipensable de l'Ame dans tous les animaux ; que l'action intellectuelle ne serait qu'une faculté variable ; que cette diversité n'est rien par rapport à la nature du Dynamisme ; que le Dynamisme de l'Homme ne diffère pas de celui de la bête sous le point de vue de l'essence, mais seulement par une diversité de faculté, appréciable par chacun suivant ses goûts et ses penchants. Vous avez vu, Messieurs, que Cabanis et tous les Matérialistes d'à-présent ne parlent pas autrement que comme les Stahliens. En supposant que cette hypothèse ne fût pas essentiellement nuisible à la Thérapeutique, il faut convenir que la Morale doit beaucoup craindre d'une telle Anthropologie : et certainement la Médecine Pratique Hippocratique ne peut pas tolérer avec indifférence une Thérapeutique Stahlienne conséquente.

C'est pour une pareille conciliation que la Doctrine de BORDEU me paraît avoir été faite. Elle ne compromet pas moins l'Hippocratisme, que le Stahlianisme ne l'a fait. Vous devez bien le présumer si vous faites attention à l'avidité avec laquelle les Organiciens l'ont acceptée. C'est que, dans le fond de cette Théorie, vous reconnaissez le *solidisme*, la persuasion que la Vie est le résultat de l'*instrumentation*. Le nom que l'on a donné à cet effet de l'instrumentation est le mot *sensibilité*. Suivant cette Doctrine, toute fonction qui s'exécute dans l'Homme vivant est un phénomène de sensation. Or, vous savez bien quelle est la dénomination donnée au Dynamisme Humain dans la Philosophie du XVIIIe siècle : c'est la *sensibilité*. Des fonctions de l'Intelligence, il n'en est point qui ait été appelée autrement qu'un phénomène de sensation. Que trouvez-vous dans la raison, dans les opérations de l'entendement? que des sensations. C'est en parlant conformément à la langue de BORDEU que BICHAT a expliqué l'assimilation et l'adoption des molécules nutritives, par le jeu de la *sensibilité* des parties vers lesquelles le sang apporte les éléments nécessaires. Et quand on s'est servi des mots de *sensibilité*, de *sensation*, pour toutes les fonctions vitales immanentes, naturelles, instinctives, intellectuelles, je ne vois pas ce qu'on aurait à redire sur la comparaison faite de la *pensée* avec la sécrétion d'une *humeur*. Souvenez-vous du scandale que causa le passage de CABANIS : que *le cerveau fait des idées, comme le foie de la bile.* Ce langage convient tant à l'hypothèse animiste de STAHL, que je ne pourrais pas y trouver le moyen d'y apercevoir la Dualité Hippocratique.

Il est vraisemblable que les imperfections de cette Doctrine n'ont pas été aperçues dès le commencement, parce que toute la valeur de l'Hippocratisme n'avait pas encore été suffisamment signalée. Mais aujourd'hui que celle-ci a été explicitement développée à Montpellier, et que les Organiciens ont fait connaître tous les vices de l'autre par l'abus qu'ils en ont fait, il n'y a plus moyen de s'y tromper.

Tandis que les *Conciliateurs* occupaient le public de leurs essais et de leurs inventions ingénieuses, un Professeur de l'Université de Médecine profitait du labeur obligatoire de ses Leçons, pour retracer sans ménagement et avec dignité toute la pensée d'HIPPOCRATE touchant la Constitution de l'Homme ; pour la fouiller afin de mettre en évidence les idées latentes qui s'y trouvent ; pour en démontrer la réalité par les faits et par la dialectique d'une Philosophie rigoureuse ; pour entourer cette Doctrine de tous les signalements qui la font reconnaître à tout amateur de la vérité; et pour signaler les causes d'après lesquelles elle a été méconnue. Ce Professeur était BARTHEZ.

A la prochaine séance, nous tâcherons d'apprécier de plus près les services que ce grand personnage a rendus à notre Enseignement, sous le point de vue de la Doctrine de la Constitution de l'Homme ; et nous chercherons à voir l'effet que ses travaux ont produit successivement dans le monde médical.

3me LEÇON.

QUAND LE CARTÉSIANISME EUT BOULEVERSÉ LA MÉDECINE, LES PRATICIENS ET LE PUBLIC ÉCLAIRÉ SOUHAITÈRENT UN MESSIE. — BARTHEZ FUT LE MESSIE MÉDICAL. — CARACTÈRE DE CE PROFESSEUR ; SON PARALLÈLE AVEC FERNEL. — SON LABEUR DANS SON ENSEIGNEMENT. — SES NOUVEAUX ÉLÉMENTS DE LA SCIENCE DE L'HOMME FURENT L'ÉTABLISSEMENT DE LA PARTIE LA MOINS CONNUE DE LA DOCTRINE DE LA CONSTITUTION HUMAINE. — CETTE PARTIE ÉTAIT LA DOCTRINE DE LA FORCE VITALE OU DE LA NATURE VIVANTE HUMAINE D'HIPPOCRATE. — BARTHEZ NE SE CONTENTA PAS DE RÉTABLIR LA CROYANCE A L'HIPPOCRATISME : IL VOULUT SUBSTITUER A CETTE PERSUASION UNE DÉMONSTRATION DE LA PENSÉE. — CONNAISSANCES ET TALENTS QUI LE RENDAIENT PROPRE A CETTE ENTREPRISE. — DISCOURS PRÉLIMINAIRE DE CE LIVRE. — RÈGLES DE L'ART DE RAISONNER DANS LA PHILOSOPHIE NATURELLE EXPÉRIMENTALE, ET APPLICATION DE CETTE PHILOSOPHIE A LA PHYSIOLOGIE HUMAINE. — OPPORTUNITÉ DE L'APPLICATION DE CETTE MÊME PHILOSOPHIE A L'ÉTUDE DE L'HOMME, EU ÉGARD A L'OUBLI GÉNÉRAL DE LA PHILOSOPHIE ARISTOTÉLICIENNE ET A L'IGNORANCE DE LA PHILOSOPHIE BACONNIENNE DANS LA SPHÈRE MÉDICALE. — ANALYSE SUCCINCTE DES CHAPITRES. — QUELQUES MOTS CONTRE CEUX QUI SOUTIENNENT QUE LES PRINCIPES DE VIE SONT ANALOGUES AUX PROPRIÉTÉS DES CORPS INANIMÉS. — A L'OCCASION DU CHAPITRE RELATIF AUX FORCES SENSITIVES, ARTICLE QUE NOTRE ENSEIGNEMENT A CRU DEVOIR AJOUTER A CETTE DOCTRINE, RELATIVEMENT AUX DEGRÉS ET AUX MODES DE SUSCEPTION DES DEUX PUISSANCES DU DYNAMISME HUMAIN. — DANS LE CHAPITRE VIII, OÙ IL S'AGIT DE L'APTITUDE QU'A LE PRINCIPE DE LA VIE HUMAINE D'ENGENDRER DES IMPONDÉRABLES, QUESTION RELATIVE AUX TABLES TOURNANTES.—APPRÉCIATION DU LIVRE SELON NOUS. — SON INSUCCÈS GÉNÉRAL. — RECHERCHES DE LA CAUSE DE CE FAIT. — CONJECTURE PRÉSENTÉE, DIGNE D'ÊTRE SUIVIE.

Messieurs,

Vous avez vu quel trouble ont répandu, dans l'Enseignement Médical de toute l'Europe, les opinions de Descartes touchant les Causes actives qui administrent naturellement l'Univers.

Dès que le public lettré crut, sur la foi de ce grand Mathématicien, que le monde ne contenait que deux Causes : les Corps et les Ames intellectives, et deux sortes d'effets : les Mouvements et la Pensée ;..... la Doctrine Hippocratique de la Constitution Humaine fut une fiction, et la Médecine antique une vieille erreur.

Le mal n'aurait pas été bien grand si cette opinion était restée dans la société commune, hors du Corps médical ; mais malheureusement elle s'empara d'un très-grand nombre des membres qui le formaient. Aussi vous avez vu qu'à la place d'une Médecine tirée de la Nature, mais déconsidérée et jetée dans le mépris par l'excentricité cartésienne, il fallut imaginer de nouveaux *Arts de guérir artificiels*, tirés d'hypothèses nouvelles. L'*Histoire de la Médecine* a dû vous apprendre, dans les Chapitres relatifs à cette remarquable époque, ce que sont devenues ces productions singulières, préjudiciables à l'humanité, scandaleuses par rapport à la Science, mais instructives pour la Philosophie Naturelle, comme mauvais exemple de la recherche des Causes par hypothèse, et partant comme preuve de l'importance de l'induction.

Un Messie était sincèrement désiré par le public et par

les Médecins praticiens consciencieux. — Il est arrivé : ç'a été Barthez dont nous recueillons les bienfaits. Ne vous récriez pas trop sur ma similitude en faveur de ce Messie figuré : s'il n'a pas tout-à-fait subi le sort du véritable, on ne lui a épargné ni les dérisions, ni le fiel, ni le vinaigre. Si son corps n'a pas été maltraité, sa Doctrine a été méconnue et dénigrée; ses Disciples et ses Apôtres ont été en butte à une persécution. Examinons ce qui s'est passé durant la lente contre-révolution opérée contre la révolution Cartésienne, et pour la restauration Hippocratique.

Quand Barthez devint, en 1761, Professeur de la Faculté de Médecine de Montpellier à la suite d'un Concours, il avait 28 ans. Les vrais connaisseurs auguraient bien de cet événement malgré sa jeunesse. Son érudition en divers genres était précoce. Son caractère indépendant faisait croire qu'il penserait par lui-même. Quoique dans sa conduite il eût montré une vivacité d'esprit peu commune, on savait que dans la science il était patient, et qu'il n'énonçait une proposition doctrinale comme auteur, ou comme responsable, qu'après une mûre réflexion.

Sous le point de vue de l'antiquité, il était au moins égal à Fernel ; il n'était pas au-dessous de lui, touchant la Littérature, la Dialectique, la Philosophie Morale, la Philosophie Naturelle des Anciens, les langues grecque et latine; mais Barthez avait l'avantage de posséder les langues vivantes européennes, les Mathématiques modernes, les Sciences Physiques, Mécanique, Optique, Acoustique, Météorologie, Chimie, Pneumatologie, etc., l'Histoire Naturelle, et, en un mot, d'être orienté dans presque toute l'Encyclopédie. Quant à la connaissance de la Science de l'Homme, et spécialement de la Médecine, il s'en était consciencieusement occupé dès son adolescence, puisqu'il avait reçu le bonnet de Docteur en Médecine avant l'accomplissement de la vingtième année; tandis que FERNEL s'approchait de sa virilité quand il entreprit l'étude de la Médecine.

Élève de l'*Université de Médecine*, il s'était imbu de la Doctrine Hippocratique de la *Constitution de l'Homme*. Comme il était témoin des théories hypothétiques de l'époque, et spécialement du SENSIBILISME dont les auteurs lui étaient particulièrement connus, il dut, en prenant possession de sa Chaire, éprouver au fond de son âme un grand besoin de réfléchir sur l'étendue de ses devoirs. Un homme de cette trempe n'était pas capable de prendre pour règle la maxime ironique de RABELAIS, *Facere suum officium taliter qualiter*. Puisqu'une révolution scientifique avait mis en question un dogme relatif au Dynamisme de l'Homme, *axiomatiquement* enseigné pendant vingt-deux siècles, il pensa que l'occasion était venue pour lui de le mettre sous l'inspection de son propre entendement, pour arrêter définitivement sa conduite à l'égard de la jeunesse qu'il devait instruire. Il résolut de n'enseigner d'après lui que ce dont il serait aussi sûr que l'esprit humain peut l'être.

Il fit passer lentement toutes les *Institutions de la Médecine* dans sa pensée; et, après avoir contemplé tout l'ensemble de cette vaste Science, et en avoir comparé l'harmonie avec l'unité du sujet, qui est l'*Homme tout entier*, il divisa ces *Partitions* en des Cours distincts, dont chacun fut partagé en Leçons.—Chaque Cours et presque chaque Leçon ont remémoré la question de la Constitution de l'Homme; partout BARTHEZ s'est trouvé d'accord avec la pensée Hippocratique, et jamais en opposition. Dans cette longue carrière, il a eu souvent l'occasion de comparer cette Doctrine avec les hypothèses des deux siècles passés, et ces parallèles n'ont fait que renforcer notre théorie du Dynamisme Humain.

L'impatient BARTHEZ eut la patience de ne rien publier pendant dix ans. En 1772, il se contenta de faire connaître ses idées touchant la Nature Vivante d'HIPPOCRATE, telle qu'il la considérait, et il ne s'expliqua publiquement que six ans après, à la dix-septième année de son professorat, à la quarante-cinquième de son âge.

Le résultat des labeurs de BARTHEZ sur l'Anthropologie fut la publication des *Nouveaux Éléments de la Science de l'Homme.* — Cet Ouvrage est la démonstration la plus éclatante, la plus évidente, la plus surabondante de la pensée d'HIPPOCRATE, qui est la Dualité du Dynamisme Humain. On croirait que le Livre a été fait uniquement pour manifester, dans l'Agrégat systématique qui nous constitue, l'élément ignoré du vulgaire, trop peu connu du commun des Médecins, et nié, on ne sait comment, par les Médecins Cartésiens : je veux parler de la Force Vitale, de la Nature vivante d'HIPPOCRATE, et que BARTHEZ nomme *Principe Vital.* Il n'y a pas d'homme de sens qui ne reconnaisse en nous un Agrégat matériel manifesté par l'Anatomie, et une Ame Pensante manifestée par le Sens Intime. Mais cet homme peut être étranger à la connaissance d'une Cause qui n'est ni l'Intelligence, ni l'Agrégat matériel, et qui est cependant un élément du système, puisque cette Cause opère des effets dont l'Ame intellective et l'Instrumentation sont également incapables. C'est ce qui exigeait une démonstration pour la majorité des individus qui veulent penser sur leur Être.

Le but des *Nouveaux Éléments* n'était pas simplement

de remettre dans l'Enseignement Médical l'Anthropologie d'HIPPOCRATE, et de réduire à néant le *Traité de l'Homme* de DESCARTES; c'eût été une sorte de *statu quo* tel qu'il était avant le Cartésianisme : or, un tel retour des esprits ne pouvait pas être regardé comme un progrès dans la civilisation. L'Art Salutaire ne devait pas être alors solidement établi, puisqu'un Philosophe méditatif, peu versé dans l'expérience personnelle, et complètement étranger à la Médecine, avait réussi à bouleverser la Théorie et la Pratique de cette Science, dans plus de la moitié de la République. BARTHEZ visait à un Enseignement autrement robuste; il voulut que la Clinique fût bâtie sur l'Anthropologie, et que les Éléments de l'Anthropologie ne pussent pas être mis en question; il ne prétendait pas qu'ils fussent incapables d'accroissement et de perfectionnement : au contraire, sa croyance à leur progrès était inséparable de la croyance à l'*augmentation* et à la dignité de la Science. Mais comme il était aussi convaincu de la réalité d'une *Philosophie Naturelle*, créée pour l'acquisition des vérités abstraites, et pour l'Art d'en formuler les expressions d'une manière immuable, il ne douta jamais de la solidité de la Science de l'Homme, pourvu que les Architectes sussent la construire avec ces vérités inaltérables que LEIBNITZ appelait des *Établissements*.

L'affaire capitale du Livre était de compléter la notion générale commune de la Constitution de l'Homme, afin que les Médecins pussent trouver dans cette connaissance tout ce qui est indispensable pour faire de la Thérapie entière une vraie *Science-Pratique*. Il se dispensa de rappeler ici ce que l'Anatomie et la Psychologie ont profondément traité sur le Système matériel et sur le Principe de l'Intelligence, sujets assez bien enseignés même pendant le règne du Cartésianisme. Il se borna à porter l'attention des Savants sur cette Nature Vivante Humaine qu'Hippocrate avait signalée, que les Écoles de ce Patriarche ont considérée comme un Dogme respectable, que les Cartésiens ont voulu regarder comme une chimère, et que Barthez a considérée comme une vérité naturelle sans laquelle il est impossible de concevoir une Anthropologie Médicale.

Mais pour conserver le Principe Hippocratique Doctrinal que tant d'esprits de contradiction ont voulu nier et bafouer comme les Athées traitent l'Intelligence souveraine, le grand Professeur sentit que cette pensée devait être présentée avec tous les moyens capables d'en assurer l'incontestabilité logique.

Dans les OEuvres d'Hippocrate, cette vérité n'est pas présentée avec toute sa réalité et toute sa valeur. Quand elle est formulée, elle n'est point accompagnée des titres propres à faire connaître ses Auteurs. Elle n'est guère plus considérée en Logique que comme une hypothèse gratuite d'un Auteur distingué. Il est vrai que les nombreux Écrits d'Hippocrate renferment beaucoup de faits, desquels de laborieux Lecteurs peuvent déduire les preuves de la proposition doctrinale dont il s'agit. Mais il n'est pas fréquent d'en trouver qui aient voulu faire la lecture d'un pareil calepin, pour être sûrs de cette assertion abstraite. La plupart aiment mieux en accepter provisoirement l'expression, sans s'informer de la valeur de la pensée. Mais une telle croyance paresseuse ne tient pas contre les sceptiques, les novateurs, les frondeurs, les beaux esprits qui trouvent à propos de blâmer ce qu'ils n'ont jamais connu, et d'embaucher les indécis pour leur parti. — Barthez énonça la proposition en l'accompagnant de toutes les preuves qui étaient suffisantes pour en démontrer la vérité. Les fastes de la Médecine accumulés par tant de siècles depuis HIPPOCRATE, lui avaient fourni des faits assez nombreux pour qu'il n'eût que l'embarras du choix. Il profita de tous ses avantages : son heureuse mémoire, son érudition vorace, sa tenace contention d'esprit sur un objet préféré, se montrèrent à un haut degré dans ce travail.

Mes auditeurs pensent bien que ces aptitudes n'auraient pas suffi pour faire un bon livre sur un tel ouvrage. Dans l'emploi de ces matériaux, les connaisseurs ont reconnu chez l'Artiste d'autres qualités mentales d'un ordre élevé. Les plus saillantes sont la tendance spécialement scientifique à rechercher les Causes des faits naturels ; un attachement comme inné pour la Philosophie Inductive, et une répugnance dédaigneuse pour les hypothèses ; un goût naturel pour les circonstances les plus significatives, les plus probantes dans les faits relatifs à des vérités doctrinales. Un peu de réflexion sur ces genres de talents.

Tout le monde connaît l'exclamation de MONTAIGNE : « O que c'est un doux et mol chevet, et sain, que l'igno- » rance et l'incuriosité, à reposer une teste bien faite (1) ! » — Je ne sais pas quelles sont les positions sociales où il est permis aux hommes de vanter consciencieusement cette épicurienne félicité. Il est bien certain au moins qu'on ne peut pas la proposer aux Médecins. L'Empirisme proprement dit n'est point permis au Praticien honnête homme. Les anciens Empiriques de profession ne pouvaient pas se reposer sur le *chevet* de MONTAIGNE : l'*Épilogisme* leur était impérieusement prescrit. Or, l'obligation de connaître

(1) Essais, Livre III, Chap. XIII.

toutes les spécialités individuelles des malades atteints d'une maladie d'un même nom, est certainement l'ennemie de l'*ignorance* et de l'*incuriosité*.

BARTHEZ, antipathique à ce genre de bonheur, était le type de la curiosité et du besoin de savoir. Suivant sa morale (et ses penchants intellectuels), le Médecin, chargé d'agir sur l'Homme et de gouverner sa santé, doit assez étudier la Constitution de cet Être, pour se rendre compte de la Vie Humaine, spécialement des maladies auxquelles il est sujet, des Puissances internes qui les résolvent, et des changements que ces maladies éprouvent à l'occasion d'impressions volontaires ou accidentelles opérées sur son système. Ces recherches, qui auraient été les travaux forcés d'un bagne pour le Philosophe Aquitain, devaient être des noces pour le Professeur de Montpellier.

Le plaisir que BARTHEZ pouvait trouver dans l'accomplissement de ses devoirs ne l'empêcha pas de donner à son travail toute la dignité d'une haute Science, en le dirigeant d'après les lois de la Philosophie Naturelle la plus austère. Pour élever la Pensée Hippocratique à la hauteur d'une Science démonstrative, il vit bien qu'il fallait suivre exactement les règles de la méthode logique irréprochable.

Cette méthode, appelée par les Anciens l'*Instrument de l'Esprit*, MENTIS ORGANUM, mise en usage avant HIPPOCRATE, employée par ce Grand Médecin, agrandie par ARISTOTE, a été portée par BACON à un degré de perfection tel qu'on ne sait plus désirer, pour un tel instrument, que des Artistes habiles à s'en servir. Le *Novum Organum* a principalement pour objet de conduire notre Intelligence dans l'Art de rechercher les *Causes*, les *Puissances*, les *Natures* de la Création, qui ne tombent pas sous nos sens, mais dont l'existence est démontrée par leurs effets sensibles. Cette recherche a elle-même pour but de distinguer ces *Natures* invisibles, de les caractériser, de connaître leurs pouvoirs, et de déterminer les moyens par lesquels nous pouvons les gouverner, ou du moins agir sur elles.

Les principales Causes invisibles dont nous nous occupons sont les impondérables, et les animatrices ou vivifiantes. ARISTOTE n'avait pas manqué d'appliquer sa Philosophie à ces objets. Sa Doctrine des ***Formes Substantielles*** entre dans la Philosophie Péripatéticienne, qui a régné jusqu'au milieu du XVIIe siècle. Ce furent les Cartésiens qui se vantèrent de l'avoir enseveli. Ils ne s'aperçurent pas que BACON avait conservé, dans sa Philosophie Inductive, tout ce qui était raisonnable et substantiel dans la Philosophie Naturelle Aristotélicienne, et que le Baconisme écrasait la Philosophie Naturelle hypothétique de DESCARTES.

BARTHEZ a été pénétré de la Philosophie Inductive, qui est l'ennemie naturelle de l'hypothèse. Il savait tout le prix du *Nominalisme*, qui est une sage retenue, propre à corriger tant de *Formes Substantielles* enseignées ainsi sans restriction par des Péripatéticiens très-considérés, par exemple par FERNEL, quoiqu'ils soutiennent la défectibilité de ces *Formes*. Il sut donc respecter et en même temps corriger la Philosophie Antique; il accepta franchement le *Novum Organum*, et il l'appliqua à l'Anthropologie avec une sévérité qui peut faire honte à BACON; adversaire déclaré des Physiologies Cartésiennes, il apprécia STAHL : en s'associant à lui dans la réfutation du Mécanisme Médical, il arbora la Dualité du Dynamisme Humain, comme une protestation contre le Monothélisme

Anthropologique qui ne cesse de heurter notre Sens Intime. Sa Philosophie le rendit donc isolé au milieu des Savants contemporains ; hors de l'*Université de Médecine*, il ne trouva guère que des partisans de l'Anatomisme, de l'Organicisme, du Pyrrhonisme. Il dut y rencontrer aussi des individus qu'on voit partout : des frondeurs indifférents et étrangers à toute vraie connaissance, qui prétendent avoir des communications avec toutes les Sectes, et qui décorent leur oisiveté du titre d'*Éclectisme* : titre que les hommes qui en sont dignes n'osent pas s'appliquer, et que le public réserve pour les ARISTOTE, les PLINE, les SENNERT, les LEIBNITZ, les NEWTON, c'est-à-dire pour chaque individu dont le génie trouve en lui une Encyclopédie de son époque.

Pour signaler le talent scientifique de notre illustre Réformateur, il faut ne pas négliger l'extrême sagacité qu'il avait de choisir, dans l'immensité des faits anthropiques recueillis dans sa mémoire ou dans ses tablettes, ceux qui devaient le mieux fortifier et intéresser sa thèse. Ces faits de prédilections méritent plus le nom d'*hypotyposes* que ne le méritaient les *Institutions Pyrrhoniennes* de SEXTUS EMPIRICUS. Car l'hypotypose n'est pas simplement un exemple : il faut que le récit soit plus ou moins Æsthétique pour être ainsi dénommé. — L'Hypotypose, disent les Rhétoriciens, a pour circonstance essentielle *de frapper l'esprit de manière à mettre la chose devant les yeux, et de la faire connaître d'une manière vive et pathétique* (1). Or, quels que soient les sujets des narrations, il est impossible que les récits

(1) Dict. de Trévoux.

de SEXTUS émeuvent un Lecteur, puisqu'il ne s'y agit que de mettre en doute toutes les réalités présumées ; tandis que les récits relatifs aux propositions doctrinales de la Science de l'Homme peuvent intéresser l'Affectibilité Humaine proportionnellement au talent de l'Écrivain, et à la part que le Lecteur est capable de prendre aux grands Dogmes de l'Anthropologie.

Dès l'ouverture des *Nouveaux Éléments de la Science de l'Homme*, le Livre nous présente un Discours préliminaire dont l'objet est d'abord de nous rappeler les principes généraux de la méthode de philosopher dans les Sciences Naturelles ; secondement de nous faire remarquer que les Auteurs des Théories Anthropologiques survenues depuis la Révolution Cartésienne, n'ont pas eu assez égard à ces règles ; troisièmement enfin, de nous engager à vérifier si, dans la formation des propositions doctrinales Anthropologiques qu'il a formulées, BARTHEZ est resté fidèle aux préceptes de la Philosophie Naturelle expérimentale.

Cet avertissement était fort à propos : l'Art de philosopher dans la recherche des Causes vivifiantes n'était plus dans l'Enseignement public depuis les succès du Cartésianisme. Je me suis plaint hautement, il y a dix ans, de ce que nous n'étions pas plus avancés sur ce point, depuis que les ROYER-COLLARD, les MAINE-BIRAN, les COUSIN, avaient donné une impulsion à la Philosophie, et de ce que cette partie de l'instruction générale était officieusement concentrée dans la Faculté de Médecine de Montpellier. Je dois me hâter d'exclure de ma doléance trois hommes qui ont senti, peut-être d'eux-mêmes, le besoin impérieux de cette addition. Ces trois hommes sont :

Feu M. Jouffroy, Professeur de Philosophie à Paris, qui, sans autre source d'arguments que son propre Sens Intime, sa raison et l'observation de sa vie, a fait une élégante démonstration de la réalité de la Force Vitale Humaine, c'est-à-dire, de la présence d'une Force capable d'opérer un grand nombre de fonctions finales, sans avoir pour Cause ni l'Intelligence, ni un Mécanisme automatique d'instruments ;

M. Maurial, Professeur de Philosophie du Lycée de Montpellier, qui a fait l'essai de cet Enseignement dans sa Classe ;

Enfin M. l'Abbé Flottes qui, de la Faculté des Lettres, est venu à notre secours, et de qui nous pouvons tout attendre, d'autant que chez lui la parole didactique fortifie habituellement les arguments par la clarté et le charme de l'élocution.

La seule méthode de philosopher pour la recherche des Causes invisibles, que l'on puisse regarder comme une logique inattaquable, est la Philosophie Inductive. Les manières libres de raisonner qui s'en éloignent, et particulièrement la création des Hypothèses, ne peuvent pas porter le nom de Philosophie.

Quinze Chapitres composent les *Nouveaux Éléments*. Il suffit presque de la lecture de leurs titres pour avoir une idée sommaire de l'Ouvrage.

Au premier Chapitre : ***Vue générale des Principes de Mouvement et de Vie qui animent la Nature.*** — Le point de vue le plus élevé nous fait reconnaître deux Principes très-distincts : 1o Principe de Mouvements seuls dans les corps inanimés ; 2o Principe de Vie qui caractérise les corps animés.

Tout ce que l'on a fait pour résoudre les Principes de

Vie à des Principes de Mouvement s'est réduit à proposer des hypothèses vaines qui ne peuvent pas entrer dans la Science.

Outre le Principe de la Vie qui sépare radicalement les corps inanimés d'avec les corps animés, et qui se manifeste par le phénomène complexe et successif de la Vie, il existe dans le monde une autre Cause, qui est celle de la Pensée. L'homme s'élève au-dessus de tous les êtres vivants par le Principe de l'Intelligence. Les effets des Principes de Vie et ceux des Ames pensantes ne présentent pas assez de rapports pour que leurs Causes respectives soient pareilles.

Je sais qu'on lit, dans un Livre imprimé à Montpellier, un passage où l'Auteur considère les Principes de Vie comme des *propriétés essentielles* à l'organisme, et aussi *inséparables de sa substance que la pesanteur de la pierre* (1). Cette proposition, digne du jeune BICHAT, ne peut pas être supportée dans une École Hippocratique qui est, au moins intentionnellement, radicalement inductive. Il est impossible de comparer avec des propriétés inséparables des corps inanimés, des Principes, 1o qui ne peuvent pas provenir d'une *fabrication*, mais seulement d'une *génération*; 2o qui possèdent un Pouvoir *unitaire* capable de se procurer des matières variées pour en faire des agrégats d'éléments unifiés; 3o qui sont les auteurs des fonctions naturelles, et par conséquent opérateurs d'actions faites avec des instruments physiquement indépendants; 4o qui ont en eux le type opératif de leur espèce; 5o qui n'agissent qu'en vertu des lois de

---

(1) De pareils mots se reproduisent à Paris.

la *finalité*; 6° qui durent et cessent d'agir d'après des lois de leurs espèces, et subissent ou des prolongations ou la mort sans qu'il y ait une subordination nécessaire entre les *Principes* et les altérations anatomiques de leurs agrégats matériels;... etc. Y a-t-il moyen, d'après cela, d'établir que les Principes de Vie sont des *propriétés inséparables de leurs corps respectifs*, et de les assimiler aux qualités des corps inanimés?

Les deux Chapitres suivants vous font voir combien l'Auteur a travaillé pour examiner profondément le Principe vivifiant chez l'Homme. Dans le premier, il fait voir « que les différentes sectes de Philosophes et de Médecins » ont toujours été partagées sur cette question fondamen- » tale, concernant la nature du Principe Vital de l'Homme : » savoir s'il est, ou non, un être distinct du corps et de » l'ame. » — Dans le Chapitre suivant, il cherche à prouver que « le Principe Vital *doit être conçu* par des idées dis- » tinctes de celles qu'on a du Corps et de l'Ame, et que » nous ignorons même si ce Principe est une *substance*, » ou seulement un *mode* du corps humain vivant. » — Ce langage est d'une réserve extrême. — Tout ce que l'Auteur sait sur la Force Vitale ne nous permet de l'assimiler ni à ce qu'il connaissait du corps, ni à ce qu'il connaissait de l'Ame Pensante. Pour nous, en continuant ses recherches, le résultat a été que la dissemblance de part et d'autre n'a fait qu'augmenter, et que de jour en jour nous nous rapprochons davantage de la nécessité d'énoncer, sans retenue, que la Force Vitale n'est décidément ni de la nature du Corps, ni de la nature de l'Ame Pensante, mais qu'elle est entre ces dernières comme une ligne asymptote.

La retenue de Barthez montre chez lui une prudence

que je ne puis assez admirer ; mais je ne cesse de travailler à me mettre en état de sortir de cette indécision, qu'il exprime ainsi : « On manque aux règles de la méthode » philosophique, lorsqu'on assure à présent qu'une seule » âme, ou un seul Principe de Vie produit dans l'homme » la Pensée et les Mouvements des organes vitaux. Cependant on ne peut pas affirmer qu'il soit impossible » que la suite des temps n'amène la connaissance de faits » positifs qui sont ignorés aujourd'hui, et qui pourront » prouver que le Principe Vital et l'Ame Pensante sont » essentiellement réunis dans un troisième principe plus » général. » — Depuis ce temps, je n'ai rien appris qui rapproche les deux Principes, et qui tende à les stahlianiser. Mais j'ai trouvé un fort argument pour la Dualité radicale des deux Puissances, dans le fait de l'*Agérasie* ou la non vieillesse de l'Ame Pensante, en opposition avec la vieillesse de la Force Vitale, fait que j'ai analysé et que j'ai appliqué à l'examen du doute exprimé par notre illustre Maître.

Dans le Chapitre IV se trouve l'exposition « *des forces » motrices du Principe de la Vie dans les solides du corps » animal.* » Ces forces sont examinées d'abord principalement dans les muscles, où l'Auteur a occasion de présenter ses idées sur la *force de situation fixe* ; ensuite dans l'histoire des forces toniques, où se trouvent les maladies spasmodiques et les spasmes dilatatoires ; dans un troisième paragraphe, il s'agit « de l'influence que » les forces toniques et musculaires ont sur le degré de » cohésion permanente du tissu des parties molles. »

Là se fait remarquer la réalité de la *conservation* des chairs, chimiquement si corruptibles, produite par la Puissance Vitale seule.

Le Chapitre V contient un grand nombre de choses d'un intérêt majeur ; le titre en est : *Des forces sensitives du Principe de la Vie dans les solides du corps animal ; de leur distinction d'avec les forces motrices de ce Principe, et des différences de ces forces sensitives dans les différentes parties.* — Quelque important que soit ce Chapitre, il nous a paru nécessaire d'étudier de nouveau cette matière, et d'y faire quelques additions qui nous semblent avoir fortifié et éclairé ce sujet. Si le mot de *sensibilité* est employé pour exprimer la *susceptibilité* des impressions tant de la Force Vitale que de l'Ame Pensante, il devient amphibologique parce que la première peut recevoir l'impression et réagir en conséquence sans que l'Ame Pensante s'en aperçoive. Pour éviter les inconvénients de l'équivoque, il est nécessaire de distinguer la susceptibilité du corps humain normal en *susceptibilité anæsthésique* qui appartient à la Force Vitale Humaine, et en *susceptibilité æsthétique* qui appartient à l'Ame Pensante.

Dans l'Anthropologie, il faudra donc reconnaître la simple susceptibilité (purement vitale) et l'æsthésie (du moi mental). Leibnitz avait senti la nécessité de faire cette distinction, et il l'avait exécutée en appelant la première *perception*, et la seconde *aperception*. Ce langage n'a pas été suivi.

Les anciens Grecs avaient distingué dans l'homme deux sortes d'æsthésie dont les noms sont exprimés dans leur langue commune : ce sont la *syneidèse* ou *sensation intellectuelle*, et l'*asyneidèse*, æsthésie simple dépourvue d'intelligence, et néanmoins pouvant servir de cause d'une réaction instinctive.

Les animaux sont-ils doués de l'æsthésie? Les Cartésiens purs, s'il en existe encore, doivent répondre négativement, puisque, suivant leur chef, l'animal n'a point d'âme intellective, et, selon la secte, la sensation ne peut exister que chez l'homme qui est seul doué de cette âme. Hors de cette corporation philosophique, les animaux sont regardés comme doués d'æsthésie. Mais l'æsthésie des animaux les rend-elle syneidètes? Voilà une question controversée entre les Zoologistes et les Anthropologistes Hippocratiques : ces derniers prétendent que la discussion ne peut être terminée que par un accord sur la valeur de l'idée de l'*intelligence*. Notre manière de considérer l'*intelligence* nous oblige à déclarer les animaux *æsthètes*, mais *asyneidètes*.

Chez l'Homme, nous reconnaissons la susceptibilité anæsthésique dans la Puissance Vitale; plus une æsthésie pendant la coopération des deux Puissances; plus une syneidèse attachée essentiellement à l'Ame Pensante qui en use facultativement; plus une aptitude à suspendre la coopération des susceptions des deux Puissances, coopération qui formait, pendant la veille, une sensation mixte, et qui, sous certaines conditions, fait disparaître l'æsthésie, amène la Force Vitale à une susception anæsthésique, et laisse à l'Ame Pensante une sensibilité plus ou moins obtuse et un certain degré de syneidèse.

La question la plus difficile qui nous a été faite, c'est de déterminer si la Force Vitale Humaine est susceptible d'une æsthésie asyneidète capable d'agir instinctivement, comme est le Dynamisme des bêtes : ou bien si un être humain animé de la Force Vitale de son espèce, mais privé de la présence ou de l'action de l'Ame Pensante, tel que nous semble être un crétin du premier ordre, ou un nouveau-né humain anencéphale vivant, respirant, exerçant le vagissement, la succion et la déglutition, si un tel individu est réduit à une susceptibilité anæsthésique, et par conséquent asyneidète, comparable à un Principe de Vie du Règne Végétal.

Barthez n'était pas allé jusqu'à cette région de la Science ; mais ces sujets sont entre nos mains, parce que l'Auteur nous en avait fourni le germe.

Nous trouvons, dans le sixième Chapitre, une partie des choses que je cherchais dans le précédent. Il a pour titre : « *De l'influence que les Forces Sensitives du Principe* » *Vital ont sur les Forces Motrices du corps animal.* » — L'objet principal de ce Chapitre est de lier toute l'histoire de l'*Irritabilité* de Haller à la connaissance suffisante de la Force Vitale.

Broussais, dans son *Examen des Doctrines Médicales*, a parlé des *Nouveaux Éléments* de Barthez d'une manière extrêmement succincte, et vraisemblablement pour de bonnes causes. Il paraît qu'il avait lu les Chapitres relatifs aux Forces Sensitives et aux Forces Motrices, et il les considère comme des morceaux de *main de Maître*. Les réactions vitales étudiées dans le Pentateuque Chirurgical l'avaient mis à portée de comprendre ce point de Physiologie. Puisqu'il avait si bonne opinion de l'Auteur, pourquoi n'a-t-il pas pu s'élever jusqu'à la notion des affections morbides très-variées du Principe de Vie humain, qui ne sont pas, en Médecine, moins importantes à connaître que les réactions traumatiques ?

Vient ensuite, dans le Chapitre VII, l'article : « *Des* » *Forces Sensitives et Motrices du Principe de la Vie dans* » *les fluides du corps animal.* » — Ce fait, si solidement établi, est un bel exemple de l'unité de la Force Vitale, et une preuve de plus de l'influence que cette Puissance exerce sur toutes les molécules du système, molles ou dures, solides ou fluides. Ces idées ont eu de la peine à entrer dans la Science.

« *De la Chaleur Vitale* » Chapitre VIII. — Cette partie, divisée en quatre sections, est d'un intérêt *palpitant*, comme on disait naguère. L'histoire de ce phénomène, que les Chimistes crurent pouvoir être expliqué par les progrès récents de la Chimie, est ici présentée avec tous les détails de ses variations, suivant les circonstances des fonctions, et les modes de santé, de maladie, etc. Ces diversités, tant phénoménales que causales, ne peuvent pas se prêter aux conditions de la *combustion* dans laquelle on avait espéré pouvoir inscrire la théorie de la Calorification physiologique. Cette Fonction Vitale immanente et naturelle est exécutée par une Puissance soumise aux lois du besoin et de la finalité.

Dans l'étude de la Calorification, fonction continuelle qui ne peut pas être suspendue sans compromettre la Vie, Barthez a porté son attention sur deux impondérables liés avec le Principe de la Chaleur, et qui se produisent de temps en temps par la Force Vitale, spontanément, c'est-à-dire sans l'intervention des moyens artificiels inventés par notre industrie : ces impondérables sont l'Électricité et la Lumière. — De la théorie de ces phénomènes à celle de divers autres impondérables accidentellement ou volontairement sortis du système humain, tels que le Magnétisme Animal et d'autres exhalations variées,..... il n'y a qu'un pas.

La Calorification Vitale, l'Électricité, la Phosphorescence, la Combustion Humaine spontanée, le Magnétisme,...... que le Principe Vital produit ou spontanément, en vertu de ses affections morbides, des contagions, de l'hérédité, etc., ou à l'aide de la volonté, sont-ce des phénomènes si différents du *tournoiement des tables*, pour qu'il ait dû être raisonnablement déclaré *impossible* par des Savants ?

La synergie des fonctions instinctives, aussi inconcevables en Physique qu'en Psychologie, contraint notre esprit à reconnaître la Force Vitale. — La sympathie des organes n'est pas un argument moins vigoureux pour la démonstration d'une Puissance ainsi désignée. Aussi Barthez a-t-il composé quatre Chapitres très-savants, aussi riches en faits que forts en raison, pour arriver à cette même conclusion.

L'obligation où je suis d'abréger cette analyse me force à me taire sur un grand nombre de faits médicaux qui caractérisent la Puissance dont il s'agissait d'établir la réalité, et qui sont ici mentionnés. De ces faits sont, par exemple, la distinction des *forces radicales* et des *forces agissantes* de ce Principe d'unité; la différence de la *résolution des forces*, et de l'*oppression des forces*; la théorie de l'empoisonnement sans désorganisation; celle des *affections* morbides en rapport avec leurs maladies respectives, etc.

Le *Tempérament*, chez Barthez, est autre chose que le Tempérament de Galien, que celui des Humoristes, et que celui des Organiciens. Les faits relatifs à ce que l'on nomme Tempérament et Idiosyncrasies, examinés d'après les variations, d'après les révolutions qu'ils éprouvent, comparés aux différences anatomiques observées chez les divers hommes,..... nous prouvent que les diversités des Tempéraments sont attachées à celles de la Puissance Vitale unitaire; que les Tempéraments sont d'un Ordre Métaphysique comme les caractères; et que leurs variations ne tiennent pas plus à celles des dispositions anatomiques, et à celles des caractères, que les variations météoriques du temps ne sont attachées aux phases de la lune ou à l'aspect des étoiles et des planètes.

Le Quinzième Chapitre, qui a pour objet la théorie de la Mort, nous montre que cet événement est un phénomène fonctionnel dont le cours appartient toujours à cet Ordre Vital si différent de l'Ordre Physique et de l'Ordre Intellectuel.

J'ignore si, malgré la brièveté et la sécheresse de mon analyse, vous aurez pu vous donner une idée juste des *Nouveaux Éléments*; mais je sais que tout homme qui sait lire, et qui par conséquent connaît la valeur de tous les mots ici employés, doit dire l'équivalent de ce que je vais énoncer. Le Livre de BARTHEZ est, comme je l'ai avancé, la *démonstration* la plus complète de l'*idée* fondamentale d'HIPPOCRATE relative à la Constitution de l'Homme. Par la lecture de cet Ouvrage, l'entendement acquiert la conviction de la réalité, dans le Système Humain, d'une Cause *unitaire* qui procède par génération d'une unité pareille ; qui se pénètre de variétés pour les *unifier* en un Agrégat vivant ; qui possède dans sa nature un penchant habituel à la *finalité* capable de diriger ses actes; qui, douée de cet *Organisme* final contrastant métaphysiquement avec le Mécanisme, et privée de l'*Intelligence* caractéristique de l'Ame Humaine, ne nous permet de la placer ni dans l'ordre des êtres inanimés, ni dans celui des êtres pensants, mais nous force à la mettre dans l'Ordre Vital. Le genre des considérations que BARTHEZ a réunies pour caractériser la nature de cette Cause, a rendu évidente la vérité Hippocratique qui jusqu'alors avait été énoncée d'une manière retenue, modeste, timide, même entre les Médecins, comme une *opinion* libre. A dater de la lecture des *Nouveaux Éléments*, la Doctrine de la Force Vitale (ou du Principe Vital) a été regardée, par ceux qui étaient capables de la comprendre, comme une vérité inattaquable. Elle leur a semblé si étroitement liée à la théorie de la Vie Humaine, c'est-à-dire, à la théorie des fonctions, de la santé, de la maladie, des besoins, des indications, que la Médecine leur a paru incapable de s'élever au rang de *Science Pratique*, si sa Philosophie et son Art ne reposent pas sur la notion Hippocratique et Barthézienne de la Constitution de l'Homme.

La Théorie inductive du Principe Vital Humain, déduite d'une savante histoire hygide et médicale de l'Homme, et éclairée par les règles de la Logique Naturelle expérimentale, fait apercevoir à toute intelligence saine, l'absurdité du Matérialisme, l'impossibilité de l'Anatomisme Cartésien, la puérilité du Solidisme Hallérien, Bichatien, Broussaisien, et, pour se servir de l'expression d'un Savant Espagnol (1) excellent appréciateur, le *Rachitisme* de la Secte Organicienne.

Dans ma conviction, je suis sûr que tout homme contraire à cette Doctrine, ou n'a jamais lu (à l'âge de raison) l'ouvrage de BARTHEZ; ou que, s'il l'a lu dans ces conditions, il avait précédemment abjuré sa raison en faveur d'une secte hypothétique, à laquelle il avait donné sa foi *quand même*.

Les *Nouveaux Éléments de la Science de l'Homme* ont été un nouveau monde pour l'Anthropologie et pour la Thé-

(1) M. DE HOYOS LIMON, de Séville.

rapie sous le point de vue de l'entendement, en ce sens qu'en conservant tous les faits incontestables, la Philosophie expérimentale pouvait en garder la plus grande partie pratique, mais en en changeant les intentions. La Révolution était surtout mentale. Son plus grand avantage était de mettre en concordance la Pratique et les Motifs. L'Auteur ne put pas vivre assez pour bâtir ce grand édifice intellectuel. Mais ceux qui s'identifient avec sa pensée ne doutent pas qu'on ne puisse construire, d'après son plan, une Médecine impérissable et harmonique, à laquelle des faits nouveaux pourraient exiger des additions, mais dans laquelle il ne faudrait jamais rien démolir.

Voilà ce que je pense du livre ; mais puisque j'ai porté votre attention sur l'Histoire de la Doctrine Hippocratique qui nous occupe, vous devez être curieux de savoir ce que le public a pensé de l'ouvrage destiné à lui donner un si solide perfectionnement.

MESSIEURS, il ne m'est pas facile de vous faire comprendre en quoi consiste l'impression que ce livre a produite dans le monde. On pourrait croire qu'il est resté long-temps inconnu, car il s'est écoulé trente ans pour épuiser sa première édition. Mais l'Auteur n'est pas tombé dans l'oubli, puisqu'après cette publication, BARTHEZ, Chancelier de l'Université de Médecine de Montpellier, obtint la faveur de s'installer à Paris, de devenir le Médecin du Duc D'ORLÉANS, de s'acquérir une pratique assez brillante pour inspirer de la jalousie à BOUVART, et d'administrer directement ses fonctions comme Chef de la Faculté, sans qu'on exigeât sa résidence. L'auteur d'un livre dédaigné aurait-il joui de pareils avantages après sa chute ?

Le livre n'a donc pas été inconnu. Mais sur quel ton en a-t-on parlé? La presse périodique du temps ne nous a rien conservé qui soit favorable à l'ouvrage. Dans un Journal médical Parisien de cette époque, le livre fut déclaré inintelligible, illisible, par le vide des idées, par les vices du style, par l'incroyabilité des faits apportés en preuve. Il ne faut pas être surpris de la sévérité de ces Juges : nous avons lu la sentence de Censeurs de plus fraîche date, qui ont déclaré le livre digne de l'oubli, par la singularité de la ponctuation de l'Auteur.

De pareilles appréciations devaient anéantir pour jamais une aussi misérable production, et en éteindre même le souvenir ; mais non, dans le cours des années, nous avons vu des commémoraisons défavorables où les Auteurs montraient, non pas des réfutations, mais des répugnances, et de temps en temps des dérisions.

Comment expliquer ces phénomènes historiques? Ce qui nous en reste peut nous aider à tout deviner.

Des Savants du premier ordre, étrangers à la Médecine, étaient en état d'apprécier l'intelligence et la capacité de Barthez, sans être capables de l'apprécier dans sa spécialité. Mais présumant sa valeur médicale d'après ce qu'il était par rapport à leurs connaissances plus générales, ils estimaient l'Auteur d'un livre qui n'était pas à leur portée, et ils se gardaient bien de s'associer aux détracteurs qui se vengeaient de leur impuissance en soutenant que le livre était inintelligible.

Les Juges sensés compétents de cet écrit étaient les Médecins. Mais, je vous le demande, d'après la connaissance que vous avez de la composition de cette honorable corporation, pouvez-vous penser qu'à cette époque la majorité fût en état de suivre les recherches abstraites sur des sujets d'une région aussi élevée?.... C'est cette majorité qui répandait l'*inintelligibilité* du livre. On peut croire qu'il y avait alors, comme à présent, une minorité capable de tout comprendre : mais quoique composée de plus d'étrangers que de Parisiens, elle ne pouvait pas se résoudre à recevoir la leçon de la province. Les Juges compétents étaient les rivaux de Barthez et ses adversaires. Les plus justes pouvaient ne pas faire chorus avec les détracteurs, mais il ne faut pas être surpris qu'ils ne se soient pas déclarés ses défenseurs officieux.

Cette coïncidence d'une majorité qui ne comprend pas, et d'une minorité qui n'aime pas, doit expliquer la persistance d'un livre qui ne peut ni vivre ni mourir, que le public ne connaît pas, que l'on assurait être inintelligible, qui devait tomber dans l'oubli, et dont cependant on entendait parler de temps en temps d'une manière défavorable.

Mais enfin, d'où proviennent et l'inintelligence d'une part, et l'aversion d'une autre? Il faut le dire : de toute part il y avait une dose d'*inscience* qui mettait les lecteurs dans l'impossibilité de comprendre un livre dont l'Auteur était honoré, mais dont le sujet était une forêt obscure, impénétrable, où quelques clairières attiraient l'attention des passants curieux.

Il faut que je justifie mon assertion qui paraît très-grave.

Entre les Lettres que Barthez avait reçues des amis à qui il avait donné son livre, j'en ai trouvé deux dont je me suis servi dans la Biographie que j'ai faite de ce personnage, et qui m'ont paru plus significatives que les autres.

La première de ces Lettres est de d'Alembert. Il est

inutile de vous parler de ce grand Écrivain. — La seconde Lettre est d'un Médecin de beaucoup de mérite, qui a peu écrit, mais qui a été fort considéré, et à qui le Gouvernement avait donné l'honorable charge de Premier Médecin de la Marine : je parle de DESPERRIÈRES. J'extrais de ces missives ce qui est utile à notre histoire, et j'omets tout ce qui ne peut pas nous intéresser sous ce rapport.

J'ai transcrit, dans mon *Exposition de la Doctrine Médicale de* BARTHEZ (1), ces fragments de Lettres, et je les reproduis ici, parce qu'aujourd'hui je dois m'en prévaloir pour éclaircir l'histoire des succès, bons et mauvais, des *Nouveaux Éléments*. Voici à peu près la manière dont j'avais présenté la Lettre de l'Illustre Académicien. Pourvu que BARTHEZ ait passé condamnation, ou pris son parti sur le reproche d'obscurité, la correspondance que j'ai sous les yeux a pu le dédommager, et lui fournir les encouragements dont il avait besoin. D'ALEMBERT, dont le jugement en cette matière n'était pas à négliger, parce que l'élévation de son entendement le rendait compétent dans toutes les connaissances philosophiques, et qu'en outre il avait fait des études sérieuses en Médecine : D'ALEMBERT a pu lui écrire avec liberté et assurance :

« J'ai vu avec le plus grand plaisir, le plus grand intérêt, » et le plus grand profit, votre excellent ouvrage. J'y ai » trouvé non-seulement un savoir immense, bien digéré » et éclairé de la plus saine Philosophie, non-seulement » des faits très-curieux, très-peu connus, et très-habile- » ment rapprochés ; mais, ce qui est encore plus recom- » mandable, des vues nouvelles et très-intéressantes sur

(1) Pages 276 et suivantes.

» l'économie animale, et un système qui me paraît au
» moins mériter l'attention des Physiologistes »

Veuillez, Messieurs, avoir encore la bonté d'entendre l'extrait de la Lettre de Desperrières : « Vous avez devancé votre siècle de cinquante ans... Je désirerais voir » des malades à présent avec vous, pour mieux apercevoir » l'application de vos principes. Nous avons tous besoin de » la Pathologie que vous nous promettez; c'est alors que l'on » sentira davantage tout le prix de votre nouvelle Doctrine. » Pour ce qui est de moi, mon cher ami, vous connaissez » tout mon penchant à vous admirer dans tous les temps » et sous toutes les formes; mais cela ne me suffit pas, » je veux que tout le monde pense comme moi. »

Ces Lettres m'ont indiqué les conditions qui étaient nécessaires pour comprendre Barthez. Cette première notion m'a fait connaître ce qui manquait aux Lecteurs qui avaient trouvé le livre inintelligible. Il faut que je signale ces conditions pour vous, mes chers Élèves, afin que bientôt vous trouviez les *Nouveaux Éléments de la Science de l'Homme* aussi clairs que nous les trouvons mes honorés Collègues et moi.

4me LEÇON

LE CARTÉSIANISME N'ÉTAIT PAS ENCORE ASSEZ AFFAIBLI POUR QUE LE LIVRE DE BARTHEZ PUT ÊTRE COMPRIS PAR LA MAJORITÉ. — IL EST PERMIS DE CROIRE QUE CABANIS ET BICHAT N'AURAIENT PAS FAIT LEURS THÉORIES S'ILS AVAIENT COMPRIS BARTHEZ. — INSCIENCE PRESQUE GÉNÉRALE DE CETTE ÉPOQUE; SIX ARTICLES RELATIFS. — ÉCLAIRCISSEMENTS SUR CES ARTICLES. — JUGEMENT QU'UN DES SECRÉTAIRES PERPÉTUELS DE L'ACADÉMIE DES SCIENCES, EN 1806, PORTA PUBLIQUEMENT SUR LES NOUVEAUX ÉLÉMENTS. — RÉFLEXIONS SUR CETTE AFFAIRE.

Messieurs,

Quand, au milieu du XVIIe siècle, le Cartésianisme s'empara des Philosophes, de certaines Écoles, de certaines Compagnies, la Médecine progressive y fut subitement arrêtée: je me trompe; elle reçut une impulsion rétrograde qui la ramena aux formes, aux idées, à la pratique des Hérophiliens. Les pensées d'Hippocrate furent supprimées, et il fallut tout recommencer, et recommencer sans avoir une méthode sûre, comme on le verra dans la suite. Barthez, élevé à Montpellier, ne vit jamais dans le Cartésianisme qu'une lubie passagère, ou comme un jeu de l'esprit auquel les amateurs se prêtent sans y croire, pour s'amuser à mettre tout en question : il voulut donc continuer Hippocrate, et parler raisonnablement Médecine, persuadé que la majorité médicale serait sérieuse.

L'expérience le détrompa : son Livre fut inintelligible pour cette grande majorité; il fallait en conclure que l'épidémie n'était pas éteinte.

Il dut en être convaincu, non-seulement par le genre de censure qu'il trouva dans les articles des journaux où l'on appréciait son ouvrage; mais encore, et surtout par la sensation favorable que produisirent les Théories anthropologiques des dernières années du XVIIIe siècle, et des premières années du XIXe. Je veux parler de la vogue de Bichat et de celle de Cabanis. Si ces deux auteurs avaient pu concevoir ce qu'il y a de grave, de certain, d'incontestable, de pratique, d'instructif dans les *Nouveaux Éléments de la Science de l'Homme*, ils ne se seraient certainement pas avisés de mettre en opposition le Solidisme de l'un et le Matérialisme de l'autre.

Le Matérialisme de Cabanis vaut-il mieux que celui de Lucrèce ? Hypothèse pour hypothèse, également arbitraire de part et d'autre, le Matérialisme est toujours une sotte Foi; et s'il s'agit de ramage, on conviendra bien que les vers du Romain ont plus de charme que la vile prose du Français. Cabanis avait trop d'esprit pour ne pas sentir tout cela ; et s'il avait compris les *Nouveaux Éléments*, on ne peut pas se figurer qu'il eût songé à mettre sa triste supposition en rivalité avec un ouvrage de cette vigueur.

Pour ce qui est du Bichatisme, Barthez avait apprécié l'*Irritabilité* de Haller à sa véritable valeur. Il avait loué les travaux si propres à faire bien connaître une des facultés de la Force Vitale. Mais il avait montré la mesquinerie de cette vérité, quand le découvreur avait voulu en faire le Principe suffisant de l'Anthropologie, et spécialement de la Médecine. Les *Propriétés Vitales* de Bichat n'étaient qu'une forme hypothétique arbitraire et par conséquent corrompue de l'*Irritabilité* et de la *Sensibilité* de Haller. Si le jeune auteur avait entendu le Livre de Barthez, il aurait été honteux des bagatelles mal conçues, mal digérées et insignifiantes dont il s'était entiché, et il se serait bien gardé de les mettre en opposition avec les méditations du Professeur de Montpellier.

Si ces deux hommes d'esprit avaient compris Barthez, et que, nonobstant la juste appréciation du Livre, ils eussent publié leurs Théories respectives,..... comment aurait-on pu juger les succès qu'ils ont eus principalement dans la Capitale? — Je ne serais pas surpris que Barthez eût parlé de ce fait, comme le Roi Frédéric II parla d'un événement inattendu, dans des circonstances qui n'étaient pas sans ressemblance avec celles du fait dont il s'agit à présent.

Beaucoup de ceux qui m'honorent de leur présence connaissent qui était le Docteur de la Mettrie, auteur du Livre intitulé l'*Homme Machine*, traducteur de plusieurs ouvrages de Boerhaave, Français de naissance, mais réfugié à Berlin, après la publication d'un Livre intitulé: *Histoire naturelle de l'Ame*. Comme il était *Lecteur* en titre du Roi Frédéric, il était désigné sous le nom de *Premier Athée du Roi de Prusse*. Ce personnage, qui ne manquait ni de lecture ni d'imagination, avait beaucoup d'esprit et d'amabilité sociale; mais il était dépourvu de ce bon sens qui est indispensable pour les Sciences.

Sa Pratique Médicale fournissait les preuves les plus saillantes de la qualité qui lui manquait. L'Ambassadeur de France, qui était à Berlin, devint malade, et il appela LA METTRIE. Il fut saigné tant de fois et si mal à propos, qu'il mourut. La Cour et la Ville s'écrièrent contre le Médecin. Tout le monde attendait avec curiosité ce qu'en dirait le Monarque, qui avait pour LA METTRIE de la bienveillance. Ce jugement, qui est resté dans la Biographie de ce Grand Roi, est celui-ci : « LA METTRIE » *a fait ce que je croyais impossible : qui aurait cru qu'il* » *trouverait quelqu'un encore plus fou que lui ?* »

Il n'y a là rien de défavorable à LA METTRIE qui n'avait rien à perdre; mais la confiance de l'Ambassadeur en un tel Médecin a dû perdre de réputation la mémoire d'un tel client.

Si BICHAT et CABANIS avaient lu les *Nouveaux Éléments*; qu'après les avoir bien compris ils eussent publié leurs Doctrines Physiologiques, et qu'ils eussent savouré leurs succès, BARTHEZ aurait pu dire de ces Écrivains : Ils ont fait avec succès ce que la prudence ne tenterait pas ; malgré la frivolité de leurs Théories, ils ont rencontré des Lecteurs qui ont été émerveillés de la profondeur et de la solidité des auteurs.

BARTHEZ a dû trouver des consolations dans les Lettres que je vous ai lues. Il a su qu'il était intelligible, puisque D'ALEMBERT avait si justement apprécié le Livre, sans demander d'autre suspension que d'attendre l'avis des gens du métier; avis qui ne pouvait se rapporter qu'à la réalité des faits, puisque la Philosophie était inattaquable. Il a dû apprendre de la Lettre de DESPERRIÈRES que l'inintelligence dont on se plaignait n'était pas de son fait, puisque le Livre n'a pas d'autre vice que d'avoir paru cinquante ans trop tôt, tort qu'avaient eu les Livres de Bacon. C'était dire de la manière la plus formelle que les Lecteurs rebutés étaient *ignorants*. Je dis que Barthez a dû recevoir cette instruction de la part de son Ami, parce que sa vie laborieuse et solitaire était peu à portée de connaître l'état actuel des esprits dans le Corps Médical. Il s'était trompé certainement quand il avait cru que la majorité de ses Confrères, aussi consciencieux que lui, s'étaient imposé l'obligation d'être toujours au courant de la Science pérenne appelée la *Médecine Hippocratique*, lentement progressive, jamais rétrograde; et qu'ils étaient aussi attentifs que lui à lier les vérités nouvelles avec les anciennes, et à visiter souvent les archives de ses fastes.

Desperrières, Médecin Général de la Marine, était à portée de connaître les Médecins, et il avait de grandes raisons pour penser que les progrès des Sciences Physiques n'étaient point en proportion de ceux de l'Anthropologie Médicale. Qui sait s'il n'a pas cru que la proportion était en raison inverse!

Ce qu'il y a de vrai, c'est que l'expérience a justifié la déclaration de *cinquante ans de retard* dans la connaissance de la Science de l'Homme, à la même époque où se préparaient dans l'Ordre Physique les merveilles industrielles dont le siècle s'enorgueillit avec raison.

D'Alembert et Desperrières ont compris, estimé, approuvé le Livre de Barthez, et la majorité des Savants et même des Médecins de la Capitale l'ont trouvé inintelligible. Il y avait donc, dans la tête de ces deux Lecteurs, des connaissances qui n'existaient pas dans la tête de ceux qui n'ont pas pu déchiffrer cet Ouvrage. Cette impuissance n'était certainement pas une infériorité de pouvoir intellectif, puisque l'on espérait que les Lecteurs comprendraient tout cela dans cinquante ans; car celui qui parlait ainsi ne prétendait pas que le Dynamisme Humain dût changer de nature au bout de cet intervalle, mais il espérait que les esprits posséderaient des notions actuellement ignorées. Il y avait donc une IGNORANCE *relative* dans les Lecteurs plaignants.

Or, en quoi consistait cette *ignorance*, dont je veux vous préserver à tout prix? — Je l'ai analysée après une mûre attention, et il m'a semblé qu'elle se réduisait à six chefs principaux :

1o Refus de reconnaître une différence radicale entre les Êtres inanimés et les Êtres animés;

2o Ignorance de l'Ordre Vital distinct de l'Ordre Physique et de l'Ordre Intellectuel;

3o Ignorance des règles de la Philosophie Naturelle Expérimentale et de la nature de l'Induction;

4o Négligence d'apercevoir la différence qui existe entre la nomenclature des noms des Causes, suivant les règles de l'Induction, et la nomenclature dont se servent les Savants qui préfèrent la Philosophie latitudinaire;

5o Étude trop superficielle des faits Anthropiques, et ignorance de la valeur des faits rares;

6o Ignorance de la différence radicale qui existe entre l'Homme et les bêtes.

Je sais bien que les dispositions mentales dont je me plains, et que je considère comme des actes d'ignorance, sont considérées par nos adversaires comme des progrès. Mais attendu que les idées pour eux inouïes, ou par eux rejetées, sont des vérités sorties ou du sens commun, ou des résultats de réflexions profondes, long-temps admises par les plus hautes intelligences; que ces idées n'ont été repoussées qu'arbitrairement et sans des raisons suffisantes : les négations sans preuves peuvent être regardées comme des preuves d'*inscience*.

J'en appelle à votre conscience et à vos connaissances positives sur les six notions que je viens d'énoncer, et dont les unes sont des espèces d'axiomes, et les autres des résultats d'une expérience si ancienne, que toute dénégation, en face des compétents, serait à bon droit considérée comme une *excentricité* contre laquelle ils se croiraient dispensés d'opposer de nouveaux arguments.

1. Le bon sens de tous les temps a établi une différence radicale entre les corps inanimés et les corps animés. Deux ou trois spéculatifs se sont élevés contre cette persuasion. DESCARTES, par exemple, a prétendu que les animaux sont des machines, des automates de la nature de ceux que VAUCANSON a fabriqués et rendus si célèbres. Mais, pour que le public abandonnât sa conviction, il aurait eu besoin d'une démonstration expérimentale. Faute de ce moyen, il est resté persuadé que l'animal est tel en vertu d'une cause qui n'est pas identique avec les Propriétés Physiques.

2. Vous nous entendez tous les jours parler de trois Ordres de Forces dans le Monde; savoir : des *Forces Physiques* qui résident dans les propriétés des corps inanimés; de l'*Intelligence* qui se démontre uniquement dans l'Homme; de la *Force Vitale* que vous voyez dans les animaux et dans les plantes. Ces trois Ordres de Puissances ont été reconnus dès la naissance de la Philosophie, et il faudrait être étranger à l'Histoire de cette Science pour croire que cette distinction est une nouveauté. — A-t-elle été niée? — Très-certainement, MESSIEURS; mais quelle est la chose

qui n'ait pas été niée par les *esprits de contradiction*? N'a-t-on pas nié la certitude des théorèmes mathématiques? — Mais ce que nous ne trouvons pas, c'est une démonstration qui réduise à néant la distinction des trois Ordres de Forces faite par le sens commun et la vraie Science.

3. La Philosophie Naturelle Expérimentale est la règle du bon sens dans la recherche des Causes invisibles, formulée pour résister aux prétentions de l'imagination. Dans cette recherche, l'impatience de l'esprit fait que l'entendement fournit des hypothèses créées par l'imagination, pour les mettre à la place de ces vérités dont l'accès est si difficile. HIPPOCRATE nous dit que de bonne heure les Médecins ont senti combien il importait de se garer des hypothèses dans la Science. BACON nous a donné les préceptes les plus sages touchant la Philosophie Naturelle. DESCARTES les a redits, ces préceptes, de la manière la plus explicite, dans son écrit sur la Méthode; mais on dirait qu'il a voulu s'en moquer quand il a fait ses *Principes de Philosophie*, où les hypothèses sont présentées avec luxe et le front levé.

4. L'Induction, qui est une des règles de la Philosophie Naturelle Expérimentale, est toujours une bride que la raison impose à l'imagination. Il est possible que les Anciens n'en aient pas bien formulé les règles; mais BACON, et NEWTON, son fidèle imitateur sur ce point, ont dû suffire pour diriger les vrais amants de la vérité naturelle.

5. Depuis que la *Philosophie Expérimentale* a été la règle de l'Enseignement des Sciences Physiques, tout le monde est persuadé que l'observation et l'expérience sont la base de toutes les Doctrines relatives. Mais quiconque connaît la distinction des trois Ordres de Causes du Monde,

doit sentir que si les observations et les expériences sont indispensables pour les faits de l'Ordre Physique, cette règle est bien autrement impérieuse quand il s'agit des faits intellectuels et des faits vitaux, à raison de la *contingence* attachée à leurs causes respectives. D'après ces considérations, on doit voir combien sont peu propres à s'immiscer dans les Théories physiologiques les hommes qui ne se sont pas nourris de la connaissance des observations et des expériences.

6. C'est encore au bon sens général que j'en appelle pour savoir si l'Homme doit être renfermé dans la catégorie des animaux, ou si cet Être mérite un autre rang, un autre règne. SEXTUS EMPIRICUS, l'émule de PYRRHON, a voulu cette fusion de l'Homme et de la bête. On a remarqué qu'il avait cessé de douter quand il a voulu énoncer une sottise. Quelle autorité pour les gens de bon sens !

Quelque sensées que soient les notions que je viens de présenter, vous savez qu'il n'en est point qui n'ait été contestée par quelques individus. On doit s'attendre à voir de temps en temps ces indispositions partielles de l'âme se présenter sporadiquement. Mais il faut convenir que la maladie a été presque épidémique durant les cinquante ans signalés par DESPERRIÈRES.

Maintenant que nous sommes délivrés de cette aberration générale, jetons encore un coup d'œil rétrospectif sur ce long événement, afin d'aller à la recherche des moyens prophylactiques.

La circonstance la plus étonnante et la plus pénible de son histoire, c'est d'avoir vu l'oubli de ces notions philosophiques envahir l'Académie des Sciences, en 1806 ; d'avoir vu cette Compagnie se mettre ouvertement en opposition contre les *Nouveaux Éléments* de BARTHEZ, sans avoir montré les titres qui auraient pu lui en donner le pouvoir et les convenances. J'ai parlé à deux reprises de ce cas rare : la première fois dans la Lettre que j'ai écrite à M. COUSIN, lorsque je cherchais à montrer la *Nécessité de créer, dans chaque Faculté de Médecine, une Chaire de Philosophie Naturelle Inductive*; et la seconde fois dans mon *Commentaire sur divers passages des Discours prononcés à la Chambre des Pairs, en* 1847.

J'évite de répéter : je dois trop respecter les personnes qui m'honorent de leur présence, et qui ont lu ce que j'ai déjà imprimé. Mais le fait dont il s'agit est rappelé afin de l'associer à des idées autres que celles pour lesquelles il avait été remémoré. Mon intention dans ce moment est de vous faire voir que l'impulsion Barthézienne sur l'Anthropologie a été comprimée par la prolongation du Cartésianisme; qu'elle est restée encore sous l'empire de la constitution épidémique des cinquante années prédites; qu'après l'expiration de cette cinquantaine sont sortis, de cette même Académie des Sciences, des signes du retour de la vraie Philosophie Naturelle Inductive; qu'enfin c'est à dater de cette époque que l'Enseignement Médical de Montpellier a repris son ascendant, grâce à la cessation de l'Amnésie Cartésienne.

BARTHEZ se rendit à Paris, en 1805, pour se présenter en personne à l'EMPEREUR qui l'avait inscrit au nombre de ceux qu'il honorait du titre de ses Médecins. Il voulut en même temps donner une seconde édition de ses *Nouveaux Éléments*. Il crut que le meilleur moyen d'éclaircir un ouvrage réputé extrêmement obscur était d'accumuler les faits d'où il avait déduit les Principes de la Science : cette abondance d'observations en était comme les pièces justificatives.

J'ignore quelles ont été les vraies raisons qui ont engagé l'Académie des Sciences de l'Institut à faire une sorte de protestation contre ce Livre, au mois de Juillet 1806, dans une Assemblée de la Compagnie, par l'organe de M. Cuvier, un de ses Secrétaires perpétuels.

Barthez n'avait certainement pas demandé l'avis de l'Académie sur son Livre : il m'a paru que les Académies en général ne s'expliquent pas sur des livres imprimés. Elles ne donnent leurs sentiments doctrinaux que sur des manuscrits dont les appréciations peuvent être d'une grande utilité aux Auteurs.

Nous savons pourquoi, dans la discipline catholique, la censure, l'insertion d'un Livre à l'Index, peuvent être utiles. L'Autorité possède toutes les vérités de la foi, et elle peut avertir l'Auteur et les fidèles des dangers où ils courraient s'ils n'étaient pas instruits des passages considérés comme suspects. Mais l'Académie des Sciences, en 1806, prétendait-elle être, par rapport à la Physiologie Médicale, en possession des connaissances et de l'autorité que la Sorbonne avait eue par rapport à la Théologie?

Le Livre de Barthez est surtout un Livre de Médecine. Pour charger un de ses Membres d'exprimer le sentiment de la Compagnie sur ce travail, il me semble qu'elle aurait dû donner sa confiance à un Médecin. Or, M. Cuvier n'avait aucune prétention sur ce point. Lorsqu'en 1808, je lui envoyai mon *Traité des Hémorrhagies*, il me remercia avec la plus profonde modestie : il me fit un doux reproche de lui avoir donné un ouvrage qu'il était incapable de lire, puisqu'il était étranger à la Médecine. Je vois que, dix-huit ans plus tard, il n'était guère plus fort sur cette matière, puisque, dans son *Histoire des Progrès depuis* 1788 *jusqu'à* 1808, il dit qu'il ne voit rien d'aussi solide en Médecine que la Méthode Statistique et la Médecine de BROWN.

On peut dire que l'Académie et son Secrétaire perpétuel ne prétendaient censurer, dans le Livre de BARTHEZ, que la Philosophie. Dans cette supposition, j'en conviens, on ne pourrait pas trouver mauvais qu'une grande Académie des Sciences voulût donner au public un exemple de l'emploi de la Philosophie Naturelle, pour la théorie des divers Ordres des faits de la création.

Nous avons vu que BARTHEZ n'aurait pas été à plaindre si l'Académie avait été composée d'hommes de la trempe de D'ALEMBERT. — Mais qu'auraient fait ces Académiciens d'après une telle intention ? — Je suis persuadé qu'ils auraient épluché toutes les propositions du *Discours préliminaire* dont le sujet est précisément la *Méthode de philosopher dans les Sciences Naturelles.* Mais en 1806 où la Compagnie était composée d'autres éléments, qu'en est-il arrivé ? Rien. Il n'y a pas un mot d'où l'on puisse conclure qu'on s'est douté des règles de cette méthode. Pas un mot ni d'approbation ni de blâme. On croirait que le Rapporteur ne voyait pas la moindre différence entre l'Être animé et l'Être inanimé. Il ne fut pas moins indifférent sur la distinction des trois Forces de la Nature qui nous occupe si sérieusement, et que le Professeur de Physique de notre Faculté des Sciences, M. MARIÉ-DAVY, a notée d'une manière si spéciale. En parlant d'un livre dont l'objet est de bien connaître le Dynamisme de l'Homme, le Secrétaire perpétuel déclara que, si l'on voulait chercher un Principe pour l'explication des Phénomènes Vitaux, il fallait que ce Principe ressemblât à celui que NEWTON avait trouvé pour l'Astronomie; c'est-à-dire que ce Principe devait être cherché dans l'*Anatomie*, et dans la Chimie, afin que l'on pût en suivre les effets par les raisonnements et les calculs; ce n'était, selon lui, qu'au moyen de Principes de cette sorte que l'on pouvait se flatter d'avoir suivi une *bonne Logique*.

Il est bien singulier que quand il s'agit de caractériser le Principe du phénomène de la Vie, la Cause d'un phénomène temporaire, essentiellement variable d'un instant à l'autre, qui a un commencement, un accroissement, un terme d'intensité, un déclin, une mort infaillible; un phénomène fatal, incapable de retour, incapable de calcul, incapable d'une prédiction semblable à celle des éclipses, on veuille que la Cause recherchée soit semblable au Principe de Newton, à une propriété des corps aussi pérenne et aussi durable que le Monde, en un mot un Principe essentiellement soumis aux lois que Newton nous fait connaître dans son Livre intitulé : *Philosophiæ Naturalis Principia Mathematica.*

Les règles de Méthode Philosophique de Cuvier, qui semblaient avoir été faites pour justifier la Doctrine Physiologique Humaine de Cabanis, et la Pathologie de Baumes, furent présentées au public comme une protestation contre le Livre de Barthez, dans le moment où l'Auteur se mourait d'une inflammation chronique de la vessie, causée par la présence d'un calcul.

Messieurs, je ne veux rien dire sur la valeur de cet événement, et je m'en rapporte complètement à votre justice. Il s'agissait alors de connaître aussi profondément qu'il est possible la Constitution de l'Homme. Maintenant que vous avez une juste idée de l'esprit de l'ouvrage de Barthez, vous jugerez s'il convenait à une grave Académie, ou à son Représentant, de s'insurger contre la Philosophie d'un Professeur septuagénaire mourant, lorsque la censure démontrait que les Aristarques avaient oublié les six notions indispensables pour comprendre les règles de cette même Philosophie. Vous jugerez si les préceptes proclamés par le Secrétaire perpétuel sont réellement de la *bonne* Logique. Vous jugerez si, quand Cuvier et de Candolle ont trouvé que le *Principe Vital* de Barthez était *un mot vide de sens*, cette *vacuité* était dans l'entendement de l'Auteur des *Nouveaux Éléments de la Science de l'Homme*, ou si c'était dans l'entendement de ceux qui n'avaient pas été assez bien élevés pour les lire et les comprendre.

D'Alembert avait très-bien compris ce Livre, et il l'avait parfaitement bien apprécié. Vous savez que d'Alembert était un Géomètre du premier ordre, un Littérateur critique très-distingué, l'Auteur d'*Éléments de Philosophie* très-sages, et l'un des deux Auteurs de la première Encyclopédie Française. Il est incontestable que si la majorité de l'Académie des Sciences avait ressemblé à d'Alembert, la déclaration publique d'une censure fort difficile à qualifier n'aurait pas eu lieu. Peut-on en déduire que l'Académie de 1806 était bien supérieure à une Compagnie composée de d'Alemberts ?

Je voudrais chercher la cause d'un phénomène intellectuel qui m'étonne péniblement ; de cette aversion qu'avait l'Académie des Sciences pour la Doctrine de Barthez, sans la connaître, sans même se douter de ses principes et de son esprit. J'évite de croire que la raison de cette haine ait été la crainte de voir le Vitalisme Barthézien favoriser le Spiritualisme religieux. Un pareil motif serait un symptôme de la maladie appelée Hiérophobie, affection hideuse que les malades font bien de nier et de cacher comme honteuse. Dans l'intérêt de CUVIER et de l'Académie, je m'arrête à une autre idée.

Comme cette Compagnie a long-temps conservé les idées de FONTENELLE, et que FONTENELLE a été un des Cartésiens *quand même* des plus constants, il me semble que la Philosophie adoptée par le Secrétaire perpétuel de l'Académie rappelait encore celle de son auteur (DESCARTES) et du défenseur des *Tourbillons* (FONTENELLE).

D'ALEMBERT était Disciple d'une autre École. En composant son tableau figuré de toutes les connaissances humaines mis à la tête de l'Encyclopédie, il sentit la nécessité de représenter dans cet ensemble tous les ordres d'idées. Il s'était rempli du génie de BACON; comme lui, il voulait que toutes les pensées humaines fussent mentionnées, et qu'elles fussent classées d'après leurs origines............

Témoins des travaux continuels de notre Faculté, vous êtes en état d'apprécier l'Enseignement qu'elle exerce. Vous ne pouvez plus méconnaître l'esprit de cette Philosophie Inductive dont l'initiative provient d'HIPPOCRATE, dont les règles ont été clairement formulées par BACON, et dont les Physiciens se sont si heureusement prévalus. C'est cette méthode d'abord employée par HIPPOCRATE dans sa Doctrine de la *Constitution de l'Homme*, que BARTHEZ a voulu appliquer à toute l'Anthropologie médicale. Ses Disciples s'efforcent de continuer son œuvre. A son exemple, ils étudient tous les faits anthropiques. Dans la recherche de leurs Causes, ils s'interdisent irrévocablement l'Hypothèse, et s'attachent à la recherche des Causes expérimentales. Bref, ils se conforment rigoureusement à toutes les Lois de la Philosophie Expérimentale Inductive. Persuadé que rien de notre Didactique ne vous a échappé, je n'ai pas craint de vous constituer Juges de la censure qui a été décernée contre les *Nouveaux Éléments* de Barthez dans la circonstance indiquée.

5me LEÇON.

—

LA RÉPUGNANCE QUE L'ACADÉMIE DES SCIENCES MONTRA, EN 1806, POUR LE LIVRE DE BARTHEZ, LAISSE VOIR UNE VIEILLE HABITUDE POUR LE CARTÉSIANISME ; QUOIQUE NEWTONIENNE DANS LES SCIENCES PHYSIQUES, ELLE RESTAIT CARTÉSIENNE PAR RAPPORT AUX SCIENCES PHYSIOLOGIQUES. — INTENTIONS DIDACTIQUES DE BACON. — ESPRIT DU CARTÉSIANISME. — CENSURE DE L'ESPRIT CARTÉSIEN PAR GASSENDI ET PAR MOLIÈRE. — L'ACADÉMIE, EN 1806, N'AVAIT PAS CONSERVÉ LES HYPOTHÈSES DE DESCARTES, MAIS ELLE PARAISSAIT N'EN AVOIR PAS ABJURÉ LES TENDANCES.

Messieurs,

La répugnance que l'Académie des Sciences de l'Institut montra, en 1806, pour le livre de Barthez, décèle une vieille habitude pour les tendances Cartésiennes. Elle laisse voir que si, grâce à l'intermédiaire de Newton, elle s'était rapprochée de l'École de Bacon, le progrès n'avait été manifeste que par rapport aux Sciences Physiques; et que, sous le point de vue de la Philosophie Naturelle Baconienne des Sciences Physiologiques, cette illustre Compagnie en était encore au *catéchuménat*.

Entendons-nous bien sur cela : il ne s'agit pas ici de la considération des faits ; attachons-nous surtout à distinguer l'esprit respectif de chacune de ces Écoles.

Bacon voulait se pénétrer de la *civilisation* scientifique de son époque, afin que toutes les Sciences fussent coordonnées entre elles, de manière à pouvoir en faire une *exposition générale*, comme dans un *Palais de cristal*. Pour cela, il s'appliqua à les apprécier toutes, à les disposer suivant leur parenté, et à les assortir suivant leurs places hiérarchiques. Il ne se contenta pas de mettre en évidence toutes celles qui existaient alors : il voulut encore donner une existence prophétique à celles dont les commencements étaient en pierres d'attente; et, de plus, il prépara des Sciences que l'entendement concevait comme possibles. Je crois reconnaître ces prévisions dans le titre de l'ouvrage de Bacon : *Instauratio magna ; de Dignitate et augmentis Scientiarum*.

Ainsi le Chancelier d'Angleterre regarde le dépôt des Sciences antérieurement faites, comme une richesse d'un grand prix. Néanmoins, dans l'intention qu'il avait eue de les apprécier, il s'était aperçu de beaucoup de non-valeurs. Il reconnut de nombreuses erreurs, et un plus grand nombre de connaissances imparfaites dont il fallait faire l'estimation et déterminer les améliorations possibles. En cherchant les causes des erreurs et des défauts d'accroissement, il fut frappé des vices de la Philosophie Naturelle. Il signala le mauvais usage que l'on avait fait du Syllogisme dans bien des circonstances où il n'aurait pas dû être appliqué. Il s'éleva surtout contre les Hypothèses. A la place de ces moyens dont on avait tant abusé, il proposa la Logique Inductive, spécialement pour la recherche des causes qui ne tombent pas sous nos sens. Comme ARISTOTE, habile rédacteur de la Philosophie Naturelle de l'Antiquité, avait nommé sa Logique *Organon*, BACON appela la sienne *Novum Organum*. Cette méthode, long-temps inaperçue, mal comprise aujourd'hui même par une grande majorité, est un monument admirable pour les connaisseurs.

Ce n'est pas à rectifier les Sciences, à les agrandir, à fixer leur valeur et leur dignité, que DESCARTES a voulu attacher d'abord sa Philosophie : il a porté son investigation sur l'origine de toutes les idées humaines. Avant d'entreprendre un art de philosopher sur les phénomènes naturels, il a jeté le doute sur toutes les connaissances mises en commerce. Il a voulu apprendre s'il existait quelque autre chose que lui, et s'il y avait réellement un Monde. BACON ne s'était pas avisé de monter si haut.

Dans sa *Méthode* de raisonner, d'acquérir des connaissances certaines, il a posé des principes que personne n'a jamais contestés. On ne cesse de les louer. Mais si ces préceptes avaient été souvent ou méconnus ou bien oubliés avant lui, ils n'ont pas été mieux observés dans son École : bien plus, DESCARTES lui-même semble en avoir enfreint quelques-uns, comme s'il avait cru qu'ils étaient inexécutables. Ainsi les lois de la Méthode semblaient devoir exclure à tout jamais l'Hypothèse; malgré cela, vous allez la voir autorisée et prescrite par l'Auteur.

BACON prend pour réel tout ce que le bon sens humain a accepté jusqu'à présent : par exemple, le Monde tel qu'il se présente à nos sens ; les axiomes qui servent à régler notre raison dans les circonstances communes de la vie; la tendance qui porte notre esprit à supposer des Causes cachées, communes ou diverses, selon les apparences communes ou diverses de leurs effets patents, jusqu'à ce que des raisons supérieures nous aient obligé de penser autrement.

Descartes n'est pas si confiant pour ses premières idées; mais il est sans circonspection dans l'usage qu'il en fait pour théoriser.

Il ne veut rien *croire*, il veut tout *savoir*, et n'accepter que ce qui lui est démontré. Vous savez qu'il a voulu faire un Enthymème en forme pour savoir s'il était sûr de son existence. Vous connaissez tous le fameux argument : *je pense, donc j'existe.*

Comme chez Bacon et chez Descartes, on est obligé de voir le Monde tel qu'il est, et d'aller à la recherche des Causes qui l'ont formé et des Causes qui opèrent les Phénomènes dont nous sommes continuellement témoins, les deux Maîtres ont conseillé et pratiqué des procédés logiques très-différents.

Bacon n'a pas conçu la formation du Monde autrement que nous le présente la simple raison commune historiquement instruite. Avant les belles études qui ont été faites sur les *Époques de la Nature* (pour parler le langage de Buffon); avant la connaissance des traditions de Moïse, plusieurs Philosophes étaient disposés à croire que ce même Monde que nous contemplons était éternel. Mais l'Histoire Civile, l'Histoire Naturelle, la Tradition, ont appris à Bacon que le Monde n'était pas éternel, qu'il avait été fait, et la cause de l'Univers lui a paru être une Intelligence infinie. Il s'en est donc rapporté à la Tradition. — Vous voyez, Messieurs, qu'aujourd'hui même les Naturalistes conviennent que les *Époques de la Nature*, la Géologie, la Paléontologie, s'accordent avec les Traditions Mosaïques.

Quant à la recherche des Causes actuellement existentes des Phénomènes Naturels, BACON n'a voulu les reconnaître qu'en montant immédiatement du connu à l'inconnu; les Causes cachées ont été distinguées d'après l'impossibilité où l'on est d'opérer une fusion entre les groupes de faits que le bon sens avait séparés. Ainsi les Phénomènes de la Chaleur, les lois de sa propagation, de ses affinités, de son intensité, ne peuvent pas être confondus avec les lois des mouvements de la Mécanique. Il faut donc reconnaître que la cause de la Chaleur et la cause des mouvements des Machines ne peuvent pas être identiques. — C'est pour des raisons pareilles que la cause radicale et essentielle de la Machine la plus savante, la plus ingénieuse, comme est, par exemple, l'Horloge de Strasbourg, ne peut pas être la même que la cause d'un corps vivant en tant qu'il est vivant; car, dans l'Être vivant, il y a bien des Phénomènes vitaux qui ne sont pas des mouvements. Son origine générative, son aptitude à réunir en une unité les éléments incohérents dont cette cause doit se servir pour la fabrication; le pouvoir qu'elle a de créer les organes avec ces matériaux; le pouvoir de les rendre pareils aux parents d'où elle sort; celui de maintenir dans cette constitution chimique les éléments inalliables qu'elle avait assemblés; celui de développer l'Agrégat matériel jusqu'à une limite fixe de l'espèce; de procréer son semblable, de régler les phases des âges, de témoigner la susception des impressions malfaisantes, d'être malade, de guérir spontanément, de mourir irrévocablement et infailliblement : sont des Phénomènes que ne peuvent produire ni les corps inanimés, ni les principes intellectifs ou les Ames Pensantes.

Veuillez maintenant examiner comment DESCARTES a raisonné sur les objets que je viens d'indiquer, pour vous donner une idée de la manière de philosopher de Bacon sur la Nature.

Quand Descartes a commencé à raisonner sur lui-même, il y a reconnu son existence : comme en se sentant penser, il n'a pu connaître que ce qui pense, il a pu assurer qu'il existe une Ame. Mais existe-t-il autre chose ? Cette question a été l'objet d'un problème. Un assez long raisonnement lui a appris qu'il existait des corps qui ne pensent pas. De là sont venues deux *substances* : l'une est le *substratum* de la Pensée, appelée Ame (*Ame Pensante*, comme nous disons pour de bonnes raisons) ; Ame qu'il a senti être unitaire, et par conséquent incapable d'étendue et de division ; l'autre substance est la *matière*, incapable de penser, étendue et divisible à l'infini. Jusque-là, la Philosophie a paru non-seulement irréprochable et conforme à tout ce que le sens commun a dit, mais encore digne des plus grands éloges, surtout quand le Matérialisme est venu arborer son drapeau, faire des prosélytes et organiser ses propagandes. C'est sous ce point de vue qu'un des hommes qui ont le plus contribué à la résurrection de la Philosophie spiritualiste (M. Cousin), a loué Descartes, et proclamé sa Métaphysique.

Mais quand Descartes porta son attention sur le Monde, il n'y vit que ce qu'il avait aperçu chez lui-même : des Ames et de la matière. Il prit le parti de s'arrêter à ces deux existences, et il voulut que son entendement trouvât dans ces éléments tout ce qui était nécessaire pour former l'Univers.

Aussi, pour expliquer le Monde, au lieu de s'instruire en marchant du connu à l'inconnu, de ne passer d'une idée à une autre qu'après s'être bien assuré de la vérité de la première, comme il se l'était promis dans sa Méthode et l'avait prescrit aux autres, il conçut une autre pensée qui lui fournit un procédé, non pas plus sûr, mais beaucoup plus expéditif. — Ce que nous avons de mieux à faire, —selon lui—, dans la Philosophie Naturelle, c'est de profiter des connaissances acquises, pour s'ingénier à les combiner mentalement, à en faire des ***Hypothèses***, des suppositions de causes, au moyen desquelles l'esprit conçoive une causalité dont le résultat soit un effet mental semblable au Phénomène naturel à expliquer: c'est, — dit-il expressément —, tout ce que l'on peut attendre et exiger de l'Esprit Humain.—Voilà le grand Principe de DESCARTES ! !

Les ***Principes de Philosophie*** de DESCARTES ont été construits d'après cette pensée. Il l'avait annoncée au commencement; il la répète comme pour en montrer la justification: « Je puis démontrer, par un dénombrement » très-facile, qu'il n'y a aucun Phénomène en la Nature, » dont l'explication ait été omise en ce Traité (1). »

» Je croirai avoir assez fait, si les causes que j'ai ex» pliquées sont telles, que tous les effets qu'elles peuvent » produire se trouvent semblables à ceux que nous voyons » dans le Monde, sans m'enquérir si c'est par elles ou » par d'autres qu'ils sont produits: même je crois qu'il » est aussi utile pour la vie, de connaître des causes » ainsi *imaginées*, que si on avait la connaissance des » vraies; car la Médecine, les Mécaniques et généralement » tous les Arts à quoi la connaissance de la Physique » peut servir, n'ont pour fin que d'appliquer tellement

---

(1) 4me Partie : p. 199.

» quelques corps sensibles les uns aux autres, que par » la suite des causes naturelles quelques effets sensibles » soient produits, ce que nous ferons tout aussi bien en » considérant la suite de quelques causes ainsi imaginées, » bien que fausses, que si elles étaient les vraies, puisque » cette suite est supposée semblable en ce qui regarde » les effets sensibles (1). »

Des lectures, Messieurs, ou le souvenir de ce que vous avez entendu dans les Écoles de Philosophie, vous ont appris en quoi consistait la théorie du Monde suivant Descartes. Ce qu'il savait était l'existence de la matière, et des Ames. Il était persuadé qu'en outre, Dieu avait employé pour l'Univers une grande quantité de mouvement qui est toujours la même, et qui est distribuée suivant les événements dans le Monde. Si le mouvement augmente dans un lieu, il faut qu'un autre lieu en perde une pareille quantité. Comme les parties de la matière ne peuvent agir entre elles que par contact, il ne peut pas y avoir de vide dans l'Univers. S'il y avait une solution de continuité, cette grande machine détraquée ne pourrait plus aller.

D'après cela, Descartes a créé son Monde *à priori*. Tâchez de vous rappeler ce roman. Retracez dans votre esprit les cubes de matière originels formant une masse énorme; l'impulsion que le Tout-Puissant a imprimée à ces cubes; le résultat de cette secousse; les corps différents de volume et de forme provenant des froissements mutuels des cubes; de là de gros cubes, devenus des sphères, formant le soleil, les astres, les étoiles, les pla-

---

(1) 4me Partie : p. 204.

nètes, les comètes : quant aux débris, effets nécessaires des froissements, ce sont les liquides, les fluides dont les menues portions sont les *petits corps*, les atomes. Dans le Monde composé de ces parties des cubes, Dieu a mis des Ames intellectives, substances simples, unitaires, essentiellement différentes, pour animer les Hommes seulement. Tous les mouvements et tous les changements qui se voient dans le Monde, et qui le conservent, sont l'effet des Propriétés Physiques de tous ces corps grands et petits. Ces Propriétés sont nombreuses; il faut les étudier toutes avec soin. Mais comme il n'y en est point d'une autre sorte, travaillons à combiner mentalement ces Propriétés pour expliquer tous les Phénomènes de la Nature. N'oublions pas que chaque astre a son *Ciel*, qui est un *tourbillon* formé de *petits corps*.

Vous convenez bien, Messieurs, que ces inventions, passablement insipides, n'appartiennent point à la Science; et que le Principe qui cherche à les justifier est étranger à la Philosophie, puisqu'il l'est au bon sens.

La plupart de ceux qui m'écoutent savent bien que ce précepte de Philosophie Naturelle serait aussi pernicieux en Médecine qu'il le serait dans un *Tribunal criminel*. Être aussi satisfait d'une cause hypothétiquement imaginée que de la réalité naturelle, ne serait-ce pas une monstruosité en pratique tant judiciaire que clinique?

Cela doit vous donner une idée du Cartésianisme. Quelque grand que soit le nombre de ceux qui ont accepté les *Principes de Philosophie* de Descartes, il s'est trouvé, même hors de Montpellier, des Intelligences qui les ont refusés, et même censurés avec brutalité chez des Juges très-compétents. — Parmi ces opposants, il est permis, peut-être même il est indispensable, d'inscrire en tête l'homme le plus en état de les apprécier, puisqu'il était le rival de l'Auteur, et que ce rival, par son caractère, nous promettait autant de véracité que de justice : ce rival était GASSENDI, Prêtre, Chanoine de Digne, un des Philosophes dont la France s'honore le plus. Un Professeur de Théologie Hollandais, appelé RIVET, lié avec DESCARTES et avec GASSENDI, voulut engager ce dernier à écrire publiquement sur les *Principes de Philosophie*, au sujet desquels les avis étaient partagés. La réponse fut négative et accompagnée des motifs. La Lettre, confidentielle, a été retrouvée long-temps après, et imprimée dans la *Vie de* DESCARTES par le savant BAILLET. Voici comment l'Historien raconte le fait. DESCARTES et GASSENDI étaient brouillés. — « Après ce qui s'était passé entre eux, » M. GASSENDI croyait qu'il ne lui était plus libre d'écrire » contre M. DESCARTES sans se rendre suspect de ressenti- » ment ou de jalousie. Mais cette considération ne l'em- » pêcha pas de décharger son cœur à M. RIVET avec une » ouverture qui a fait juger que c'était moins la volonté » que les forces qui lui manquaient (1). » — « Le travail, » — dit-il —, dont vous voudriez que je me chargeasse » serait assez inutile, parce qu'il me paraît que l'ouvrage » mourra devant son Auteur. Je ne vois personne qui » ait le courage de le lire jusqu'à la fin : rien n'est plus » ennuyeux ; il tue son Lecteur, et on s'étonne que des » fadaises aient coûté à celui qui les a inventées. Quant » à moi, j'appréhende fort pour la témérité d'un homme » qui entreprend par ses voies de détrôner ARISTOTE

---

(1) Il ne faut pas perdre de vue que BAILLET est l'Historien de DESCARTES son Héros.

» des Écoles pour se mettre à sa place, et de faire une » nouvelle Théologie pour la substituer à l'ancienne. On » doit être surpris qu'un aussi excellent Géomètre que » lui ait osé débiter tant de songes et tant de chimères » pour des démonstrations certaines (1). »

Vous voyez, MESSIEURS, que la Philosophie Cartésienne n'obtenait pas le suffrage de tout le monde. Un Savant, du premier rang, l'a traitée avec mépris. Dans le monde social, des gens de bon sens s'en moquèrent sans miséricorde : c'est ce que MOLIÈRE se permit de faire dans *les Femmes Savantes*. Vous vous souvenez d'un trait qu'il a lâché contre la formation des corps de différentes dimensions, en conséquence du tournoiement des cubes et des débris en *petits corps* qui en sont restés. L'excellent homme CRYSALE, fâché de voir que PHILAMINTE sa femme, et BÉLISE sa sœur, ont chassé de la maison une servante dont il était très-content, et que ce congé a eu pour cause des fautes de français, ou ce que l'on appelle à présent vulgairement des *cuirs*, dont elle s'est rendue coupable, éclate enfin en s'adressant, non pas à sa femme qu'il craint comme le feu, mais à sa sœur qui est sa puînée. Il fait ses doléances avec fermeté et bonhomie, touchant les désordres qui existent dans son ménage, à cause de la fureur de mauvaise science dont les femmes y sont atteintes, fureur qui s'est communiquée à tous les domestiques. Ses plaintes, dans le fond, sont justes; mais il déclame contre cette malencontreuse Science qui bouleverse l'économie intérieure, en se servant de termes vulgaires et ignobles. Les Dames ne font pas attention aux reproches

(1) La Vie de M. DESCARTES : 2me Partie, pag. 263.

indirects contre leur insouciance dans l'administration interne; mais elles se récrient contre les formes plébéïennes de cette boutade. La femme n'y tient pas, et fait cette exclamation :

« Quelle bassesse, ô ciel ! et d'Ame et de langage ! »

La sœur :

« Est-il de *petits corps* un plus lourd assemblage,
» Un esprit composé d'*atomes* plus bourgeois ?
» Et de ce même sang se peut-il que je sois ?
» Je me veux mal de mort d'être de cette race,
» Et, de confusion, j'abandonne la place. »

Quand j'ai dit que l'Académie des Sciences, en s'élevant, en 1806, contre les *Nouveaux Éléments de la Science de l'homme*, de Barthez, s'était conduite conformément aux allures de l'École Cartésienne,... je ne prétendais pas faire croire qu'elle acceptait les hypothèses de Descartes; qu'elle enseignait les cubes, les tourbillons, les petits corps, la lumière considérée comme un mode de mouvement, etc. Ce que j'ai voulu dire, c'est qu'en abandonnant ces suppositions, elle en avait conservé l'esprit. En quittant ces Hypothèses, elle a gardé le droit et le précepte d'en imaginer d'autres. Elle voulait partout de la Physique, et avait horreur de l'Ordre Vital.

Il est possible que, dans les Sciences Physiques, elle ait suivi la marche des nouveaux Chimistes et des Physiciens contemporains qui suivaient la méthode expérimentale employée dans l'étude des impondérables. Mais elle n'a pas seulement songé aux causes de l'Ordre Vital, et partant elle a pensé, comme Descartes, que toutes les fonctions immanentes, naturelles et instinctives, étaient des Phénomènes de l'Ordre Physique.

Si les Membres de l'Académie des Sciences étaient devenus Newtoniens, ils ne l'étaient qu'à demi, car NEWTON, dans ses *Principes Mathématiques de la Philosophie Naturelle*, qui, suivant le titre, n'avaient d'autre objet que de donner la théorie des Phénomènes Physiques, en tant qu'elle se rapporte à des causes soumises aux Lois Mathématiques, a reconnu que, dans la Nature, il existe des causes qui ne sont point soumises au calcul. Après avoir appliqué ses *Principes Mathématiques* aux objets qui étaient susceptibles de cette application, NEWTON termine son travail en faisant mention, d'abord des choses que nous appelons impondérables, qu'il embrasse dans une catégorie appelée par lui un *esprit subtil qui pénètre les corps et dans lesquels il se cache*. Dans cette catégorie, il indique l'*esprit* qui existe dans les animaux, devient le messager des impressions, et l'intermédiaire des sensations; celui des mouvements que la volonté envoie aux muscles, et qui en général est l'agent des relations qui existent entre les organes et le cerveau, et entre le cerveau et les muscles. « Mais, — » dit-il —, de pareilles choses ne peuvent pas être » traitées en peu de mots : elles ont besoin de beaucoup » d'expériences, pour que nous puissions déterminer et » démontrer les lois des actions de cet esprit. »

D'après cette retenue, on peut penser que NEWTON se serait bien gardé de prononcer avec autant de légèreté que l'a fait l'Académie, sur un Livre où se trouvent tant de faits, d'observations, d'expériences réunies pour arriver aux lois de la Cause recherchée.

Je ne soupçonne pas l'Académie des Sciences d'avoir voulu alors, ni de vouloir à présent, soutenir le *mécanisme* des bêtes. Mais, dans la circonstance dont il s'agit, sa conduite irréfléchie fut un vrai contraste avec la conduite de Newton et de son Maître Bacon. Celui-ci, voyant la nécessité de signaler *nominalement* la Cause qui distingue l'Agrégat animé du Règne Animal d'avec l'Agrégat inanimé, avait désigné cette Cause par le nom *Esprit animal*. De plus, Bacon, qui était l'ami du bon sens, et l'ennemi de l'hypothèse, voyait les animaux comme ils sont : il n'avait aucune raison pour ne pas apercevoir, dans les Êtres Vivants non humains, des causès qui ne sont ni le Principe de l'Intelligence, ni le Mécanisme. Aussi, quand il voulut faire un Système Général des Connaissances Humaines, il eut le soin d'instituer une Science dont le sujet est l'Histoire des Causes qui ne sont ni physiques ni intellectives, mais dans lesquelles se trouve une action essentiellement *finale*, dépourvue d'entendement : l'exemple le plus frappant de ce genre de Causes est le Dynamisme des animaux. Mais comme Bacon a vu ces genres de Causes non-seulement chez les brutes, mais encore chez l'Homme, il n'a pas craint, dans son *Système Général de la Science Humaine*, de présenter l'Ordre Vital sous deux catégories. L'Ordre Vital figure d'abord dans la *Science de la Nature*, divisée en *Physique particulière*, et *Métaphysique particulière*.

La première division renferme les Sciences des Êtres inanimés. — La *Métaphysique particulière* comprend les Êtres caractérisés par des Puissances ou *formes qui agissent par des tendances finales*. — Il est évident que cette partie de la *Science de la Nature* comprend les végétaux et les animaux ; et que la désignation *Métaphysique* rappelle la ressemblance principale de la Force Vitale et de l'Ame Pensante, c'est-à-dire l'*action finale* continuelle de ces deux Puissances, qui se rapporte au grand phénomène de la *Vie* de l'individu.

« L'autre catégorie où BACON a fait figurer l'Ordre » Vital, c'est la *Science de l'Homme proprement dite.* — » Division de la Science de l'Homme en *Science du Corps* » *Humain*, et *Science de l'Ame Humaine* (1). »

Vous allez voir, d'après la continuation des subdivisions, comment il voulait appeler cette dernière Science : *Science du Dynamisme Humain.*

« Division de la Science de l'*Ame* (2) (BACON), en » Science du *Souffle Divin*, d'où est sortie l'Ame *raison-* » *nable*; et Science de l'*Ame irrationnelle*, qui nous est » commune avec les brutes, et qui est produite du limon » de la terre. »

Métaphysique particulière.

Cette expression que vous entendez assez souvent à Montpellier, et qui appartient, comme vous le voyez, à la Philosophie Naturelle Expérimentale, n'est ici employée que dans le sens de BACON, que je viens de vous faire connaître. CUVIER, et après lui DE CANDOLLE, vraisemblablement étrangers à la langue Baconienne, ne l'ont employée que dans l'acception Cartésienne. Comme, chez DESCARTES, il n'y a dans le Monde que de la matière et des Ames, tout ce qui n'est pas matériel et qui est censé exister est une Ame. D'après cela, puisque BARTHEZ est en doute sur la nature de la Cause Vitale, elle n'est ni la matière, ni une propriété de la matière; le mot

(1) D'ALEMBERT.

(2) Il est évident qu'une Ame susceptible d'une division n'est pas l'Ame Pensante, mais qu'il s'agit ici du *Dynamisme* Humain en tant que la Force Vitale est étudiée.

Métaphysique ne peut donc signifier, chez eux, qu'une Ame. Par conséquent, il n'y a, dans la théorie de BARTHEZ, que *des mots dépourvus de sens.*

Cette insulte gratuite ne vient que de ce que ces Messieurs ont ignoré le sens dans lequel BACON a employé le mot *Métaphysique* , et qu'ils ignorent par conséquent cette partie du langage usité par les Membres de son École, qui connaissent très-bien la signification de tous les mots dont ils se servent.

L'attaque gratuitement injurieuse du Secrétaire Perpétuel de l'Académie des Sciences, contre les *Nouveaux Éléments de la Science de l'Homme*, de BARTHEZ, n'eut pas d'autre résultat utile que de nous faire connaître que la majorité de cette Compagnie ignorait complètement les Éléments de la Philosophie Naturelle Inductive de BACON , au moins en tant que cette Méthode se rapporte à l'étude du Dynamisme des Êtres Vivants; et que BARTHEZ avait révélé , au Monde Médical , que l'application de cette Philosophie à la Science de l'Homme était, pour le Dynamisme Anthropologique , le service que NEWTON avait rendu aux Sciences Physiques susceptibles de l'application des Mathématiques.

Un autre résultat fut de nous faire connaître que le vice radical de l'Esprit du Cartésianisme, c'est-à-dire le goût de l'Hypothèse, était en vigueur dans cette Compagnie à l'époque désignée, puisque l'on y attendait tout de l'Anatomie et de la Chimie.

Ce n'est pas tout : du Cartésianisme il n'était resté qu'une idée vraie, la Substantialité de l'Ame Pensante, quelques signalements caractéristiques de cette cause, et son unicité avec l'Homme seul. Je vois que, dans la Physiologie bestiale, la Psychologie de DESCARTES a été corrompue. Le Mécanisme des bêtes a été bafoué; mais, en revanche, la même Ame a servi pour le Dynamisme de l'Homme et des animaux. Ce Stahlianisme est une erreur anti-médicale, que notre Faculté combat avec constance, quand elle travaille à vous instruire de la Doctrine de la Constitution Humaine.

6me LEÇON.

L'IMPROBATION QUE L'ACADÉMIE DES SCIENCES PRONONÇA, CONTRE LE LIVRE DE BARTHEZ, EST UN ÉVÉNEMENT DIGNE D'ATTENTION. — IL CONVIENT D'EN ÉTUDIER LA CAUSE. — CUVIER EN ÉTAIT LE PRINCIPAL AUTEUR. — ESSAI D'UNE INTERPRÉTATION DES OPINIONS PHYSIOLOGIQUES DE CET HOMME ÉMINENT. — RAISONS POUR LESQUELLES IL MANQUAIT D'UN ART MENTAL DE PHILOSOPHER SUR LES ÊTRES DE L'ORDRE VITAL, ART MENTAL DONT ARISTOTE AVAIT ÉTÉ ÉMINEMMENT DOUÉ. — ON PEUT SE PLAINDRE DE CE QUE, DANS UN INSTITUT, L'ACADÉMIE DES SCIENCES N'A PAS PUISÉ, DANS LES TRAVAUX DE L'ACADÉMIE DE LA HAUTE LITTÉRATURE, LES DOCUMENTS PHILOSOPHIQUES DE L'ANTIQUITÉ, RELATIFS A LA THÉORIE DE L'ORDRE VITAL. — RAPPEL ET CRITIQUE D'UN PASSAGE DE CUVIER, TIRÉ DE SON HISTOIRE DES PROGRÈS. — EXAMEN DE L'IMPORTANCE QUE CUVIER DONNAIT A LA FORME DU CORPS VIVANT.

Messieurs,

L'improbation que l'Académie des Sciences a exprimée contre les *Nouveaux Éléments de la Science de l'Homme*, de Barthez, est un événement qui s'est passé à peu près dans le milieu des cinquante ans d'*ignorance relative* de la Science de la Constitution de l'Homme, espace de temps prophétisé par Desperrières. J'ai indiqué le lieu du fait, et désigné l'Orateur de cette déclaration sévère, afin de constater cette disposition des esprits dans le centre même du monde scientifique. Il faut examiner ce qui s'est passé après la seconde moitié de ce singulier intervalle *pentécostaire*.

Il s'est opéré sans doute une amélioration dans l'Académie ; mais cette amélioration a été lente, sourde, presque clandestine, jusqu'à ce que l'influence qui dominait la Compagnie cessât, et que, sous un autre point de vue, elle éprouvât une grande perte.

Cet événement fut la mort prématurée de Cuvier. Cet Homme éminent qui avait porté la parole quand on voulut censurer Barthez, continua d'exercer un grand empire sur ses Confrères tant qu'il vécut.

L'effet de cette influence fut donc de retarder le développement de la Science de l'Homme, spécialement de la Doctrine de la Constitution Humaine. Y avait-il, de la part de l'Auteur, une hostilité perverse ou contre la Science, ou contre ceux qui l'enseignent..... ? Gardons-nous d'y penser. Une disposition mentale purement logique, sans amour ni haine, a tout fait. Je vais chercher à l'établir par les faits. Vous aurez à examiner vous-mêmes, Messieurs, si cette tendance intellectuelle était l'effet d'une imperfection Psychologique constitutionnelle, ou d'une éducation incomplète.

En sa qualité de Secrétaire perpétuel, Cuvier fut chargé de publier une *Histoire des Progrès des Sciences Naturelles, depuis 1789 jusqu'à ce jour*, qui était 1826, ou il s'en imposa l'obligation. — Ce travail, qui est de longue haleine, l'obligea à des études, et l'on doit présumer qu'il acquit une connaissance plus considérable ; mais nous verrons que cette augmentation ne fut pas en profondeur.

En parcourant son travail, j'ai cherché avec curiosité

ce qui regardait les Sciences Médicales. Mais ceux d'entre vous, MESSIEURS, qui connaissent la nature et l'esprit de la Science pratique à laquelle nous nous sommes voués, doivent penser combien un simple amateur est peu propre à se livrer à des recherches mentales aussi graves et aussi laborieuses ; surtout quand il s'est engagé dans les opinons spéculatives d'une secte, et qu'il n'est pas obligé d'aller vérifier ces croyances ou ses propres fantaisies par la pratique. Quelques annotations ou découvertes Anatomiques minutieuses ; quelques préparations Chimiques et Pharmaceutiques, plus ou moins utiles dans les détails Thérapeutiques, mais sans application à la Théorie, peuvent mériter de l'estime et de la reconnaissance, sans pour cela pouvoir être inscrites dans la liste des progrès. Il faut réserver ce titre pour les découvertes qui augmentent les *dimensions* de l'Anthropologie Médicale. Ces dimensions, comme je viens de le dire, ne sont pas seulement une surface : elles constituent un solide qui ne peut s'*agrandir* réellement que lorsque l'addition se fond avec toute la masse, et que tous les pans de la surface ont éprouvé une augmentation géométrique de son Schêma.

Vous vous souvenez des arguments que CUVIER apporta pour motiver la censure contre BARTHEZ : il n'a point changé dans son *Histoire des Progrès*. Il n'est pas probablement resté aussi étranger à la Science Anthropologique qu'il l'avait été à l'époque mémorable ; mais après avoir acquis quelques notions sur les faits de la Vie Humaine, et sur les opinions de quelques Hommes célèbres relatives à ce sujet, il est resté toujours indifférent pour la Philosophie Naturelle. S'il faut tout dire, il s'est obstiné à demeurer dans un oubli volontaire et dédaigneux de cet *instrument de l'Esprit ;* oubli volontaire qui est un conseil implicite de regarder la Science de l'Homme, et par conséquent la Science Médicale, comme des Sciences impossibles. Veuillez entendre la manière dont il annonce les Sciences Physiologiques, afin que le Lecteur sache quelle est la Philosophie avec laquelle l'Historien parlera des Sciences relatives aux corps animés.

Après avoir annoncé la cristallisation, les affinités, la Chimie, la Météorologie, l'Hydrologie, la Minéralogie, l'Auteur dit : « Mais il faudra bientôt après considérer » le *jeu des affinités* dans des corps d'une forme plus ou » moins compliquée, dont *l'origine n'est point connue,* » et dont la *composition est loin encore de l'être ;* dans » les Corps Organisés, en un mot, où l'action simultanée » de tant de substances entretient, au milieu d'un mouve- » ment continuel, une constance d'état, objet éternel de » notre étonnement, *et borne peut-être à jamais insur-* » *montable pour toutes les forces de notre Esprit.* L'Ana- » tomie, la Physiologie, la Botanique, la Zoologie s'occu- » pent de ces êtres merveilleux, et forment des Sciences » tellement unies par des rapports nombreux, que leurs » histoires seront presque inséparables. »

Cette préface des Sciences Physiologiques nous fait voir, chez l'Auteur, une sorte de découragement qu'il veut communiquer aux Lecteurs. Son esprit n'était satisfait que lorsque des corps ou des molécules agissent infailliblement les uns sur les autres. Il a dû voir que les causes des événements mécaniques ou chimiques, et que les Phénomènes de cristallisation, de fermentation, sont, il est vrai, des choses assez mystérieuses pour que la succession des idées amenées par ces faits nous éloigne prodigieusement de l'enchaînement des notions mathématiques. Cependant l'infaillibilité des événements en présence des causes lui a donné une satisfaction mentale presque égale à celle que cause l'évidence géométrique.

Mais les phénomènes vitaux l'ont désorienté, quand il a remarqué que la succession des causes aux effets n'est point infaillible, et que leur causalité est différente de celle de l'ordre des corps inanimés. Il lui a semblé que tout était miraculeux, en voyant des événements en opposition avec la nature de la matière et de la cause mentale. Le voilà toujours *cartésiennement* convaincu que, dans l'Univers, il n'y a que Matière et Ames. Mais comme les lois des Phénomènes Vitaux ne sont conformes ni à celles de la Physique, ni à celles de l'Intelligence, ... il s'est trouvé dans l'impossibilité de philosopher. Il a pensé que les combinaisons des Causes Physiques et des Causes Intellectives étaient si nombreuses et si variées chez les êtres vivants, que l'Esprit Humain n'était pas capable de les saisir. Il y en eut assez, suivant lui, pour croire que les Sciences Physiologiques sont impossibles. C'est dire que celles qui ont été instituées jusqu'à présent étaient, dans sa conviction, de pures chimères.

Il fut très-sobre en hypothèses. Il avait trop de jugement pour avoir recours à de si misérables moyens, qui sont de courte durée, et dont on se moque après les avoir employés. Il savait ce qui était arrivé à Descartes, et lui-même n'a voulu donner aucune attention à la Physiologie suppositive de Bichat, quand il a dû travailler aux *Rapports* sur les *meilleurs ouvrages pour les prix décennaux*.

Il n'a jamais pensé qu'il existât d'autres Puissances dans

le monde que celles que DESCARTES avait reconnues. L'Ordre Vital, suggéré par le bon sens le plus commun, que l'on trouve dans tous les monuments de l'Antiquité, qui n'a été repoussé des Modernes que par la Secte Cartésienne, ne paraît pas avoir pu pénétrer un instant dans l'entendement de CUVIER : et je ne sais pas si cette répulsion était l'effet d'une disposition mentale innée qui rendait son esprit inaccessible à cette idée, ... ou si elle était le résultat rigoureux d'une Logique systématique, fruit d'une première éducation.

J'ai réfléchi d'autant plus sur ce problème psychologique, que le fait me semblait en contraste avec certaines autres idées de ce grand personnage. Durant les dernières années de CUVIER, on lut dans les Journaux une Biographie des Zoologistes de tous les temps, Biographie tirée de ses Leçons par la Sténographie. Vous pensez bien qu'ARISTOTE a honorablement figuré dans cette Galerie. Il a parlé de l'*Histoire des Animaux* du Philosophe de Stagire, comme BUFFON avait parlé de ce magnifique ouvrage, et avec plus d'étendue et de détail. Mais tandis que la partie Zoographique d'ARISTOTE lui inspirait tant d'admiration, comment n'a-t-il pas songé à étudier sa Philosophie Naturelle, qui est toute Expérimentale; ni à porter son attention sur l'usage qu'ARISTOTE a fait de cette Logique dans l'étude de la Cause de la Vie?

Si CUVIER avait possédé, dans son entendement, le penchant naturel de tout Médecin à se faire un concept d'une cause phénoménale capable d'opérer une Vie, il l'aurait certainement saisi dans les spéculations du Précepteur d'ALEXANDRE.

Quand NAPOLÉON Ier a réuni les diverses Académies en un seul INSTITUT, il a eu certainement l'intention de faire en sorte que ces sections du savoir humain pussent l'aider à former une Encyclopédie capable d'harmonier toutes les pensées de l'Humanité entière. Ce grand Monarque semble avoir désiré que, dans les établissements didactiques, toutes les parties de l'éducation relative fussent coordonnées par rapport au but de l'institution. L'Institut des Français semblait devoir être l'Enseignement Encyclopédique modèle. Si les Académies se prêtaient et s'empruntaient mutuellement leurs acquisitions respectives, la Science générale s'accroîtrait plus rapidement. Puisque l'Académie des Sciences s'est peu occupée de la Philosophie Naturelle Inductive, elle aurait bien fait de se munir de tout ce que des Savants laborieux de l'Académie de la Haute Littérature ont pu tirer des écrits de l'Antiquité; de ce que les Grecs nous ont laissé sur cette matière.

D'Alembert n'a pas craint, au milieu du XVIIIe siècle, dans le Tableau figuré de l'Encyclopédie, d'inscrire les noms des Puissances Vitales de l'Homme et des Animaux. A cette époque, l'Abbé Batteux, Membre de l'Académie des Inscriptions et Belles-Lettres, tirait des Philosophes de l'ancienne Grèce tout ce que les intelligences les plus éclairées avaient trouvé sur l'Essence des Causes de la Vie. Ce sont eux-mêmes qui ont vu qu'une vie complète ne procédait pas d'un concours accidentel de Causes diverses : ils ont proclamé sans ménagement qu'elle ne pouvait provenir que d'une cause unitaire, qui avait réuni des éléments corporels, qui s'en était servi pour faire les organes, qui conservait la crase chimiquement très-corruptible de ces instruments, et qui leur imprimait les actes synergiques simultanés et successifs nécessaires pour les fonctions constitutives de la Vie. Ce sont eux-mêmes qui ont déclaré que l'Essence de cette Cause, désignée sous le nom de *Nature vivante*, n'est ni intelligente, ni mécanique ; qu'elle est incontestable, quoique l'on ait manqué d'expressions pour la dénommer, et qu'il est toujours aisé de la faire connaître par ses effets.

Le VIIIe Mémoire, de l'Abbé Batteux, sur le *Principe actif de l'Univers*, a pour objet de présenter les idées d'Aristote sur cette matière. Il est divisé en deux parties, dont la première est formée de toutes les idées qui ont été extraites des écrits de Physique et de Métaphysique de ce Philosophe sur tout ce sujet, et spécialement sur ce qui regarde la *Nature Vivante*. La seconde partie est une traduction d'un Traité d'Aristote intitulé: *De Mundo*, qui est divisé en plusieurs Chapitres, et adressé à Alexandre. Dans cette division de l'ouvrage se trouvent encore des idées relatives à cette même *Nature Vivante* ou Force Vitale, qui fait une partie si importante de la Constitution Humaine.

De la première partie de ce Mémoire j'extrais le passage suivant, qui est aussi explicite et plus resserré que les passages de la seconde (1).

« Il y a, dans le monde sublunaire, une Cause active que » le Philosophe appelle *Nature*. Il la définit un Principe » intérieur de mouvement et de repos dans l'être où il » réside essentiellement. Il dit : *Principe de mouvement* » *et de repos*, parce que la nature de tous les êtres, dans » le monde sublunaire, est de naître, de croître, de dé- » croître par le mouvement, et enfin de périr par le repos,

---

(1) Mém. de Littérature tirés des Registres de l'Acad. des Inscrip. et Belles-Lettres : T. LVII, p. 113.

» qui est le point par où finit la durée de chaque individu.

» Quel est ce Principe intérieur et essentiel? Les ex- » pressions manquent : c'est une certaine vertu secrète, » un je ne sais quoi, qui d'abord organise un germe, et » qui ensuite le développe selon certaines lois ; qui le » pousse vers son terme avec toutes les déterminations » qui constituent son essence. Considérez un gland d'où » sort un chêne, un œuf d'où sort un oiseau, vous con- » viendrez qu'il y a là un principe d'organisation qui va » toujours, un ressort qui agit sans relâche, jusqu'à ce » que son activité soit épuisée. Ce Principe ne voit, ni ne » connaît, ni ne délibère; cependant il agit pour une fin, » parce que, pour agir ainsi, il n'est pas nécessaire de » voir, de connaître, de délibérer. Or, c'est ce même » Principe qui a organisé les germes de toute éternité; » imaginez une carrière dont les pierres se formeraient » d'elles-mêmes en maisons, une forêt dont les arbres se » formeraient en vaisseaux. »

Un homme qui a fait, trois cents ans avant l'Ère chrétienne, une Encyclopédie de son siècle, monument que les âges suivants ont admiré, que Buffon et Cuvier lui-même ont déclaré être un grand Naturaliste,.... est aussi l'Auteur des propositions physiologiques que je viens de lire. N'est-il pas bien étonnant que Cuvier n'ait pas trouvé ces réflexions doctrinales dignes d'être considérées, discutées, appréciées? Aurait-il pu se taire sur de pareilles théories, s'il avait su que ces paroles ont été soigneusement conservées par une autre Académie, si proche parente de celle qu'il honorait de ses travaux? — S'il avait dit que *ce sont des mots sans idées*, qu'auraient pensé les Académiciens actuels de l'Académie des Inscriptions et Belles-Lettres, sur l'intelligence du Secrétaire perpétuel de l'Académie des Sciences ?

Mille traits tirés de son *Histoire des Progrès* peuvent nous convaincre que Cuvier est resté totalement étranger à la Philosophie Naturelle du bon sens, usitée chez les Anciens, perfectionnée depuis la Renaissance, et que depuis cent ans les Sciences réclamaient, d'autant qu'elles avaient senti les maux amenés par l'éclipse Cartésienne. Comme j'ai hâte de terminer ma notice de l'Histoire des obstacles opposés à la réforme Barthézienne, je me contente de citer et de commenter un passage qui, je crois, suffira. Je le tire de la partie de l'ouvrage qui a pour titre *Histoire naturelle des corps vivants* (pag. 186 et 188.)

« Dans les minéraux, il n'existe qu'une donnée de » formes : celle de la molécule primitive, d'où tout le reste » se laisse déduire. Dans les corps vivants, il faut recevoir » comme des données indispensables la *forme* générale » de l'ensemble et les moindres détails des *formes* des » parties; *rien n'en explique l'origine*, et la *génération est* » *encore un mystère* sur lequel tous les efforts humains » n'ont rien obtenu de plausible. — Les minéraux n'offrent » qu'une composition constante et homogène dans chaque » espèce, et des masses qui restent en repos tant qu'elles » ne sont point altérées dans l'ordre de leurs éléments. » *Dans les corps vivants, chaque partie a sa composition* » *propre et distincte; aucune de leurs molécules ne reste* » *en place;* toutes entrent et sortent successivement; » *la vie est un tourbillon continuel* dont la direction, » toute compliquée qu'elle est, demeure constante, ainsi » que l'espèce des molécules qui sont entraînées, mais » non les molécules individuelles elles-mêmes : au con- » traire, *la matière actuelle du corps vivant n'y sera bientôt*

» *plus*, et cependant *elle est dépositaire de la force qui* » *contraindra la matière future* à marcher dans le même » sens qu'elle.

» Ainsi la *forme* de ces corps leur est plus *essentielle* » que leur *matière*, puisque celle-ci change sans cesse, » tandis que l'*autre se conserve*, et que d'ailleurs ce sont » les *formes* qui constituent les différences des espèces, » et non les combinaisons de matières, qui sont presque » les mêmes dans toutes. — En un mot, la *forme*, dont » l'influence était nulle dans l'histoire de l'atmosphère et » des eaux, qui n'avait qu'une importance accessoire en » Minéralogie, *devient*, *dans l'étude des corps vivants*, la » *considération dominante*, et y donne à l'*Anatomie* un » rôle tout aussi important que celui de la *Chimie*; et ces » deux Sciences deviennent les instruments nécessaires » et simultanés de toutes les recherches dont il nous reste » à parler. »

Remarquons quelques circonstances de ce passage.

1o Ce parallèle entre un ordre d'êtres inanimés et un animal vivant est loin d'avoir caractérisé l'animalité : cependant l'Auteur a présenté assez de traits pour que l'on y trouve un fond de phénomènes incompatibles avec ceux de la Physique, dont les relations, tant simultanées que successives, commandent impérieusement une Puissance causale, répulsive des causes mécaniques, des causes chimiques et des causes intellectives. — Cuvier dit que la conformation de l'animal ne nous apprend pas quelle en est la Cause. Nous savons par là qu'elle n'est point du même ordre que la cristallisation. Il dit que *rien n'en explique l'origine*. Ce n'est pas exact, puisque nous connaissons ses parents et ses aïeux : lui-même nie autant la génération spontanée qu'une génération physique. Il dit que *la génération est un mystère*. C'est une raison pour savoir que la vertu générative est un des signalements de la Cause Vitale. — Il ne faut donc pas se fourrer dans la tête que le monde n'a point d'autre cause que de la matière et des Ames Pensantes. Et il faut se donner la peine d'étudier toutes celles qui existent et se montrent par leurs effets.

2° La composition spéciale de chaque Être est la preuve d'une cause unitaire qui dispose les éléments de son ouvrage.

La mobilité des molécules, la ressemblance de celles qui entrent avec celles qu'elles remplacent, démontre la présence constante de la cause qui veille à ces successions.

3° *La Vie est un tourbillon continuel*, dit CUVIER. — Cette proposition n'est pas exacte. Une importation et une exportation forment un phénomène ordinaire ou habituel de l'animal. Mais il n'est pas permis de dire que ce *tourbillon* EST *la Vie*. Le tourbillon n'est pas le caractère essentiel de la Vie. La Vie est autre chose que le tourbillon. Les neuf mois de la vie intra-utérine de l'Homme se passent sans *tourbillon*, puisque dans ce temps il n'y a qu'importation ; l'exportation est difficile à démontrer. — Il n'y a rien de pareil dans la maladie appelée *Inédia*, où l'Homme vit des années entières sans alimentation et sans transpiration sensible. Il n'y en a pas dans la mort apparente, ni dans l'asphyxie, ni dans le desséchement d'un rotifère, ni dans une graine, quoiqu'il y ait une vie latente, pendant laquelle une crase, chimiquement très-corruptrice, est intimement douée d'une Puissance qui lutte avantageusement contre les affinités divellentes du milieu.

4o Rappelez-vous une phrase bien positive de Cuvier, mais aussi arbitraire qu'on puisse en trouver dans les *Principes de Philosophie* de Descartes. Après avoir exprimé toute l'idée de ce qu'il appelle le *tourbillon*, il termine ainsi sa période : « La matière actuelle du Corps » Vivant n'y sera bientôt plus, et cependant elle est dé- » positaire de la force qui contraindra la matière future » à marcher dans le même sens qu'elle. » La conclusion que Cuvier en tire, est celle-ci : « Ainsi la *forme* de ces » corps leur est plus essentielle que leur matière, puisque » celle-ci change sans cesse, tandis que l'autre se con- » serve. »

Cuvier veut repousser toute idée d'une cause active, animatrice, douée d'une tendance finale, différente des Causes Physiques et des Causes Intellectives; en un mot cette *Nature Vivante* reconnue par Hippocrate, Aristote, Galien, et mille autres, pour ne laisser dans le monde que la matière et des âmes. Il accepterait tout, pourvu qu'on ne soutînt pas l'existence d'un Ordre Vital.

En conscience, y a-t-il une configuration de matière qui produise nécessairement la vie dans l'Agrégat? — Il nous est impossible d'assigner quelle est l'altération de *forme* qui cause la mort, dans tant de cas où les ouvertures du cadavre ne nous apprennent rien sur la nature de la maladie ni de ses suites.

La *forme* ou la configuration de l'Homme influe beaucoup, sans contredit, sur les fonctions mécaniques qui s'exercent dans le système. Mais les déformations les plus monstrueuses n'empêchent pas les parties de jouir de la Vie, d'appartenir à l'*unité* de l'Agrégat Vivant, de se nourrir, d'éprouver les *susceptions* ou les sensations qui leur appartenaient normalement. Souvenons-nous de l'état de santé naturelle où est restée la femme Supiot, malgré l'horrible conformation qui est survenue dans presque tout son corps, quand les os de tout le squelette se sont ramollis au point d'être devenus de la chair.

Cette hypothèse qui supposerait que, dans tous les instants de la vie de l'Être Vivant, la *forme* ou configuration de son corps amène les changements futurs,.... ne nous dispenserait pas de rappeler constamment une cause qui n'appartient pas à l'Ordre Physique; il faudrait toujours se demander d'où provient la finalité qui donne à la succession des fonctions de la vie l'ordre qui appartient à l'espèce de l'individu.

L'hypothèse de Cuvier est si arbitraire, et si difficile à soutenir, que je ne la crois sincèrement acceptée par personne, pas même par son Auteur. Elle me semble avoir été énoncée seulement pour que l'Antagoniste de Barthez crût pouvoir opposer une hypothèse *à priori*, au *Principe Vital*, qu'il regardait comme une idée de la même nature, comme une hypothèse *à priori*. Il ne se doutait pas que le principe de Barthez était l'induction la plus rigoureuse de faits innombrables, la désignation d'un Ordre de causes qui ne pouvaient pas entrer dans les catégories de causes reconnues par le vulgaire, c'est-à-dire, ni dans celles des Causes Physiques, ni dans celle des Causes Intellectives. Les choses étant ainsi, ce serait perdre du temps que de combattre une Théorie dont Cuvier lui-même devait se moquer.

5o Mais les dernières idées du passage que je commente et critique, me mettent en doute sur la nature de ce qui se passait, dans son Ame, quand il continuait de parler de la supériorité de la *forme* sur la *matière*. — Je répète : « En un mot, la *forme* dont l'influence était nulle dans

» l'Histoire de l'atmosphère et des eaux, qui n'avait qu'une » importance accessoire en Minéralogie, devient, dans » l'étude des corps vivants, la *considération dominante*, » et y donne à l'Anatomie un rôle tout aussi important » que celui de la Chimie; et ces deux sciences deviennent » les instruments nécessaires et simultanés de toutes les » recherches dont il nous reste à parler. »

Ces rapports de différence et d'opposition entre la *forme* et la *matière* sont des idées célèbres dans la Philosophie Naturelle d'Aristote. Cuvier veut, ce semble, que, dans sa Théorie, ces mêmes mots aient autant d'importance qu'ils en ont eu dans les Écoles Péripatéticiennes. S'est-il aperçu que, dans la langue de son hypothèse, le mot *forme* a une acception très-différente de celle que ce même mot a dans la langue du Philosophe de Stagire? — Y a-t-il de sa part intention? — Y a-t-il inadvertance? — Y a-t-il inscience? — Je l'ignore; mais comme il faut que les Élèves de Montpellier sachent ce qu'Aristote enseignait sur la Constitution de l'Homme, il faut bien que vous ne confondiez pas la Théorie du Zoologiste Grec avec celle du Zoologiste Français; surtout quand une même proposition, formulée dans les mêmes termes, énonce deux idées contraires sortant de la bouche d'Aristote et de la bouche de Cuvier.

Pour Cuvier, *forme* veut dire configuration des parties, soit moléculaires, soit textiles, soit organiques. La connaissance s'en acquiert au moyen de l'Anatomie, de la Chimie, de la Physique. C'est dans cette *forme* que Cuvier croit que l'on doit trouver le Principe de la Vie, soit végétale, soit animale, soit humaine. Il y a longtemps que l'expérience nous a ôté cette espérance. Le cadavre nous apprend chaque jour que la *forme* anatomique et la *crase chimique* peuvent nous faire connaître des *conditions* plus ou moins utiles ou nécessaires pour la présence de la vie ; mais rien n'a pu nous faire croire ni soupçonner que ces conditions pussent être des sources génératrices de la vie. Point de doute sur l'influence que cette *forme* doive exercer, comme instrument et comme résidence de la Force Vitale véritable auteur de l'opération des fonctions et de la santé. Mais la conservation exacte de la *forme* configurative ou *crasique* d'un individu ne peut le garantir de la mort : j'ai de la peine à l'écrire, tant cette vérité est vulgaire. Quand l'individu a perdu la cause essentielle de la vie, le plus souvent nous cherchons en vain, dans le cadavre les altérations de la *forme* Cuviérienne. La Chimie, qui était la plus rassurante, ne nous empêche pas de voir l'Agrégat matériel tomber promptement en putréfaction ; et si les divers tissus diffèrent entre eux par le temps qui est nécessaire pour leur entière décomposition, les Causes purement Physiques n'ont aucune relation avec les circonstances de la vie pour laquelle ces instruments avaient été faits.

Mais qu'est-ce que la *forme* dans les Êtres Vivants, selon la Philosophie Naturelle d'Aristote ? C'est ce que vous connaîtrez au commencement de ma Leçon prochaine.

7me LEÇON.

ACCEPTIONS DE CETTE PROPOSITION : LA FORME EST PRÉFÉRABLE A LA MATIÈRE, TRÈS-DIFFÉRENTES CHEZ CUVIER ET CHEZ ARISTOTE. — CES DEUX SENS DONNENT AU MOT FORME UNE AMPHIBOLOGIE : UN TEL VICE DE LOCUTION, DONT CUVIER AVAIT SENTI LES INCONVÉNIENTS, SE TROUVE DANS LA PRÉDILECTION DE LA FORME CHEZ CE ZOOLOGISTE. — CE QU'EST LA FORME CHEZ ARISTOTE, ET DANS LA PHILOSOPHIE NATURELLE DU MOYEN AGE, JUSQU'AU CARTÉSIANISME. — IMPERFECTIONS DES DICTIONNAIRES MODERNES SUR CE MOT. — ÉCLAIRCISSEMENT ET CONFIRMATION DE CE POINT DE LA MÉTAPHYSIQUE D'ARISTOTE, PAR M. RAVAISSON. — RIDICULE QUE LE CARTÉSIANISME CHERCHE A JETER SUR LA FORME D'ARISTOTE. — LE FOND DE LA DISCUSSION ÉTAIT-IL RÉELLEMENT RISIBLE AUX YEUX DES HOMMES VÉRITABLEMENT INSTRUITS? — CUVIER ET L'ACADÉMIE RESTÈRENT DANS LES MÊMES PRÉVENTIONS SUR LA PHYSIOLOGIE EN GÉNÉRAL, ET SUR LA MÉDECINE. — RÉPARATION QUE J'AURAIS TANT DÉSIRÉE. — APRÈS LA MORT DE CUVIER, APPARITION DE LA PHILOSOPHIE D'AMPÈRE QUI RAPPELLE LES PUISSANCES MÉTAPHYSIQUES.

Messieurs,

Je critiquais, dans ma dernière Leçon, un passage important du *Rapport des Progrès*, de Cuvier : celui où examinant, dans les animaux, ce qui doit le plus attirer l'attention du Savant, et par conséquent du Médecin, il insiste sur l'importance de la *forme*. Cela me rappelle la discussion contradictoire de deux très-honorables Médecins de Paris, pour savoir quel est le rang hiérarchique que la Médecine doit donner à l'Anatomie et à la Chimie. Personne, dans ce pays-là, ne pensait au *Dynamisme* du sujet. Ni les contendants ni les assistants ne considéraient les Puissances que comme les effets de la constitution ou chimique ou mécanique de l'Agrégat. Si les Arbitres avaient dû appeler un troisième pour vider le différend, qu'aurait pu dire CUVIER, qui avait tant réfléchi sur cette matière? Nous avons vu sa prédilection pour la *forme*; mais puisque la Vie n'était pour lui qu'un *tourbillon* nutritif, la Chimie aurait réclamé ses droits dans la conscience de l'illustre Juge. La discussion dont je parle date de dix ans. La notion de l'Ordre Vital n'était pas encore venue pour les Médecins de cette contrée.

CUVIER a cru pouvoir exprimer son sentiment Cartésien par une proposition qui était axiomatique dans les Écoles Péripatéticiennes : *La forme est supérieure à la matière.* Suivant lui, la configuration anatomique est la *forme* de l'animal, et les éléments chimiques qui en composent la crase en sont la *matière*.

Mais il faut bien se garder de prendre dans la même acception la *forme* de CUVIER et la *forme* d'ARISTOTE. En Médecine, la *forme* de CUVIER est l'objet capital quand il s'agit des actions chirurgicales mécaniques, telles que la prothèse, la rhinoplastique, le taxis des articulations, le taxis des hernies, etc. Mais quand il s'agit de la Science de la Constitution Humaine, la *forme* de CUVIER est un effet, et la *forme* d'ARISTOTE est une cause, et par conséquent à nos yeux l'objet capital. — Je suis très-étonné que CUVIER n'ait pas averti ses Lecteurs des deux sens très-différents de ce mot, d'autant que, dans une autre circonstance, il censura fortement l'emploi d'un mot équivoque, *qu'il blâmait comme source de plusieurs syllogismes à quatre termes.*

L'amphibologie du mot *forme*, en Anthropologie, ne ressemble pas mal à une anecdote de l'Histoire de France dont vous vous souvenez certainement mieux que moi. Avant que l'on se fût bien arrêté sur le point de la Loi Salique qui règle la succession au trône, il arriva qu'un de nos Rois ne laissa en mourant qu'une Fille; que cette Princesse voulut succéder à son Père, et que son Oncle, Frère puîné de son Père, prétendit être le vrai successeur, parce que le sexe excluait du trône la progéniture du Roi mort. De là, doute général. On assure que la Nation se décida d'après une équivoque. Le principe se trouva dans un passage de l'Évangile de St MATHIEU : un Théologien prétendait y avoir trouvé la répulsion de la prétendante. La sentence se trouva renfermée dans une prédication du SAUVEUR au Peuple, où il prescrit à ses Auditeurs de s'occuper plus qu'ils ne font des moyens de s'assurer une vie céleste, d'être moins attachés aux intérêts terrestres, et à mieux compter sur la Providence. Après cette exhortation, il leur rappelle que DIEU n'a oublié aucun des Êtres Vivants dont il a donné ou autorisé l'existence, et leur dit : « Pourquoi aussi vous inquiétez-» vous pour le vêtement ? Considérez comment croissent » les lis des champs ; ils ne travaillent point, ils ne » filent point ; et cependant je vous déclare que SALOMON » même dans toute sa gloire n'a jamais été vêtu comme » l'un d'eux. » — L'Orateur Théologien dont j'ai parlé prétendit que le lis dont il s'agit ici est la figure du Pouvoir royal Français ; que puisque le lis ne *file pas* à la quenouille, le Pouvoir royal Français ne peut pas être de la condition des Êtres qui naturellement doivent se livrer à des travaux aussi obscurs. — C'en fut assez pour trancher la question.

Ne vous semble-t-il pas, Messieurs, que pour la détermination des institutions graves, et dans la pratique des Arts du plus grand intérêt, nous aurions besoin de motifs plus positifs et de principes moins ambigus ? Si, pour fonder notre Anthropologie, nous nous déterminions d'après l'adage : *la forme est supérieure à la matière*, sans avoir su s'il s'agit de la *forme* d'Aristote, ou de celle de Cuvier, serions-nous plus Dialecticiens et plus Praticiens que nos politiques Ancêtres ?

Mais examinons la proposition Aristotélicienne verbalement identique avec la proposition Cuviérienne : la *forme de l'Être Vivant est supérieure à sa matière*. Vous ne tarderez pas à voir combien les expressions changent de signification dans les deux Écoles.

La *forme* d'Aristote est une idée si différente du langage ordinaire, que vous n'en trouvez plus cette acception dans les nouveaux Dictionnaires ; ou que, si cette acception y est énoncée, c'est d'une manière si succincte, qu'elle est inaperçue pour la plupart des Lecteurs. — Elle a été fort célèbre dans les Écoles Péripatéticiennes : mais comme elle n'est bien compréhensible que pour les Médecins qui ont sérieusement étudié l'Homme, elle a été mal conçue par les gens du monde. Quand elle a été incomprise, elle est devenue l'objet de la raillerie.

La déconsidération qui avait été commencée par ces circonstances augmenta beaucoup quand Descartes fit disparaître l'idée de l'Ordre Vital. — Elle tomba dans le mépris par les OEuvres des Encyclopédistes ; elle fut traînée dans la boue par les Matérialistes quand ils eurent leur franc-parler.

D'après cette Histoire, vous devez bien penser que ce dont je vous occupe n'est pas une discussion philologique sur laquelle on puisse prendre arbitrairement le pour ou le contre, pour le plaisir de disputer : la chose dont je vous entretiens est la Science de la Constitution de l'Homme, et par conséquent la connaissance fondamentale de la Médecine rationnelle, et celle de la Morale consciencieuse.

Qu'est-ce que la *forme*, suivant l'Académie Française? — « Ce qui détermine la matière à être telle ou telle » chose. » Cela n'est ni clair ni instructif. Voici un exemple dans le même Dictionnaire : « La matière est » susceptible de toute sorte de formes, reçoit toutes » sortes de formes. » — Il est bien évident que ce sens est celui de Cuvier. C'est synonyme de configuration.

L'Académie Française nous donne une signification qui nous regarde : la voici. « En terme de Philosophie » Scolastique, *forme substantielle*, forme inhérente à la » substance, forme qui détermine et complète l'Être. » — Sur cette signification, pas un mot de plus; point d'exemple. C'est cependant pour cela que nous en avions besoin. Est-ce que l'Auteur dédaigne ce sujet?... Est-ce que lui-même n'est pas suffisamment orienté sur la matière ?

Allons à un Dictionnaire dont la date soit moins éloignée de l'époque où l'usage du mot *forme* était habituel dans les Écoles. Le Dictionnaire de Trévoux nous éclairera davantage.

« Forme. Terme de Physique. C'est, selon Aristote, le » second principe qui, étant joint à la matière, compose » tous les corps naturels. La *forme* d'un Être est ce qui » le fait Être en particulier ce qu'il est et qui le rend différent de toute autre chose. — Il n'y a rien qui n'ait

» sa matière et sa *forme*. » — Ici se trouvent des exemples qui rendent la définition plus exacte. — « On dis- » pute fort au Collége pour savoir s'il y a un certain » genre de substances que l'on appelle dans l'École » des *formes* substantielles, séparées, et indépendantes » de la matière; ou s'il y a des *formes* qui soient de vé- » ritables substances et qui aient une existence dis- » tincte de l'existence de la matière. » Autre question, MESSIEURS, dans cet article du même Dictionnaire : « Quelques-uns divisent les *formes* en naturelles et arti- » ficielles. Les naturelles sont celles où l'industrie des » Hommes ne contribue en rien; les artificielles sont celles » qui sont les effets de l'art. »

Convenons, MESSIEURS, que ce Lexique nous éclaire un peu plus que l'Académie Française. A Trévoux, on n'avait pas oublié la Philosophie du Moyen Age qui était celle d'ARISTOTE. — Ici, qu'est-ce que la *forme*? Ce n'est plus la configuration, ce qui tombe sous nos yeux : la *forme* est la Puissance qui se manifeste par cette configuration, ou par d'autres phénomènes qui tombent sous nos sens.

Revenons à la définition de la *forme*, selon ARISTOTE : *Ce qui dans un Être est ce qui le fait être en particulier ce qu'il est, et qui le rend différent de toute autre chose.* — La configuration peut contribuer à nous faire distinguer l'Être d'avec un autre ; mais il est une foule de cas où cela ne suffit pas. Par exemple, un Être vivant, en tant qu'il est actuellement vivant, ne doit pas être confondu avec le cadavre d'un animal de la même espèce. Si l'on veut savoir ce qu'est la *forme* de cet animal, il faut donc y joindre l'idée de sa *vie*, et par conséquent l'idée de la Cause de ce phénomène.

Vous venez d'entendre que, dans les Écoles Philosophiques du Moyen Age et de la Renaissance, on *disputait fort pour savoir* s'il y a des *formes substantielles* distinctes de la matière. Nous ne sommes pas surpris de cette dispute des anciennes Écoles, puisque la querelle est toujours en instance. La *forme* de la Vie de l'animal est-elle une Cause substantielle distincte de la matière de l'Agrégat matériel? ou, au contraire, cette Vie est-elle l'effet physiquement nécessaire de la structure mécanique et chimique de la matière de cet Agrégat? — Ne savez-vous pas que c'est l'éternel procès entre l'Hippocratisme et l'Anatomisme de tous les temps?

Les impondérables ont toujours été des sujets de la même contestation. La lumière, la cause de la chaleur, la cause des phénomènes électriques, le magnétisme minéral, sont-ce des substances ou des qualités? Vous savez que, chez DESCARTES, la lumière, la chaleur étaient des modes de vibrations. Récemment, RUMFORD a considéré de cette manière la cause de la chaleur. Feu M. DE BLAINVILLE était Cartésien sur ces matières. Vous voyez qu'aujourd'hui l'immense majorité des Professeurs et des Écrivains enseignent que ces impondérables sont des substances.

La contestation touchant les *formes* essentielles ne se rapporte pas seulement aux impondérables, à la Cause Vitale des animaux, mais encore au Dynamisme de l'Homme. La vie intellectuelle et morale de l'Homme tient-elle à la configuration et à la crase chimique du corps, ou est-elle l'effet d'une Puissance substantielle capable de s'éloigner du corps sans que la Constitution de l'Agrégat ait subi elle-même un changement matériel? Nous ne cessons d'entendre des querelles entre les Hylozoïques et les Spiritualistes, lesquelles se rapportent à cette question.

Cette dernière dispute est plus animée que celle des impondérables. Vous en concevez la raison. L'intérêt est d'une autre importance. D'ailleurs les Contendants sont presque tous passionnés : la foi et l'incrédulité ne sont pas simplement des études scientifiques.

En conscience, MESSIEURS, êtes-vous bien convaincus que ces sujets ne valaient pas la peine de ces disputes?... Celles d'aujourd'hui, qui ne sont que la continuation des anciennes, sont-elles bien étrangères à la Médecine et à la Morale ?

La dernière question proposée dans le Dictionnaire de Trévoux est une sorte de Définition : donnez-nous des exemples des *formes naturelles*, et des *formes artificielles*, en ne perdant jamais de vue la Définition Aristotélicienne de la *forme*.

Quand nous savons que le mot *forme* a deux significations extrêmement diverses, que l'une de ces significations est une *configuration* soit extérieure, soit physiquement intime, et que l'autre est une *puissance* animatrice d'un corps, il est aisé de sentir que les *formes* des deux ordres peuvent se trouver et comme naturelles, et comme artificielles.

Il y a beaucoup de corps qui, par leurs qualités physiques intrinsèques, prennent une *forme* spontanée. On sait toute l'étendue que les Physiciens modernes donnent au mot *cristallisation* : c'est « l'opération naturelle par » laquelle les parties intégrantes d'un corps, soit trans- » parent, soit opaque, séparées les unes des autres par » l'interposition d'un fluide, sont déterminées à se joindre » et à former des masses solides, d'une figure régulière » et constante. » Voilà une *forme* NATURELLE de l'ordre des corps inanimés. — Que peut être la *forme artificielle* dans ce même ordre? Je ne conçois une ressemblance artificielle de la *forme naturelle* que dans les copies faites au moyen des Arts du Dessin.

Pourrait-on donner le nom de *forme artificielle* aux cristallisations amenées par la réunion volontaire des éléments et des conditions indispensables pour que le phénomène se reproduise? Non : la *forme* de l'Ordre Physique, renouvelée par l'Industrie, ne constituerait pas une *forme* ARTIFICIELLE, mais une répétition de la *forme* naturelle.

En voilà assez pour la *forme* naturelle de l'Ordre Physique, qui est conforme aux idées de CUVIER. Mais quant à la *forme substantielle* Aristotélicienne, on n'appelle ainsi qu'une Puissance animatrice qui n'est point une qualité physique de l'Agrégat, mais bien la Cause *efficiente* de l'Agrégat. — La *forme substantielle* d'une plante et celle d'un animal sont unitaires; celle de l'Homme est collective; elle est composée de deux Puissances intimement associées, qui toutes deux sont regardées comme métaphysiques, parce qu'elles agissent suivant les lois de la *finalité*, et que BACON emploie l'expression *métaphysique particulière* pour rapporter cette circonstance de toute Cause animatrice.

Les Forces Vitales des animaux et celle de l'Homme sont douées d'une unité divisible, d'une durée fusiforme, d'une æsthésie *asynéïdète*, de vieillesse et de finalité. — L'Ame Humaine est caractérisée par une unité absolument indivisible, par sa synéïdèse, par une intelligence incomparable, et par son agérasie.

Ces *formes* Aristotéliciennes, et auparavant Hippocratiques, ne sont pas capables d'*artifice*. Tout ce qu'il peut y avoir d'artificiel, ce sont les *formes* corporelles de leurs Agrégats. C'est dire que ces *formes* artificielles sont toutes Cuviériennes. Si Ruysch est parvenu à tromper Pierre-le-Grand au point que le Monarque ait cru vivant le cadavre d'un jeune sujet, ce n'a été qu'en donnant à la peau, par ses injections, des couleurs et une apparence de morbidesse semblables aux signes physiques de la vie et de la santé. La statuaire ne touche pas à la *forme* Aristotélique : le génie de Phydias, de Ghiberti, de Michel-Ange, de Jean Cousin, de Pradier, de David d'Angers, s'arrête aux *formes* de Cuvier.

L'Art des Automates a pu rivaliser avec quelques effets physiques des *formes* soit humaines, soit animales ; mais personne n'a pu croire que les apparences pussent aller jusqu'à la *forme* Aristotélique.

Le Dictionnaire de Furetière est antérieur à celui de Trévoux. Aussi l'article *forme* est plus étendu et plus explicite sur ce point de l'Histoire de la Philosophie Naturelle. Les disputes sont plus embrouillées. Elles ont intéressé les Autorités Supérieures, tant civile que religieuse. Malheureusement l'Auteur ne paraît pas avoir été en état d'aller aux nœuds des questions. Peut-être même trouvait-il un certain plaisir à rendre tout cela ridicule, conformément au goût caustique de son caractère. Quoi qu'il en soit, il peut nous donner envie de connaître ces troubles scientifiques, mais il ne nous fait rien deviner.

Une question critique se présente naturellement. Pourquoi le mot *forme*, qui, dans son origine, signifie *figure*, *type*, *aspect*, *représentation* (principalement en grec, Μορφὴ), *image*, est-il devenu, dans la pensée d'Aristote, une idée abstraite, incapable d'être mise sous les yeux, accessible seulement à l'entendement? Est-il raisonnable de faire une telle traduction? — Messieurs, un changement pareil nous arrive si souvent dans les tropes journaliers de notre langue, que, si nous y réfléchissons, nous n'oserons plus faire le moindre reproche au Philosophe Grec.

Quand OEDIPE, témoignant sa tendre reconnaissance pour sa fille ANTIGONE, dit :

« Elle m'a prodigué sa tendresse et ses soins ;
» Son zèle dans mes maux m'a fait trouver des charmes.
» Elle les partageait, elle *essuyait mes larmes.* »

Un homme de sens pourrait-il prendre à la lettre l'*acte d'essuyer les larmes* dont il est ici parlé? et tout le monde ne comprend-il pas qu'il s'agit des consolations, des adoucissements apportés à l'âme ?

Il en est de même des promesses que CALYPSO fait à TÉLÉMAQUE, quand elle lui propose l'immortalité en lui disant :

« Du sort oubliez la rigueur ;
» C'est à moi de *sécher vos larmes.* »

Qui ne comprend ce qu'est le *tarissement des larmes* qu'une telle Déesse espère de produire en faveur d'un pareil malheureux !

Puisque en Morale les maux physiques dont nous entendons parler portent notre esprit sur la Cause mentale qui les avait amenés, il convient très-souvent, en Philosophie Naturelle, lorsqu'on entend prononcer le mot *formes*, de passer promptement de la configuration physique aux Puissances invisibles et abstraites qui en avaient été les Causes, et auxquelles le remède doit souvent être apporté.

Je n'ai pas plus de raison pour demander le retour du langage philosophique d'ARISTOTE, que pour préférer celui qui l'a remplacé. Mais ce qui me paraît du plus grand intérêt, c'est de les entendre également tous les deux, afin que nous ne tombions pas dans l'erreur de croire qu'en Philosophie, c'est-à-dire dans le bon sens humain, le présent a rompu avec le passé. Comme je ne parle que de la Philosophie Naturelle, il ne doit pas y avoir plus de solution de continuité entre la Science ancienne et la Science présente, qu'il n'y en a dans la Nature.

Ne permettons pas que l'on oublie la distinction des êtres animés, d'avec les êtres inanimés; des causes mécaniques, d'avec les causes impondérables; et des Puissances Vitales, d'avec les Puissances Intellectuelles. Ces distinctions sont l'expression du bon sens : ne nous en éloignons jamais.

Vous devez voir, MESSIEURS, que la *forme* d'ARISTOTE était autre chose que la *forme* de CUVIER; que leurs idées respectives appartiennent à des ordres de pensées très-différentes; que la *forme* Cuviérienne nous occupe de circonstances anatomiques, d'un intérêt secondaire; et que la *forme* Aristotélique nous attire vers les notions les plus graves, les plus solides, les plus fondamentales de la Médecine Pratique. Point de Médecine sans une Constitution radicale de l'Homme. Point de Constitution radicale de l'Homme sans l'idée de la *forme* d'ARISTOTE, qui est la notion profonde du Dynamisme Humain.

Un des Hommes qui ont le plus cherché à connaître l'entendement du Philosophe de Stagire, M. RAVAISSON, qui a publié deux volumes sur la *Métaphysique* d'ARISTOTE, et qui en prépare un troisième pour compléter le portrait, a cherché à contracter la pensée renfermée dans la *forme*, afin que tout le monde sache quelle est la synthèse des notions coordonnées dans ce célèbre mot. Veuillez entendre ces passages où tout cet objet est concentré.

« Suivant Aristote, — dit M. Ravaisson — , la *forme* » proprement dite d'une chose, c'est l'acte par lequel son » existence se détermine et se caractérise. Sa matière, c'est » ce qui est susceptible de cet acte; c'est, par conséquent, » ce qui est en elle virtualité ou puissance, non Être par » soi-même, dans son indétermination radicale, et que » l'acte fait Être en le déterminant. Par son acte, l'Être » est un, mais un de l'unité proprement dite, qui est l'in- » divisibilité ou la simplicité absolue; par l'indétermina- » tion inséparable de l'état de la pure Puissance, où rien » n'est défini, la matière est indéfiniment divisible.....

» La *forme* n'est donc pas cette unité collective du » genre, que conçoit et que réalise seul l'Entendement : » c'est l'acte simple, indivisible par sa nature même, » objet immédiat d'intuition. Et enfin,..... c'est le mou- » vement ou le changement, par lequel la Puissance passe » à l'acte, la virtualité devient effet et réalité.

» Si donc la *forme* est l'essence de l'Être, c'est qu'elle » est la fin à laquelle tend et pour laquelle existe tout ce » qui est en lui. Elle en est la fin : elle en est donc le bien, » et c'est par là qu'elle fait tendre vers elle les Puissances » diverses de la matière comme autant de moyens conspi- » rant à un même but, et fait ainsi du corps, dès qu'il » en est capable, l'organisme vivant. C'est parce qu'elle » est le bien, qu'elle fait naître dans les Puissances le » désir. Et c'est ce désir du bien, c'est cette tendance » vers lui qui est toute la Nature. Ainsi succède à l'idée » toute logique ou toute mécanique du rapprochement de » deux Principes inanimés et abstraits, tels que l'***Unité*** » ***et la Diversité***, l'idée morale, en quelque façon, de la » tendance spontanée de ce qui n'est encore que virtuel » et imparfait à la perfection et au bien de l'action.

» Cette *forme* active qui unit en une fin commune, par » un commun désir, les Puissances qu'elle tire de leur » sommeil, c'est, dans la plante, ce qu'on nomme sa » *Nature*, ou le Principe qui la fait naître et croître; dans » l'Animal, c'est ce qu'on appelle l'Ame, l'Ame qui, aux » fonctions matérielles de la nutrition et de la reproduc- » tion, ajoute l'acte supérieur de sentir. Dans l'Homme » enfin, au-dessus de l'Ame elle-même, ou comme à sa » cime la plus haute, c'est la Raison et l'Intelligence (1). »

Vous voyez donc, MESSIEURS, que la proposition générale relative à la *forme et à la matière* est fort différente quand elle est formulée par ARISTOTE, et quand elle est formulée par CUVIER. La première est un appel à l'étude du Dynamisme; la seconde une invitation à nous attacher à l'Anatomisme comme à la seule source des variations du phénomène de la Vie.

En Médecine, la formule Aristotélique nous prescrit de la fonder sur l'Anthropologie Hippocratique, par conséquent sur la considération du Dynamisme Humain, de sa Dualité et des lois de l'Alliance des deux Puissances. La formule Cuviérienne nous fait désespérer de voir une Médecine scientifique; comme l'Auteur ne peut pas nous proposer une Médecine Iatro-Mécanique Cartésienne devenue ridicule, il nous donne le conseil d'avoir recours à l'Empirisme de la Statistique et à celui de BROWN, et nous engage à nous y tenir ferme.

En Morale, la formule d'ARISTOTE est la base de la Philosophie de toutes les Sciences Métaphysiques, ou *noologiques*, pour parler comme AMPÈRE. Ces connaissances

---

(1) T. 1, Liv. I, Chap. III : pag. 561 et suiv.

n'existent qu'en vertu des idées attachées aux *formes substantielles*. Quant à la *forme* anatomique ou configurative, elle ne peut avoir aucun rapport à la Morale. Si la formule Cuviérienne est Cartésienne, elle n'est qu'indifférente, et ne fait aucun mal. Mais si elle est liée au Stahlianisme Cabanisien, elle devient une Doctrine Hylozoïstique, ou Matérialiste, dont la Morale est Épicurienne.

Les disputes sur les *formes* Aristotéliques dans les Écoles ayant prêté au ridicule, Molière les exploita, et une certaine scène du *Mariage Forcé* a été célébrée principalement par les Philosophes Encyclopédistes. On a de la peine à imaginer que des controverses sur des points de Philosophie puissent être des occasions de Dialogues comiques : il est bon de voir comment un Homme de génie a pu trouver, dans des sources pareilles, un moyen d'égayer des Spectateurs d'un rang élevé.

Sganarelle, homme de peu d'esprit, mais riche et d'un âge mûr, trouve à propos de se marier. Il a vu une jeune Demoiselle qui lui inspire des sentiments propres à favoriser son projet raisonné. Mais il s'est aperçu qu'elle est coquette, et son amour n'est pas assez vif pour passer sur les dangers attachés à un tel caractère. En se consultant, il ne trouve en lui que des motifs contradictoires. Il prend le parti de s'adresser à quelqu'un des voisins réputés savants, afin de pouvoir s'en rapporter à lui, et sortir de l'embarras où le mettent ces *oui* et *non*, qu'il rencontre tous les jours alternativement dans sa tête. Entre ces gens renommés, se trouve un Docteur célèbre que nous savons être Péripatéticien, s'appelant Pancrace, et qui, d'après son nom (*fort sur tout*), est toujours prêt à décider sur tous les cas.

Au moment où Sganarelle l'aborde, le Docteur est

dans une attaque de colère contre un interlocuteur, qu'il injurie sans ménagement, de manière à n'être pas en état d'entendre la question de SGANARELLE. Il traite son Adversaire d'impertinent, d'ignare, etc. Il fallut donc que SGANARELLE attendît pour savoir quel était le sujet de cette violente discussion ; le spectateur connut enfin la cause de ce transport. PANCRACE avait entendu son interlocuteur dire, en parlant d'un chapeau, la *forme* de ce chapeau, au lieu de dire congrûment la *figure* du chapeau. Il l'insulte très-brutalement au nom d'ARISTOTE. Il se justifie de cette colère auprès de son client, en disant qu'avec de pareilles interversions de mots, l'ordre de la Société va être renversé ; la Morale se perd. Pour préserver l'État et les mœurs, « je soutiens, — dit-il —, qu'il faut dire » la *figure* d'un chapeau, et non pas la *forme* : d'autant » qu'il y a cette différence entre la *forme* et la figure, » que la *forme* est la disposition extérieure des corps » qui sont animés, et la *figure*, la disposition extérieure » des corps qui sont inanimés ; et puisque le chapeau est » un corps inanimé, il faut dire la *figure* d'un chapeau, » et non pas la *forme* : » et le Pédant se retournant encore du côté par où il est entré sur la scène, s'écrie : « Oui, ignorant que vous êtes, c'est ainsi qu'il faut parler, » et ce sont les termes exprès d'ARISTOTE dans le Chapitre » De la Qualité. »

Ce trait contre l'Ancienne Philosophie Naturelle, fait en faveur des Réformateurs du XVIIe siècle, a pu produire son effet sur le Parterre de tous les temps et de tous les lieux. Il faut convenir qu'une colère furieuse chez un Savant, à cause d'un mot à la place d'un autre, renversement qui ne produit ordinairement qu'un sourire moqueur ;... des insultes si grossières de la part d'un Docteur sensé bien élevé;... une prédiction de la ruine de la Société à cause de l'inadvertance de la nuance entre deux mots employés communément comme synonymes : sont des incohérences d'idées assez baroques pour exciter le rire chez des Hommes civilisés, médiocrement instruits. Mais je serais surpris que les vrais Savants trouvassent dans cette Scène un tableau de bon goût propre à éclairer le Public. Les Hommes, un peu plus lettrés que le public du Parterre, peuvent bien rire aux dépens d'un sot qui bavarde, à tort et à travers, sur quelques règles de synonymie de deux mots, sans être capables d'en chercher les étymologies : mais eux-mêmes qui ont quelques notions de l'Histoire de la Philosophie Naturelle, n'ont pas assez de gaîté pour se moquer du fond des premières contestations. A présent que nous savons de quoi il s'agissait autrefois, et de quoi il s'agit entre notre Enseignement et ses ennemis, il est clair pour nous que c'est toujours la guerre de la Métaphysique contre le Matérialisme; de l'étude des Dynamismes des Êtres vivants, ou suivant la Philosophie Inductive Baconienne, ou suivant la Philosophie Épicurienne de DIDEROT et de CABANIS. Il s'agit de déterminer s'il est possible de fonder une vraie Science Médicale, comme on en est convaincu dans les Écoles Hippocratiques depuis vingt-deux siècles, ou s'il faut s'en tenir à l'Empirisme des Statisticiens et de BROWN, fortifié et interprété par CUVIER. Et, en Morale, il s'agit de savoir s'il y a une connaissance fondamentale du juste et de l'injuste, et s'il en découle une règle de conduite incontestable,... ou s'il nous est permis de vivre suivant nos penchants et nos instincts, et de dire, comme l'Ane de la Fable de DESBILLONS, parlant à la Fauvette dont il avait renversé le nid et détruit les œufs : « De quoi

» vous plaignez-vous ? Est-ce que je devais me gêner » pour vos intérêts? Dans mon Code fondé sur mes besoins, » je suis en droit, quand j'ai bien dîné, d'employer tous » les moyens capables de procurer à mon estomac en » travail une bonne et facile digestion. »

Le *Rapport des Progrès, depuis* 1789, fut rédigé en 1808, et présenté à l'EMPEREUR. Cet ouvrage obtint de grands éloges, puisque Mistress LEE (1), auteur des *Mémoires de* G. CUVIER, nous reproduit ce jugement de M. le Baron PASQUIER : véritable monument qui, « placé comme un » phare entre deux siècles, montre à la fois et le che- » min parcouru et la route à suivre. » — D'après ce que je vous ai dit de ce travail, nous pouvons bien penser que jamais aucun Médecin n'aura pu souscrire à une telle louange.

Je n'ai trouvé, dans l'édition de 1826, rien qui fît croire que l'Auteur eût acquis, sur la Science de l'Homme, quelques notions de plus, capables de le mettre en état de corriger ses erreurs relatives à son jugement sur les *Nouveaux Éléments*, et à sa Philosophie des Sciences Physiologiques et Médicales. L'éclat de sa renommée l'obligea à prendre une autre direction. A l'exception de ses travaux Zoologiques et Anatomiques qu'il ne perdit jamais de vue, il fut absorbé par des devoirs de Haute Administration. J'ai toujours été fâché qu'il n'ait pas eu le temps de se repentir de sa faute contre BARTHEZ, et par conséquent de s'élever jusqu'à une démarche réparatoire, dont sa belle âme était certainement capable. J'aurais été touché profondément si j'avais pu trouver, dans sa Biographie, un rapprochement pareil à celui qu'on lit, avec

(1) Page 32.

admiration, dans l'Histoire de deux personnages éminents de l'Antiquité, qui s'estimaient, qui se blessèrent par je ne sais quelle fatalité, et dont le plus jeune, le plus élevé en dignité, eut le mérite d'aller demander grâce à l'autre, qui était un particulier éloigné de l'Autorité.

Ces deux intelligences sont toujours honorées sous les noms de St Jérôme et de St Augustin. Le premier, âgé d'au moins vingt ans de plus que l'autre, était un simple Prêtre établi à Bethléem, en Palestine; l'autre, était Évêque de cette Hippone d'Afrique qui est aujourd'hui notre Bône. Un écrit de Jérôme contenait une opinion relative à un point de l'Écriture Sainte, opinion qu'Augustin ne put pas approuver. Le Prélat voulut s'en expliquer avec l'Auteur. Il profita d'un voyage qu'un Ecclésiastique avait projeté à Jérusalem, pour le charger d'une Lettre adressée à Jérôme, dans laquelle il exprima toutes les raisons d'après lesquelles il ne pouvait pas accepter le sentiment dont je viens de parler, et il profita de la liberté de cette confidence, pour développer sa pensée, avec toute la dialectique, l'esprit, l'érudition et l'agrément qui le caractérisaient. L'Ecclésiastique ne fit pas son voyage en Palestine, mais il alla à Rome, où la Lettre fut lue, connue, plusieurs fois copiée; bientôt cette simple missive devint, par la réputation des deux correspondants, un document célèbre dans toute la Chrétienté.

Le Vieillard lut une copie de cet écrit. Il ne songea pas que c'était une Lettre confidentielle; il la prit pour un Livre fait directement contre lui. Il en fut outré, et il eut de la peine à contenir son ressentiment. Il écrivit à l'Auteur avec toutes les convenances que commandait sa position, n'oubliant jamais qu'il parlait à celui qui était son fils quant à l'âge, mais son père par la dignité.

Cette Lettre, remarquable par la mélancolie d'un vieillard qui se trouvait offensé, qui se sentait capable de se venger, mais qui mordait son frein par des considérations, produisit une profonde affliction sur AUGUSTIN. Il fut désolé d'avoir blessé un Homme qui avait tant de droits au respect et à l'admiration du monde. Il se hâta de lui écrire, il se reprocha son imprudence, sa légèreté, et toutes les autres causes internes qui avaient pu contribuer à la publicité de cet écrit; et voici la fin de sa confession : « Puisqu'il vous semble que vous êtes un » bœuf qui, fatigué par la vieillesse du corps, gardez néan- » moins la vigueur de l'esprit, et suez à un fructueux » travail dans l'aire du SEIGNEUR, me voilà; si j'ai dit » quelque chose de mal, posez fortement sur moi votre » pied. Le poids de votre âge ne me doit point être lourd, » pourvu qu'il brise la paille de ma faute. »

MESSIEURS, si CUVIER avait voulu et pu acquérir quelques notions sur la Constitution de l'Homme, sur la Philosophie qui lui convient, et sur la Médecine qui en a été tirée, je présume de mon admiration pour son Ame qu'il aurait fait une pareille déclaration à BARTHEZ ou à sa mémoire. Je ne parle pas des expressions dont il se serait servi : je ne songe qu'au sentiment moral, qui est toujours le même dans toutes les sphères de la Société, quoique les formules verbales y soient différentes. La Justice est la même partout. Elle nous donne partout une connaissance vraie de soi et des autres. La langue n'est pas la même : ce qu'on appelle humilité dans l'ordre religieux, s'appelle modestie dans le monde. Un Académicien de notre temps ne peut pas employer les mêmes paroles que celles dont s'est servi un Évêque du IVe siècle, pour exprimer un sentiment analogue ; mais la conscience de l'obligation de guérir la blessure produite injustement dans l'intelligence de son semblable est toujours rigoureusement la même.

L'Académie des Sciences de Paris ne parut pas manifester d'autre connaissance sur la Science de l'Homme et sur la Médecine, que celles que Cuvier avait manifestées par son opposition à l'Enseignement de Barthez, et par son *Rapport sur les Progrès*, jusqu'à sa mort qui eut lieu en 1832. Mais un Membre très-éminent de cette Compagnie s'occupait en silence d'un nouveau Tableau Encyclopédique des Sciences, où l'Anthropologie et la Médecine, depuis long-temps éclipsées, devaient reparaître. Ce Membre était M. Ampère, qui publia son travail en 1834. C'est pour le succès de notre Enseignement que cette apparition fut un événement. Nous le remarquerons dans la Leçon prochaine.

HUITIÈME LEÇON.

APRÈS AVOIR VU COMBIEN, EN 1828, ON ÉTAIT ENCORE ARRIÉRÉ, A L'ACADÉMIE DES SCIENCES, EN FAIT DES SCIENCES PHYSIOLOGIQUES, IL CONVIENT D'EXAMINER, D'UN COUP D'ŒIL, L'EFFET QU'AVAIT PRODUIT LE LIVRE DE BARTHEZ SUR L'ENSEIGNEMENT DE MONTPELLIER. — LA MAJORITÉ DES COLLÈGUES CONTEMPORAINS NE SENTIRENT PAS TOUT LE PRIX DE CET OUVRAGE. — BORDEU, FOUQUET, VENEL, LAMURE FURENT EN ÉTAT DE LE CONCEVOIR. — ILS S'EN EXPLIQUÈRENT PLUS PAR LEUR JALOUSIE QUE PAR UN JUGEMENT MOTIVÉ. — A MONTPELLIER, ON NE TROUVA PAS LES NOUVEAUX ÉLÉMENTS ININTELLIGIBLES : A PARIS, ON SE PLAIGNAIT DE LEUR ININTELLIGIBILITÉ, ET ON LA METTAIT EN OPPOSITION AVEC LA CLARTÉ DE LA CAZE, PRÊTE-NOM DE BORDEU. — JUGEMENT CONTRADICTOIRE DE SPRENGEL SUR CES SENTIMENTS. — MA MANIÈRE D'EXPLIQUER LES JUGEMENTS OPPOSÉS DU CENSEUR PARISIEN ET DE L'HISTORIEN ALLEMAND. — L'ININTELLIGENCE DES LIVRES DE BARTHEZ N'EST QUE L'IGNORANCE D'UN LECTEUR INCOMPÉTENT. — LA MEILLEURE PREUVE DU JUGEMENT DE NOTRE FACULTÉ EST L'INDIFFÉRENCE DÉDAIGNEUSE QU'ELLE A MONTRÉE POUR LES DOCTRINES MÉDICALES HYPOTHÉTIQUES QUI ONT EU COURS DEPUIS CETTE ÉPOQUE. — MON AVIS SUR LA CONDUITE QU'IL CONVIENT A LA FACULTÉ DE TENIR DANS DE PAREILLES CIRCONSTANCES. — APPARITION DES TABLEAUX SYNOPTIQUES DES SCIENCES ET DES ARTS, D'AMPÈRE. — IDÉE RAPIDE DE CE TRAVAIL, ET SON APPRÉCIATION RELATIVEMENT A L'ANTHROPOLOGIE. — IL SEMBLE AVOIR ÉTÉ FAIT POUR L'APOLOGIE DE BARTHEZ. — C'EST, A CERTAINS ÉGARDS, UNE PROTESTATION CONTRE L'HISTOIRE DU PROGRÈS DE CUVIER.

MESSIEURS,

Je vous ai fait voir combien les esprits de la capitale étaient peu propres à comprendre les *Nouveaux Éléments*, de Barthez, en 1808. Vous avez vu que l'Académie des Sciences n'a point paru être disposée à penser autrement que Cuvier sur cette matière, jusqu'à la mort de l'illustre Secrétaire perpétuel. Il ne faut pas croire, Messieurs, que la discussion survenue entre Cuvier et Geoffroy-St-Hilaire, dans le sein de l'Académie, ait eu quelque rapport avec les questions scientifiques qui nous intéressent. Notre grande affaire est la Constitution de l'Homme. Il y a chez nous deux propositions qui sont deux axiomes : 1° L'Ordre Vital est radicalement distinct de l'Ordre Physique et de l'Ordre Intellectif ;..... 2° dans l'Ordre Vital se trouve un instinct final de convenance, sans nécessité physique et sans intelligence. Comme ces deux propositions sont rigoureusement tirées de l'expérience au moyen du bon sens, nous n'avons garde de nous immiscer dans la contestation de l'*unité de composition* qui nous est au moins étrangère. Cependant je vous ai avertis qu'un Académicien des plus distingués avait travaillé longuement à un tableau figuré des sciences où se voient clairement l'Ordre Vital et la Physiologie Médicale implicitement Hippocratique.

Avant de vous faire remarquer combien ce travail nous est plus profitable que le *Rapport des Progrès* de Cuvier, il est bien juste que je porte un instant votre attention sur l'Enseignement de Montpellier pendant les cinquante ans prédits.

Malgré tout le désir que j'aurais de voir notre École toujours prospère, exempte des épidémies et des contagions du siècle, il faut bien que je convienne de quelques faiblesses dont elle n'a pas su se garantir ; cependant je trouve dans mes souvenirs plusieurs circonstances non-seulement atténuantes, mais encore presque compensatoires.

Les Collègues de BARTHEZ n'étaient pas de force à le comprendre tout entier; ils ne vivaient pas assez avec lui; ils n'étaient pas assez instruits des détails de son enseignement pour que leur entendement pût s'identifier avec le sien. Ils n'étaient pas en opposition avec la pensée fondamentale de la doctrine, puisque leur enseignement commun était Hippocratique, dans ce sens qu'il était anti-matérialiste. Ils n'étaient pas Stahliens, puisqu'ils laissaient SAUVAGES dans son isolement. Qu'étaient-ils donc? Ils étaient tièdes, distraits et insouciants. Certains d'entre eux exerçaient ou favorisaient les vivisections de HALLER. Le docteur TANDON, que j'ai connu quand il avait 90 ans, expérimentait, et le Prof[r] LAMURE conseillait. Mais vous savez que l'*Irritabilité* Hallérienne n'est ni du Cartésianisme, ni du Stahlianisme. C'est un fait qui agrandit et confirme le Vitalisme entre les mains de ceux qui savent s'en servir, comme font tous ceux qui ont su apercevoir la Dualité du Dynamisme Humain. Ils transmettaient de bonne foi ce qu'ils avaient appris, mais ils ne voulaient et ils ne pouvaient être ni les martyrs d'une doctrine trop profonde pour eux, ni les ennemis décidés des adversaires de l'Enseignement de Montpellier.

Deux hommes d'un rang intellectuel supérieur à celui des Médecins dont je viens de parler furent, sans le vouloir, les soutiens de BARTHEZ.

BORDEU et ses amis comprirent la valeur des travaux de ce grand Professeur; et comme ils aimaient sincèrement l'Hippocratisme, et qu'ils l'avaient défendu à leur manière, ils sentirent avec chagrin que leur rival devait l'emporter touchant les succès de cette défense commune, et ils laissèrent apercevoir leur mécontentement. BORDEU connaissait les idées principales de la Doctrine de BARTHEZ plusieurs années avant la publication des *Nouveaux Éléments*. Dans l'*Analyse Médicinale* du sang, le Professeur de Pau fait entendre que la Doctrine du Principe Vital est, en d'autres termes, celle de la *sensibilité*. Voici comment il s'en explique. Souvenons-nous qu'il écrit en 1776, année de sa mort.

« Le système de FIZES paraissait être dans l'oubli, le » nom de Principe Vital commençait à vieillir; mais il » vient de prendre un nouvel éclat entre les mains d'un » successeur de FIZES. M. BARTHEZ, s'élevant bien au- » dessus de son devancier, n'a retenu que son expression. » Il n'est point Mécanicien, comme FIZES; mais il le suit » dans le dégoût qu'il avait pour la *Nature des Anciens*, » pour l'*Archée*, pour l'*Ame* des Stahliens, et peut-être pour » la *sensibilité* et la *mobilité vitale*. Ainsi le Principe Vital » n'est plus la Mécanique du Corps dépendante de sa » structure : il n'est point la *Nature*, il n'est point l'Ame, » il n'est point la *sensibilité* de l'élément animal : comment » et en quoi en diffère-t-il? Ce sera à MM. LAMURE et VENEL, » et ensuite à M. FOUQUET, qui s'est déclaré ouvertement » pour la *sensibilité*, à éclaircir ce qui peut avoir trait à » cette question. Je me contente de les interpréter en » passant; ils diront s'il n'est pas vrai que nous faisions » jouer à la *sensibilité* le même rôle qu'on attribue aujour- » d'hui au Principe Vital. »

VENEL et LAMURE sont morts long-temps avant que j'aie pu les connaître; quant à FOUQUET, je l'ai beaucoup vu et entendu. J'ai été curieux de savoir son sentiment sur le mérite de la Doctrine de BARTHEZ. Sa réponse fut celle-ci : Barthez, *comme d'autres, s'est assis sur nos épaules, pour que le public pût le croire plus grand que nous.*

Quelques Journalistes, entre lesquels il s'en est trouvé un fort spirituel, ne craignirent pas d'appeler *inintelligible* le Livre de Barthez; et je vous ai fait voir de quelle part venait cette inintelligibilité. Bordeu et Fouquet n'avaient que trop bien compris l'importance, l'intérêt et la solidité d'un travail dont le programme était parvenu jusqu'à eux, et ils voyaient avec jalousie que, malgré leurs efforts, ils allaient perdre le fruit de leurs travaux. Bien leur vallut l'*inscience* générale, tant que la majorité fut incapable de comprendre leur rival. Le procès n'a été définitivement jugé que long-temps après leur mort.

Oui, Messieurs, cette appréciation est un aveu douloureux de deux émules connaisseurs qui cherchaient à se consoler de leur défaite. Remarquez bien que ces ennemis n'ont pas fait valoir l'*inintelligibilité* ou la *nébulosité* de leur vainqueur. Quand il s'agit d'une composition scientifique d'une haute portée, les Juges, *dignes de leur titre*, se garderaient bien de faire des chicanes sur quelques imperfections de style : l'*intelligibilité* et l'*inintelligibilité* d'une telle matière ne se rapportent qu'au degré d'enchaînement des pensées qui composent un ouvrage grave, aussi important par la valeur que par le sujet.

Quand l'*Histoire de la Médecine* de Sprengel parut en France, je m'empressai de connaître le sentiment de l'Auteur sur l'Enseignement de notre Faculté, et sur les idées extérieures qui s'y rapportent. J'y trouvai avec une agréable surprise que Sprengel se plaint de l'*obscurité* de la Doctrine de la Caze, c'est-à-dire de Bordeu, dont la Caze, son oncle, n'était que le prête-nom. Bien plus, il met en contraste cette *obscurité* avec la *clarté* de

BARTHEZ. Comment expliquer ce double jugement sur deux grands personnages, en le mettant en comparaison avec celui des Parisiens sur ces mêmes auteurs, lequel est absolument inverse de celui de SPRENGEL? C'est vraisemblablement que les premiers sont séduits par le style Fontenellien de BORDEU, et qu'ils ne peuvent pas s'accoutumer au style Aristotélien de BARTHEZ. Il y a grande apparence que SPRENGEL était peu sensible aux qualités de la diction, surtout dans une langue différente de la sienne, et que son attention se portait tout entière vers le fond des Doctrines.

Méfiez-vous de la plainte de ceux qui trouvent BARTHEZ *inintelligible* : s'il y a de l'*inintelligence* dans une telle incrimination, soyez sûr que la faute est au Lecteur qui l'a lu avant d'avoir acquis les conditions nécessaires pour le comprendre. En effet, BARTHEZ a de bonne heure été *intelligible* pour le très-petit nombre des hommes d'élite qui, par leurs études profondes, étaient devenus ses égaux. Vous l'avez vu : D'ALEMBERT, DESPERRIÈRES, BORDEU, FOUQUET l'avaient très-bien compris. Il dépend de vous de le rendre clair quand il vous plaira.

Quand la Révolution française vint, la nouvelle École se trouva composée d'hommes nouveaux. L'Enseignement s'en ressentit. A cet inconvénient se joignirent deux préoccupations : l'esprit politique et le désir d'introduire la Chimie, alors récente, dans la Médecine.

Une chose qui me parut bien remarquable, c'est qu'à Montpellier aucune des théories hypothétiques ne produisit une sensation digne de souvenir. A l'époque de mon arrivée ici (1795), les traductions de CULLEN, par PINEL et par BOSQUILLON, avaient de la vogue à Paris; à Montpellier, les Élèves, dirigés par leurs Maîtres, lisaient les descriptions des maladies, mais personne ne fit mention des théories solidistes que Pinel avait favorisées.

On a connu ici la Médecine empirique de Brown, le Matérialisme de Cabanis, les propriétés vitales de Bichat, la Médecine chimique de Baumes : ces opinions n'eurent pas même les honneurs d'une réfutation. Les lecteurs et les auditeurs arrivés à la maturité se contentaient de secouer la tête sans ouvrir la bouche.

Broussais ne fut pas inaperçu : une opposition peu nombreuse mais opiniâtre et ardente, dans le sein de la Faculté, devint l'occasion de Leçons faites pour la réfutation du Système de ce célèbre Dogmatique. Un Cours, la force d'inertie et le temps, firent justice de cette Hypothèse.

Le Rasorisme n'est pas plus inconnu que l'Organicisme, l'Anatomisme, etc. Mais après avoir tiré de ces systèmes quelques notions utiles, quand il y en a, on les laisse en paix avec une profonde indifférence.

Que penser d'un Enseignement qui, sans être doué d'une immuabilité absolue, attribut de Dieu seul, conserve assez soigneusement les idées fondamentales de sa Doctrine, pour que, jusque dans ses négligences et ses écarts, il trouve en lui-même un frein clandestin qui le rappelle promptement à son premier sentier ? Les nouveautés journalières ne le distrayent pas. La moquerie, la dérision, le sarcasme, les accusations, le trouvent insensible. Les effets de la civilisation générale et ceux des travaux des collaborateurs, sont, pour la science Médicale, non pas des allégements pareils à ceux dont se félicitaient les Browniens, les Broussaisiens ; mais bien des accroissements de faits acquis par l'expérience, un surcroît de travail, d'application et de propagation pour la didactique. Malgré ces raisons, qui sembleraient devoir nuire à cet Enseignement, il reste constant, toujours attaché aux mêmes principes et plus zélé que jamais. Je ne puis me rendre compte de ce phénomène moral, qu'en me persuadant que tant de tenacité de la part de notre École a pour principe la vérité de sa Doctrine.

Si je ne me trompe pas dans cette explication, que faut-il en conclure? Faut-il que cette École se concentre en soi-même, et se rende indifférente pour tout ce qui se passe autour d'elle? Ce n'est point mon avis : il est contraire. Notre Faculté n'est pas simplement un Conservatoire passif, dépositaire d'une Science naturelle dont les faits et les dogmes soient toujours en évidence pour tous ceux qui veulent en profiter; mais elle est surtout un Lycée spécial responsable pour l'éducation médicale des hommes qui lui sont confiés. Comme en Médecine il n'y a point d'*Index* qui interdise aux Élèves la lecture des mauvais Livres, il est indispensable que les Maîtres les instruisent, et leur démontrent l'incohérence qui existe entre le contenu de l'ouvrage condamnable, et les faits, les conclusions, les principes, les règles de la Science depuis long-temps établie. Quand des nouveautés erronées font sensation, que le public médical leur donne une certaine consistance, il n'est pas prudent que les Professeurs se taisent sur la valeur de ces écrits, sous prétexte du dédain qu'ils en font : les Élèves pourraient interpréter bien autrement ce silence. Il faut, dans l'intérêt de l'Enseignement, que nos Élèves et le public connaissent les motifs logiques de l'adoption et du rejet de tout ce qui acquiert quelque célébrité dans la République médicale.

Entre les motifs dont je parle, celui auquel je tiens le plus c'est que les défenses et les attaques de notre Enseignement sont les occasions les plus avantageuses de faire connaître au public le matériel et l'esprit de la Science que nous exposons. Quand je me suis donné la peine d'écrire plus de quatre cents pages, pour défendre le Principe de la Dualité du Dynamisme Humain, — Principe qu'un savant et éloquent Prédicateur a voulu combattre —, j'ai espéré que le Clergé de notre Diocèse, et quelques Prélats qui honorent la France, connaîtraient la base de l'Enseignement auquel je me suis livré de bonne heure avec ardeur, et que je continue de servir avec constance, suivant mes moyens.

Le premier des Apôtres disait aux Chrétiens ses Néophytes : « Soyez toujours prêts à rendre raison de tout » ce qu'il y a en vous touchant l'Espérance et la Foi, pour » satisfaire ceux qui vous questionnent. » *Parati semper ad satisfactionem omni poscenti de ea quæ in vobis est, spe, et fide* (1). Un tel précepte est on ne peut plus raisonnable en général. Je me l'applique, MESSIEURS et chers Élèves, dans mes relations avec vous, et je fais en sorte d'être en état de répondre aux questions relatives à la Science que je dois vous exposer. Ne vous semble-t-il pas que nous avons le droit et peut-être même l'obligation de vous exhorter à nous imiter, à être prêts à répondre sur la Science pratique dont vous entendez tous les jours les idées enchaînées, en partant des plus faciles à saisir jusqu'aux plus abstraites?

La prescription de St PIERRE est quelquefois si difficile, en Théologie, qu'il est plus aisé de répondre par le martyre que de satisfaire les interrogateurs par des

---

(1) *Epist. S.* PETRI : *I, Cap.* 3. *V.* 15.

motifs raisonnés. Mais il n'en est pas ainsi dans notre ordre profane : il ne s'agit plus de *Foi* ; il ne s'agit que de la Science dont il est toujours aisé de suivre toutes les idées au moyen de l'application, du temps et de la bonne volonté.

Arrivons à l'époque où la cinquantaine de DESPERRIÈRES est accomplie.

CUVIER est mort inopinément en 1832. L'année suivante on entendit parler d'un Livre sur la *Philosophie des Sciences*, de M. AMPÈRE, Académicien très-distingué de l'Académie des Sciences, Inspecteur Général de l'Université, et Professeur au Collége de France. L'ouvrage était attendu avec impatience. En 1834, M. AMPÈRE faisant une tournée d'inspection dans le Midi, m'honora d'une visite, et il eut la bonté de me donner un exemplaire de son œuvre intitulée: *Classification des Connaissances humaines, ou Tableaux synoptiques des Sciences et des Arts.*

Cette classification écrite, en Français, est accompagnée d'une sorte de traduction libre latine, en vers hexamètres. Cette traduction, adressée à son *très-bon et très-cher fils*, est caractérisée par les mots *Carmen Mnemonicum*. Vous pourriez croire que ce sont des vers techniques semblables à ceux qui étaient employés dans la seconde moitié du XVIIe Siècle, pour soulager la mémoire; mais ici on ne trouve rien de baroque ni de ridicule, comme étaient souvent les compositions de ce genre. Tout est pur, élégant, clair. J'y trouve même un avantage qui pourra être aussi utile pour d'autres que pour moi. Dans la classification originale, l'Auteur a donné des noms grecs composés, à l'aide desquels il a voulu rappeler les opérations mentales par lesquelles la connaissance avait été faite, sans plus ni moins. Or, ces dénominations nouvelles peuvent nous embarrasser quelques moments, ou par la difficulté de la langue, ou par l'oubli des opérations mentales fixées par l'Auteur. La traduction latine présente, en bons termes d'une langue morte chez nous plus usuelle, toute la pensée du Maître.

Développer les idées capitales de ce Tableau serait une entreprise trop longue pour que je puisse en avoir la pensée. Ce qu'il m'importe, c'est que vous voyiez, de manière à n'en pas douter, sortir de cette même Académie, où vingt-cinq ans auparavant l'Enseignement Médical de Montpellier était blâmé par ceux qui ne pouvaient souffrir les notions les plus saines de la Constitution de l'Homme, ... un Tableau Encyclopédique où l'on retrouve, tantôt explicitement, tantôt implicitement, les mêmes idées qui ont été l'objet de la réprimande de CUVIER contre BARTHEZ :

Séparation radicale, entre les Corps animés et les Corps inanimés ;

Ordre intellectif si bien signalé, caractérisé, défini, qu'il ne puisse pas se trouver hors de l'Homme;

Trois Ordres de Causes dans le monde : l'Ordre Physique, l'Ordre Intellectif, l'Ordre Vital distinct des deux Ordres précédents.

Lors de la publication du Tableau d'AMPÈRE, il m'a semblé voir sortir du Palais de l'Institut une palinodie expiatoire, pour réparer l'inqualifiable censure contre les *Nouveaux Éléments*.

CUVIER avait fait une grande division des Sciences, en commençant son *Rapport Général des Progrès* ; il est bon que vous connaissiez la substance de cette sorte de Classification, pour la mettre en parallèle avec celle d'AMPÈRE.

Cuvier appelle *Sciences Naturelles* toutes celles sur lesquelles il devait travailler pour son *Rapport*. Voici quelles en sont les limites, telles qu'il les a fixées.

« Placées entre les Sciences Mathématiques et les Sciences » Morales, les Sciences Naturelles commencent où les » phénomènes ne sont plus susceptibles d'être mesurés » avec précision, ni les résultats d'être calculés avec » exactitude; elles finissent lorsqu'il n'y a plus à considérer que les opérations de l'esprit et leur influence sur » la volonté. »

Ici, les Sciences Naturelles sont les Sciences Physiques. Il y a toute apparence que *Physiques* et *Naturelles* sont, chez l'Auteur, des synonymes. L'énumération qu'il fait de ces Sciences Naturelles confirme cette synonymie. Voici les titres des Sciences Naturelles, groupées en trois parties.

Première partie : Chimie Générale; — Théorie de la cristallisation; — Théorie des affinités; — Agents chimiques impondérables; — Théorie de la combustion; — Chimie particulière; — Nouveaux éléments métalliques; nouveaux éléments terreux; nouveaux acides; — Théorie des fermentations.

Seconde partie : Histoire naturelle de l'atmosphère; — Histoire naturelle des eaux; — Histoire naturelle des minéraux; — Géologie; — Histoire naturelle des *corps vivants*; — Histoire naturelle des *fonctions de la structure des corps vivants*; — Histoire naturelle particulière des *corps vivants*; — *Botanique*; — *Zoologie*; — Perfectionnements dans les méthodes; — Méthode naturelle des plantes; — Méthode naturelle des animaux; — Progrès de l'Anatomie comparée.

Troisième partie : Sciences d'application. *Médecine;* — *Art vétérinaire;* — *Médecine des végétaux;* — *Agricul-*

ture; — Technologie, ou connaissance des Arts et Métiers.

Y a-t-il moyen, MESSIEURS, de ne pas remarquer l'affectation avec laquelle CUVIER cherche à disséminer pêle-mêle les Êtres animés et les Êtres inanimés, pour que toutes les Sciences s'unissent en une qui est la Physique?.... Dans une même catégorie, l'Histoire des minéraux, l'Histoire de l'atmosphère, et la *Zoologie!* — Dans une autre, la *Médecine* et les Arts et Métiers!

Après ce Catalogue de bric-à-brac, on se sent soulagé dans le Tableau d'AMPÈRE. A la première ligne, vous voyez deux grandes catégories : 1° le Monde entier; — 2° l'Intelligence telle que nous la connaissons.

Dans la première, sont les Sciences cosmologiques; sur-le-champ vous voyez, dans ce Monde, deux sortes de choses: les objets inanimés et les objets animés. Les premiers fournissent deux sortes de Sciences: 1° les Sciences Mathématiques; 2° les Sciences Physiques dont les sujets varient par leurs Propriétés Physiques.

Les objets animés portent ici seuls le nom de *Sciences Naturelles.* Les études que ces Sciences fournissent spécialement s'appellent des Sciences Physiologiques.

Pour les Sciences Cosmologiques, vous venez de voir une dichotomie en Mathématiques et en Physiques; vous aller trouver une dichotomie pareille dans la Physiologie collective, et je vous prie de la remarquer. Dans la première division : 1° les Sciences Naturelles proprement dites, dont les sujets sont les Êtres Vivants du Règne végétal et du Règne animal. — 2° La seconde partie embrasse toutes les Sciences qui se rapportent aux besoins naturels de l'Homme, et qu'il désigne par le nom de *Sciences Médicales.*

Par là, cette classification établit de très-bonne heure la distinction de la matière morte, de la Puissance Vitale et de la Puissance Mentale. Vous voyez les trois Ordres de causes, l'Ordre Physique, l'Ordre Vital, l'Ordre Intellectif. De très-bonne heure vous avez vu que l'Homme n'était mêlé avec rien du reste de la création, puisque la collection des Sciences Noologiques fait une balance avec le Monde entier, et que l'Intelligence connue de nous est le plus noble élément de l'Homme.

L'Élément Vital de l'Homme, qu'il nous importe tant de bien connaître, a dû être inscrit dans la liste des Êtres du Monde qui vivent; mais l'Auteur s'est bien gardé de le mettre dans la catégorie des Forces Vitales des animaux. Il a senti aussi bien que nous que la Puissance Vitale Humaine ne peut pas être de la même condition que celle des Forces Vitales des bêtes. Indépendamment de l'incomparabilité que l'Élément intellectif donne au Dynamisme Humain, et rend l'Homme un Être unique dans le Monde, on s'aperçoit que la Force Vitale a une Histoire Naturelle, une Physiologie, une Hygiène, une Prophylactique, une Pathologie, une Thérapeutique fort différentes de celles dont les Vétérinaires se servent pour les animaux. Tout cela est parfaitement observé dans la distribution des Sciences Médicales de la Classification d'Ampère.

Avez-vous remarqué, Messieurs, la différence qui existe entre la signification de l'expression *Sciences Naturelles*, dans le langage de Cuvier et dans celui d'Ampère ?

Il me paraît que l'expression dont je parle est depuis long-temps en usage; cependant, quand j'ai voulu en lire la définition dans nos Dictionnaires, je n'en ai trouvé aucune. Je remarque même que, dans celui de l'Académie

Française, quoique l'expression ait été employée comme exemple, on a oublié, ou l'on s'est dispensé, d'en faire connaître les acceptions.

Il ne devait y en avoir, en effet, aucune dans notre langue, puisque Napoléon LANDAIS, qui se piquait de faire un *Dictionnaire des Dictionnaires Français*, a omis aussi la définition dont il s'agit. Ceux qui se sont occupés d'un *Supplément* de LANDAIS ont répondu, seulement l'année dernière, 1853, à notre désir. Dans l'article NATUREL, ELLE, nous lisons ces mots : « *Sciences Naturelles*, se dit col- » lectivement de toutes les Sciences qui s'occupent de la » Nature, de ses phénomènes, de ses productions, comme » la Physique, la Chimie, l'Histoire Naturelle, etc. » — Il me paraît que cette acception est celle de CUVIER. Elle est du moins conforme au passage que je vous ai cité. — Les Auteurs du Supplément ou n'ont pas connu la *classification des Sciences* d'AMPÈRE, ou ils n'ont eu aucun égard à cette signification.

Il nous est utile, à vous et à moi, de noter cette dissidence, parce qu'elle ne réside pas seulement dans les mots, mais surtout dans les idées fondamentales. Or, comme les dissidents sont des Hommes graves, il faut connaître le fond de leurs pensées.

On doit se rappeler que le mot *Nature* a un grand nombre de significations : mais, dans le cas actuel, il est clair pour moi qu'il n'y a que deux significations qui soient en jeu. Dans un cas, *Nature* est l'expression de toutes les choses qui ont une existence propre, dont l'ensemble compose l'Univers. — Dans l'autre cas, le mot *Nature*, en Philosophie Naturelle, signifie Puissance vivifiante, ou Force Vitale, reconnue par HIPPOCRATE et par des Philosophes ses prédécesseurs. Ce dogme physiologique vous est assez connu : je ne vous en parle ici que pour vous rappeler que ce Principe Vivifiant, très-distinct de l'Intelligence et des Causes purement Physiques, a été désigné souvent dans l'Antiquité par le mot dont il s'agit maintenant.

Vous avez vu que CUVIER n'a pris pour *Sciences Naturelles* qu'une partie de celles dont les sujets sont dans l'ensemble de la création. Cependant, comme dans la position où il était il ne pouvait pas sortir des régions sublunaires, et que les Mathématiques étaient du ressort de son Collègue, il prit toutes celles qui lui convenaient, et il leur donna ce titre : *les Sciences Naturelles*, quoiqu'elles ne fussent qu'une portion de ces Sciences, et que les limites qu'il en a faites soient arbitraires.

Mais quand AMPÈRE a voulu faire un groupe de Sciences limitées par leurs sujets et par leurs objets, qui pussent porter le nom de *Sciences Naturelles*, il a réuni toutes les connaissances relatives aux Êtres Vivants, et dont les Dynamismes avaient porté, de temps immémorial, le nom de *Nature*.

Je ne veux pas disputer sur les valeurs respectives de ces dénominations différentes : ce qu'il faut que vous sachiez, c'est qu'un des Académiciens les plus considérables a mis dans son Tableau des *Connaissances Humaines*, et dans les deux volumes qui l'accompagnent et le développent, les notions fondamentales de la Constitution de l'Homme, telles qu'elles sont enseignées dans notre Faculté ; et que par conséquent cette publication peut être considérée comme une protestation contre la censure que CUVIER avait proférée, vingt-cinq ans auparavant, contre la Doctrine de BARTHEZ, et contre la Philosophie qui en avait dirigé l'Architecture.

Je ne crains pas d'appeler cette production *une protestation* contre CUVIER et pour BARTHEZ, quoique les noms de BARTHEZ ni de CUVIER ne soient écrits dans aucune de ces pages : pourquoi ?....... Parce que je n'avais jamais eu la moindre relation avec M. AMPÈRE ; et que M. AMPÈRE est venu faire les avances d'une sorte de liaison, par une visite spontanée, et par le don de son Tableau. Il y avait plus de trois ans que j'avais cessé d'être Doyen; je me livrais à l'exposition de mon Anthropologie avec la chaleur de mes convictions, et avec toute la liberté que me rendait la condition de simple Professeur. Il m'est donc permis de croire que, dans ce rapprochement volontaire, il y avait une intention qui ne pouvait être que le désir de trouver en moi un compagnon de voyage, dans la route philosophique que nous parcourions en même temps. Il a dû croire que notre intérêt commun était d'aller, de conserve, au lieu où la logique nous avait fait espérer de trouver des vérités naturelles fructueuses.

En effet, j'ai vu dans ce Tableau, sorti de l'Académie des Sciences, les instructions qui devaient dissiper les *six ignorances caractéristiques*, causes de l'*inintelligence* temporaire relatives aux *Nouveaux Éléments*, instructions que vous reconnaîtrez dans cette *Classification* d'AMPÈRE, au commencement de ma Leçon prochaine.

9me LEÇON.

—

RAPPELER ICI LES SIX OUBLIS OU IGNORANCES ASSEZ GÉNÉRALES QUI EXISTAIENT DANS LE MONDE MÉDICAL PENDANT L'ESPACE PENTÉCOSTAIRE ASSIGNÉ DANS CES LEÇONS, ET FAIRE CONNAÎTRE DANS LE TABLEAU D'AMPÈRE LES IDÉES PROPRES A COMBLER CES VIDES. — 1° RETOUR DES CAUSES ANIMATRICES QUI DISTINGUENT SCIENTIFIQUEMENT LES CORPS VIVANTS D'AVEC LES CORPS INANIMÉS. — 2° LES TROIS ORDRES DE CAUSES DE LA CRÉATION RECONNUE PAR L'ANTIQUITÉ : *a*) ORDRE PHYSIQUE ; *b*) ORDRE INTELLECTUEL ; *c*) ORDRE VITAL. — 3° RÉTABLISSEMENT DE LA PHILOSOPHIE EXPÉRIMENTALE INDUCTIVE, ET RÉDUCTION DE L'HYPOTHÈSE A SA VALEUR. — DIGRESSION POUR RAPPELER LA DOMINATION DES HYPOTHÈSES CARTÉSIENNES AUX DÉPENS DES FORMES ARISTOTÉLICIENNES ET L'ARRÊT BURLESQUE DE BOILEAU. — 4° RAPPEL DE LA DESCRIPTION RIGOUREUSE DES FAITS POUR QUE LEURS THÉORIES SOIENT COMPLÈTES. — 5° DUALITÉ DU DYNAMISME HUMAIN D'HIPPOCRATE, OU HOMO DUPLEX DE BUFFON. — 6° IMPROBATION ÉVIDENTE QU'AMPÈRE FAIT DE METTRE DANS LA MÊME CATÉGORIE L'HOMME ET LA BÊTE. — COMMENCEMENT D'INFLUENCE DU TABLEAU D'AMPÈRE SUR LES ESPRITS DU CORPS MÉDICAL DE PARIS.

Messieurs,

Je vous prie de rappeler à votre mémoire les six *lacunes* ou *insciences* relatives qui, pendant cinquante ans, rendirent la majorité des Médecins, et la majorité de l'Académie des Sciences de l'Institut, incapables de comprendre les ***Nouveaux Éléments de la Science de l'Homme*** de BARTHEZ, afin que vous reconnaissiez, dans la *Classification des Connaissances humaines* d'AMPÈRE, ce que cet illustre Académicien a fait pour retracer dans les esprits les vérités alors inaperçues, et cependant depuis longtemps découvertes et signalées par le sens commun.

I. Négation des causes animatrices qui forment une différence radicale entre les corps animés et les corps inanimés. — Vous savez que cette négation est ce que l'on appelle le *Matérialisme*. Cette croyance a dû être bien générale pendant le temps que l'on a sincèrement admiré le livre de CABANIS, dont l'idée principale est que, dans l'Homme, *le Moral n'est que le Physique considéré sous un autre point de vue.*

AMPÈRE met à la fois en tête de sa Classification deux choses sur le même rang : le Monde et l'Intelligence. De là *deux Règnes* : I. celui des Sciences *Cosmologiques*; II. celui des sciences *Noologiques.*

De quoi se compose le Monde? — De deux sortes de choses ; d'abord : 1° de matière, 2° de proportion, ce qu'il exprime scientifiquement par : *a*) *Physique*, *b*) *Mathématiques* ; — ensuite : 1° d'Êtres Vivants, et 2° de l'Homme, ce qu'il exprime par : *a*) *Sciences Naturelles*, *b*) *Sciences Médicales*. — Restons pour le moment dans le Règne des Sciences Cosmologiques : le Règne des Sciences Noologiques nous occupera une autre fois.

Les Sciences Physiques, Naturelles et Médicales, ont leurs sujets respectifs bien distincts, qui ne découlent pas l'un d'un autre. Les sujets des Sciences Physiques, sont la substance et les corps de la matière inanimée. Ceux des Sciences Naturelles, sont les Causes animatrices des Végétaux, et celles des Animaux.

Le sujet des Sciences Médicales, quel est-il ? Vous pourriez vous y tromper en prenant le mot *Médicales* dans le sens générique. Mais, dans tout ce Tableau, le mot *Médecine*, comme ses dérivés, ne s'entend que de la Médecine Humaine, conformément à la langue latine, où ce mot ne se rapporte qu'à l'Homme. Pour l'Art de traiter les animaux malades, les Latins disaient *Mulomedicina*, ou *Veterinaria Medica*. — Le sujet des Sciences Médicales, est le Dynamisme de l'Homme, qui n'est pas le même que celui des Animaux.

Quant aux Mathématiques, quel en est le sujet? C'est une qualité générale qui se trouve dans tout ce qui existe. Ce sont les quantités et leurs proportions.

J'ai entendu une discussion entre M. AMPÈRE et M. GERGONNE sur cette question : les Sciences Mathématiques pures, ont-elles, pour parties intégrantes, les choses corporelles dont les quantités font le sujet de la Science? — ou bien, les Mathématiques, peuvent-elles être conçues comme tellement abstraites, qu'on puisse dire qu'elles existent même dans le néant?..... J'ignore comment la conversation se termina; mais il dut y avoir une contestation, puisque la discussion fut assez longue.

Pour moi, il me semble que, puisque le sujet est collectivement l'ensemble des quantités et des proportions, ce sujet, qui est un mode d'être, n'est point conçu par moi dans le néant, où il ne peut y avoir ni termes ni rapports. — On dira que tous les éléments du calcul peuvent être imaginés, et que les combinaisons de ces éléments, faites suivant certaines conditions mentales, peuvent constituer des vérités incontestables comme possibles. — Mais je réponds : puisque les quantités sont ici des qualités ou des modes, a-t-on pu concevoir ces modes primitivement sans s'appuyer sur leurs *substrata*?

D'ailleurs, les dispositions dont je sens la certitude ne sont point dans un état de néant : les idées qui s'opèrent se passent dans une Intelligence, et les Intelligences sont des réalités.

Au reste, Ampère place les Mathématiques, non dans les Sciences Noologiques, mais dans les Sciences Cosmologiques.

La matière inanimée, sujet de la Physique, a ses caractères bien arrêtés. — La Cause Vitale, soit végétale, soit animale, sujet des Sciences Physiologiques, ou *naturelles* suivant Ampère, est très-bien caractérisée, et essentiellement différente des attributs de la matière inanimée.

1o Les Agrégats Vivants, existent en vertu d'une Puissance unitaire temporaire, dont la durée porte le nom de Vie.

2o La Vie, se compose d'une existence continue de la Puissance unitaire, et de Phénomènes, les uns immanents, les autres intermittents, qui constituent les fonctions de cette même Vie.

3o La Puissance unitaire est toujours provenue d'un Agrégat Vivant.

4o La Puissance unitaire, existe et agit, avant qu'elle possède l'Agrégat corporel dont elle doit se servir dans la suite. Elle est invisible, inimaginable, inconcevable, et néanmoins son existence est incontestable aux yeux de la raison.

5o Elle convertit des corps multiples et variés en une unité, dans ce sens, que c'est cette Puissance, qui assemble des éléments moléculaires naturellement incohérents, et même mutuellement répulsifs, pour les unifier en un système d'organes et en un individu, végétal ou animal, qui seront les instruments dont elle aura besoin pour l'exercice des fonctions de la vie future à elle imprimée.

6° Les fonctions de la Vie, enchaînées par des lois de convenance, attachées à la Puissance Vitale, et non aux lois nécessaires de l'Agrégat Matériel, démontrent l'existence d'une finalité relative à la conservation de l'individu pendant sa durée, à la procréation de l'espèce et au rôle du spectacle de la Nature. Ce point de vue mis en comparaison avec les modes d'être des corps inanimés, est ce que les Philosophes du moyen âge appelaient *actio ratione moris*, dont le contraste était les modes d'être *ratione entis*.

7° Entre les phénomènes de la Vie, on ne peut pas négliger la considération des métamorphoses, des âges, des maladies, de leurs catastrophes, de leurs guérisons spontanées, de la vieillesse, de la mort, des changements catalytiques qui se passent dans le corps, après l'extinction de la Vie, pour rentrer dans le Règne Minéral.

8° Le type de l'espèce est le caractère primordial de la Puissance Vitale.

La Puissance Vitale, qui n'est pas le sujet de la Physique, est donc une Cause essentiellement différente des qualités des corps inanimés.

Le sujet de la Médecine, qui est le Dynamisme Humain, n'est pas mis dans la même catégorie que le sujet des Sciences Naturelles. Pourquoi cela? C'est que le Dynamisme Humain n'est pas de la condition des bêtes. La Vie Humaine n'est pas identique avec celle des Animaux, quoique ces Vies aient des ressemblances par les Fonctions *Vitales* (GALIEN), naturelles, instinctives : la Vie intellectuelle, qui caractérise celle de l'Homme, décèle une Puissance, dont les signalements démontrent, dans le Dynamisme, un Principe radicalement différent de tout ce qui se voit dans l'Univers, Principe qui est à la fois l'auteur et le sujet des Sciences Noologiques.

Ce que je vous dis, MESSIEURS, doit vous fatiguer par sa vulgarité. Mais je ne l'énonce que pour vous faire voir quelles sont les premières notions qu'AMPÈRE a été obligé d'enseigner aux Gens lettrés, aux Médecins et aux Savants, qui s'oubliaient jusqu'à croire que toutes les Sciences se réduisaient à la Physique.

II. Vous vous souvenez que les plus sensés de cette époque, qui se piquaient de repousser le Matérialisme, professaient les uns le Cartésianisme, les autres le Stahlianisme. Les Savants sédentaires, qui n'aimaient pas les Animaux, consentaient à regarder ces êtres comme des machines. Ceux qui aimaient les chiens et les chevaux aimaient mieux se tourner du côté de l'Animisme; et vous voyez que les Naturalistes, non Médecins, sont fort enclins à ce genre de Monothélisme.

Ce que je viens de vous dire sur les sujets des Trois Ordres de Sciences reconnus par AMPÈRE, vous oblige à reconnaître les Trois Ordres de Puissances qui sont inscrites en principe dans notre Anthropologie. AMPÈRE professe, aussi bien que tout Médecin Hippocratique, les Causes Physiques, les Causes Vitales, et la Puissance de l'Intelligence. Il est donc bien clair qu'il n'a pas dû participer à la censure de l'Académie contre la Doctrine de BARTHEZ.

III. Durant l'époque désignée, l'oubli le plus profond a été celui de la Philosophie Naturelle Expérimentale Inductive; et je ne réponds pas que cette amnésie anti-médicale soit généralement guérie. Tout ce que je vous ai dit, touchant l'insurrection Cartésienne contre la Philosophie Naturelle Antique, et spécialement contre les *formes substantielles*, est un manifeste contre ARISTOTE, et une protestation en faveur de toutes les hypothèses.

Lors de l'apparition du Cartésianisme, BACON était peu connu dans le Continent et surtout en France. Le *Novum Organum*, excellent Traité de Philosophie Naturelle Inductive, où la Méthode d'ARISTOTE est perfectionnée, où l'art d'aller à la recherche des *formes*, tant substantielles qu'accidentelles, est devenu plus exact et plus rigoureux, et où les vices des hypothèses sont reconnus plus choquants : le *Novum Organum*, ne paraît avoir été alors apprécié de presque personne.

Après le premier quart du dernier Siècle, les Physiciens Français sentirent le prix de la Philosophie Newtonienne, qui était celle de BACON, appliquée à la Science des objets inanimés : VOLTAIRE et Mme DU CHATELET eurent le mérite de favoriser la propagation du Newtonianisme, et l'*Encyclopédie* eut celui de l'implanter dans la Physique Expérimentale.

La Physique des impondérables, à cette époque, et la révolution chimique arrivée vers la fin du XVIIIme siècle, durent leurs progrès à l'esprit du *Novum Organum*. Mais, par une fatalité inconcevable, les Médecins étaient restés étrangers à cette *logique*, comme BACON l'appelait. Le *Discours Préliminaire* des *Nouveaux Éléments* a été une énergique et profonde analyse de ce savant Traité de Philosophie Naturelle, et tout le Livre est une application continuelle de cet Art à l'étude rigoureuse de l'Homme. Voilà le service que BARTHEZ a donné à la Science Médicale, et dont si peu de personnes ont profité pendant la cinquantaine d'oubli.

L'objet principal de la Classification d'AMPÈRE, fut d'appliquer, à l'étude de chaque sujet, la suite des opérations mentales nécessaires pour arriver à toutes les réalités accessibles, en se préservant des *suppositions*, des *anticipations*, des *hypothèses*, que l'imagination nous suggère sans cesse, dans le cours de ces recherches. Il a désigné ces quatre opérations mentales par des noms grecs très-expressifs, qui vous seront d'une grande utilité, si vous vous appliquez à les réaliser dans l'étude de la Science que nous cultivons vous et moi.

Cette partie du *Tableau* est donc une nouvelle édition, en d'autres termes, du *Novum Organum*, et du *Discours Préliminaire* de BARTHEZ. Ceux qui en auront compris la lettre et l'esprit sont en état de saisir parfaitement les *Nouveaux Éléments*, et de suivre sans peine les développements successifs de l'Anthropologie enseignée dans notre Faculté.

L'Ouvrage d'AMPÈRE n'a dû être entrepris que pour répondre au besoin de l'époque, pour combler cette lacune de la Philosophie Naturelle Expérimentale Inductive, lacune produite par la révolution Cartésienne, et plus béante dans les Sciences Physiologiques que dans les Sciences Physiques. Le besoin existait partout. Les Académiciens eux-mêmes, devenus Physiciens exacts par l'habitude des expériences, ne connaissaient pas les vrais Principes de leur Dialectique. J'ai eu l'occasion de m'entretenir une fois avec M. MAZURE, Inspecteur Général, une autre fois avec M. LETRONNE, remplissant la même fonction, sur l'esprit de notre Enseignement Médical; et ni l'un ni l'autre ne parurent se faire une idée des procédés intellectuels nécessaires pour aller à la recherche des Causes Naturelles. Quand je parlai, à l'un d'entre eux, de la *caractérisation* des Causes Expérimentales, distinguées par leurs effets, signalées et dénommées par les mêmes considérations, il ne put jamais se passer d'une supposition : il ne lui fut pas possible de voir une différence entre le concept d'une Cause Expérimentale abstraite, distincte de toute autre, et la création concrète d'une image, semblable aux Causes concrètes qui lui étaient auparavant familières.

Comme la Faculté Médicale de Paris a possédé en d'autres temps des Docteurs Hippocratiques du plus grand mérite, que FERNEL, HOULLIER, Louis DURET, BAILLOU, ont marché suivant les règles de la Philosophie Naturelle Antique, et, s'il est permis de le dire, qu'ils ont, à certains égards, BACONISÉ avant BACON : je suis curieux de savoir à quelle époque l'Hippocratisme a été abjuré, et remplacé par le Cartésianisme.

Ce qui me paraît le plus vraisemblable, c'est que ce changement eut lieu à l'époque de l'Arrêt Burlesque de BOILEAU, qui est dans les éditions premières de ce Poëte, mais dont la génération actuelle n'a plus aucun souvenir. Cependant il n'est pas inutile de garder la mémoire d'événements qui peuvent être des leçons. L'écrit de BOILEAU est un monument d'actes publics de déraison dont il nous convient de se préserver dans le cours de la vie.

Le Cartésianisme ne s'établit pas dans les Écoles lentement, par la marche naturelle des progrès de la civilisation. Depuis long-temps on y philosophait suivant l'Aristotélisme : les partisans du Novateur voulurent établir la méthode actuelle promptement et en renversant l'antérieure. Ce fut une échauffourée qui a été heureuse pendant cent ans.

La Philosophie et les Sciences d'ARISTOTE avaient

paisiblement régné plusieurs siècles. Dans ce système de connaissances, il y avait des vices, des erreurs, des lacunes. Il eût été plus sage de corriger peu à peu, de compléter, d'améliorer, d'agrandir avec patience et constance. Mais vous savez que les Réformateurs n'ont pas le temps d'attendre : ils aiment mieux faire des révolutions. Ils deviennent d'autant plus ardents, que les Anciens redoutent les nouveautés, parce que ces derniers ne sont convaincus ni des imperfections du passé, ni de la réalité du bien prédit.

Lorsqu'au milieu du XVIIe siècle, les partisans de DESCARTES, qui enseignaient dans les Universités, voulurent introduire les *Principes de Philosophie*, et miner la Philosophie Naturelle des *formes substantielles*, etc., les Anciens murmurèrent et contredirent. L'improbation de ceux-ci, et l'impatience des premiers, firent naître des conflits. Il y avait tort et raison de part et d'autre. Les Cartésiens apportaient des faits, ou nouveaux, ou plus exacts; plus, une Philosophie Hypothétique. Les Péripatéticiens s'indignaient des hypothèses, et ils avaient le grand tort de manquer de confiance pour les Observations d'Apôtres si suspects.

Dans l'Université de Paris, les Maîtres-ès-Arts, les Professeurs de Médecine et de Philosophie, s'unirent pour dresser une Requête au Parlement tendant à obtenir le maintien de l'Enseignement précédent, et l'interdiction du Cartésianisme.

Je n'ai pas ouï dire que cette Requête ait été définitivement formulée. Mais quelque Membre de l'Université voulut savoir, avant de faire un éclat, ce qu'en penserait le Premier Président DE LAMOIGNON. Il y a apparence que les motifs de cette demande étaient graves, importants, sérieux, puisque ce grand Magistrat éprouva de l'embarras et de l'inquiétude. Il en parla à BOILEAU, qui crut lui rendre service en immolant au ridicule la Requête et l'Arrêt.

En effet, plusieurs des partisans de la réforme philosophique, de ceux que l'on appelle à présent des *progressistes,* s'unirent au Poëte pour l'aider dans ce projet. Le Docteur BERNIER, Disciple de GASSENDI, et auteur d'une analyse des ouvrages de cet illustre Philosophe, se chargea de la *Requête* ironique et satirique des Péripatéticiens en faveur d'ARISTOTE, et contre la Raison son ennemie, ainsi que contre ses adhérents, tels que les nommés GASSENDI, DESCARTES, ROHAULT, MALEBRANCHE, POURCHOT et autres. On peut lire cet écrit dans le 4e volume du *Ménagiana.* Quant à l'*Arrêt,* c'est BOILEAU qui le rédigea, avec les assistances de RACINE, et d'un Greffier du Parlement son parent, qui le dirigea pour le style et les termes de pratique. L'Arrêt est ainsi intitulé : « *Arrêt donné en » la Grand-Chambre du Parnasse, en faveur des Maîtres- » ès-Arts, Médecins et Professeurs de l'Université de » Stagire, au Palais des Chimères, pour le maintien de » la Doctrine d'*ARISTOTE. » C'est en 1674 que se fit cette facétie.

D'après ces titres, vous devez penser combien les Frondeurs ont pu persifler ARISTOTE, son École et ses Disciples, au moyen des louanges ironiques dont ils les ont honorés, et combien ils ont flatté la Raison et l'Expérience, au moyen des mépris et des outrages, par antiphrase, dont ils les ont accablées.

Ces plaisanteries, en France, ne sont pas susceptibles d'une réplique. La vérité n'a pas autre chose à faire que de subir son sort, jusqu'à ce que les railleries deviennent insipides par surannation, ou par un changement de goût.

Le bon sens et des événements de toutes les espèces nous ont rendus aujourd'hui trop sérieux, pour qu'un Arrêt Burlesque puisse bouleverser un Enseignement public. D'un autre côté, une détraction injurieuse imméritée est sans valeur. Je n'ai pas ouï dire qu'on ait jeté du mépris sur la Classification d'AMPÈRE; et je doute fort que les gens instruits d'à-présent pussent entendre sans indignation ce qui a été dit, il y a quarante-cinq ans, contre l'application que BARTHEZ a faite de la Philosophie Baconienne à l'Anthropologie Médicale. Pensez-vous que, dans ce moment, les Hypothèses de DESCARTES fussent décorées des titres de *raison* et *d'expérience*? Et, quels que fussent les Auteurs de ces bouffonneries, croyez-vous que le public y vît autre chose que d'ignorantes insipidités ?

Quand le parti Cartésien a voulu renverser l'Aristotélisme, il a appelé à son secours les Gassendistes, et BERNIER, Médecin de Montpellier, le partisan de GASSENDI, s'y prêta. Ce fut donc une coalition de deux partis qui se détestaient pour conjurer contre un ennemi commun. On a plusieurs fois vu des choses pareilles en Politique. Je doute fort que si GASSENDI avait été évoqué (1), il fût entré dans cette coalition pratique dont les Casuistes n'ont pas encore apprécié au juste *la moralité*. Souvenons-nous du Jugement de ce grand Philosophe sur les *Principes de Philosophie* de DESCARTES. Après avoir montré tant *d'ennui* que lui avaient causé les *fadaises* contenues dans ce Livre, il dit : « Quant à moi, j'appréhende fort pour

---

(1) Il était mort au moins dix ans auparavant.

» la témérité d'un homme qui entreprend, par ces voies, » de détrôner Aristote des Écoles, pour se mettre à sa » place (1). »

La Métaphysique Péripatéticienne, le *Novum Organum*, les *Nouveaux Éléments de la Science de l'Homme*, reprennent faveur, à dater de la *Classification des Connaissances Humaines*.

IV. Entre les *oublis* signalés généralement chez les Médecins, nous avons noté l'étude trop superficielle des Phénomènes Anthropiques. Pinel lui-même, qui considérait la Pathologie seulement comme une partie de l'Histoire Naturelle, semblait ne prescrire dans la Nosologie que le procès-verbal des Maladies. Barthez, qui voulait que la Médecine Pratique fût étroitement liée à la Science de l'Homme, exigeait une étude profonde des faits. Ampère rappelle ce précepte en se conformant aux règles Baconiennes, quand il veut trois degrés d'étude des faits avant de s'aviser de prononcer définitivement sur la formule de la théorie.

V. La Dualité du Dynamisme Humain n'est un Dogme incontestable que dans les Écoles Hippocratiques : le Peuple est Monothélite, nonobstant tout ce qui se voit continuellement dans la Vie Humaine. Buffon a démontré le *Homo Duplex* avec autant d'éloquence que de raison ; des Médecins qui devraient connaître la différence évidente qui existe entre l'Intelligence et l'Instinct, et l'identité de l'Instinct et de la Force Vitale, s'obstinent à nier un principe expérimental dont la démonstration se proclame sur tous les tons.

---

(1) *Vie de* Descartes ; *par* Baillet : T. II, p. 264.

Le *Homo Duplex* n'étant pas entré dans l'éducation puérile, personne n'en parle, personne ne s'imagine que ce soit une vérité usuelle. On est prêt à le regarder comme un paradoxe impossible à prouver, quand un Médecin Hippocratique l'énonce. Et cependant, dans le commerce journalier de la Vie Sociale, on entend chaque jour un homme dire comme St Paul : *Datus est mihi stimulus carnis meæ Angelus Satanæ, qui me colaphizet.* Tout homme sensé connaît intuitivement que le stimulus qui le tourmente ne provient pas de son Intelligence : l'Auteur en est, suivant son Sens Intime, un ennemi interne, Cause *non-naturelle* par rapport au MOI mental.

Ceux qui ont admiré autrefois SACCHINI ont dû entendre, à l'Opéra, CHIMÈNE chanter :

« Je vois dans mon amant l'assassin de mon père.
» Tantôt l'amour triomphe, et tantôt c'est l'honneur :
» Et dans ce dur combat d'amour et de colère,
» Je ne sais qui des deux l'emporte dans mon cœur.
» O devoir ! ô tendresse ! ô destin qui m'accable !
» Je veux punir le crime, et j'aime le coupable. »

Le Dilettante instruit ne se sera pas contenté de jouir d'une mélodie convenable qui a flatté son oreille : il aura senti le combat des passions ici présentées, et les antithèses par lesquelles la Poésie a cherché à les exprimer. Mais un Médecin de la vieille roche ne se sera pas arrêté à un tel acte d'audition. Accoutumé, comme il est, à épier dans un phénomène naturel toutes les choses et les circonstances *totius substantiæ*, il se gardera bien de croire que, chez cette Fille de 20 ans, les deux passions mortelles naissent d'une même source ; que l'*Honneur* qui la sollicite à faire mourir un Amant adoré, et que la frustration d'un *Amour conjugal*, naguère certain, passions également funestes pour l'individu, tiennent à un *moi* unique.

La Dualité du Dynamisme Humain se montre dans les deux colonnes du *Tableau* d'Ampère. Les Sciences Naturelles ont pour sujet la Force Vitale. Mais les Sciences Noologiques ont pour sujet le Principe de l'Intelligence, qui est d'une autre nature, d'un autre Règne que celui du Monde.

VI. Les Naturalistes veulent à tout prix que l'Homme et les Bêtes appartiennent au même Règne, et que, puisque leurs organes sont de la même matière, leurs Dynamismes doivent être de la même nature.

La Philosophie Naturelle Expérimentale Inductive a séparé irrévocablement l'Homme d'avec les Animaux. La Classification d'Ampère a si bien distingué les œuvres de l'Homme d'avec celles des Brutes, qu'il ne nous est pas possible de méconnaître en lui une Cause spéciale, incomparable, caractéristique de l'Être où elle réside. Les Sciences Noologiques, dont les sujets sont dans le Principe de l'Intelligence, n'appartiennent pas plus aux Primates qu'aux Rayonnés.

Quiconque a médité cet ouvrage, et s'est pénétré des substances qui le constituent, doit être capable de lire Barthez, de le comprendre, et par conséquent de suivre tous les progrès que la Science de l'Homme a pu recevoir des efforts de l'Enseignement de notre Faculté.

Il était permis de tout attendre et de la valeur de l'ouvrage, et de la haute considération de l'Auteur. L'Académie des Sciences ne paraît pas avoir songé à contredire le Confrère ; et le Public, qui a plus de confiance pour l'Institut que pour toute autre autorité didactique, n'a plus osé parler défavorablement des pensées générales et de la Philosophie Naturelle qu'AMPÈRE avait sanctionnées.

A dater de cette époque, il nous a été permis de publier nos idées sans avoir à craindre ni dédain, ni persiflage. Pendant quelques années encore, on a répété parfois l'accusation de *nébulosité* dirigée contre notre École. Mais, depuis long-temps, les Prudents se gardent bien de parler de ce banal nuage, parce que le Public s'est déjà aperçu que le météore est ordinairement autour de l'esprit du Lecteur malveillant, et non autour du corps lumineux. On a vu, l'an passé, un écrit imprimé où se trouvait encore signalé le *Nuage* de Montpellier; mais l'Auteur a trouvé à propos de demeurer anonyme, craignant sans doute que le trait ne tournât contre lui.

La considération générale pour notre École est devenue telle qu'elle était avant la Révolution Cartésienne : que dis-je? elle est plus honorée que jamais, parce que la considération dont elle jouit est à présent mieux motivée.

En 1835, je fis un voyage à Paris, dans l'intention de voir l'état des esprits dans la sphère médicale, depuis l'apparition de l'Ouvrage d'AMPÈRE. D'abord je ne pus pas méconnaître que le Broussaisisme avait perdu de sa vogue. Je dus me convaincre de la décadence rapide de cette Doctrine, de l'effet avantageux de la *Classification des Sciences Humaines*, et d'un accroissement de considération pour l'Enseignement de Montpellier. M. GUÉRIN m'invita beaucoup à faire part au public de l'impression que la vue de Paris avait pu produire en moi, après trente-deux ans d'éloignement ininterrompu. A mon retour, je voulus répondre à cette sollicitation. Je pris pour sujet quelques idées renfermées dans un Discours imprimé que M. Bouillaud avait prononcé dans la première Leçon de sa Clinique commencée peu de temps auparavant.

Ce qui m'avait le plus frappé, dans cet écrit, c'étaient les deux opinions suivantes : d'abord que la Médecine était considérée comme une Science Physique, par conséquent placée dans la catégorie où sont la Physique et la Chimie ; ensuite, que la Médecine ne devait pas être considérée comme une Science faite, mais bien comme une collection de croyances très-sujettes à changer, de manière qu'il fallait s'attendre naturellement à la voir subir une *révolution tous les dix ans*.

Dans mon Cours de Physiologie de 1835-36, je fis treize Leçons pour combattre directement ces deux propositions. Ces Leçons ont été imprimées et publiées en 1837, sous ce titre : *De la Perpétuité de la Médecine, ou de l'Identité des Principes fondamentaux de cette Science, depuis son établissement jusqu'à présent.* J'ai d'abord prouvé que puisque l'Homme, sujet de la Science Médicale, est un Être vivant et pensant, cette connaissance ne peut pas être rangée avec les Sciences Physiques dont les sujets sont des substances et des corps inanimés. Ensuite, j'ai concentré, dans cet écrit, trente-quatre propositions aphoristiques, constituant la base de la Médecine, qui n'ont jamais été contestées par un homme sensé ; et auxquelles pourront s'en joindre d'autres aussi certaines et aussi utiles, mais dont aucune n'est exposée à une attaque sérieuse. La conclusion était : qu'il existe une Médecine, qui peut et doit raisonnablement continuer et durer autant que l'espèce humaine, sans avoir besoin de révolution scientifique.

Il m'a été permis de croire que mes arguments ne

manquaient pas de valeur, puisqu'aucune objection ne m'est parvenue contre cet écrit, et que des Libraires de Paris m'en ont plusieurs fois demandé une seconde édition.

D'autres raisons m'apprirent bientôt que la Doctrine Hippocratico-Barthézienne de la *Constitution de l'Homme* avait fait des progrès dans la sphère médicale : je reçus des Lettres d'approbation propres à me satisfaire par le mérite de la plupart de leurs Auteurs.

Quand j'ai l'intention de vous faire connaître les témoignages d'une approbation, tous les jours croissante, que notre Faculté reçoit de près et de loin, n'allez pas croire que je veuille vous entretenir de correspondances personnelles plus ou moins flatteuses pour des Membres de cette Compagnie : je ne veux vous entretenir que d'actes publics desquels on ne puisse pas méconnaître une confiance éclatante pour la Doctrine pratique ici laborieusement cultivée, et une reconnaissance explicite pour l'École qui travaille consciencieusement à la propager. Il ne s'agira donc pas des formules de compliments confidentiels. Mais je vous ferai connaître : la réforme de la conduite professionnelle d'un Médecin très-employé, réforme dont l'initiative a eu lieu dans la communication de l'Enseignement Médical ici exercé ; — une Académie étrangère qui charge un Compatriote de venir étudier notre Didactique, de la recevoir de la bouche des Maîtres, pour la transporter dans son pays, en faveur de ses contemporains; — des Associations de Médecins, qui s'engagent dans une entreprise importante, pour s'assurer une telle communication; — des élans spontanés de la Presse, ayant pour but d'arborer la Doctrine Hippocratico-Barthézienne, dans une contrée qui l'avait antipathiquement repoussée; et que l'Apôtre veut répandre dans sa Patrie, sans autre intérêt que celui de préparer les voies pour une vérité depuis long-temps bannie. — Ces faits ne semblent-ils pas être, pour notre Anthropologie, des avant-coureurs d'un temps meilleur ; et est-il permis à un Historien de les négliger ?

10me LEÇON.

L'ANTHROPOLOGIE HIPPOCRATIQUE PERFECTIONNÉE PAR L'ÉCOLE DE MONTPELLIER, PRÉFÉRÉE A L'ORGANICISME PAR UN PRATICIEN ÉLEVÉ A PARIS.—HISTOIRE DE CE FAIT. — RAISONS DE CETTE PRÉFÉRENCE EXPRIMÉE PAR CE MÊME PRATICIEN. — PROPAGATION DE L'ENSEIGNEMENT DE MONTPELLIER DANS LES PAYS ÉTRANGERS : — A TURIN; — A FLORENCE; — A ATHÈNES; — A SÉVILLE; — ENFIN A PARIS MÊME. — PREUVES MANIFESTES DE CE DERNIER FAIT. — QUE LE TABLEAU D'AMPÈRE PEUT ÊTRE CONSIDÉRÉ COMME LE ***in hoc vince*** DU GRAND CONSTANTIN. — LA DUALITÉ DU DYNAMISME HUMAIN, ENSEIGNÉE A PRÉSENT PAR UN MEMBRE DE L'ACADÉMIE DES SCIENCES DE L'INSTITUT.

MESSIEURS,

Neuf Leçons ont été employées à vous faire connaître l'Histoire de la Science de la Constitution Humaine et de ses vicissitudes, depuis son origine jusqu'à ce jour. Je vous ai montré cette Science dans sa prospérité et dans ses infortunes. Vous avez dû la voir toujours vivante, acquérant sans cesse de la force par le secours de ses fidèles défenseurs, en dépit des attaques qui semblaient devoir l'écraser. Je suis arrivé à l'époque où justice lui est rendue, où elle reçoit des hommages, où ses ennemis même quittent leurs armes et viennent se ranger autour d'elle. C'est à vous montrer les preuves et les témoignages de cette haute considération croissante que la Leçon actuelle est destinée.

Je n'ai que des faits à raconter, et je vous promets d'être scrupuleusement fidèle. On n'exigera pas que je me montre impassible dans le récit des événements. Est-ce que dans la narration de tout ce qui arrive à un Enseignement dont je fais partie depuis si long-temps, on exigerait que je restasse dans une ataraxie stoïque? L'attachement que l'on a pour un Établissement didactique n'est-il pas de la même nature que l'Amour de la Patrie? et l'Amour de la Patrie n'est-il pas toujours une vertu?

Une des marques les plus significatives d'un triomphe de notre Doctrine sur ses rivales, que j'aie le plus vivement ressentie, a été la préférence manifeste qu'un jeune Docteur élevé à Paris donna à l'Anthropologie de Montpellier, qu'il venait de connaître, sur celle qu'il avait apprise dans la Capitale. Ce jeune Docteur est devenu un Praticien des plus distingués, qui, depuis dix-huit ans écoulés après ce choix motivé, n'a cessé de se féliciter, par des témoignages publics, du parti qu'il avait pris spontanément.

Ce changement n'a été l'effet ni de la légèreté, ni de quelque mécontentement : tout est le résultat d'une étude comparative des plus consciencieuses. Très-bien élevé dans sa famille, il se rendit jeune à Paris pour étudier en Médecine, et il remplit ses devoirs de scolarité d'une manière irréprochable. Reçu dans la même École avec tous les témoignages de satisfaction, il dut se rendre au lieu de sa naissance, pour se mettre en possession d'une clientèle paternelle. J'avais eu soin de vous faire connaître les qualités et le caractère de l'individu. Cette perspective, pour tant d'autres si heureuse, fut effrayante pour lui : il nous faut donc savoir d'où lui venaient ces craintes.

Le jeune homme sentit, en arrivant, le poids des devoirs que lui imposait cette clientèle, devenue toute à sa charge par l'impotence de son père. Ses premières réflexions le firent tomber dans le découragement. Il ne cache point les raisons de son embarras, et il est utile d'en garder la description : elle pourra contribuer à la future Biographie de notre spirituel Correspondant, dont la vie ne peut pas rester dans le silence. Auteur d'écrits de petit volume, mais d'un grand intérêt, il peut, si DIEU lui prête vie, remplir l'attente du public. Dans ce moment, les motifs de sa peine et les causes de sa consolation font partie intégrante de ma Leçon.

Dans les Cliniques Internes de la Faculté où il avait été élevé, il avait déjà éprouvé une inquiétude dont il n'avait jamais pu se guérir. A chaque prescription thérapeutique, il cherchait la relation qui doit exister entre le moyen ou la méthode d'une part, et l'indication de l'autre. Presque jamais il n'a rien vu de pareil, ni dans la Leçon Clinique du Professeur, ni dans les Leçons Théoriques de la Faculté, ni dans les Livres Scolastiques du lieu, Livres qui se rapportaient aux Doctrines Hypothétiques de l'époque. Quand il se souvenait d'un cas qu'il avait vu dans la pratique de son Père, il cherchait à comparer sa réminiscence avec le cas présent, tant pour la partie pathologique que pour la partie thérapeutique; il avait toujours trouvé des mécomptes tels, qu'il n'avait vu nulle part une Science unie avec une Pratique; un événement où l'on pût voir une liaison entre la prévision et le fait suivant. En un mot, il n'avait jamais vu une

Constitution Humaine qui éclairât la Pathologie, une Pathologie de laquelle découlât une indication ; une indication qui suggérât une Thérapeutique, ou qui justifiât logiquement la Thérapeutique antérieurement instituée.

On peut concevoir, d'après cela, quelle était l'Éducation Médicale qui lui aurait convenu, et qui l'aurait mis en état de se livrer immédiatement à la pratique. Faute de cette direction préalable, la Médecine n'était point pour lui une Science, et il était sur le point d'en abjurer et l'Art aveugle, et l'exercice.

A Paris, dans le cours de ses études, l'Enseignement de Montpellier était en fort mauvais prédicament ; cependant, comme quelques individus dignes de confiance en avaient parlé différemment, et que d'ailleurs cet Enseignement ne pouvait pas être plus insignifiant que celui qu'il avait suivi, il résolut de chercher à savoir ce qu'il en est réellement. Obligé moi-même de voir un malade dans le lieu qu'il habitait, mon voyage fut l'occasion des relations qui se sont établies entre lui et moi. Diverses raisons nous rapprochèrent, et il voulut profiter de cette circonstance pour prendre des renseignements sur l'exécution de son projet.

A sa demande je répondis catégoriquement par la désignation des Livres sortis de Montpellier, où il trouverait l'Hippocratisme Barthézien le plus exact. Ce furent d'abord les ouvrages de Barthez lui-même ; ensuite ceux qui ont été composés par ses Disciples, pour appliquer les principes du Maître à des ordres de Faits Anthropiques qu'il n'avait pas eu le temps de traiter à sa manière. Après deux courtes conférences, nous nous séparâmes; et quoique mon interlocuteur m'eût frappé par son intelligence, par son esprit aussi piquant que juste, et par la variété de ses connaissances, il n'y eut aucune raison qui nous engageât à nous promettre des relations suivies. Deux ans après, je reçus de lui une Lettre fort inattendue, où je trouvai d'abord un rappel de nos deux conversations, et de la peine profonde dont il m'avait fait confidence ; et ensuite la série des études raisonnées qu'il avait faites depuis, pour connaître exactement la Doctrine dont il s'était agi. Puis venait une comparaison critique entre ce qu'il venait d'apprendre dans son cabinet, et ce qu'il avait appris pour obtenir son grade. Après une courte récapitulation des propositions qui exprimaient ce qui était pour lui l'esprit de notre Enseignement; une déclaration formelle de ces Vérités Doctrinales; et une abjuration de l'Organicisme : il me demanda, avec tout l'agrément de l'allégorie, *le Baptême de l'Enseignement de Montpellier*. Le Catéchumène me parut assez avancé pour être digne de cette adoption; le Néophyte ne tarda pas à devenir notre excellent Apôtre, et par la *parole* et par les *actions*.

Dans cette Lettre, le Docteur retraçait le désespoir où il était tombé quand il n'avait pas pu apercevoir une liaison entre la Science qu'il avait étudiée à Paris, et la pratique à laquelle il était obligé de se livrer. Il était dans l'enchantement depuis qu'il avait appris une Anthropologie qui lui avait fourni les clefs successives de la Pathogénie des Maladies, de leurs Indications, des Méthodes de Traitement, et des Moyens Thérapeutiques.

Tout le monde n'est pas capable de sentir ce genre de bonheur qui a ses sources et dans la tête et dans le cœur. J'en trouve la preuve dans une Biographie, publiée il y a environ dix-neuf ans, en lisant un passage qui prouve que l'Auteur n'avait pas la moindre idée du chagrin que je viens de décrire, ni de la source d'où l'on peut en retirer le soulagement. Ce Livre est la *Biographie Universelle et portative des Contemporains, ou Dictionnaire historique des Hommes vivants et des Hommes morts depuis 1788 jusqu'à nos jours* (1836), *qui se sont fait remarquer par leurs écrits, leurs actions, leurs talents, leurs vertus ou leurs crimes; publié sous la direction de MM.* Rabbe, Vieilh de Boisjolin *et* Sainte-Preuve. Mon nom a l'honneur d'être inscrit sur cette liste. On y a placé le titre de la plupart des écrits que j'avais publiés. Le dernier mentionné est : les *Consultations de Médecine de* Barthez, dont je suis l'Éditeur. Quoique aucun des écrits antérieurs n'eussent été appréciés, l'Auteur de l'article a trouvé à propos de le signaler ainsi ces Consultations : *Ouvrage sans intérêt.*

Je suis sûr que mon *baptisé* juge bien autrement une telle production. Elle doit être d'un grand intérêt pour tout homme, jeune ou âgé, qui, muni d'un titre légal, doit exercer la Médecine par devoir, ou par des convenances, et qui descendant au fond de sa conscience, ne trouve point en lui une connaissance suffisante d'une relation logique entre la maladie et le moyen de la guérir. S'il lui était démontré que cette connaissance n'existe pas, et qu'elle ne peut pas exister, il vivrait suivant les règles d'une convention tacite. Mais s'il ne peut pas ignorer qu'elle existe; s'il sait qu'il dépend de lui de l'acquérir, il est impossible qu'il en néglige ni l'acquisition, ni l'emploi.

C'est en faveur des individus consciencieux, incomplétement élevés, que j'avais publié les *Consultations Médicales de* Barthez, qui sont, pour les connaisseurs, es modèles de Clinique. En effet, le Praticien éclairé eut y contempler et le Novice timoré peut y puiser concaténation de toutes les opérations mentales qui se ont, depuis la vraie notion de la Constitution Humaine, usqu'à la Thérapeutique, en suivant la filière de la ause procatarctique ou de l'Hérédité de chaque maladie, e sa Pathogénésie, de ses indications, des diverses Méhodes Thérapeutiques, et des motifs d'une préférence à aire. On me rendrait un vrai service si l'on m'indiquait ne Collection de Consultations où je pusse mieux remlir le but dont je viens de vous entretenir.

Quelques années après le *Baptême* Anthropologique *Montpelliérain*) dont je viens de vous entretenir, le élèbre Docteur TROMPEO, Médecin de la feue Reine HRISTINE, Douairière de Sardaigne, et Médecin Honoraire e S. A. R. Mgr. le DUC DE GÊNES, vint à Montpellier omme en témoignage public de sa considération pour otre Enseignement Médical. Cette espèce de pèleriage me rappela celui que Thomas BARTHOLIN avait ait à Montpellier, vers le milieu du XVIIe siècle, orsque Lazare RIVIÈRE était au comble de sa célébrité. A on retour à Turin, M. TROMPEO fit connaître, par la resse périodique, son estime pour une Doctrine Médicale ont il avait toujours honoré les premiers dogmes, et qui ans ce moment lui avait paru perfectionnée, agrandie, clatante : et à dater de cette époque, lorsque des quesions médicales, liées à la Santé Publique, étaient agitées ans l'Académie Royale Médico-Chirurgicale de Turin, l a témoigné le désir de connaître l'avis de l'École de Montpellier. Diverses Écoles Médicales d'Italie ayant fait ne sorte de confédération en faveur de l'Hippocratisme, otre savant Confrère piémontais n'a pas manqué de faire voir que la ressemblance du but de cette coalition avec les principes de notre Enseignement, était un grand préjugé en faveur de cet honorable projet.

Lorsque M. CHRESTIEN voulut bien publier, dans sa Gazette Médicale, les Leçons que plus tard j'ai collectivement désignées sous le titre d'*Idée Pittoresque de la Physiologie Humaine Médicale enseignée à Montpellier*, les Administrateurs de la *Gazzetta Toscana delle Scienze medico-fisiche* trouvèrent à propos de les traduire en Italien et de les publier dans leur Journal. Le traducteur fut le spirituel et savant M. BERTAZZI, qui eut la bonté de m'envoyer les deux *Gazzette* où sont imprimées les deux premières Leçons. Cet envoi fut accompagné d'une Lettre où j'ai vu toute la considération que l'on professe à Florence pour l'Enseignement de notre Faculté. Si je n'en fais pas ici la lecture, c'est que je manque de temps; de plus, j'ai de la peine à lire un écrit où le juste éloge donné par l'Auteur à notre École est trop étroitement lié à la personne qui en est le plus vieux interprète.

Si je devais entrer dans les détails de la relation du retour qui s'opère chez les esprits, touchant la Doctrine de la Constitution de l'Homme, et touchant le dédommagement rendu à notre Faculté, mon nom reviendrait trop souvent pour que je puisse me résoudre à tant répéter cette articulation. Cependant personne n'ignore les raisons pour lesquelles j'ai été le plus actif dans ce procès scientifique : je le devais par conviction, par reconnaissance, par l'obligation où je suis de vous dire, dans l'Enseignement, la vérité, toute la vérité, rien que la vérité.

Il y a environ six ans que j'ai reçu le Diplôme de Corspondant de l'Académie de Médecine d'Athènes, et la site de M. le Premier Médecin du Roi OTHON, alors en yage. Comme je n'avais pas plus demandé ces distinc-ns que je n'ai sollicité les titres pareils de quelques tres Sociétés Académiques de l'Europe, qui ont inscrit on nom dans leurs Registres, j'ai dû reconnaître com-en s'étend progressivement la considération d'une École nt je suis le Doyen d'âge.

Quelque temps après, mon *Ébauche du plan d'un Traité mplet de Physiologie Humaine* a été traduite en grec oderne, et imprimée aux frais de l'Académie de Médecine Athènes. Le Secrétaire de cette Académie parle ainsi ce fait et de tout ce qui s'y rapporte, au jeune Mé-cin qui s'était chargé de cette version : « Votre élé-gante traduction du Livre intitulé *Ébauche d'un plan de Physiologie*, par M. le Professeur Physiologiste LORDAT, a fait un grand plaisir à l'Académie, qui a arrêté son impression, etc...... La lecture attentive de ce Livre démontre que son Auteur a très-bien connu et très-approfondi le Sens des Idées Hippocratiques ; il leur a donné une extension et un développement qui font de l'École de Montpellier une École tout-à-fait Hippocratique, et de plus complétement au niveau des idées et des progrès modernes. La Grèce doit être très-reconnaissante à l'illustre Professeur pour la dé-fense et le développement aussi judicieux de l'Hippo-cratisme. La Préface que vous avez bien voulu mettre sur la Force Vitale, ses facultés, ses rapports avec le Sens Intime, a contribué à l'éclaircissement du Livre. — Tout de même on désire encore beaucoup plus de développements pour qu'on puisse concevoir cette belle Doctrine dans son entier; c'est pour cela qu'on vous

» engage très-fortement à publier comme complément la » traduction des deux beaux ouvrages du même Auteur, » dont vous avez fait l'analyse, savoir : 1° l'*Insénescence* » *du Sens Intime*, etc...... 2° la *Perpétuité de la Méde-* » *cine.* »

L'Auteur de la Lettre dont vous venez d'entendre deux extraits est M. Olympios, Professeur de Chirurgie à Athènes, et la personne à laquelle il s'adresse est M. Pappadopoulo-Kyriasis, Docteur en Médecine.

Croyez-vous, Messieurs, qu'une Faculté distinguée par son zèle à perfectionner son Enseignement, par son amour pour les vérités médicales, conséquemment par son culte sacerdotal pour l'Humanité, et par sa tendresse pour vous, nos chers Élèves, qui devez en être les Lévites;.... croyez-vous que cette École puisse voir avec indifférence un hommage rendu par des Descendants du Père de la Médecine, à des Frères adoptifs auxquels ils adressent, d'un pays lointain, des avances d'une confraternité pour tous aussi flatteuse que profitable?

Si notre Enseignement reçoit une justice aussi honorable, d'un Corps Médical qui siége à cinq cents lieues de nous à l'Orient, il en reçoit une autre, non moins éclatante, d'une Société du même ordre scientifique, qui nous observe de trois cents lieues d'ici au Midi. Des Médecins profondément instruits, livrés à la pratique dans une des plus grandes et des plus belles villes d'Espagne, à Séville, s'unissent spontanément ensemble pour se fortifier mutuellement dans l'exercice d'une profession aussi difficile que laborieuse, et cherchent quel est le rumb de vent qui peut le mieux les pousser dans une mer aussi incertaine. Celui qu'ils ont jugé le plus avantageux, le plus propre à les diriger vers le véritable but, soufflait de ntpellier. Dans leur conviction, ils se sont adressés notre Enseignement; ils en ont demandé docilement la rection, et ils ont fait vœu d'employer toutes leurs rces intellectuelles, sous cette inspiration, à l'instruction médicale de leur patrie. En conséquence, ils s'adressent filialement à notre Faculté, non-seulement pour demander des conseils, mais encore pour solliciter grément du projet qu'ils ont de traduire en castillan, mprimer et de propager les ouvrages de Montpellier plus propres à exprimer toute la Doctrine Médicale de tre École, Doctrine qu'ils savent être unitaire comme n sujet, c'est-à-dire comme l'Homme tout entier.

Plusieurs de ceux qui m'entendent ont pu lire la Lettre e ces honorables Médecins ont adressée au plus ancien la Faculté, qu'ils ont sans doute regardé comme le présentant de l'Enseignement de cette Université Médile.

Cette Lettre est insérée dans la *Revue Thérapeutique du idi*, Nos de Janvier et Février 1852; et ceux qui désireront connaître convenablement peuvent la trouver dans la bliothèque de notre Faculté.

Dans l'intérêt des curieux, je ne puis pas m'empêcher les engager à porter leur attention sur deux des derers alinéas, dont le premier est un vœu pareil à celui e nous formons depuis long-temps, et dont le second it voir, dans les pétitionnaires, des circonstances pailles à celle qui avait si vivement touché notre spirituel nverti. Une même grâce leur a suggéré une même urce, malgré l'énorme inégalité des distances.

Voici le premier des deux alinéas dont il s'agit :

Les Auteurs nous présentent la liste des Livres Médicaux ii ont été faits à Montpellier pour affermir la Doctrine

de l'Enseignement, soit théoriquement, soit pratiquement et ils nous demandent l'indication de ceux qu'ils ne connaîtraient pas, et que nous croirions pouvoir contribuer au complément de l'Encyclopédie Médicale toute vivifiée de la Doctrine de notre Enseignement. Entre les ouvrages sur lesquels ils nous consultent, ils font une mention expresse d'un Traité de Philosophie Naturelle Expérimentale appliquée à l'étude de l'Anthropologie
« Parmi tous ceux dont l'existence peut nous être in-
» connue, —disent-ils—, nous désirerions surtout trouver
» un Traité de Philosophie Médicale qui, établissant des
» principes à la portée de toutes les intelligences, fût
» une espèce de Catéchisme de facile compréhension. Un
» ouvrage de ce genre, s'il existait, influerait non-seule-
» ment sur le succès favorable de notre entreprise
» mais il contribuerait encore assez puissamment à élargir
» les limites des maximes que nous brûlons de propager
» Servant de base à nos démonstrations, il attirerait vers
» nous un plus grand nombre de Prosélytes, non-seule-
» ment en Espagne, mais nous osons dire en France et
» même dans toute l'Europe; car il faut se persuader
» une chose: c'est que, si la Doctrine de l'École de Mont-
» pellier n'est pas encore généralement adoptée par tous
» les Médecins, c'est parce que ceux-ci ne la compren-
» nent point, parce qu'ils manquent de précédents philo-
» sophiques qui soient à même de la leur rendre com-
» préhensible. »

Vous voyez donc bien, MESSIEURS, que ma plainte contre la négligence de l'Enseignement philosophique, à l'égard de la Philosophie Naturelle Inductive ne part pas seulement d'ici. — Veuillez entendre les instances presque filiales de nos très-honorés Confrères, et vous jugerez si elles étaient pour nous déterminantes :

« Nous confions à votre bienveillance et laissons en-
» tièrement à vos soins le choix ou la désignation de ces
» ouvrages, pour leur parfaite collocation dans l'ordre
» bibliographique. Vous serez aussi assez bon, nous l'es-
» pérons, pour vouloir bien accueillir favorablement
» notre demande, de même que nous croyons qu'il sera
» doux pour vous de nous aider de vos excellents conseils
» dans la belle œuvre de régénération médicale à laquelle
» vous présidez, et que nous vous proposons de réaliser
» dans ce pays, où la véritable Science a besoin d'une
» réforme si radicale. Trop long-temps dominés par l'es-
» prit rachitique des systèmes que nos Enseignements
» nous ont transmis de l'École sceptique Parisienne;
» privés des avantages d'une méthode lumineuse rigou-
» reusement scientifique, nous autres, Médecins par vo-
» cation, nous n'avons pu, jusqu'à ce jour, nous garantir
» des influences de ce mal. Pleins d'erreurs et de doutes
» qui à chaque instant devenaient un supplice, sans
» discernement préalable, sans convictions, sans appuis
» dans nos propres ressources, qu'allions-nous devenir,
» grand DIEU ! Nous étions perdus, et avec nous l'Huma-
» nité soumise à nos soins..... Mais le Génie a percé les
» ténèbres, etc....» Ce Génie, suivant eux, était l'Enseignement de notre École, dont quelques productions, tombées fortuitement entre leurs mains, furent la source de leur lumière.

Depuis trois ans, ces Messieurs poursuivent leur entreprise, en nous tenant au courant, M. KÜHNHOLTZ et moi, de leurs travaux. Nous sommes témoins de leur zèle, de leur ardeur, de leur constance; et, en même temps, admirateurs de leur sagacité, de la facilité avec laquelle leur esprit s'est identifié avec celui de notre Enseignement. Le trimestre présent ne s'écoulera pas sans que nous voyions le premier volume de leur publication (1).

Une circonstance des récits que je viens de faire est digne de remarque. Long-temps les Parisiens, et très-récemment encore des Médecins de Strasbourg, ont accusé notre Doctrine d'être *nébuleuse*. Mon BAPTISÉ ne s'en était nullement plaint. Rien de pareil n'a été dit dans son appréciation, en Allemagne, à Turin, à Florence, à Athènes, à Séville. D'où peut venir cette différence? Les taches du soleil ont été également vues en France, dans nos antipodes, dans les terres polaires, dans la Zone Torride. Mais à présent que le télégraphe électrique nous donne la certitude que dans un moment où le soleil brille à Montpellier le temps est sombre à Berlin, oserons-nous dire que les variations de la lumière que présentent les divers pays ont leur cause dans la constitution de l'astre qui nous éclaire? Non certes, le sens le plus commun nous dit que l'obscurité locale, qui coïncide avec une clarté solaire d'un autre lieu, a pour cause un brouillard borné dans un espace circonscrit. Ne nous est-il pas permis de considérer de même les *nébulosités* de notre Doctrine, aperçues seulement à Strasbourg et à Paris?

Cette explication est d'autant plus probable, que la lumière s'accroît, chaque jour de plus en plus, à Paris même, quoique notre Enseignement n'aît changé ni de dogmes, ni de méthode didactique. Depuis plusieurs années, M. BARBIER, d'Amiens, ne voit dans la Constitution Hu-

(1) Depuis quelques mois il est en vente. (1855.)

maine que les éléments reconnus par Hippocrate, démontrés et caractérisés par Barthez. M. le Docteur Auber, quoique élevé à Paris, a montré de la manière la moins équivoque sa haute considération pour la Doctrine de Montpellier, dans un *Traité de la Science Médicale* (*Histoire et Dogmes*), publié en l'année 1853. Je vous engage à lire l'article : *Histoire de la Faculté de Médecine de Montpellier*, pag. 301. Dans ce que l'Auteur a dit pour en apprécier la Doctrine, vous trouverez des passages tels que les suivants : « Nous allons parler d'une École qui » a brillé parmi les plus célèbres, de l'École de Mont- » pellier dont l'Histoire a été pendant long-temps l'His- » toire même de la Médecine en Europe. Le plus simple » énoncé de ses principes et de ses travaux nous donnera » d'elle une grande idée, et nous reconnaîtrons que ceux » qui la dénigrent sont, ou des ignorants qui ne la con- » naissent pas, ou des gens de mauvaise foi qui se font » une loi de la calomnier. »

Vers la fin de cet article, veuillez porter votre attention sur cette page, qui est l'avant-dernière :

» L'École de Montpellier a continué les travaux idéolo- » giques de l'École de Cos ; elle a fixé et généralisé des » idées jusque-là vagues et isolées ; elle a systématisé les » vues des praticiens les plus célèbres..... C'est par son » puissant Enseignement Dogmatique ; c'est par l'esprit » général de ses Méthodes Philosophiques et l'unité de » ses principes ; c'est par la recherche, la vérification » et la coordination de tous les Principes de la Médecine » Science et de la Médecine Art ; c'est par la recherche » *historique* des Vérités Médicales, et par la haute et » savante critique des Doctrines générales, que la Faculté » de Médecine de Montpellier s'est toujours montrée à la

» tête des autres Facultés, et qu'elle a constamment » influé sur la marche de la Science Médicale, dont elle » a scellé les vérités, augmenté les lumières, et assuré » les progrès.

» Et, qu'on le sache bien, l'opinion que nous énonçons » est celle des esprits le plus haut placés dans la Magis- » trature des Sciences. Ce sont des Hommes d'État, des » Ministres qui ont rendu solennellement à l'École de » Montpellier cette justice que nous ne faisons que ré- » pandre aujourd'hui. Tous ont reconnu que la supério- » rité de son Enseignement avait pour cause sa Philo- » sophie, et les travaux auxquels elle s'est constamment » livrée pour perfectionner la Science du Dynamisme » Humain, et *tous ont répété que les Cours de Montpellier » étaient les seuls qui offrissent dans les Doctrines un en- » semble parfait et une unité réelle et féconde.* »

Quand un Médecin de Paris ne craint pas de parler ainsi de notre Enseignement, il est permis de croire que ses Compatriotes ne sont pas loin de rendre justice à notre Faculté. Le temps approche où les intelligences de ce pays se trouveront dans les six conditions que je disais être nécessaires pour que l'on connût Barthez et ses Disciples. Ainsi j'accepte l'espérance renfermée dans deux Lettres dont m'honore un Docteur en Médecine habitant de Paris, de qui je ne prononcerai le nom que lorsque j'en aurai obtenu la permission. Cet honorable Confrère est Auteur d'un excellent Livre de Médecine pratique, que le public a fortement goûté. Après la publication qu'il en avait faite, des circonstances l'obligèrent à étudier la Doctrine de Montpellier. Il ne tarda pas à trouver dans cet examen une véritable acquisition. Dès que le succès du Livre a déterminé l'Auteur à en faire une seconde édition, il n'a pas manqué de l'enrichir de ce qu'il venait d'apprendre. Il voulut bien me faire connaître la direction scientifique actuelle de son esprit, pensant avec raison que je ne verrais pas sans une vive satisfaction et le vrai progrès d'un Auteur que j'aime, et l'acquisition que notre École fait d'un Néophyte dont elle peut tant attendre. Voici ce qu'il me dit confidentiellement du Corps Médical de la Capitale : « S'il vous a fallu beaucoup de temps et » beaucoup de peine pour enseigner et propager la Phi- » losophie Médicale de BARTHEZ, pour l'étendre et l'ap- » pliquer à un grand nombre d'ordres de faits dont l'Au- » teur ne s'était pas occupé, vous pouvez trouver au- » jourd'hui une nouvelle récompense de vos efforts, dans » les progrès que fait parmi nous cette Doctrine dont » vous êtes le second Père. Je ne veux pas dire par là » que le plus grand nombre accepte suffisamment la » bonne manière de philosopher. Le libre-arbitre a en- » gendré bien des Sectes dans la Religion Médicale ! » Cependant il est facile de constater un revirement » général qui se fait dans nos esprits. L'Anatomisme pur » perd chaque jour du terrain. L'Organicisme, poussé » jusque dans ses dernières limites, a conclu à l'absurde, » et s'est tué par son excès. On rebrousse chemin et l'on » sent la nécessité de revenir à l'étude et à l'appréciation » des Forces Vitales. Le temps n'est peut-être pas très- » éloigné où l'on rendra à vos travaux toute la justice » qu'ils méritent. »

D'après tout cela, MESSIEURS, si la conquête de la Doctrine Barthézienne n'est pas entièrement consommée; si Paris n'est pas encore rendu, ne pouvons-nous pas au moins croire que la victoire est infaillible?

N'oublions pas les causes qui ont le plus contribué à

la propagation d'une vérité pour nous si précieuse, pendant si long-temps inaccessible à la grande majorité de la Société Médicale Parisienne.

Je ne peux pas ôter de ma mémoire une circonstance qui se rapporte à l'apparition du *Tableau des Connaissances Humaines*. Un jour, après avoir long-temps réfléchi sur cette Classification et médité sur les grandes notions philosophiques qui en sortent naturellement, je crus pouvoir me distraire en jetant les yeux sur une Collection de gravures des *Loges* du Vatican peintes par RAPHAËL. La première qui se présenta à ma vue fut celle dont le sujet était une *allocution de* CONSTANTIN-LE-GRAND, pendant laquelle a lieu l'*Apparition miraculeuse*, *dans l'air*, d'une *Croix soutenue par trois Anges*, et d'*une inscription grecque* qui se rapportait à la Croix, et qui s'exprimait ainsi : Εν τουτω νικα; « IN HOC VINCE. » — *Par ce signe vous vaincrez*, ou « vainquez par ce que vous voyez. » Ce récit vous est trop familier pour que j'en étende l'exposition.

Cette inscription me parut une application providentielle à ce que je venais d'étudier. Elle semblait me dire : *Ce que vous venez de voir va faire disparaître les fascinations qui ont empêché les esprits d'apercevoir les six vérités incontestables que le bon sens met à la portée de tout le monde.*

C'est, je n'en doute pas, le Tableau Encyclopédique D'AMPÈRE, qui a été la *Croix Victorieuse* en vertu de laquelle nos Confrères de Paris, si long-temps dissidents et presque nos ennemis, veulent reconnaître la même loi Anthropologique qui régit notre Enseignement. C'est ce tableau qui fait entrer dans l'Académie des Sciences de l'Institut le Principe de la Dualité du Dynamisme

Humain, Principe si répulsif en 1806, et que je trouve accepté, suivant les termes les moins équivoques, dans un Livre d'un des Membres distingués de cette Classe, dans le Traité *Des Substances Alimentaires*, de M. A. Payen, analysé dans le *Moniteur* (1). Après avoir décrit les conditions de l'alimentation des diverses substances dans les animaux, et formulé les lois de cette fonction, l'Auteur fait une restriction remarquable.

« Nous devons ajouter toutefois, — dit-il —, qu'en ce » qui touche l'action des matières grasses des aliments » dans la nourriture des hommes au-delà des phénomènes » relatifs à leur absorption, aucune expérience décisive » n'a été réalisée.....

» C'est que l'Homme est alternativement entraîné dans » deux directions presque entièrement différentes : tantôt » par l'Intelligence, tantôt par l'Instinct.

» C'est que ce dernier sentiment, sorte de loi primitive » qui suffit aux autres animaux pour les guider dans le « choix de leurs aliments, s'affaiblit chez nous à mesure » que l'Intelligence domine, à ce point que l'on voit » souvent le goût se dénaturer par les habitudes prises » contrairement aux penchants naturels et aux pre- » mières impressions. »

Regardez donc, Messieurs, sortir textuellement de l'Institut cette Dualité du Dynamisme Humain, vérité qui est la seule d'où puisse s'élever une Médecine Anthropologique Expérimentale Inductive.

Voilà donc reconnue, dans l'Académie des Sciences, cette Médecine Hippocratique fondée sur les *indications*,

---

(1) N° du 21 Janvier, 1854.

que Cuvier avait repoussée en la déclarant impossible, et en réduisant l'Art à un stupide Empirisme fondé sur le Brownianisme et sur la Statistique.

11me LEÇON.

NOUVEAUX RENSEIGNEMENTS SUR L'ÉTAT DES ESPRITS DANS LE CORPS MÉDICAL DE PARIS, RELATIVEMENT A LA DOCTRINE DE LA CONSTITUTION HUMAINE.

HIPPOCRATISME MODERNE DE M. CAYOL. SA COMPARAISON AVEC L'HIPPOCRATISME RÉEL.

LE QUATRIÈME RÈGNE POUR L'HOMME. DÉVELOPPEMENT DE SA PENSÉE.

LE QUATRIÈME RÈGNE EST LA RÉFUTATION DE L'HIPPOCRATISME MODERNE.

Messieurs,

L'an dernier, la plupart des Leçons de mon Cours furent consacrées à vous faire connaître une histoire rapide de la Doctrine de la *Constitution de l'Homme*, Doctrine formulée par Hippocrate, et conservée jusqu'à ce jour, grâce à une tradition médicale non interrompue. Cette Doctrine, regardée, par la Philosophie Inductive, comme la seule dont il a été possible de déduire une Médecine conforme à la raison et à l'expérience, a trouvé dans le cours de sa durée ce que tant de grandes vérités ont rencontré : des vicissitudes de prospérité, de revers, de gloire, d'humiliation. La narration de son existence ne serait pas indigne d'un Historien doué du talent d'écrire, et muni d'une instruction solide. Considérée sous le point de vue de l'utilité et de l'importance du sujet, de la dignité de la pensée radicale, et des adversaires qui l'ont attaquée, la Doctrine pourrait figurer parmi les conquêtes contre l'ignorance et le préjugé, qui donnent le plus d'intérêt à l'Histoire de la Civilisation.

Entre les péripéties de mon récit, vous avez été instruits du désastre que l'Anthropologie Hippocratique a dû essuyer de la part du Cartésianisme; en même temps vous avez appris que, dans ce cataclysme didactique capable d'anéantir la Médecine raisonnable, Montpellier avait conservé précieusement les notions fondamentales de la Science et de l'Art. Ce fait, comme tant d'autres, vous a prouvé que les grandes vérités fortement liées aux intérêts de l'Humanité paraissent être sous la protection de la Providence Divine; qu'elles sont sujettes à des éclipses, mais qu'elles sont préservées de l'annihilation.

Je n'ai pas pu ensevelir dans l'oubli ce que le Corps Médical de Paris, et le Secrétaire perpétuel de l'Académie des Sciences, Cuvier, ont fait, en 1806, pour paralyser les efforts renouvelés par Barthez en faveur de l'application du Baconisme au perfectionnement de l'Anthropologie Hippocratique. — Je me disais alors : que n'avons-nous un Historien aussi vigoureux et aussi indépendant que Launoy, qui avait fait un savant Livre sur *les Vicissitudes heureuses et malheureuses de la Philosophie d'*Aristote *dans l'Université de Paris !....* On a pu me pardonner une plainte de la souffrance que la Faculté a fortement sentie, et à laquelle je n'ai pas été étranger. D'ailleurs ce n'a pas été une atteinte passagère : une injustice sans réparation est regardée comme une disgrâce méritée. Il faut bien pardonner le ressentiment à ceux pour qui l'équité est venue très-tard; car la tardiveté lui ôte tout droit à la gratitude.

Mais enfin j'ai pu parler à mon auditoire d'un changement survenu dans la fortune de la *Doctrine Hippocratique de la Constitution de l'Homme.* Je lui ai appris que le jour de la justice pour notre Enseignement commençait à poindre. L'aurore était venue de pays lointains; mais la reconnaissance était profondément sentie par celui qui avait grand besoin de soulagement. Paris ne tarda pas à être moins rigoureux. Des Livres partis de ce lieu contenaient de véritables éloges de l'Enseignement de notre Faculté. Une Lettre, d'un Ami très-éclairé, dont je lus dans cette enceinte plusieurs fragments, attestait qu'une vraie Révolution des esprits dans la sphère Médicale Parisienne s'opérait en faveur de Montpellier. Nous vîmes alors que, dans cette sphère, notre Faculté commençait à être comprise, comme elle l'avait été, quelques années auparavant, à Athènes et à Séville.

Nous étions à jour sous le point de vue de la propagation et de la considération de la Doctrine Anthropologique d'Hippocrate, lorsque nous avons dû nous séparer. Mais bientôt il nous est parvenu des documents d'après lesquels il faut reconnaître que la Révolution Anthropologique est loin d'être consommée; que la Didactique Médicale Parisienne fermente, et que la pensée Hippocratique est l'objet de cette agitation. De ces renseignements, *deux* méritent de l'attention. L'un est un écrit récent du Directeur de la *Revue Médicale*; l'autre un passage d'une Lettre que j'ai reçue d'un Confrère très-éminent de Paris.

Il ne faut pas que ceux qui se sont intéressés aux aventures et au sort d'une Doctrine sur laquelle repose la vraie Médecine Rationnelle, restent étrangers à deux publications d'idées qui, selon moi, sont des *événements* dont les entendements médicaux de la Capitale doivent avoir éprouvé un ébranlement.

Peu de temps après notre séparation annuelle, je reçus de Paris un in-8° de 68 pages, dont voici le titre : *Du ver rongeur de la Tradition Hippocratique ; défense de l'Hippocratisme Moderne contre les attaques d'un certain parti Néo-Catholique*, par le Docteur CAYOL, ancien Professeur de la Faculté de Médecine de Paris, Directeur de la *Revue Médicale*, etc. Le sujet et l'Auteur me donnèrent un désir pressant de lire cet écrit. La première partie du titre était pour moi énigmatique. Aux premières pages, je vis que le *ver rongeur* est une plainte que forme un Médecin Théologien, M. TESSIER, de ce que le Dynamisme Humain d'HIPPOCRATE, qui est l'association de deux Puissances Métaphysiques, n'a pas été remplacé par le Monothélisme Anthropologique exprimé dans les propres termes de St THOMAS D'AQUIN. — Comme je me suis expliqué sur mes devoirs, en ma double qualité de citoyen et de Professeur public de Médecine, dans ma Leçon du 1er Décembre 1851, publiée sous ce titre : ACCORD *de la Doctrine Anthropologique de Montpellier, avec ce que demandent les Lois, la Morale publique et les Enseignements religieux prescrits par l'État* ; et que, depuis peu, j'ai publié un volume pour répondre aux Objections Théologiques faites contre l'Enseignement de notre Faculté :.... *Les attaques d'un certain parti Néo-Catholique* ont été et seront toujours pour moi sans intérêt.

Mais la seconde partie de ce titre : *Défense de l'Hippo-*

cratisme MODERNE, serait devenue pour moi de la plus grande importance, si le mot *Moderne* n'avait pas affaibli mon attente, et ne m'avait donné des soupçons pénibles. Le MODERNE *Hippocratisme* m'était aussi suspect que le NÉO-*Catholicisme*.

Les Artistes *hommes de goût* m'ont paru, en général, voir avec méfiance les *modernements* des monuments antiques. Ils prétendent n'avoir vu dans ces rajeunissements qu'un moyen de faire disparaître une pensée première, soit pour l'anéantir, soit pour y en substituer une autre opposée. Au reste, ils nous recommandent de ne pas confondre l'action de terminer un édifice incomplet, ou d'en restaurer les ruines, avec l'action de le *moderner*.

Une défense de l'*Hippocratisme* réel, sortant des mains de l'Auteur, serait un renfort précieux pour notre Enseignement, qui est l'effort incessant d'achever cet Hippocratisme, et d'en exécuter tout le plan *tant exprimé que sous-entendu*. Mais qu'est l'*Hippocratisme* MODERNE? Vous allez le voir. Mon espérance déçue, ma crainte réalisée, je fis en sorte d'oublier ma crainte.

Mon attente était fondée sur des motifs raisonnés M. CAYOL était, comme vous l'avez vu dans le titre de son écrit, Professeur de la Faculté de Médecine de Paris, et Directeur d'un Journal de Médecine estimé. Il avait montré un esprit d'opposition contre le scepticisme de ces Confrères; la mission qu'il s'était donnée était de faire connaître HIPPOCRATE à tant de Médecins qui n'en connaissaient que le nom. A nos yeux, il paraissait être le remplaçant providentiel de FERNEL ou de BAILLOU. Dans la pénible et méritoire fonction qu'il s'était imposée, je croyais voir en lui un *Apôtre des Nations* Médical, un

St Paul qui allait à Athènes pour apprendre aux Aréopagites quel est le Dieu *inconnu* qu'ils implorent, dont ils ont tant besoin, dans leur désolante incertitude, et dont ils ne se font pas une idée.

Dans cette persuasion, j'ai lu avec empressement un écrit où je croyais trouver la prédication tant désirée. Mais au lieu de ce que j'attendais, au lieu du Dieu *inconnu*, je n'ai trouvé que les Dieux accoutumés et vulgarisés du pays, dont l'Apôtre a *lu* les noms, mais qu'il n'a pas été possible de méconnaître d'après leur esprit et leurs attributs : les Dieux Perrault, Stahl, Cabanis, Bichat. — Pour comble de désappointement et de *désillusionnement* de mon édification, je n'ai pas pu rencontrer, dans cette *Défense de l'Hippocratisme*, une seule idée qui me rappelât l'esprit du Dieu *inconnu*, du Dieu *de Cos*.

En un mot, Messieurs, pour exprimer toute ma pensée, je suis obligé de vous dire, sans ménagement et avec promesse de tout justifier, que l'*Hippocratisme Moderne* est l'*Anti-Hippocratisme* formel de l'*Hippocratisme Véritable*, l'opposé de la pensée d'Hippocrate sur la Constitution de l'Homme.

Cette proposition sera peut-être considérée comme une exagération oratoire ; je me propose de vous faire voir que je me pique de rester dans les limites de la réalité. Mais le moment actuel n'est pas celui où il convient d'apporter les preuves ; contentons-nous aujourd'hui de jeter un coup d'œil rapide et superficiel sur l'*Hippocratisme d'*Hippocrate, et sur l'*Hippocratisme de M.* Cayol.

Vous vous souvenez, Messieurs, des idées capitales du Père de la Médecine sur la Constitution de l'Homme. Il sépare l'Homme d'avec les animaux, comme le sens commun l'exige ; mais néanmoins il reconnaît l'analogie qui existe entre la vie des bêtes et la portion de vie humaine que nous nommons la *vie zoonomique de l'Homme*. Il reconnaît dans l'Homme : 1o un corps, σῶμα, agrégat matériel fait en manière de système d'instruments ; — 2o une Force Vitale, une *nature* (humaine), ενόρμων, *impetum faciens* ; — 3o enfin, une âme pensante, *mens*, γνώμη. Il ne s'est pas mis en peine de savoir d'où ces éléments provenaient ; mais il en assigne la réalité. La Force Vitale de l'Homme agit comme celle de l'animal. Cette Puissance, quand elle agit seule, opère suivant les règles de la finalité, comme le fait la γνώμη ou le Principe de l'Intelligence, avec cette différence que la première agit parfaitement, quoiqu'elle ne le sache pas, et sans qu'elle ait rien étudié. Cette différence suffit pour qu'on aperçoive la distinction des deux Puissances réunies dans le même individu. Pour quiconque sait lire et raisonne, ce laconisme est énergique, puisqu'il exprime implicitement la Dualité du Dynamisme, les ressemblances qui séparent ces Puissances d'avec l'Ordre Physique, et les dissemblances réciproques qui les distribuent dans deux catégories, dont l'une est l'Ordre Intellectuel, et l'autre l'Ordre Vital.

Hippocrate reconnaissait dans la Force Vitale une Puissance Médicatrice, et il ne craignit pas de dire que bien des maladies sont des actes salutaires. Mais comme l'expérience lui avait fait connaître les limites de ce pouvoir, et les incompléments ou les aberrations de ses efforts, il ne cessa de travailler à une Thérapeutique Scientifique applicable à l'*impetum faciens*.

Voilà, Messieurs, l'*Hippocratisme d'*Hippocrate touchant la Constitution de l'Homme. — Voici l'*Hippocratisme* MODERNE.

Entendez maintenant ce qu'est la Constitution de l'Homme, suivant M. CAYOL.

D'abord, cette Constitution est absolument la même dans tous les Êtres organisés vivants. Point de distinction entre *Homme* et *bêtes*.

M. CAYOL ne veut, pour sa Doctrine Anthropologique Médicale, pas plus de *Psychologie* et de *Métaphysique* que de *Théologie*. Il ne les méprise pas, mais il les repousse,

Chaque Être vivant est animé par une *Force Vitale* qui est synonyme d'*Organisme*. Mais cette *Force Vitale* n'est pas, comme chez HIPPOCRATE, une portion du Dynamisme Humain.

La Force Vitale de M. CAYOL est le *Dynamisme entier*, comme le voulait Claude PERRAULT.

Ce Monothélisme n'est pas exactement le même que celui de STAHL, qui mettait, par privilége, dans la Force Vitale de l'Homme, une faculté provenant de la *Grâce Divine*. M. CAYOL ne veut rien devoir à la foi chrétienne. Il aime mieux une hypothèse à lui. Suivant sa Doctrine, notre Dynamisme est englobé dans la FORCE VITALE *que le Créateur a faite pour tous les êtres organisés vivants.* — Vous me direz que, bon gré malgré, il a été obligé d'inventer une *Genèse*, et que celle de MOÏSE valait autant que la sienne. — Mais je puis le défendre en disant : qui est-ce qui l'empêchait de dogmatiser lui aussi, puisque BICHAT l'avait fait dans les mêmes termes ?

HIPPOCRATE n'avait jamais conçu la possibilité de tirer l'Intelligence de la Force Vitale, et pour lui l'ενόρμων est une Puissance, et la γνώμη en est une autre. M. CAYOL ne veut pas d'autre pouvoir que la *Force Vitale* ; il dédaigne la *Dualité* de Montpellier, parce que, à la manière des Naturalistes, l'Intelligence ne sera qu'une *faculté* de l'*Organisme*, et non pas du tout une substance.

En cherchant les Causes Vitales de la Création, il voudrait trouver des analogies. HIPPOCRATE avait rencontré une certaine analogie entre l'*impetum faciens* et la *mens*; et en procédant de la *mens* à l'*impetum faciens*, il pensait marcher du connu à l'inconnu. Où croyez-vous que M. CAYOL trouve l'analogie pour sa *Force Vitale*? — C'est dans l'*attraction Newtonienne*. Comme l'attraction n'est qu'une simple qualité, et non une substance, on voit que cette Philosophie est fort parente de celle de CABANIS.

L'Auteur poursuivant son analogie chérie entre la *Force Vitale* et l'*attraction*, est pourtant inquiet en pensant que l'*attraction* est immuable, indéfectible, tandis que la *Force Vitale* est soumise à la mort. Mais il trouve un dédommagement dans la pérennité de la *génération des êtres*. — Nous savons bien que les Matérialistes cherchent à consoler ceux qui ont horreur de la mort, en leur disant : n'êtes-vous pas immortels, puisque vos enfants, et les plantes qui croîtront dans le cimetière où vous pourrirez, se perpétueront successivement sans fin par la *génération*, et seront la continuation de vous?

Vous vous souvenez de la Puissance Médicatrice de la *Nature* d'HIPPOCRATE, et des limites qu'il a données à cette pensée. Mais M. CAYOL en a fait le principe de toutes les maladies. Il s'ensuit que, d'après lui, la Nosologie entière n'est que le plus grand bienfait de sa *Force Vitale* ou de l'*Organisme*, *suivant lui synonymes*. Ainsi, toute maladie est une fonction conservatrice, et nous ne savons pas à quoi la Médecine est bonne.

Une Anthropologie fondue par M. CAYOL avec la Physiologie bestiale, a scandalisé un Chrétien, M. Tessier, qui, en acceptant comme lui un Monothélisme Humain, demande que le Dynamisme de l'Homme soit une Ame pensante et immortelle. M. Cayol y consent sur-le-champ, si l'on croit cela utile; mais à condition qu'*on ne changera pas d'*UN IOTA les Aphorismes expressifs de sa Doctrine. M. Cayol n'est ni irréligieux, ni frondeur, ni persiffleur comme Voltaire. Néanmoins, en considérant sa transaction avec le Chrétien, et en conservant sa Doctrine, sans en ôter un *iota*, on ne peut pas s'empêcher de se souvenir du Philosophe de Ferney, qui, en multipliant les éditions de ses ouvrages anti-chrétiens, se déclara Catholique, se procura un Confesseur en titre, et menaça, si l'on y trouvait à redire, d'en avoir deux.

Ajoutons à tout cela que, suivant M. Cayol, le principe de la Dualité du Dynamisme Humain est une thèse sans preuve, dont l'application à la Pratique Médicale est tout-à-fait nulle. Aussi il n'a voulu rien apprendre de ce que les anciens Institutistes, et notre Faculté, ont fait pour cette grande partie de l'Anthropologie Médicale, que les Écoles étrangères acceptent avec avidité, et dont la vraie tradition Hippocratique tiendra certainement compte.

Ai-je eu tort, Messieurs, de dire que l'*Hippocratisme Moderne* est un Anti-Hippocratisme *direct*? Il n'y a pas une proposition fondamentale de M. Cayol qui ne soit ou une dénégation d'une idée d'Hippocrate, ou une opposition à ses principes,..... à l'exception de la Puissance Médicatrice, qui, dans l'*Hippocratisme* MODERNE, est une caricature dérisoire.

Quand, à la place d'une *défense* de l'*Hippocratisme*, que le titre annonçait, *je trouvai dans le Livre*, non pas une réfutation, mais une substitution contradictoire et arbitraire, j'éprouvai un sentiment pénible dont l'expression risquerait de n'être pas *parlementaire*. Je me consolai en pensant qu'après un avertissement donné au public, les Lecteurs sentiraient l'obligation de comparer les deux Hippocratismes, l'*Ancien* et le *Moderne*. Pourvu que les deux termes soient en présence, jamais un homme de sens, muni d'une teinture de Philosophie Naturelle Inductive, ne pourra balancer. Pour la Science Médicale, je ne demande que ce parallèle. Si, après cette comparaison, il s'en trouve qui se décident pour le *Moderne*, je ne les regretterai pas.

Dans le moment où je m'exhortais à voir avec sang-froid des tracasseries évidemment dirigées contre notre Enseignement, je reçus une Lettre très-propre à nous dédommager, puisqu'elle me fournissait une preuve éclatante de la *mise en action* de la Révolution scientifique dont on m'*avait* assuré l'imminence et prophétisé la prochaine invasion.

Le Confrère de qui cette Lettre m'est venue est le célèbre M. Moquin-Tandon, Professeur d'Histoire Naturelle Médicale, autrefois notre Élève très-distingué, puis Professeur de la Faculté des Sciences de Toulouse, aujourd'hui notre Collègue à la Capitale. L'objet de la missive était, en grande partie, de me faire connaître la disposition des esprits de Paris par rapport à la manière de philosopher sur les Sciences Physiologiques. D'après lui, le Cartésianisme Physiologique est éteint : il n'y est plus question d'expliquer la vie par les moyens physiques, chimiques, mathématiques, impondérables ; chacun prend son parti, et confesse qu'en Zoologie, tout comme en Botanique, il faut reconnaître, dans le matériel de la

Science, une Cause d'un autre ordre, qui a ses lois, ses modes d'agir, ses effets, et qui ne peut pas se trouver dans la sphère physique. C'est fort bien; mais, dans l'état où nous sommes, si je n'ai pas trouvé la formule de l'*Ordre Vital*, qui est la nôtre, les mots de la Lettre expriment absolument la même idée. Mais vous pensez que, pour être satisfait, il me fallait quelque chose de plus. Je l'ai trouvée dans le passage que je transcris.

« L'étude de la vie offre une grande, une très-grande » importance dans la plante, *à fortiori* dans l'*animal*, » et *à duplò fortiori* dans l'Homme, dans l'Homme qui est » la fin, le but de toutes nos recherches !

» J'assistais, dernièrement, à une Leçon de mon ami » M. Isidore Geoffroy Saint-Hilaire. Je remarquai qu'il » admettait, dans la Nature, *Quatre Règnes* : le Minéral, » le Végétal, l'Animal, et l'Hominal ou Hominaire. Il » disait que l'Homme est plus au-dessus de l'animal le » plus parfait, que l'animal n'est au-dessus du végétal. » M. Serre, Professeur d'Anthropologie au Muséum, » professe la même idée et la même classification !!! »

Messieurs,........ un *Quatrième Règne* institué pour l'Homme seul,..... fondé et planté à Paris, non dans des Écoles Spéciales,.... mais dans les Établissements Didactiques destinés à l'éducation complète de ceux qui aspirent à être les *Hommes d'élite* de la Nation :...... comprenez-vous ce qu'est une *telle* proclamation, dans un *tel* lieu, et dans de *telles* circonstances ?

Pour en sentir le prix, je vous engage à réfléchir mûrement sur les motifs philosophiques qui ont créé les *Règnes* de la Nature.

De très-bonne heure, avant l'institution des Sciences, le bons sens avait formé dans tous les esprits trois catégories pour toutes les choses qui constituent le Monde : les substances inanimées, les plantes, les animaux. Cette division était usuelle avant qu'on eût pensé à faire des classifications.

Si je ne me trompe, ce furent les Alchimistes du moyen âge qui arrêtèrent ce compartiment mental, afin de se rendre raison de cette distinction des choses. Les Êtres groupés par la pensée furent séparés les uns des autres par des limites fixes, semblables à celles qui divisent les États Nationaux. C'est de cette idée sans doute que vinrent les noms de *Règnes*, donnés aux catégories des choses de la Nature.

Le *Règne minéral* a été formé par opposition aux caractères distinctifs des corps vivants. Toutes les choses *inanimées* prennent le nom de minéraux, d'après cette idée sous-entendue. Les molécules, qui sont les parcelles de la plus exacte division, ne se réunissent en agrégats qu'en vertu ou de l'affinité qui les combine, ou des attractions et des forces de cohésion qui en forment des *corps* proprement dits, ou des *masses*. L'absence de la Vie en est le grand caractère.

Le *Règne végétal* nous intéresse autrement. — Pourquoi? Parce que les Êtres qui le composent n'ont pas seulement des éléments matériels semblables à ceux du Règne minéral, mais qu'ils en ont un autre, en vertu duquel s'exerce la *Vie*. — Qu'est-ce que l'élément *vital* ou vivifiant du végétal ? — C'est une *cause active*, qui a choisi dans la Nature les molécules minérales les plus convenables à la formation de l'Agrégat matériel ; qui lui a donné sa configuration spécifique ; qui développe toute la plante, et y opère tous les phénomènes simultanés et successifs que l'on nomme la Vie végétative, et qui ensuite cesse d'exister ou de paraître. — Mais qu'est-ce que cette Cause végétale, est-ce une qualité, est-ce une substance? — MESSIEURS, adressez-vous à M. COUSIN, qui vous dira comment il faut philosopher sur les Causes invisibles, et M. COUSIN, quoique partisan de DESCARTES comme Spiritualiste, n'est ni un faiseur d'hypothèse, ni un superstitieux.

La Force Vitale qui a fait le corps du végétal, et qui s'en est servi pour exécuter toutes les fonctions de sa vie, disparaît et laisse l'Agrégat matériel un simple minéral dans lequel nous pouvons étudier tout ce que la Puissance végétale a su produire. De cette considération pourront naître mille questions plus ou moins ardues. Pour le moment, arrêtons-nous à cette réflexion.

Les végétaux possèdent en eux un élément qui n'est pas de l'Ordre minéral : c'est celui qui a rassemblé en un Agrégat unitaire les éléments minéraux nécessaires pour exécuter le phénomène de la Vie végétative. Quoique nous ne trouvions, dans cet élément vital, rien qui se rapporte à notre Intelligence, nous sentons qu'il existe entre eux et nous quelque degré d'analogie : c'est la finalité des phénomènes de notre Vie commune. Cette finalité est un commencement de ce que BACON a nommé la Métaphysique particulière.

Cette légère parenté nous explique le sentiment moral que le Règne végétal fait naître en nous. Songez aux services que nous rendent les Arts Libéraux, non-seulement les tableaux de paysages, mais encore les arabesques, soit en Peinture, soit en Sculpture, pour multiplier la vie, et pour ne pas nous laisser tête à tête avec le Règne minéral.

Le *Troisième Règne* a été séparé du second par des motifs tout aussi plausibles.

L'animal exerce une Vie, et par conséquent jouit de plusieurs des fonctions de la Vie végétative. Mais, en outre, sa Puissance Vitale en possède plusieurs autres étrangères à la Puissance Vitale végétative. Vous savez, Messieurs, qu'entre le *Règne* végétal et le *Règne* animal, il y a des Êtres assez équivoques pour qu'ils paraissent appartenir légitimement aux deux catégories. Mais les doutes qui peuvent encore exister ne sont rien pour le sujet actuel. Nous savons que les Êtres libres, indépendants, qui ne se nourrissent pas de sucs appliqués à l'extérieur, mais d'aliments vitalement préparés dans leur estomac; qui changent spontanément de place, qui ont une sensation unitaire; qui, dans leurs rapports avec le Monde extérieur, se déterminent à faire des mouvements de recherche ou de fuite, d'attraction ou de répulsion, en vertu d'une *sensation*, d'une *appréciation* et d'une *affection*; qui, dans leurs déterminations, et dans l'exercice de leurs Fonctions de relation, se conforment instinctivement aux lois de la finalité; qui, soumis à la mort, engendrent leurs descendants, et pour cela exercent instinctivement les Fonctions sexuelles :.. nous savons que ces Êtres sont radicalement différents des végétaux, et qu'ils sont appelés animaux. — Leurs Dynamismes respectifs peuvent-ils être mis dans une même catégorie? — Non : citons-en comme autant de preuves : une sensibilité unitaire en vertu de laquelle la Force Vitale tout entière est modifiée par une simple impression locale; — la sensation æsthésis, asynéïdète de son individu; — l'aptitude à éprouver, en conséquence de la sensation, une affection de volupté ou de douleur, et de l'exprimer automatiquement; — un penchant à faire des mouvements réactifs pour repousser l'impression malfaisante, ou pour reproduire l'impression bienfaisante, sans l'intermédiaire d'un motif raisonné; — à l'instant de la naissance, ou aptitude purement instinctive à se procurer ce qui est nécessaire pour sa nourriture, ou établissement instinctif entre le nouveau-né et ses auteurs, pour que le premier soit secouru par les seconds, sans qu'il soit possible d'un motif moral; — pendant toute la vie, un instinct conservateur qui porte l'animal à se nourrir, à éviter les dangers et la souffrance, et à se procurer le confortable; — dans certaines circonstances convenables, un penchant instinctif au rapprochement des sexes, pour qu'il en résulte la génération des descendants.

Une Puissance auteur de l'Agrégat et de la Vie animale est trop différente de celle qui opère le végétal et sa Vie, pour qu'elle n'ait pas exigé logiquement un ***Règne animal***.

Les Alchimistes en sont restés là pour la Classification de toute la Création. Mais qu'a-t-on fait de l'Homme ?

Aristote et Pline avaient mis l'Homme à la tête des bêtes, dans leur savante *Histoire des animaux*. Ils avaient montré les analogies qui existent entre cet Être et les brutes, sous les points de vue de la construction des corps, et sur les Phénomènes de l'*animalité*. Mais, quand ils arrivèrent à la partie de la Vie Humaine appelée la Vie Intellectuelle, ils convinrent que dans l'Homme il existe une Cause de Vie incomparable.

Lorsqu'après la Renaissance, des Savants mirent l'Homme au rang des animaux, Cardan s'éleva contre cette Classification, et dans son Livre de la *subtilité*, on lit les arguments au moyen desquels il prouve que l'Homme n'est point un animal, ce qui veut dire qu'il n'est pas permis de l'inscrire dans la catégorie des animaux.

Quand on s'est occupé de la Classification des Êtres suivant une Méthode Encyclopédique, qu'a-t-on fait pour placer convenablement l'Homme? Les Auteurs n'ont pas trouvé de meilleur moyen que de le diviser mentalement en deux, de *mettre* la portion de l'Homme analogue à celle des animaux dans la catégorie des bêtes, et la portion de l'Homme qui le rend incomparable, c'est-à-dire le Principe de la Vie Intellective, dans une catégorie à part, hors des objets concrets.

D'Alembert met cette première portion de l'Homme dans la catégorie appelée : *Science de la Nature*, et la seconde dans la catégorie de la *Science de l'Homme*.

Ampère a été si préoccupé de la *non-identité* de la Puissance Animale, et de la Puissance Intellectuelle, qui résident dans l'Individu Humain, qu'il a placé les deux fragments de l'Homme dans deux grands Règnes de la Nature. L'*Agrégat* matériel et la Force Vitale dans les Sciences *Cosmologiques,* l'*Intelligence* dans les Sciences *Noologiques*.

Des Médecins ne pouvaient pas voir sans peine une telle rupture d'idées dans l'étude d'un sujet que la Nature a rendu si unitaire malgré l'incohérence *minéralogique* de ses éléments. L'idée d'un *Quatrième Règne* se présentait naturellement. Le second et le troisième avaient été faits pour que leurs Agrégats respectifs fussent distingués par les caractères des causes expérimentales qui sont leurs Dynamismes. L'Homme n'est pas un minéral, parce que son Agrégat matériel est l'ouvrage d'un Dynamisme animal ; mais il n'est pas simplement animal, parce que son pouvoir bestial est instinctif, ne lui suffit pas pour son existence; son Instinct est trop imparfait; une Puissance Intellective lui est indispensable pour que l'Être soit viable. Quant à sa Vie *psycho-vitale*, ou *vito-gnomique*, qui caractérise proprement la Vie Humaine, elle a pour auteur, pour principe, pour cause *sine quâ non*, l'*Ame Pensante*. L'Homme réclame donc impérieusement un *Règne* pour lui seul, c'est-à-dire l'institution d'une catégorie où la logique puisse établir le siége de l'*Intelligence*, c'est-à-dire de la créature la plus auguste que Dieu ait faite en formant le Monde.

Il y a long-temps que cette idée avait été exprimée dans cette enceinte; mais elle ne pouvait pas en franchir le seuil. D'ailleurs, Messieurs, il fallait se mettre en opposition avec un parti qui déteste la Métaphysique, qui ne veut reconnaître dans ce monde que de la matière; dans la Philosophie, qu'une seule Science, la Physique; et qui même, pour arriver à cette fin, travaille sourdement à réduire le Règne animal et le Règne végétal en un seul *Règne Organique*. — Vous pouvez donc imaginer de quel œil les Membres de cette Secte verront un *Quatrième Règne*, fait pour placer le Principe de l'Intelligence.

M. Is. Geoffroy Saint-Hilaire a eu le courage de faire disparaître la choquante distance que les classificateurs avaient mise entre deux parties d'une même Science arbitrairement scindée. M. Serres y applaudit, et M. Moquin-Tandon ne craint pas de devenir l'Historien, le propagateur et par conséquent l'approbateur d'un acte que l'on doit appeler un *perfectionnement de la Didactique*.

Ces trois Médecins, si honorablement placés dans les hautes régions de l'Histoire Naturelle, étaient les hommes les plus compétents pour introduire un *nouveau Règne* dans la Science; leur autorité dans l'Enseignement doit suffire pour l'y maintenir.

Je vois avec bonheur qu'un Naturaliste Médecin des plus distingués, l'ingénieux et savant Mr DE QUATREFAGES, a inscrit le *Quatrième Règne* dans l'ouvrage très-remarquable qu'il vient de publier, et qui a pour titre : *Souvenirs d'un Naturaliste.*

Concevez-vous, MESSIEURS, la liaison du *Quatrième Règne* avec la Doctrine Médicale de la Constitution de l'Homme? — C'est proclamer à Paris, dans les lieux les plus éclatants du haut Enseignement, la Dualité du Dynamisme Humain; — c'est insinuer dans l'Anthropologie l'importance et le désir de connaître les lois de l'Alliance des deux Puissances de ce Dynamisme; — c'est demander impérieusement la théorie des Fonctions psycho-vitales de l'Homme, et celle des maladies caractérisées par la dégradation de ces fonctions; — c'est, en un mot, faire connaître la pensée fondamentale d'HIPPOCRATE, et subordonner les développements que notre Faculté en a fait sortir dans l'intérêt de la Science Médicale.

Et pour que cette Leçon ne vous paraisse pas trop décousue, veuillez considérer que le *Quatrième Règne* est l'argument le plus direct contre l'*Hippocratisme Moderne.* Il semble n'avoir été fait que pour réfuter cette triste hypothèse, et pour démentir le titre qu'elle s'est arrogé.

Messieurs et très-chers Élèves,

Veuillez ne pas négliger de porter votre attention sur un événement inattendu. Une Hypothèse Anthropologique Médicale, et une Doctrine inductive du même Ordre, qui depuis deux cents ans se menaçaient, se défiaient, se provoquaient, à deux cents lieues de distance, viennent de se rencontrer fortuitement, dans le même instant, dans le même lieu, au sein de la Capitale. Ce choc est pour elles l'occasion de s'éprouver, et ce conflit est très-propre à éclairer les spectateurs sur les titres qui doivent être donnés aux deux champions : savoir, *erreur*, *vérité*.

Dans la Science, la vérité prend plus d'éclat quand elle est contemplée au moment où elle triomphe de l'erreur.

L'escrime a peu d'intérêt pour ceux qui depuis long-temps connaissent la valeur des deux adversaires. Mais c'est un jeu aussi instructif qu'agréable pour ceux qui ne les apprécient que par leurs réputations contestées.

Il y a trop long-temps que je connais les Doctrines ennemies qui viennent de se heurter, pour que le spectacle de l'épreuve me soit utile. Mais un Père de Famille, témoin d'un objet ou récréatif ou profitable pour les siens, ne néglige pas d'en procurer l'avantage à ses jeunes enfants, et de participer à cette jouissance pour leur montrer l'art de la savourer.

Dans l'Ordre Didactique, j'ai une Famille : vous le savez

puisque vous la composez, et que vous savez aussi combien elle m'est chère. Vous devez vous apercevoir qu'ordinairement la polémique médicale est, comme dans ce moment, une manière de duel entre deux Doctrines. Si je vous les présente parfois *aux prises*, je désire que vous deviniez l'esprit de ce mode d'Enseignement. L'austère vérité manque souvent d'attrait pour la jeunesse; elle ne lui devient aimable qu'au tournoi. Quand vous me verrez devenir auxiliaire dans un combat singulier de ce genre, restez bien persuadés que ce ne sera jamais pour servir ou mes sympathies ou mes répugnances,.... mais seulement pour les progrès et le perfectionnement de la *précieuse Famille*. J'obéis, moins par devoir que par une tendre affection, aux lois d'une vocation qui *veut* que j'emploie toute mon expérience pour vous conduire dans les sentiers les plus sûrs, quoique non les plus pratiqués, de la Science Médicale, et que toutes les attentions de mon entendement me rendent le jaloux gardien de votre plus solide instruction.

12me LEÇON.

L'IMPORTANCE DU QUATRIÈME RÈGNE EST RECONNUE PAR LES COMPÉTENTS. — CEUX QUI ONT DE LA RÉPUGNANCE POUR LE PRINCIPE DE LA DUALITÉ, VOUDRONT ANÉANTIR LE 4e RÈGNE EN NIANT LA DUALITÉ HUMAINE, ET EN SOUTENANT LE MONOTHÉLISME DANS TOUS LES ÊTRES VIVANTS. — LE 4e RÈGNE N'EST FONDÉ QUE SUR LA DUALITÉ, QUI APPARTIENT A L'HOMME SEUL. — LE 4e RÈGNE EST LA PROCLAMATION DE LA DUALITÉ HIPPOCRATIQUE. — ON N'APERÇOIT PAS LA DUALITÉ DANS L'ENFANCE DE LA BÊTE; ON LA VOIT DANS CELLE DE L'HOMME. — PÉDOTROPHIE DE LA MÈRE BESTIALE; PÉDOTROPHIE DE LA FEMME DANS SA MATERNITÉ. — INFÉRIORITÉ DE L'ENFANT PAR RAPPORT A LA BÊTE, JUSQU'A CE QU'IL AIT ACQUIS LE POUVOIR D'EXERCER LES FONCTIONS DE RELATION. — ALORS SUPÉRIORITÉ, NON PAR RAPPORT AUX FONCTIONS, MAIS PAR RAPPORT A LA PUISSANCE. — CONTINUATION DE L'ÉDUCATION DE L'ENFANT DANS L'INTÉRÊT DE SA VALEUR HUMAINE. — AGÉRASIE. — CONCLUSION QUI PROUVE LA DUALITÉ. — NÉANMOINS ON CHERCHE A ÉLUDER LE 4e RÈGNE PAR LE PARADOXE DE L'INTELLIGENCE DES BÊTES. — ÉTAT ACTUEL DE CETTE HYPOTHÈSE : F. CUVIER, FLOURENS ET FÉE. — VICE DE LEUR PHILOSOPHIE. — EXEMPLE, PAR LA CRITIQUE D'UN PASSAGE DE F. CUVIER.

MESSIEURS,

La création d'un Quatrième Règne de la Nature, pour placer dignement le Principe substantiel de l'Intelligence avec son cortége et sa tente, est un fait qui doit faire époque dans la Didactique, et surtout dans la Didactique médicale. Je vois avec plaisir qu'un des Académiciens les plus savants et les plus distingués de l'Institut, M. de Quatrefages, célèbre par des travaux remarquables en Histoire Naturelle, et Docteur en Médecine, a mis le Quatrième Règne dans sa Classification des Sciences Naturelles ; vous en serez convaincus par la lecture de son Livre, intitulé : *Souvenirs d'un Naturaliste* (1), qu'il vient de publier. M. le Docteur Donné, notre Recteur, qui a bien voulu honorer ma Leçon de sa présence, a senti tout le prix de l'hommage qu'on rend à l'Humanité, en assignant, dans l'Empire du Monde, une Monarchie indépendante, dont le Souverain a été déclaré l'*Image de* Dieu.

Qui sait si les ennemis du Principe de la Dualité du Dynamisme Humain, partisans de la *Force Vitale* de M. Cayol, de la *Force Vitale* essentiellement *la même dans tous les êtres organisés vivants*, ne viendront pas nous dire : « Le Quatrième Règne a pu être établi pour » séparer commodément l'Homme d'avec les Animaux, » parce que le premier a une *fonction exubérante* en » comparaison des autres : c'est l'Intelligence. Cette dis- » proportion semble autoriser à mettre une intersection » arbitraire entre notre espèce et l'ensemble des autres. » Tous les animaux ont de l'Intelligence à divers degrés. » La quantité de celle de l'Homme est la plus forte. Mais » il n'y a pas de raison naturelle, radicale, pour séparer » l'Homme d'avec les Animaux. Elle est artificielle et » purement commode pour l'Enseignement : voilà tout. »

---

(1) T. I : p. 320.

Il y a long-temps que j'ai répondu d'avance à cette objection. Je m'étais joint au sens commun qui a déclaré que l'Intelligence, proprement dite, appartient à l'Homme seul, et que ceux qui ont parlé et vanté l'Intelligence des Bêtes, se sont trompés, parce qu'ils ne s'étaient pas appliqués à étudier la différence qui existe entre l'Intelligence et l'Instinct. Je me suis plaint de cette négligence, et je renouvelle d'autant plus ma réclamation, que cette distinction n'aurait jamais dû être ignorée des Médecins, puisque le Père de la Médecine Inductive l'a implicitement renfermée dans son signalement de la Force Vitale Humaine, lorsqu'il a dit que la NATURE *opère suivant les besoins du système avec autant de finalité que le Principe de l'Intelligence*, avec cette différence que la *première ignore ce qu'elle fait*, tandis que le second est toujours en état de rendre compte de tout ce qui se passe en lui. — C'est pour n'avoir pas su *lire* tout ce qui est renfermé dans la pensée d'HIPPOCRATE, sous le point de vue du Dynamisme Humain, que tant de gens en nient la Dualité.

Qu'est-ce qui rend le Quatrième Règne indispensable pour le Tableau logique de la Classification des Êtres Vivants? C'est que le Dynamisme de l'Homme est radicalement différent du Dynamisme des animaux.

En quoi consiste cette différence radicale? — Dans les animaux, le Dynamisme est une Force Vitale unitaire douée de toutes les fonctions instinctives nécessaires à sa conservation, sans qu'il ait eu besoin d'acquérir des fonctions au moyen d'un apprentissage. Les facultés de cette Force Vitale sont celles qui exercent les Fonctions *vitales* ou *immanentes*, les Fonctions *Naturelles*, les Fonctions *Instinctives*. Toutes ces facultés forment la

Nature Vivante de l'animal, soit en naissant, soit un peu plus tard, mais toujours spontanément sans avoir eu besoin d'une instruction. Dans les espèces où les nouveau-nés ont besoin d'une éducation indispensable, parce que certains Instincts sont tardifs, les parents ont un Instinct nullement raisonné qui les porte à faire ce qui est indispensable pour les conserver. Mais quand le petit peut se suffire, toutes les relations maternelles, paternelles, filiales, cessent. Ainsi, chez les bêtes, les suites de la génération sont consommées dès que les petits peuvent faire la progression, spontanément et instinctivement, sans qu'il soit nécessaire d'une instruction.

Dans l'Homme, on reconnaît, après la naissance, un Dynamisme Double, dont les caractères contrastent. L'enfant possède les Facultés Immanentes, et les Naturelles. Des Instinctives, il n'a que l'aptitude à opérer des vagissements pour toutes les impressions pénibles qu'il éprouve, quelque différentes qu'elles soient; l'aptitude à sucer le sein de sa mère, et faire la déglutition; celle à opérer la toux, l'éternûment, et à se délivrer des excréments. Quant aux fonctions de relation avec le Monde extérieur, la Force Vitale de l'enfant est incapable d'en exercer une; elles seront différées jusqu'à ce qu'une autre Puissance ait appris assez de connaissance pour raisonner ses besoins, pour connaître les moyens d'y satisfaire, et pour faire l'éducation des organes au moyen desquels il pourra se suffire.

Or, les connaissances indispensables ne peuvent se trouver dans l'Entendement qu'au moyen d'une *Traditive mentale maternelle*. Sans cette transmission d'idées, le nouveau-né périrait. Une mère qui ne resterait pas près de son enfant jusqu'à ce qu'il fût suffisamment endoctriné,..... serait coupable d'infanticide. Il ne suffit pas de sa présence : il faut qu'elle l'instruise.

Ainsi, l'on ne peut pas s'empêcher de dire que la génération humaine ne serait pas complète, si, avec l'allaitement, il n'y avait pas une Traditive *mentale* suffisante, que vous savez être de longue durée.

Vous le savez, les Instincts de l'Homme sont extrêmement bornés. Ce n'est pas au moyen de l'Instinct, mais seulement au moyen du Principe de l'Intelligence, qu'il pourra imiter le poussin, qui, en sortant de la coque, voit, connaît l'aliment dont il faut qu'il se nourrisse, et fait les pas nécessaires pour s'en approcher; ou imiter le chien, qui, jeté dans l'eau peu de temps après sa naissance, nage pour éviter le milieu où il est plongé; ou imiter l'oiseau nouvellement né, qui fait les mouvements nécessaires pour que les excréments dont il doit se débarrasser soient jetés hors du nid.

La première éducation de l'*animal* exercée par la mère, me paraît se réduire aux soins de l'alimentation. Il est vrai que la mère aura choisi le lieu, la température et le milieu les plus convenables pour placer son petit. Le nouveau-né a sans doute, dans les instincts de son Dynamisme, ce qui est indispensable pour sa conservation au moyen de l'alimentation et des circonstances; car je n'ai pas vu que les chiennes, les chattes, les poules, les vaches, les brebis, fissent d'autres frais de Pédotrophie.

Mais si l'on porte son attention sur les soins dus à notre enfance, il est impossible de ne pas voir la différence de notre Dynamisme. Les Instincts de l'enfant par rapport au Monde extérieur sont nuls. Sa nudité compromettrait son existence; des vêtements sont indispensables. Les soins de propreté sont aussi nécessaires. L'obscurité et la lumière trop éclatante lui nuisent beaucoup. Indépendamment de la nécessité des enveloppes, pensez-vous que la température excessive de l'air, qu'il est obligé de respirer, soit pour lui sans danger?

Voilà pour l'éducation de l'enfant, en tant qu'elle se rapporte à sa vie et à sa santé. Mais comme, pour se suffire à lui-même, il faut bien que l'enfant apprenne à exercer les œuvres de relation, la station, la marche, la préhension, il faut qu'il soit instruit de la différence qu'il y a entre les substances comestibles, les matières non alimentaires, et les substances nuisibles; il faut lui enseigner la manière de prendre l'aliment et de le porter à la bouche; de distinguer la fonction de la mastication d'avec celle de boire.

Quand l'enfant, qui, au moment de sa naissance, était si inférieur à la brute la plus stupide, sera élevé jusqu'au rang des bêtes ordinaires sous le point de vue des Fonctions de relation, il faudra bien convenir que ce progrès relatif sera dû, non à l'Instinct, mais à la Puissance mentale qui a profité de toutes ses aptitudes constitutionnelles, de sa force de *conception*, comme disent les Philosophes Écossais, pour tirer des sensations, quelque idée; pour combiner les idées en pensées; pour déduire, de ces pensées, des volontés; de ces volontés, l'éducation des organes : de cette suite d'apprentissages, l'enfant sera, sous le rapport des Fonctions de relation, l'égal d'un ânon qui vient de naître. Mais s'il n'est pas capable de faire mieux que la brute, devra-t-il rester dans cette humble égalité?... — Non, il devra se vanter de son habileté, parce qu'il l'a acquise par ses études, sa constance, ses efforts, tandis que l'ânon jouit sans mérite du bénéfice de son Dynamisme Instinctif. L'Enfant peut se prévaloir aussi de l'avantage de posséder des idées, d'avoir ouvert son Intelligence, et d'être en état de travailler à d'autres acquisitions du même ordre.

Quand l'enfant est parvenu à ce degré, peut-on se contenter de le confier aux soins de la Nature? L'Intelligence accroîtra-t-elle comme le corps vivant? L'Esprit viendra-t-il avec la puberté et l'adolescence?... Vous savez à quoi vous en tenir. Vous avez pu vous comparer avec vos contemporains qui n'ont reçu aucune éducation. Le bon sens général sait bien que le soin de la santé des individus ne suffit pas pour qu'ils deviennent membres actifs utiles de la Société. Pourquoi ont été institués les Salles d'Asile, les Écoles des Frères, les Colléges, les Lycées? Est-ce pour la santé, et pour faciliter le progrès de la Force Vitale?

Mais vous avez dû remarquer, qu'à certains égards, les soins exclusifs ou de la santé, ou de l'Intelligence, sont pernicieux pour la Puissance à laquelle on n'a pas pris garde. Celui qui n'est occupé que de la première, fait des goujats stupides. Celui qui ne songe qu'à la seconde, fait des adolescents étiolés, sans force, et maladifs.

D'après tout cela, peut-on méconnaître la Dualité du Dynamisme de l'Homme? Si la Force Vitale nous montre dans notre vie diverses conditions pareilles à celles des bêtes, le Principe de l'Intelligence, libre, volontaire, responsable, peut-il rester dans le Règne des bêtes, et ne demande-t-il pas en toute justice une catégorie pour lui, et pour l'habitacle où DIEU l'avait placé?

En continuant de comparer la vie de l'Homme avec celle de l'animal, on trouve bien des raisons pour confirmer la Dualité du Dynamisme Humain, contradictoirement au Dynamisme bestial. Buffon a démontré cette Dualité Humaine avec autant d'éloquence que de vérité, quand il nous a fait remarquer combien est malheureux le fragment de la Vie Humaine où les penchants de l'Instinct sont en opposition avec une Intelligence timorée. A cette preuve de la Dualité, j'ai ajouté l'argument que nous fournit le contraste des modes d'être des deux Puissances, à l'époque de la vieillesse. La décroissance de la Force Vitale est incontestable par le progrès de l'âge, dans les brutes. Chez l'Homme, il y a une Force Vitale caduque, d'une nature analogue à celle des bêtes : cette Puissance subit le même sort, s'affaiblit jusqu'à l'extinction mortelle. Mais il n'en est pas de même du Principe de l'Intelligence. Au moment où la Force Vitale humaine commence à décroître et à s'affaiblir, l'Ame Pensante se maintient dans toute sa Puissance, continue à remplir ses Fonctions mentales, et fortifie d'autant les idées dont elle a toujours aimé à se nourrir, ainsi que les règles de sa conduite. Cet état du Principe de l'Ame Pensante, ce que j'appelle *Agérasie*, est un fait de la plus haute importance par rapport à la question de la destinée de l'Ame Humaine, question qui n'est certainement pas purement spéculative.

Je vous prie, Messieurs, de remarquer que le mot *Agérasie*, non-vieillesse, Insénescence, employé par Galien, est défini, dans les *Dictionnaires Français* postérieurs à la dernière édition de celui de l'Académie Française : « terme de Médecine, état d'un vieillard qui » a presque la vigueur de la jeunesse » (Nap. Landais).— « Absence de vieillesse. Vieillesse verte et vigoureuse, » exempte des infirmités ordinaires à cet âge » (*Dictionnaire de* Nysten, édit. de 1855). *Agérasie* est donc une hyperbole du bon état d'un vieillard dont l'Agrégat Matériel, la Force Vitale, l'Ame Pensante, sont, par leur prospérité, dans un état pareil à celui de la jeunesse. Mais dans mon Traité intitulé : *Preuve de l'Insénescence du Sens Intime de l'Homme*,... l'expression *Agérasie, Insénescence, non-vieillesse*, a été prise au pied de la lettre pour l'*absence réelle de la vieillesse de l'Ame Pensante*, ait mis en opposition avec l'infaillible vieillesse de la Force Vitale. Ainsi, chez moi, ces expressions ne se rapportent qu'à la Puissance Intellective du Dynamisme de l'Homme seul, à l'élément humain qui exige le *Quatrième Règne*.

De ce que je viens de dire, il résulte que les deux Puissances Dynamiques de l'Homme présentent deux épopées si différentes, qu'il est impossible, logiquement, de les attribuer à des natures d'un même Ordre.

Cette double épopée est le caractère du Dynamisme Humain : en trouve-t-on une pareille dans quelque animal ?

Autre question : vous semble-t-il, MESSIEURS, que l'on ait besoin de quelque autre raison pour fonder irrévocablement le *Quatrième Règne*?

Je n'ai pas vu d'objection contre mon Traité de l'*Agérasie* Humaine. Mais, en éludant cet argument, on travaille à saper la dignité et la supériorité radicale de l'Homme par des attaques indirectes.

Il ne faut pas se dissimuler qu'il existe un paradoxe énoncé il y a long-temps, que le bon sens ne veut pas accepter, que les Médecins ne se sont pas donné la peine de réfuter, et qui sera comme le *ver rongeur* (pour employer la métaphore à la mode) du *Quatrième Règne*, jusqu'à ce qu'on ait réduit à sa valeur cette proposition si chère aux Naturalistes, qui veulent conserver l'Homme dans la catégorie des bêtes. Ce paradoxe est l'opinion, ou sincère, ou chicanière de l'*Intelligence des animaux*. Pour quiconque sera pénétré de cette croyance, le *Quatrième Règne* sera nul, puisque l'Ame Pensante appartiendra autant aux bêtes qu'à l'Homme. Pour lui, l'Homme sera toujours un animal, ni plus ni moins.

Le paradoxe date de temps immémorial; il a été soutenu et combattu au temps de Plutarque. A l'époque où Descartes a énoncé son opinion du Mécanisme des Bêtes, les Adversaires qui ne pouvaient plus repousser cette hypothèse au moyen de la Doctrine de l'Instinct, attendu que le Cartésianisme avait anéanti toutes les idées relatives à l'Ordre Vital, opposèrent à cela une exagération aussi erronée, c'est-à-dire l'hypothèse de l'*Intelligence des bêtes*.

La Philosophie Française du xviiie siècle favorisa le Matérialisme. Or, le Matérialisme trouve son compte à confondre le Dynamisme Humain avec celui des animaux. Ainsi les Philosophes de cette secte se sont moqués de l'Instinct, et ont soutenu avec vigueur le parodoxe que je combats.

Partout où il s'est trouvé des Médecins Hippocratiques, des hommes solidement instruits, des Jésuites laborieux, on a pu entendre parler de l'Ordre Vital, différent de l'Ordre Intellectuel et de l'Ordre Physique. Montpellier, qui continuait d'enseigner Hippocrate, savait que les brutes pouvaient bien n'être pas intelligentes, quoiqu'elles ne fussent pas des machines. La *Nature vivante, l'Impetum faciens* de l'Homme, suffisait à tout Médecin pour concevoir un Dynamisme Zoonomique aussi différent de l'Ordre Intellectif que de l'Ordre Physique. Mais vous devez penser combien, à Paris, ces idées Hippocratiques ont été à la fois étrangères et antipathiques aux esprits ; ne voyez-vous pas que, dans ce lieu, il faut choisir entre le Matérialisme et le Stahlianisme ? L'Hippocratisme y est inintelligible (1).

Ce n'est pas pour la première fois que je m'occupe de la question de l'Intelligence des bêtes. Elle m'a toujours paru d'une gravité telle, que le sujet a été pour moi à plusieurs reprises l'objet d'une étude. En 1842, j'ai fait deux Leçons sur ce sujet, qui ont été imprimées. L'absence de toute *langue*, soit phonique, soit muette, chez les animaux, me paraissait une puissante raison de croire qu'ils sont privés de la faculté de former des idées abstraites. Il y a deux ans qu'un assez grand nombre de Leçons de mon Cours ont été consacrées à l'histoire des contestations concernant cette question, et à un examen critique de quelques ouvrages récemment composés en faveur de la réponse affirmative. Le dernier qui m'a occupé est celui qui a pour titre : ***De l'Instinct et de l'Intelligence des animaux. Résumé des observations de Fréderic*** CUVIER ***sur ce sujet***, par P. FLOURENS, Membre de l'Académie Française, etc.

Au reste, d'après le titre de ce Livre, et d'après la lecture de l'Ouvrage, l'Auteur principal est feu M. Frédéric CUVIER. Quant à M. FLOURENS, il ne s'est présenté que comme officieux Rédacteur. En appréciant ce travail il est permis de lui attribuer ce qu'il y a d'ingénieux, d'élégant, de gracieux; mais il y aurait de l'injustice à le

(1) On se souviendra que cette Leçon est antérieure à la discussion *sur le Vitalisme et l'Organicisme* de l'Académie Impériale de Médecine.

rendre responsable des opinions, contraires à la bonne Anthropologie, que je suis obligé d'y signaler.

Ma critique de ce Livre a été faite dans les dernières Leçons de mon avant-dernier Cours. Le temps me manquait, et par conséquent mes objections ont été vraisemblablement trop resserrées. A cette époque parut à Strasbourg le Livre de M. Fée, Professeur de la Faculté de Médecine de cette ville, Livre dont le titre est : *Études Philosophiques sur l'Instinct et l'Intelligence des Animaux*. Je m'empressai de le lire. Je vis que l'Auteur avait voulu marcher dans la direction de MM. Fr. Cuvier et Flourens. En ne faisant attention qu'au titre de l'établissement auquel M. Fée appartient, je m'attendais à y trouver beaucoup de ces pensées Anthropologiques Médicales, qui me paraissent indispensables pour le problème actuel ; mais je n'avais pas assez remarqué qu'il est, dans cette Faculté de Médecine, Professeur d'*Histoire Naturelle*, et, en cette qualité, dispensé de beaucoup de détails relatifs à la théorie du Dynamisme Humain.

Ce Livre mérite aussi un examen attentif de ma part, accompagné de la critique à laquelle je suis condamné par mes devoirs envers vous. Je m'y soumets avec d'autant plus de résignation, que je pourrai développer mes arguments contre ceux des Avocats de l'*Intelligence des bêtes*, et que leur cause est une attaque contre le *Quatrième Règne*, dont nous sommes les défenseurs obligés ou nés.

Je procède donc à l'examen de la question de l'*Intelligence des Animaux*.

L'opinion de la présence de l'Intelligence dans les bêtes, professée par les honorables Auteurs que je viens de citer, MM. Fr. Cuvier et Flourens, et par M. Fée, est, nonobstant leurs talents, une hypothèse trop dépourvue de preuves suffisantes pour triompher du sentiment commun.

Ce sentiment commun est celui du Psalmiste, qui nous dit : « N'imitez pas le cheval et l'âne, qui n'ont point » d'Intelligence ; » et la proposition proverbiale qui fait que pour déclarer un Homme dépourvu d'Intelligence, on dit que *c'est un animal*, *ou une bête*. L'hypothèse dont je suis l'Adversaire est celle-ci..... Les Auteurs supposent dans chaque animal un *Instinct*, et une *Intelligence*. D'après eux, les actions des brutes sont ou *instinctives*, ou *intellectives*, selon qu'elles proviendront de l'une ou de l'autre de ces facultés. Quant à la manière de les distinguer, il ne s'agit que de les examiner d'après certains caractères, que nous apprécierons plus tard, et qu'ils prétendent être des signalements suffisants. L'Intelligence des bêtes, sans Instinct, est l'opinion des Matérialistes, tels que George Le Roy ; l'opinion où l'on suppose, chez les animaux, la présence de l'Instinct joint à l'Intelligence, me paraît provenir de M. Flourens, qui a étudié à Montpellier.

Cette théorie était trop hypothétique, et trop éloignée des règles de la Philosophie Expérimentale Inductive, pour qu'elle pût nous inspirer quelque confiance. Mais la considération que nous avons pour leurs Auteurs et Fauteurs, peut fournir une occasion de mettre en parallèle notre méthode avec la leur, et de faire comprendre notre manière de réfuter le paradoxe.

Veuillez, Messieurs, chercher à savoir pourquoi nos Adversaires et nous sommes si dissidents sur la question de l'Intelligence des bêtes. Nos manières de philosopher sont très-différentes. Je vais vous donner quelques exemples de nos procédés respectifs, et vous les jugerez avant que j'entre dans le détail de mes critiques :

1° Les Naturalistes partent de cette idée : tous les animaux et l'Homme exercent une vie temporaire; naissent, meurent, exercent des Fontions naturelles, immanentes, de relation; ils mangent, boivent, font des mouvements, se reposent, engendrent leurs descendants, sont alternativement malades, bien portants, tantôt sereins, tantôt passionnés : ils sont donc dans les mêmes conditions; donc ils ont les mêmes Dynamismes.

Nous, nous partons d'une autre idée : sans nier dans l'Homme la condition zoonomique, notre civilisation, notre législation, nos sciences, nos arts, nos sentiments religieux, nos espérances, nous séparent légitimement des bêtes, et nous cherchons à en démontrer la cause, qui est un *Principe incomparable.*

2° Convaincus de l'identité de nature des bêtes et de l'Homme, nos Antagonistes sont persuadés aussi de l'Intelligence des animaux. Cependant, depuis qu'ils ont des notions sur une différence entre l'Instinct et l'Intelligence, ils s'attachent à distinguer, chez les brutes, les actions intelligentes d'avec les instinctives, sans en avoir étudié les types; de sorte qu'ils n'ont point défini correctement ni l'Instinct, ni l'Intelligence.

Pour nous, en étudiant la Constitution de l'Homme, nous nous sommes mis en état de définir l'*Instinct* et l'*Intelligence*, par le secours de l'*Organon* qui ne pouvait pas nous tromper. Nous n'avons pas tiré ces définitions de la comparaison des animaux, mais bien de l'examen intuitif des phénomènes qui se passent en nous : le Sens Intime et la Conscience nous ont guidés. Voilà où nous avons choisi nos types.

3o Les caractères que ceux que nous combattons prétendent avoir trouvés dans l'Instinct et dans l'Intelligence des brutes, et que nous apprécierons bientôt, sont trop fictifs, trop fautifs, trop insuffisants, je dirai même trop insignifiants, pour qu'ils puissent servir à la solution de la question de l'*Intelligence des animaux*.

Nos caractères de l'Instinct et de l'Intelligence, aperçus d'après l'esprit Médical Hippocratique, partiellement signalés dans tous les temps par des notabilités de tous les ordres, sont à l'abri d'aucun de ces reproches, et doivent être les sources des vrais arguments dans la solution du paradoxe.

4o Nos Adversaires, très-libres dans la nomenclature des choses, et amateurs des hypothèses, expliquent beaucoup de faits, en usant de ces licences, pour favoriser leur prévention *à priori*.

Notre Philosophie Baconienne est sévère par rapport à la nomenclature des idées, et ennemie de l'hypothèse. Ne soyons donc pas surpris si leurs arguments sont pour nous sans valeur.

Ces quatre remarques suffiront pour que vous puissiez me suivre dans la critique que je ferai du Livre de M. le Profr Fée.

Mais, pour ne pas perdre un moment, s'il nous reste quelques minutes, veuillez entendre ce que je trouvais à redire dans un passage de M. Flourens, lorsqu'il cherchait à signaler l'*Instinct* et l'*Intelligence* chez les animaux, par leurs caractères.

Écoutez M. Flourens. Il décrit les actions d'un Orang-Outang dans une circonstance où il était persuadé que les actions de cet animal étaient l'expression d'une pensée. « Pour ouvrir la porte de la pièce dans laquelle on le

» tenait, il était obligé, vu sa petite taille, de monter sur » une chaise placée près de cette porte. On eut l'idée » d'éloigner cette chaise, l'Orang-Outang fut en chercher » une autre, qu'il mit à la place de la première, et sur » laquelle il monta, de même, pour ouvrir la porte. » Enfin, lorsqu'on refusait à cet Orang-Outang ce qu'il » désirait vivement, comme il n'osait s'en prendre à la » personne qui ne lui cédait pas, il s'en prenait à lui- » même, et se frappait la tête contre la terre; il se faisait » du mal pour inspirer plus d'intérêt et de compassion. » C'est ce que fait l'Homme lui-même lorsqu'il est enfant, » et ce que nul autre animal ne fait, si l'on excepte » l'Orang-Outang, et l'Orang-Outang seul entre les » autres. »

Prendre une chaise pour monter, est-ce une action plus intellective que l'action que fait l'ânon lorsque, en naissant, il se met sur ses pieds, marche, se dirige vers le ventre de sa mère pour aller à la recherche des mamelles? — Or, je sais très-bien que l'ânon n'a pas agi par Intelligence puisqu'il n'avait rien appris.

Je ne puis m'empêcher, MESSIEURS, de vous faire remarquer que les Auteurs ont inscrit, entre les témoignages d'Intelligence, les mouvements violents et vulnérants que les enfants et ces espèces de singe exercent contre eux-mêmes, lorsqu'ils sont contrariés, et que le dépit les emporte jusqu'à les porter à se meurtrir.

Pour nous, ce dépit est une passion dont l'initiative part de l'état pathétique de la Force Vitale, et qui s'exerce lorsque le Principe de l'Intelligence est ou absent, ou trop peu développé, ou trop infirme, pour être capable de réfréner cet instinct brutal.

D'où ont-ils tiré que l'animal faisait cela *pour se rendre plus intéressant?* Cette intention n'est-elle pas de leur cru? De pareilles suppositions entrent-elles dans la Science? Vous devez donc vous apercevoir combien nous sommes loin de nous entendre, les Naturalistes et nous, sur la *Nature* ou Instinct et sur l'*Intelligence*. Continuons l'exemple de la manière de raisonner de nos Adversaires, touchant la question actuelle.

M. Flourens : « Mais voici quelque chose de plus re-» marquable encore. — C'est que l'Intelligence de l'Orang-» Outang, cette Intelligence si développée, et développée » de si bonne heure, décroît avec l'âge. L'Orang-Outang, » lorsqu'il est jeune, nous étonne par sa pénétration, » par sa ruse, par son adresse; l'Orang-Outang, devenu » adulte, n'est plus qu'un animal grossier, brutal, » intraitable. Et il en est de tous les singes comme de » l'Orang-Outang. Dans tous, l'Intelligence décroît à » mesure que les forces s'accroissent. L'animal, consi-» déré comme être perfectible, a donc sa force marquée, » non-seulement comme espèce, il l'a comme individu. » L'animal qui a le plus d'Intelligence n'a toute cette » Intelligence que dans le jeune âge. »

Cette manière de raisonner ne vous paraît-elle pas fort singulière? Il ne nous est pas possible de l'imiter. Les singeries d'un jeune animal ont assez de ressemblance avec les actions motivées de l'Homme : c'en est assez pour chercher si ces actes sont l'effet de l'*Instinct*, de la Nature Hippocratique, ou s'ils sont celui du Principe de l'Intelligence. Les Naturalistes ne cherchent rien; mais, pour eux, l'action d'une chaise portée par l'Orang-Outang pour se mettre à portée d'ouvrir une porte, et les actes d'un dépit vulnérant contre soi à l'occasion d'une contrariété, sont des preuves incontestables de l'Intelligence. La précocité de l'aptitude aux singeries, et leur spontanéité, sont pour nous des motifs pour affaiblir les probabilités de la présence d'une Intelligence. L'affaiblissement progressif de cette industrie, et son extinction complète à l'arrivée de l'état adulte, nous convainquent que cette progression décroissante de la Puissance n'est pas le Principe d'Intelligence, dont la manière de procéder est contraire à celle-là. Pour Messieurs les Naturalistes, cette action ne fait rien par rapport à l'Intelligence : cela ne fait que fixer une marque caractéristique de l'espèce de l'Orang, en contraste avec les espèces où l'on n'a pas fait le même changement.

Il y a, Messieurs, un paralogisme dans cette manière de raisonner. Il faut en chercher la source, et c'est ce que je ferai à la Leçon prochaine.

13me LEÇON.

LES PARTISANS DE L'INTELLIGENCE DES BÊTES NE SONT PAS SÉRIEUX, TANDIS QUE NOUS TRAITONS LA QUESTION GRAVEMENT. — NOTRE ENSEIGNEMENT A DES ENNEMIS ; AUSSI L'AUTORITÉ A ENVOYÉ DES INSPECTEURS GÉNÉRAUX. — TANT MIEUX, PUISQU'ILS NOUS ONT FAIT CONNAÎTRE. — RÉSULTATS POUR LA SCIENCE. C'EST UNE RAISON POUR CONTINUER. — F. CUVIER INVENTE DES CARACTÈRES DISTINCTIFS DE L'INSTINCT ET DE L'INTELLIGENCE ; LA CONCLUSION EST : INTELLIGENCE DU CHEVAL ET DU CHIEN. — ÉTUDE DE L'INSTINCT ET DE L'INTELLIGENCE CHEZ L'HOMME.

F. CUVIER NE SAIT PAS CE QU'EST L'INSTINCT PARCE QU'IL N'ENTEND RIEN A LA MÉDECINE ; SES CARACTÈRES EXCLUSIFS DE L'INTELLIGENCE CONVIENNENT SI BIEN A L'INSTINCT, QUE CETTE IDÉE A ÉTÉ LA GLOIRE DE STAHL.

CONNAÎT-IL L'INTELLIGENCE ? PUISQUE SES CARACTÈRES DE L'INTELLIGENCE APPARTIENNENT A L'INSTINCT, CHERCHONS AILLEURS. — I. DÉFINITION ÉTYMOLOGIQUE DE L'INTELLIGENCE. 1° LECTURE INTERNE ET IDÉE FABRICATRICE DE TOUT CE QUI PEUT ÊTRE CONÇU. 2° PLUS, ACTIVITÉ INDÉTERMINÉE. — II. ÉPOQUE DE L'APPARITION DE L'INTELLIGENCE CHEZ L'HOMME. — III. L'INTELLIGENCE NE VIENT QUE PAR L'INSTRUCTION : HIPPOCRATE, PLINE. — RAISON, LIBRE ARBITRE, VOLONTÉ ET NOLONTÉ, RESPONSABILITÉ, ET CONSÉQUENCES QUE PÉLAGE EN A TIRÉES. — COMBIEN L'HISTOIRE DE LA POLÉMIQUE RELATIVE AU PÉLAGIANISME SERAIT UTILE POUR CONNAÎTRE L'INTELLIGENCE ET L'INSTINCT. — COMBIEN ELLE SERAIT BARROQUE. — IV. COMPARAISON DE L'ÉDUCATION DES BÊTES ET DE CELLE DE L'HOMME.

MESSIEURS,

L'hypothèse de l'*intelligence des bêtes*, soutenue par MM. Fr. CUVIER, FLOURENS et FÉE, n'a pas pu paraître assez sérieuse aux Auteurs mêmes, pour qu'ils aient songé à rechercher si cette coïncidence, de l'Instinct et de l'Intelligence, démontre réellement l'association de deux Puissances, dont l'appareil soit franchement le sujet d'une vraie Science.

Montpellier a laborieusement travaillé à vous faire connaître la différence radicale qui distingue l'Homme des brutes :

Afin qu'aux vœux de la raison, et contrairement aux conséquences de la Doctrine par nous combattue, la Médecine Humaine et la Psychologie ne fussent pas identiques avec l'Art vétérinaire ;

Afin qu'en supposant que le bon sens vous eût préservé de bonne heure de cette erreur, vous eussiez à votre disposition les raisons démonstratives de ces différences ;

Afin que la Physiologie Humaine, de notre Faculté, vous fît évidemment connaître la liaison de sa Doctrine avec toutes les parties de la Médecine, de la Psychologie, de la Morale, et de toutes les notions conservatrices de la Société.

L'Enseignement de notre Faculté n'a pas plu à tout le monde. Il a eu des ennemis qui l'ont détracté, mais non des vainqueurs qui en aient réfuté un principe, ni fait condamner une pratique. En se contentant d'en médire, ils ont proposé des opinions contradictoires. La Faculté y a répondu et les a réduites à leur valeur, sans jamais blesser les Auteurs.

Ses efforts n'ont pas été sans dédommagement. La sagesse de sa Didactique a été reconnue, et la Science pour laquelle la Faculté a tant fait prospère au dehors.

L'Autorité suprême a voulu que des Inspecteurs Généraux vinssent connaître tout le fond de l'établissement, et l'esprit de son Enseignement. Cette résolution, loin de nous inspirer de la crainte, a été pour nous un moyen de satisfaction,.... et, s'il faut tout dire, un secours de salut. Ces Inspecteurs ont été pour nous pareils aux Messagers célestes du *Jugement dernier* de MICHEL-ANGE, chargés de consigner dans les *Livres de Vie* les actions des hommes pour fournir les motifs de l'arrêt des Grands Jours du Tout-Puissant.

Nous ne savons rien de ce qui est écrit sur notre compte dans ces Livres mystérieux ; mais il nous est bien permis d'en soupçonner la substance d'après quelques événements postérieurs.

Entre ces honorables Inspecteurs Généraux se trouve le célèbre et savant Professeur qui a proclamé, à Paris, le Quatrième Règne de la Nature.

Celui de ces éminents Collègues de qui vous lisez tous les jours la Physiologie à mesure qu'il en publie les volumes, n'a pas craint de dire que *ses volumes futurs se ressentiraient des voyages que l'Auteur a faits à Montpellier pour ses missions*, et noús attendons cette prédiction sans inquiétude.

C'est postérieurement aux voyages des Inspecteurs Généraux, que le Ministre de l'Instruction Publique a créé, pour la Faculté des Sciences de Paris, une Chaire de Physiologie Générale. Cette Chaire apprend au public que la Physiologie Générale n'est pas l'Anthropologie. La Physiologie de l'Homme n'est pas renfermée dans la Physiologie Générale, et la Physiologie Générale n'est ni le contenu ni le contenant de la Physiologie Humaine. Ainsi la Physionomie Générale n'est ni le double emploi ni un extrait de l'Anthropologie.

Un autre de ceux qui ont inspecté notre Enseignement, lequel a pu en connaître tous les replis, est le très-honoré

Recteur de l'Académie à laquelle nous appartenons. Il l'a vu, cet Enseignement, avec tout son savoir médical, avec toute son intelligente attention, et avec toute sa religieuse conscience, et vous avez entendu, dans son Discours de la rentrée, ce qu'il en avait appris. Sa déclaration publique ne peut pas être autre que celle qu'il avait inscrite dans le *Livre de Vie* qu'il avait remis à l'Autorité. Reconnaissons donc que justice se fait, que notre bonne intention est couronnée de succès, et faisons des vœux pour que nos surveillants aient toujours autant de justice et de lumière qu'en ont montré ceux à qui nous devons une partie de notre prospérité actuelle.

Pour montrer notre reconnaissance, continuons de marcher dans la direction suivie. Maintenant que nous avons démontré la Dualité du Dynamisme, et que le Quatrième Règne a été un applaudissement à nos efforts, travaillons à faire en sorte que l'élément intellectuel à qui l'Homme doit sa supériorité, sa dignité et son rang, ne soit pas confondu avec le Dynamisme bestial.

Fr. Cuvier a cru trouver dans les animaux une sorte de Dualité, un Instinct et une Intelligence, à quoi il a attribué tour à tour les actions de ces brutes; et il a prétendu en pouvoir signaler les caractères, afin qu'on pût en deviner les intentions. Voici ce que M. Flourens dit sur cette spéculation théorique.

« Après avoir posé les limites qui séparent l'Intelligence » des différentes espèces, Fr. Cuvier cherche la limite » qui sépare l'*Instinct* de l'*Intelligence*. Ici, c'est particu- » lièrement sur le Castor que ses observations portent.

» Le Castor est un mammifère de l'ordre des *rongeurs*, » c'est-à-dire de l'ordre même qui a le moins d'Intelli- » gence ;...... mais il a un Instinct merveilleux, celui de

» se construire une cabane, de la bâtir dans l'eau, de » faire des chaussées, d'établir des digues, et tout cela » avec une industrie qui supposerait, en effet, une Intelli- » gence très-élevée dans cet animal, si cette industrie » dépendait de l'Intelligence.

» Le point essentiel était donc de prouver qu'elle n'en » dépend pas; et c'est ce qu'a fait Fr. Cuvier. Il a pris » des Castors très-jeunes; et ces Castors, loin de leurs » parents, et qui par conséquent n'en ont rien appris; » ces Castors, isolés, solitaires; ces Castors, qu'on » avait placés dans une cage, tout exprès pour qu'ils » n'eussent pas besoin de bâtir : ces Castors ont bâti, » poussés par une force *machinale* et *aveugle*, en un mot, » par un pur *Instinct*.

» L'opposition la plus complète sépare l'Instinct de » l'Intelligence. »

Veuillez, Messieurs, entendre les paroles *sacramentelles* de cette théorie.

« Tout, dans l'Instinct, est aveugle, nécessaire et » invariable; tout, dans l'Intelligence, est électif, condi- » tionnel et modifiable.

» Le Castor qui se bâtit une cabane, l'Oiseau qui se » construit un nid, n'agissent que par l'Instinct.

» Le Chien, le Cheval, qui apprennent jusqu'à la » signification de plusieurs de nos mots, et qui nous » obéissent, font cela par Intelligence.

............» Tout, dans l'Intelligence, résulte de l'ex- » périence et de l'*instruction* : le Chien n'*obéit* que parce » qu'il l'a appris; tout y est *libre* : le Chien n'*obéit* que » parce qu'*il le veut*. »

Plus bas (p. 49) : « Les animaux reçoivent, par leurs » sens, des impressions semblables à celles que nous

» recevons par les nôtres ; ils conservent, comme nous, » la trace de ces impressions ; ces impressions con- » servées forment, pour eux comme pour nous, *des » associations nombreuses et variées ; ils les combinent, ils » en tirent des rapports, ils en déduisent des jugements ; » ils ont donc de l'*INTELLIGENCE. »

Voilà, MESSIEURS, la doctrine de ces Auteurs sur le Dynamisme des animaux ; voilà, suivant eux, leur Biologie ou leur Vitalisme, et voilà leur Psychologie. — Voyons si ces idées peuvent s'accorder avec celles que l'Anthropologie inductive et *intuitive* a pu nous apprendre.

Je possède en moi un Instinct associé avec mon Intelligence. Mon Intelligence est moi qui vous parle. Je vais vous déclarer ce que j'ai appris de l'observation de mon Instinct, ou, ce qui est identique, de l'observation de l'Instinct de mes semblables. Je ne dis rien de ce qui se passe dans les bêtes ; je ne veux pas conjecturer : j'affirme ce que je sais de l'Instinct humain.

L'Instinct humain, faculté de la Force Vitale, exprime ou par des sensations, ou par des opérations musculaires, les modes d'être internes, et les besoins du système instrumental que cette Force gouverne. La Force Vitale, Puissance dont, je le répète, l'Instinct est une faculté, administre son domaine, en vertu d'un automatisme de l'Ordre Vital qui lui a été primordialement imprimé, sans qu'elle ait conscience d'elle.

Nous l'avons déjà dit, quand l'Homme vient de naître, les modes intimes de la Force Vitale et ses besoins sont exprimés par le cri appelé *vagissement*. Ce cri est la proclamation collective de toutes ses souffrances, de ses appétits. Il n'a pas d'autre effet utile que d'obliger la mère à se rapprocher de son fils, afin qu'à l'aide de ses connaissances et de son expérience elle puisse deviner toutes les causes de la plainte, et les distinguer chacune. Ce qu'elle sait le mieux, ce sont les besoins de son enfant relativement aux rapports de son système avec son milieu.

La brute en naissant est munie de l'aptitude et du penchant innés à se servir des choses dont elle a besoin pour sa conservation et pour la satisfaction de ses appétits. Ainsi, le petit poisson, sortant du frai où il avait été formé, nage dans l'eau aussi bien que ses parents. Le lézard, tiré de l'œuf, court facilement, et cherche les substances avec lesquelles il pourra se nourrir, quoiqu'elles n'aient aucune ressemblance avec la matière qu'il a pu trouver dans sa première demeure.

Un mot sur ce qui se passe chez les nouveau-nés des Didelphes.

Le petit *sarigue*, passant de la première matrice de sa mère pour entrer dans la poche mammaire où il doit compléter le temps de sa gestation, trouve aisément une mamelle dont il s'empare pour ses besoins. Quand il a des forces suffisantes pour faire la progression, il descend de sa poche, exerce sa marche bipède fort singulière, profite de l'occasion des insectes et des vers qu'il rencontre pour se nourrir; mais s'il lui arrive quelque accident qui lui cause de la frayeur, il court vers sa mère, pour se réfugier et se blottir dans sa seconde matrice.

Toutes ces actions ressemblent aux actions de relation que l'Homme exerce quand son Ame intellective en a prescrit l'exécution, à des organes vivants qu'elle avait suffisamment dressés par l'expérience; mais il y a toujours, entre les actions des bêtes et celles de l'Homme, cette différence que les premières dérivent seulement de la Puissance Vitale qui a opéré, ou comme réagissant contre une impression, ou comme déterminée par ses propres besoins;..... et que les actions de relation de l'Homme ont pour cause prochaine la Force Vitale devenue habile par son apprentissage sous l'Intelligence du Maître, et pour cause première l'Ame Pensante.

D'après cette distinction, il est permis de dire que là différence la plus saillante qui existe entre les actions Instinctives et les actions Intellectives, est que la Puissance, cause prochaine, auteur immédiat, agit sans le savoir, et que la Puissance, cause première, sait tout ce qu'elle a fait et est capable d'en rendre compte.

HIPPOCRATE, voulant caractériser la Nature vivante, a très-bien vu que ce qu'il y avait de mieux à faire, c'est de comparer celle de l'Homme avec son Principe d'Intelligence, son congénère. Un mot d'analogie et un mot de dissemblance suffisent pour les distinguer très-profondément. Veuillez lire ces propositions du Livre *de l'Aliment*. Voici la Force Vitale avec toutes ses facultés, parmi lesquelles est l'Instinct (1). « Il y a un Principe » simple et multiple dans ses effets, qui préside à toute » l'économie du corps, et qui y produit les contraires; il » fait la vie du corps et des parties..... La Nature « (*vous » entendez bien qu'il s'agit de la Nature Vivante*) » de » chaque être agit SANS AVOIR DE MAÎTRE. Les animaux » ont la leur, et leurs parties l'ont aussi. »

(1) Traduction des Œuvres Médicales d'HIPPOCRATE...... (par GARDEIL, T. 1): *Traité de l'Aliment*; p. 174, 7°.

Veuillez porter votre attention sur les propositions suivantes, inintelligibles pour les étrangers, très-claires pour des Médecins : — « Que le sang change de nature, » c'est quelquefois un bien ; qu'il conserve sa Nature, » c'est aussi un bien. Si le sang change de nature, c'est » un mal ; s'il la conserve c'est un mal. Le concordant » devient discordant ; le discordant devient concordant. »

Que signifient ces contrastes ? Est-ce un jeu pour se moquer de la Science et pour mettre tout en problème ? Non ; c'est exprimer une des faces de la Force Vitale. C'est nous dire que ces Fonctions, soit naturelles, soit instinctives, sont sujettes à changer contrairement à nos attentes ; et que les événements survenus, propres à nous inspirer ou de l'inquiétude ou de la sécurité, de l'alarme ou de l'espérance, peuvent nous tromper du tout au tout : pourquoi cela ? — C'est que les causes des changements sont, non des propriétés des corps de l'Ordre Physique, mais des modes de la Force Vitale, ou des besoins du Système, dont l'Instinct n'a pu rien nous apprendre, et dont le but vital ne sera connu qu'*à priori*. — Cela veut-il dire que la Médecine est impossible, ou un Art tout-à-fait trompeur ? — Non ; mais cela veut dire qu'elle n'est pas plus certaine que la Psychologie, la Morale, l'Éducation publique, la Politique, l'Art de la guerre, dont aujourd'hui nous voyons les vicissitudes, et que nous savons pourtant être des Arts qu'il faut étudier.

Après ces réflexions du Père de la Médecine, que tout Médecin ne sait que trop être incontestables, appliquons les propositions dont il s'agit aux caractères *sémaphoriques* de Fr. Cuvier. Trouvez-vous que l'Instinct Vital est un phénomène *aveugle*, c'est-à-dire, sans doute, fortuit et sans cause concevable? — Le trouvez-vous *nécessaire*, c'est-à-dire, sans doute, étranger à toutes convenances? — Le trouvez-vous *immuable*, c'est-à-dire, sans doute, infaillible dans ses effets? — L'Instinct n'est pas *aveugle*, puisque dans sa Puissance est la série des fonctions successives d'une vie temporaire. — Il n'est pas *nécessaire*, puisqu'il doit s'arranger de manière à accomplir sa destinée, malgré les éventualités du milieu où il vit. — Il n'est pas *immuable*, puisque tout Phénomène Vital est contingent.

Fr. CUVIER devait être complètement étranger à l'Anthropologie, puisqu'il a prétendu mettre en contraste la Force Vitale Instinctive avec le Principe de l'Intelligence, au moyen de circonstances qui leur appartiennent également, et qu'il a ignoré que le principal mérite (et le mérite incontestable) de STAHL a été de reconnaître, dans le Principe Vital, ou dans la *Nature* Hippocratique, les trois caractères que Fr. CUVIER attribue exclusivement à l'Intelligence, savoir: d'être *électifs*, *conditionnels*, *modifiables*. C'est pour avoir trouvé ces qualités dans la Force Vitale, que ce haut entendement a cru pouvoir réduire en une seule Puissance les deux causes qu'HIPPOCRATE avait soigneusement distinguées. STAHL a imité HIPPOCRATE, en apercevant les ressemblances entre les deux Puissances de l'Homme; mais il est resté son inférieur quand il n'a pas su y apercevoir les dissemblances qui devaient être la preuve de la Dualité.

La qualité qui assimile les deux Puissances, est ce que M. IS. GEOFFROY-SAINT-HILAIRE appelle la *finalité*, la tendance à opérer vers un but. Cette qualité suppose des lois qui ne sont ni *aveugles*, ni *nécessaires*, ni *immuables*, mais qui sont conformes aux règles d'une convenance. BACON l'avait bien senti; c'est pour cela qu'il a rangé le

Principe de l'Intelligence et l'*Esprit animal* dans la catégorie de la Métaphysique Particulière, uniquement par considération de la finalité de ces deux Causes.

Encore une fois, les caractères de l'Instinct désignés par Fr. CUVIER sont fictifs et faux; et ceux de l'Intelligence appartiennent autant à l'Instinct qu'à l'Intelligence. En voilà bien assez pour anéantir cette hypothèse.

Fr. CUVIER ne sait donc pas ce qu'est la Force Vitale Instinctive. Mais sait-il ce qu'est le Principe de l'Intelligence? — Il sait que cette Puissance ne sait rien sans une *instruction*; mais, après avoir fait mention de cette qualité, il ne paraît pas en avoir senti le prix. Nous la relèverons avec plus de soin, dans un autre moment, pour l'inscrire à sa place.

Pour nous, qu'est le Principe de l'Intelligence? — On pense bien qu'ici il ne s'agit pas de parler de son essence, de sa *nature*, mais seulement de le caractériser expérimentalement, de le mettre phénoménalement en relief contre la Force Vitale Instinctive. — On doit penser aussi que l'Intelligence dont il va s'agir est uniquement celle de l'Homme, celle dont chacun de nous sent en lui le vrai type. — Il est naturel et juste qu'on n'emploie le nom *Intelligence* que pour désigner un phénomène complexe dont nous connaissons parfaitement l'étendue et les limites. J'espère que ceux dont j'ai l'honneur d'être entendu n'imiteront pas nos Adversaires, à qui il plaît d'appeler *Intelligence* quelque circonstance ou quelque caractère fragmentaire du phénomène que le public nomme ainsi. Vous accepterez tous les éléments de la description, comme vous acceptez toutes les lettres d'un nom, et vous conviendrez que la suppression d'un de ces caractères changerait la valeur du mot, et qu'une portion de cette formule ne peut pas représenter son acception véritable.

I. Avant d'aller plus loin, examinons bien ce que signifie le mot *Intelligence*, soit suivant l'étymologie, soit suivant l'usage. Prenons la définition d'un Lexicographe moderne très-instruit, qui s'est fortement occupé de l'étymologie des mots : je veux parler de GATTEL. Voici l'article *Intelligence*, dans son Dictionnaire de la Langue Française.

1° « INTELLIGENCE. Faculté, capacité de connaître, de » comprendre. Du latin *Intelligentia*, fait dans le même » sens d'*intelligere*, comprendre, concevoir, dont les » racines sont *intùs*, en grec εντὸς, au dedans, intérieure- » ment, et *legere*, fait du grec λέγειν, cueillir, amasser, » saisir, lire : lecture ou perception intérieure qui nous » donne une parfaite connaissance des choses. »

Cette définition étymologique me plaît d'autant mieux qu'elle retrace une bonne partie de la signification du mot. Ne l'employons pas dans un autre sens. — D'après cette définition, un acte d'Intelligence est *contempler mentalement dans un objet qui tombe sous nos sens, ou dans une idée, toutes les notions que l'esprit humain peut en extraire*, et dont il a besoin au milieu des circonstances où l'individu se trouve.

Le nombre des idées dont l'Entendement Humain est capable est vraisemblablement immense. Celles que l'on nomme concrètes, c'est-à-dire qui sont susceptibles d'être *sensuellement* rappelées vers les sens relativifs, par les moyens de ce que l'on nomme l'*Hypotypose*, sont déjà prodigieusement nombreuses ;... les idées abstraites, formées uniquement par la force de conception, et qui ne peuvent se rapporter à aucun sens, sont encore d'un nombre infini. Cette immensité d'idées a paru telle à des savants très-réfléchis, que l'intention d'en assigner le nombre était au moins une excentricité. Voici comment on en parle dans un Recueil périodique (1) : « Robert » HOOKE, célèbre Mathématicien et Mécanicien Anglais, » a laissé, parmi plusieurs excellents ouvrages sur les » Sciences exactes, un Recueil singulier qui a été imprimé » après sa mort(Londres, 1705, in-folio), et dans lequel il » a calculé le nombre d'idées dont l'esprit humain est sus- » ceptible, et l'a évalué à 3,155,700,000, y compris, sans » doute, celle qu'il a conçue de se livrer à une spéculation » aussi extraordinaire. »

2o L'Intelligence n'est pas seulement contemplative; elle est essentiellement *Active*. Cette définition semble ne rappeler que la présence de toutes les idées, parce que *lire dans l'intérieur* signifie *inspection* de tout ce qu'il y a de mental dans l'objet que l'on étudie. Mais la signification *usuelle* ne s'arrête pas à désigner toutes les idées déposées dans ce lieu, soit réellement, soit par association: l'homme qui ne pourrait pas s'élever au-dessus de l'interprétation de cet objet, ne serait pas appelé *intelligent*. Vous lui refuseriez ce nom, si, de cette connaissance, il n'en déduisait pas les relations qui existent entre ces idées et celles qu'il doit posséder d'après sa position, et d'après la valeur qu'il lui importe d'acquérir. Il semble que, puisque l'Ame Pensante est apte à faire passer par son entendement tant de milliards de notions, elle ne peut pas se contenter de ce qu'elle possède *hîc et nunc*.

Dans l'Intelligence sont étroitement liés aux notions de

(1) Magasin Pittoresque: T. XIII, p. 95.

Première nécessité, d'abord les connaissances naturelles du milieu, successivement la Logique, les Sciences, la Morale, le Vrai abstrait, le Beau, le Bon, les Beaux-Arts, la Littérature. Quelque élevées que soient ces idées, elles sont enchaînées sans lacune avec les premières, non pas avec les sensations, mais avec les premières idées que l'enfant a reçues de sa *force de conception*, acte initial du Principe de cette Intelligence *indéfiniment agissante*.

II. Il est étonnant que Fr. Cuvier n'ait jamais porté son attention sur le premier signe de la présence de l'Intelligence chez l'Homme. Ç'aurait pu être un moyen de distinguer l'Instinct d'avec l'Intelligence. Dans la bête, il y a continuité de Fonctions entre la vie intra-utérine et la vie extra-utérine. Mais, chez l'Homme, la première idée, premier rudiment de la Pensée, doit être une grande époque de sa vie. C'est la *naissance* de l'Intelligence, plus tardive que celle du Système Vivant.

Le Principe de l'Intelligence, pendant toute la gestion, est resté assez latent pour qu'on n'ait jamais trouvé l'occasion de constater un acte de sa volonté. Cependant j'ai dit, il y a long-temps, que, parmi les cas rares qui se rapportent à l'Histoire de l'Embryogénie, se trouvent des faits d'après lesquels on devrait réfléchir sur ce que je vous soumets. Dans les cas où le fœtus a continué de vivre pendant long-temps après la disparition de l'Ame Pensante, par exemple, lorsque cette longue durée a eu lieu après la destruction du cerveau et de la moelle épinière, ou après celle de la tête entière, le fœtus a présenté des difformités dans les membres et dans d'autres parties du corps : d'où il a été permis de penser que, quoique le Principe de l'Intelligence ne paraisse exercer aucune influence active sur l'Embryogénésie, sa présence et son association avec la Force Vitale tiennent en respect cette dernière Puissance pendant ses opérations plastiques.

Mais le Principe de l'Intelligence reste *inactif* jusqu'à l'arrivée de son réveil et des sensations provenant des organes sensoriaux. A dater de cette époque, il a éprouvé des sensations, et la Force de conception a entrepris de former des idées. Mais vous devez penser combien il faut de comparaisons, d'essais, avant d'être en état de compléter une idée régulière, une idée qui soit une vérité, c'est-à-dire, comme disait St Thomas-d'Aquin, une *équation dont un membre soit en dehors, et dont l'autre soit dans l'Entendement.* — Ce travail d'apprentissage, fait à tâtons, qui a besoin de conseils maternels, dont les essais ont souvent besoin de corrections, et plus souvent encore de rénovations, contraste avec les Fonctions Instinctives de la Force Vitale qui exécutent la succion et la déglutition, au premier instant comme dans le reste de la vie.

III. Hippocrate, comme vous l'avez vu, a distingué les deux Puissances du Dynamisme Humain, en montrant, dans la Force Vitale, le don gratuit de faire tout ce qui lui convient sans qu'elle le sache, et sans qu'elle ait rien appris; tandis que l'Ame Pensante a été forcée de tout apprendre pour acquérir les idées indispensables à son existence et à ses jouissances, et qui sont les sources de sa volonté, de la nolonté, de sa liberté.

Pline n'a pas manqué de montrer cette différence entre l'Animal et l'Homme. « L'Homme ne sait rien sans le se-
» cours de l'instruction, ni parler, ni marcher, ni manger.
» Oui, de lui-même il ne sait que pleurer : aussi plu-
» sieurs ont-ils prononcé que le mieux serait de ne point

» naître, ou de rester à l'instant même dans le néant (1). »

On peut être surpris que Fr. CUVIER, qui a cherché des caractères différentiels entre l'Instinct et l'Intelligence, n'ait pas profité de cette remarque d'HIPPOCRATE et de PLINE. Il est vraisemblable qu'il n'a jamais songé à examiner ce qui se passe dans la conscience humaine : il a mieux aimé observer les brutes. A-t-il cherché, dans ces êtres, l'attention, la délibération, l'incertitude, la raison de nos actions, etc. ?

Cette différence entre les deux Puissances de notre Dynamisme a été bien notée dans une hérésie introduite chez les Chrétiens, à la fin du quatrième siècle et au commencement du cinquième ; hérésie qui eut un grand retentissement, et qui fournit à St AUGUSTIN l'occasion de mettre dans tout son éclat le zèle, le savoir et le talent dialecticien dont il était doué : je veux parler du Pélagianisme. PÉLAGE, Moine Anglais, très-considéré par son savoir et par l'austérité de ses mœurs, quitta son pays, vint à Rome, en Sicile, à Carthage, en Orient, pour propager les idées qu'il avait sur la *Nature de l'Homme*. Il prétendait réhabiliter l'Homme en faisant voir qu'au moyen de l'*instruction* dont il était capable, et du *libre arbitre* dont DIEU l'avait orné, il dépendait de lui d'être *impeccant*, exempt de péché, et d'arriver au terme de la vie sans la moindre souillure, sans avoir eu besoin de la grâce divine. Pour argumenter sur cette matière, il avait reconnu dans l'Homme, d'une part, la Puissance *raisonnable*, *libre*, *responsable*; et, de l'autre, une Cause d'événements

(1) PLINII SECUNDI *Naturalis historia etc.: Liber VII; Hominis natura. Cap. I.*

vitaux qui se passent dans l'Homme vivant, Cause dépourvue de connaissance et par conséquent de liberté, dont les effets ne pouvaient pas être des péchés. Il n'était pas difficile aux Orthodoxes de faire voir la nécessité d'avoir recours à la grâce divine, pour purger les impulsions vicieuses de la Cause Instinctive, et pour fortifier le libre arbitre dans la guerre presque continuelle des deux Puissances, suivant une grande partie de la vie.

Cette polémique, depuis long-temps jugée, est tombée dans l'oubli : les croyants ne doutent pas de la nécessité de la grâce divine, et les esprits forts se moquent de ces querelles. Mais, à mes yeux, ces monuments historiques sont d'une grande importance Anthropologique pour nous faire bien connaître la Constitution de l'Homme, et pour la comparer scientifiquement avec la Constitution bestiale. Je les croirais aujourd'hui plus utiles à connaître que jamais, depuis que les Naturalistes ont voulu faire voir dans les brutes une Dualité semblable à celle de l'Homme. Il m'est permis de ne l'accepter que lorsque je verrai dans les animaux tout ce que les Pélagiens et leurs Adversaires ont vu et montré dans le Dynamisme Duel de l'Homme. Si j'excipe d'une telle pièce, qu'en diront-ils ?

Puisque l'Intelligence actuelle est une acquisition faite par l'Ame Pensante, au moyen de l'Instruction, c'est-à-dire par l'aperception de sensations et par l'*idéogénésie* consécutive, par la communication de ses Pensées, et par les diverses opérations mentales de l'Entendement ; et que l'industrie des animaux vient de la suite naturelle de l'Instinct, sans le secours de l'Instruction : il n'est pas possible d'apprécier l'Intelligence de ces êtres, attendu que leur habileté est indépendante de cette instruction qui est indispensable pour la valeur intellectuelle de l'Homme.

Cet argument est trop puissant pour qu'on puisse le négliger quand il s'agit de résoudre la question de l'Intelligence des bêtes. Aussi, dans la Leçon prochaine, j'insisterai encore sur cette matière, d'abord, pour que nous puissions nous bien pénétrer de ce fait; ensuite, pour nous mettre en état de comparer plus profondément qu'on ne le fait l'éducation des animaux avec l'éducation de l'Homme.

14me LEÇON.

LE REJET DES CARACTÈRES DE L'INSTINCT ET DE L'INTELLIGENCE PRÉSENTÉS PAR FR. CUVIER NE NOUS EMPÊCHE PAS, DE VOIR AVEC SATISFACTION CE QUE LE MÊME AUTEUR A DIT SUR L'ININTELLIGENCE DES CASTORS. — DES ACTIONS BESTIALES SEMBLABLES AUX ACTIONS HUMAINES VOLONTAIRES DOIVENT ÊTRE ATTRIBUÉES A L'INSTINCT, SI LES PREMIÈRES N'ONT PAS EU POUR ORIGINE L'INSTRUCTION. — EXEMPLES : MŒURS DES ABEILLES, DU CERCERIS. — REMARQUE SUR LE CASOAR DE LA NOUVELLE-HOLLANDE, DANS LEQUEL LES SOINS MATERNELS SONT EXERCÉS PAR LE MALE, ET OU LA FEMELLE EST DÉNUÉE DE TENDRESSE MATERNELLE. — UNE TELLE INTERVERSION EST PUREMENT INSTINCTIVE. — MŒURS DU COUCOU, DE SOURCE INSTINCTIVE. — SUR CE POINT, NOUS SOMMES D'ACCORD AVEC FR. CUVIER. — NOUS NE LE SERONS PAS LORS DE L'ARTICLE DE L'ÉDUCATION DES BÊTES. — IVe CARACTÈRE DE L'INTELLIGENCE : PENCHANT INCOERCIBLE A MANIFESTER LES IDÉES, ET APTITUDE INDÉFINIE A LES EXPRIMER. — DÉVELOPPEMENT DE CETTE PROPOSITION. — ARBITRAIRE DE L'OPINION DE FR. CUVIER QUI DONNE LA PENSÉE AU CHIEN, QUOIQUE CET ANIMAL NE SOIT PAS CAPABLE DE L'EXPRIMER. — RÉFUTATION. — EXEMPLE DE L'EXPANSION MENTALE D'UNE IGNORANTE PRIVÉE DE LA VUE ET DE L'OUÏE, ET INGÉNIOSITÉ POUR EXPRIMER LES IDÉES.

MESSIEURS,

Quand j'ai entrepris la réfutation de l'hypothèse de l'*Intelligence des bêtes*, telle que Fr. CUVIER l'a conçue, et telle que M. FLOURENS l'a rédigée, j'ai parlé sans ménagement des caractères que Fr. CUVIER a présentés comme signalement de l'Instinct et de l'Intelligence. Ses idées sur la différence de ces causes sont si éloignées de ce que nous connaissons sur la Constitution de l'Homme, que mes convictions ont pu donner une teinte un peu crue à mon style. Mais je dois me hâter de vous faire remarquer combien nous devons de reconnaissance à ce laborieux Naturaliste, quand il a professé ouvertement l'*Inintelligence* des Castors, nonobstant leur merveilleuse industrie dans la construction de leurs cabanes, de leurs chaussées et de leurs digues. La raison qu'il a donnée de cette absence d'intelligence, est celle d'HIPPOCRATE et de PLINE : c'est la spontanéité sans instruction.

L'aveu d'un Instinct dont les effets simulent tant la raison, proclamé dans la sphère zoologiste, est une déclaration dont nous devons prendre acte. Convenons que, d'après la confession de tout homme sincère, l'Instinct est bien capable de singer l'Intelligence, et arrêtons que dorénavant, chez nous, les actions des êtres vivants, quelque compliquées qu'elles soient, ne seront attribuées à l'Intelligence que lorsque la présence du Principe Intellectif aura été prouvée par sa manière de répondre à une question abstraite.

C'est donc d'après Fr. CUVIER même que je repousserai ce que le célèbre et spirituel Garde-Chasse de Louis XVI, George LE ROY, a dit contre l'Instinct, en général, et pour l'Intelligence des bêtes, dans ses *Lettres Philosophiques sur les Animaux*. Puisque l'Intelligence Humaine n'existe pas sans une *instruction* préalable, il nous est impossible d'attribuer à l'Intelligence l'admirable constitution politique des abeilles. Pour en savoir autant, vous n'ignorez pas qu'il nous faut des Facultés de Droit, des Chaires d'Économie Politique, des Chaires de Droit

Administratif, etc. Rien de pareil ne se voit dans les ruches.

J'ai lu, depuis peu, qu'entre les *mœurs et coutumes* des abeilles, il fallait mettre le *jugement de* Dieu du moyen âge; on dit qu'il a lieu « lorsqu'il se trouve, dans une » ruche, deux mères toutes deux en état d'être fécondées : » on les soumet à l'épreuve du combat. Il faut que l'une » des prétendantes périsse, car il n'y a pas d'arrange- » ment possible. Un tournoi se prépare....... Il doit y » avoir une victime, mais il n'y en a jamais deux (1). »

Je suis disposé à tout croire de la part de l'Instinct bestial. Mais l'Historien actuel me rend un peu moins crédule, quand » il dit : « Les abeilles se parlent entre elles, et, quoiqu'on » ne comprenne pas leur langage, la chose paraît hors de » doute. » — Il y a apparence que l'Auteur nie l'Instinct, et qu'il pense comme George le Roy.

Une espèce de guêpe, appelée *cerceris*, nous présente un modèle de sollicitude prophétique maternelle pour sa future progéniture cachée dans son ventre. Ses précautions antérieures, ses attentions pendant et après la ponte, décrites par M. le Docteur Léon Dufour, sont des actions qui semblent provenir d'une Intelligence aussi ingénieuse que tendre : création d'un souterrain aussi sûr que propice; construction faite à l'épreuve des pressions supérieures pour être à l'abri des éboulements; cases distinctes pour chacun des œufs; provision de vivres pour tout le temps de l'époque où les petits ne seront pas en état de sortir et de voler; choix et arrangement des aliments; comme ces aliments sont des matières animales, préparation de ces substances de manière à

(1) Moniteur, 11 Juillet 1853.

ne craindre ni la putréfaction, ni les avaries. On ne peut pas faire cette lecture sans se sentir profondément touché, et sans admirer tant d'habileté. Mais, MESSIEURS, l'Intelligence n'est ici pour rien.

Cette femelle n'avait reçu aucune éducation. Quand elle est sortie de la caverne où elle était née, sa mère était morte comme tous ses contemporains. Personne n'avait pu l'instruire : toute tradition est impossible dans cette espèce. Les descendants de la présente génération seront dans la même condition. Quand ils auront subi les métamorphoses auxquelles leur espèce est soumise, et qu'ils seront en état de sortir de leur souterrain, leur mère sera morte ainsi que toute la génération contemporaine. Ils travailleront à engendrer une génération future, qui ne verra pas plus la génération actuelle que la génération actuelle n'a vu la précédente. Ainsi, point de traditive, point d'Intelligence.

Il n'est pas hors de propos de vous entretenir un instant des mœurs d'un animal peu connu, chez lequel j'ai fait une remarque. Cet animal est l'oiseau le plus grand après l'Autruche : le Casoar de la Nouvelle-Hollande. Comme on connaît plusieurs espèces qui portent le nom de Casoar, je vous avertis que celui sur lequel j'ai fait l'annotation actuelle est le couple Casoar de la Nouvelle-Hollande, que l'on admire depuis quelques années dans le Muséum d'Histoire Naturelle de Paris.

En lisant les articles relatifs à cette espèce, dans les traités imprimés du siècle actuel, vous avez dû voir que les Naturalistes n'étaient pas bien d'accord sur l'affectibilité maternelle de ces animaux. Dans un livre imprimé il y a vingt ans, on lit ces mots (1) :

(1) *Magasin Pittoresque* : (1834), p. 437.

« La femelle pond plusieurs œufs d'un gris verdâtre
» et parsemé de petits grains saillants d'un vert foncé,
» et un peu moins gros mais plus allongés que ceux de
» l'Autruche.

» Le Casoar à casque « (*qui est celui de l'Inde*) » ne
» couve point ses œufs; la chaleur du soleil dans les
» lieux qu'il habite suffit pour faire éclore les petits;
» mais il paraît que le Casoar de la Nouvelle-Hollande a
» des habitudes différentes. — On sait que l'Autruche,
» dans les régions tropicales, se contente d'exposer ses
» œufs à l'action du soleil, et qu'elle les couve dans des
» pays plus tempérés. Du reste, en quelque lieu qu'on
» l'ait observée, on n'a jamais été fondé à la représenter
» comme une mauvaise mère, car partout elle défend son
» nid avec courage. »

Voilà comment un Naturaliste bienveillant, ennemi de la médisance, défendait le Casoar femelle de la Nouvelle-Hollande, en 1834. Mais tout a été découvert depuis, grâce à la vigilance des gardiens de Muséum d'Histoire Naturelle; et voici ce que nous avons appris en 1851. Il faut savoir que le mâle est à Paris depuis dix-sept ans, et que la femelle n'y est que depuis six ans. On l'avait épiée depuis trois ans. Le véridique et impartial Historien du Muséum, que je suis tenté de croire être M. Is. Geoffroy-St-Hilaire, s'exprime ainsi qu'il suit. « Cette année,
» la femelle a pondu onze ou douze œufs qui ont, à peu
» près aux deux tiers, la grosseur de ceux d'Autruche,
» et sont d'un beau vert émeraude foncé, finement pi-
» quetés de gris clair. La mère n'a pas paru en prendre
» le moindre souci; aussitôt pondus, elles les a aban-
» donnés; le père, au contraire, leur a donné toutes
» sortes de soins : il les disposait avec précaution dans

» un grand nid de paille, à mesure qu'ils venaient; il en » défendait avec énergie l'approche à tous les importuns; » il ne les a pas quittés un seul instant, et définitive- » ment il les a couvés. Cette couvaison n'a pas duré » moins de soixante-dix jours, pendant lesquels, d'après » l'Employé aux soins attentifs duquel la surveillance » en avait été confiée, il n'a pas pris la moindre par- » celle de nourriture, et cependant l'espèce, en temps » ordinaire, montre une voracité continue. De neuf œufs » qui ont été couvés, trois ont éclos. L'un des trois petits » a été écrasé involontairement par la mère, les deux » autres sont très-vivaces et grandissent rapidement; » ils se nourrissent, comme le père et la mère, de pain, » de petits brins d'herbe, de salade dont ils paraissent » très-friands. Nous les avons figurés avec le mâle seul » qui les soigne, car la femelle a dû être éloignée, par » suite de l'empressement excessif avec lequel elle s'é- » lançait vers la nourriture, et du manque absolu de sol- » licitude dont elle avait d'ailleurs fait preuve, dès le » principe, pour sa progéniture (1). »

Messieurs, comment interpréter des actions si différentes de celles qui se passent partout ailleurs, l'absence de toute maternité, et une maternité dévolue au mâle? — Est-ce une convention intellectuelle et morale? — Si cette inversion n'était pas instinctive, je ne saurais quel nom donner à ce phénomène. Nous ne connaissons rien de pareil dans le système intellectuel de l'Homme.

En lisant dans le *Rituel* du Mariage, de la Liturgie Anglicane, la formule des promesses que se donnent les

---

(1) *Magasin Pittoresque* : T. XXIX, p. 346.

futurs, quand le Ministre attend leur déclaration, j'ai porté mon attention sur les stipulations exprimées dans le Protocole. — « Je (nom et prénom) te prends toi » (nom et prénom) pour mon épouse, soit que tu sois » meilleure ou pire, plus riche ou plus pauvre, promet- » tant de t'avoir pour femme et de te garder ce jour, et » à l'avenir, en maladie et en santé; de t'aimer et te » chérir selon le saint Commandement de DIEU, jusqu'à » ce que la mort nous sépare; et sur cela je te donne ma » foi. » — Ces promesses sont bien étendues; mais il ne paraît pas que le Législateur ait songé à exprimer que si la femme abjurait tous les sentiments maternels, l'homme remplirait tous les actes de relation auxquels la marâtre aurait renoncé.

On ne peut pas douter que ce phénomène ne soit, dans l'espèce Casoar, une inversion faite sur le Dynamisme purement Vital Instinctif des deux sexes. Cette inversion vitale est d'autant plus manifeste, qu'elle ne se passe pas seulement dans certaines Fonctions de relation, mais encore dans une des plus importantes Fonctions naturelles, puisque la faim du mâle, si impérieuse dans l'espèce, a été suspendue pendant les soixante-dix jours de la couvaison.

Encore un autre exemple d'actions bestiales qui ont la plus grande ressemblance avec des actions intellectives, et qu'il est impossible de ne pas rapporter à l'Instinct Hippocratique, comme en est convenu Fr. CUVIER.

L'histoire du Coucou ordinaire nous fait voir, dans l'Instinct de cet animal, des mœurs qui, si elles venaient de l'Intelligence, seraient appelées infames et atroces; George CUVIER, l'illustre frère de Fréderic, en raconte ainsi la version la moins odieuse. « Le *Cuculus canorus*,

» —dit-il—, est célèbre, parmi tous les Oiseaux, par son » instinct particulier de pondre dans les nids étrangers. » Le Coucou femelle ne couve point; il choisit un nid de » petit oiseau, le plus souvent d'un bec-fin, comme » *Rouge-gorge*, *Fauvette* ou *Lavandière*; quelquefois aussi » d'un granivore, *Bruant*, *Verdier* ou *Bouvreuil;* en dévore » tout ou partie des œufs, y met le sien à la place et » l'abandonne. L'oiseau auquel le nid appartient couve » l'œuf, nourrit et élève le jeune Coucou avec autant de » soin qu'il aurait fait de ses propres petits. » — CUVIER n'en dit pas davantage.

Mais d'autres Naturalistes racontent sur cet adultère des choses bien autrement graves. Ils ne parlent point des œufs que la mère aurait mangés pour y substituer le sien; mais ils disent que l'œuf subreptice est mêlé avec les légitimes, et que tous les petits sont éclos en leur temps. Selon eux, à mesure que le petit Coucou se renforce, comme il est plus grand et plus robuste, il pousse tellement un de ses voisins, qu'il le fait sortir du nid et le précipite. Il en fait de même, successivement, de tous les autres. De cette manière, ce vil intrus se trouve l'héritier présomptif du nid, et reçoit tous les avantages du futur successeur fils unique de la famille.

VALMONT-DE-BOMARE a nié ce fait. Mais j'ai su que les détails que vous venez d'entendre ont été confirmés et accompagnés de remarques propres à fortifier la véracité de la narration, par un personnage que vous n'oserez pas contredire: ce personnage est le célèbre Édouard JENNER, généralement réputé, même aujourd'hui, comme le *découvreur* de la vaccine. Cet Auteur était non-seulement un Médecin distingué, mais encore un Naturaliste laborieux et industrieux. Le fait dont je parle fut le sujet d'un Mémoire spécial, et il est difficile de démentir un homme loué pour l'exactitude et la constance de ses recherches.

Au récit d'un multiple assassinat, perpétré par un individu comblé des bienfaits d'une hospitalité gratuite, pourquoi ni vous ni moi ne nous soulevons-nous pas contre un pareil attentat, et pourquoi ne crions-nous pas vengeance contre une espèce aussi scélérate? — C'est que nous sommes convaincus, comme Fr. CUVIER, que ces horreurs ne proviennent pas du Principe de l'Intelligence, mais bien d'un Instinct qui ne sait ce qu'il fait, et qu'il serait ridicule de vouloir punir.

Voilà un point très-important de la question de *l'Intelligence des bêtes*, sur lequel nous sommes d'accord : il est donc des actions bestiales semblables aux actions intellectives rapportées à l'Instinct, non en considération des *caractères* inventés par Fr. CUVIER pour distinguer l'Instinct d'avec l'Intelligence, mais en reconnaissant le *caractère* d'HIPPOCRATE et de PLINE, qui est, pour l'Intelligence, l'INSTRUCTION MENTALE mise en contraste avec la *gratuité* des Facultés Instinctives de la Force Vitale.

Nous allons bientôt redevenir dissidents à l'occasion des effets de l'éducation. Nous devrons, à ce sujet, signaler un argument des Disciples de Fr. CUVIER, en faveur de l'*Intelligence des bêtes*, et développer une réfutation de cet argument, au moyen d'une distinction, non pas subtile, mais bien concrète et expérimentale.

Toutefois avant d'entreprendre cette discussion, veuillez bien examiner et convenablement apprécier un IVe Caractère de l'Intelligence Humaine. C'est *le penchant incoercible de la Puissance Intellective, à manifester ses idées, soit concrètes, soit abstraites, soit se-*

reines, soit affectives;.... et une aptitude indéfinie à inventer des moyens corporels pour opérer cette manifestation.

Dans le beau Discours de M. DUPANLOUP, Évêque d'Orléans, pour sa Réception à l'Académie Française, remarquons ce passage :

« Les Lettres sont l'expression même de l'esprit hu-
» main tout entier, parce qu'elles ne revêtent pas seule-
» ment des formes du langage les idées abstraites de l'In-
» telligence, et les Conceptions de la Raison pure ; mais
» parce que, dans l'Ordre Moral comme dans l'Ordre
» Physique, elles reproduisent aussi la beauté telle qu'elle
» se montre à l'imagination, avec son plus ravissant
» idéal; parce qu'elles savent se rendre l'interprète de
» tout ce qu'il y a de plus élevé, de plus grand, de plus
» vertueux, dans les sentiments du cœur humain; parce
» qu'enfin c'est par elles que le vrai, le beau, le bien,
» tels que la main divine les imprima dans l'Ame de
» l'Homme, trouvent au dehors leur manifestation la plus
» éclatante et la plus parfaite : ..... et tel a toujours été
» pour moi, MESSIEURS, le sens de ce mot profond et si
» justement célèbre, qui fut prononcé pour la première
» fois dans cette enceinte : *le Style c'est l'Homme.*

» Ah ! sans doute, le vrai, le beau, le bien sont aussi
» dans le reste de la Création; mais la Création tout en-
» tière (l'Homme excepté) ne les connaît pas, parce
» qu'elle s'ignore elle-même. Et ce qui met entre la Créa-
» tion et l'Homme un intervalle immense, c'est que le
» vrai, le beau, le bien, non-seulement sont dans l'Homme,
» mais l'Homme le sait et il le dit; il les voit en lui-même,
» et il les reconnaît dans toutes les œuvres de DIEU, par
» l'impression qu'il en porte dans son propre fond; non-
» seulement il les voit, mais il les pense, il les réfléchit,

» il les admire, il s'éprend pour eux d'amour; il les » nomme, il les parle, il les écrit, il les peint, il les » chante, il les redit à toute la Nature, au Ciel et à la » Terre ! »

On est enchanté d'entendre un Évêque parler des bienfaits de la parole, quand il nous la fait considérer comme répandant toutes les pensées d'une Intelligence vertueuse, douée de toutes les lumières et de toutes les affections célestes que l'Homme peut recevoir sur la terre. Mais le digne Prélat, chargé de converser, avec les Intelligences supérieures, des choses qui embellissent la route de la demeure céleste, ne veut certainement pas que je m'arrête à son Éloge de l'Intelligence : mes fonctions m'obligent à vous montrer l'Homme tel qu'il est. La peinture de la beauté de cette Faculté est achevée dans ce que vous venez d'entendre; il faut que maintenant, à l'imitation de Pascal, j'attire votre attention sur l'Homme entier, sur sa faiblesse, sur sa misère, sur sa dégradation, sur les mauvais usages qu'il fait de cette immense Faculté.

Des trois ou quatre milliards d'idées que Hook avait comptées dans l'Entendement Humain, il en est un grand nombre qui sont le contraste direct du vrai, du grand, du beau, du bien. Le mensonge, la bassesse, la laideur, l'atrocité, ont leur raffinement, leur énergie, leur séduction, leur sublimité. De sorte que l'Intelligence n'est pas moins éloignée de l'Instinct bestial, dans le mal que dans le bien.

Ne perdez pas de vue que je considère la valeur de l'Homme sous le rapport de l'Intelligence, mis en parallèle avec la bête, puisqu'un parti scientifique a voulu que nous fissions une pareille comparaison. Je ne fais ni le panégyrique, ni la satire de l'Homme; je suis obligé d'en être le Naturaliste, relativement au Diagnostic différentiel entre le Dynamisme Humain et le Dynamisme bestial.

Ceux que nous combattons prétendent que le Dynamisme animal est doué d'idées comme le Dynamisme Humain. En parlant de cette hypothèse, ils consentent à accorder que la quantité et la variété de ces idées soient aussi restreintes que nous voudrions. Mais ils ne sortent pas de la croyance que le Mode Métaphysique actif de la bête est une Puissance identique avec la nôtre.

Or, il ne nous est pas possible de considérer les Puissances actives de l'Homme et de la brute, comme des Modes du même Ordre, de la même *qualité*, et vous voyez que nous nous occupons d'aller à la recherche de caractères *qualificatifs* de l'Intelligence. Le caractère dont je vous entretiens dans ce moment est la propension qu'a l'Ame Pensante à faire sortir l'idée, soit en lui fournissant le moyen de s'épanouir, soit en la transmettant à une autre Ame Pensante.

Cette qualité me paraît si étroitement liée à l'Intelligence, que les propositions suivantes de Fr. Cuvier m'ont paru inadmissibles, si l'Intelligence qu'il suppose dans le Chien n'est pas manifestée par une *expansion* analogue à celle dont je vous entretiens. Voici les propositions dont j'attends la preuve.

« Tout, dans l'Intelligence, résulte de l'Expérience et » de l'Instruction : le Chien n'obéit que parce qu'il l'a » appris; tout y est libre; le Chien n'obéit que parce qu'il le » veut. »

« Tout, dans l'Intelligence, est général; car cette même » flexibilité d'attention et de conception que le Chien met » à obéir, il pourrait s'en servir pour faire autre chose. »

Vous pouvez vous souvenir, **Messieurs**, des assertions que le même Auteur a émises touchant l'idéopoièse (*eido-poïesis*) prétendue des animaux : « Les animaux, — dit-» il —, reçoivent par leurs sens des impressions sem-» blables à celles que nous recevons par les nôtres ; ils » conservent comme nous la trace de ces impressions ; » ces impressions conservées forment, pour eux comme » pour nous, des associations nombreuses et variées ; ils » les combinent, ils en tirent des rapports, ils en dé-» duisent des jugements ; ils ont donc de l'*Intelligence*. »

Une chose digne de remarque, c'est que la véracité, l'amour de la vérité est, en Morale, une des premières vertus; tandis que, dans la Science, l'amour de la réalité et l'opinion sont des jeux de la Pensée, dont on se sert indistinctement, suivant de légers intérêts sociaux. Quand nous sommes Jurés aux Assises, s'il s'agit de la vie ou de l'honneur d'un accusé, nous cherchons, avec la plus inquiète sollicitude, à savoir si l'action qu'il a commise est le résultat de l'Instinct ou d'une Volonté réfléchie; si le mal produit est de bêtise ou de rouerie. Mais quand il s'agit de discuter, dans une controverse scientifique, il n'y a plus d'attention sérieuse : sans examiner ce qui peut se passer dans le Dynamisme d'un Chien, si l'on est partisan de l'*Intelligence des bêtes*, on interprète ce qu'il fait d'après les *idées*, les *intentions*, la profondeur des *pensées*, la *liberté*, les *raisonnements* dont on le gratifie. — Vous venez d'en voir un exemple, par rapport à un problème si profond et si ardu.

Ce relâchement académique me paraît un délit dans notre Science. L'objet de notre profession est trop sacré pour que je puisse jamais oublier les intérêts de la vérité médicale.

Dans des Leçons sur la Question de l'Intelligence des bêtes, que j'ai publiées en 1843, je disais que le premier besoin que nous éprouvons quand nous avons conçu une idée, c'est de l'*émettre*. Ce besoin n'est pas de la mettre en usage selon sa nature, « c'est surtout de satisfaire un » sentiment de trop-plein qui nous incommode. On dirait » que lorsque l'organe, siége de la fonction, est pénétré » de l'idée élaborée, il entre dans un orgasme qui en com- » mande l'éjaculation. Les enfants font des monologues » balbutiés en même temps qu'ils pensent; les petites » filles causent avec leur poupée. Les adultes, dont l'ima- » gination est habituellement exaltée, sont sujets à parler, » à gesticuler seuls. Le Sens Intime est alors comme une » de ces outres dans lesquelles Éole renfermait les Vents, » et qui se vident à la moindre piqûre. » — Vous savez ce que l'on appelle à présent les *enfants terribles*.

Les prétendues idées que Fr. Cuvier suppose dans les bêtes, les *associations* variées, les *combinaisons*, les *rapports* intimes, les *jugements*, qu'il croit s'y former, me semblent des fictions gratuites, parce que ces êtres n'en ont jamais manifesté l'existence par des expressions conventionnelles.

Était-il bien sincère quand il parlait des pensées des bêtes ? Je fais cette question, et je reste dans le doute, parce qu'en général, lorsque nous sommes persuadés qu'un être mis à notre portée est doué d'une Puissance intellectuelle, nous le stimulons, nous le provoquons pour voir si la réaction s'adresse à la Puissance qui avait exercé l'action. Quand nous faisons de pareilles tentatives sur des êtres de notre espèce, si l'Ame Pensante est présente et capable d'agir, nous obtenons toujours un commencement de commerce entre notre Entendement et celui que nous interrogeons. Nous trouvons à la lettre l'axiome des Philosophes du moyen âge, qui, pour exprimer une vérité naturelle relative au phénomène de l'*action et de la réaction des corps*, disaient : *omne agens agendo repatitur*. « Tout être qui agit sur un autre reçoit » de la part du patient une action réciproque et pareille. »

Si CUVIER a fait l'expérience sur un Chien, qu'il me dise comment l'animal lui a fait entendre que *ce qu'il faisait était le résultat de son instruction, de sa volonté motivée et libre;* et que *la raison pour laquelle il venait d'agir était pour lui une règle générale applicable à toutes les circonstances analogues.* — Si l'expérience n'a rien produit, c'est mal à propos qu'il cherche à introduire dans la Science une opinion qui n'a pas été vérifiée.

Quand l'être sur lequel nous agissons est doué d'un Principe d'Intelligence normal, quelque ignorant qu'il soit, nous arrivons tôt ou tard à mettre notre Ame Pensante en rapport avec la sienne, parce qu'il y a toujours de part et d'autre le besoin d'un échange d'idées. Il y a bientôt deux ans que nous avons vu un exemple de ce que je dis, dans une jeune personne privée originairement de la vision et de l'ouïe, et qui est arrivée à l'adolescence avant qu'on se soit avisé de l'instruire. La *Revue des Deux Mondes* nous a rendu le service de nous faire connaître ce qu'est la réaction du Principe de l'Intelligence ignorante, quand elle reçoit l'*instruction*. A ce sujet, vous pouvez lire dans le Numéro du 15 Janvier 1853, un Article de M. AMPÈRE, intitulé : *Promenade en Amérique*. J'ai extrait et je vous communique les passages qui peuvent le plus nous faire connaître ce qui concerne les caractères de l'Intelligence.

..........« Avant de quitter Boston, — dit AMPÈRE —, » j'ai été assez heureux pour contempler un des résultats » les plus extraordinaires de la puissance du sentiment » d'humanité : j'ai vu Laura BRIDGEMAN, cette jeune fille » née sourde-muette, et devenue aveugle peu de temps » après sa naissance, dont l'histoire est déjà connue en » Europe, surtout par le récit de M. DICKENS. Ce » Voyageur, si sévère et si ingrat pour l'Amérique, n'y » a guère admiré que Laura BRIDGEMAN, apparemment » parce qu'elle ne parlait point. On ne saurait trop re- » venir sur une semblable merveille, qui honore le » pays où elle s'est produite. Voilà une pauvre créature » séparée de la société par une triple barrière, condamnée, » ce semble, à rester en dehors de la condition humaine, » qui a été replacée à son rang d'*être intelligent*, et mise » en communication avec ses semblables par un prodige » de dévouement ingénieux et de patience. L'auteur de » ce prodige est le Docteur HOWE. J'ai passé une soirée » bien intéressante avec Laura BRIDGEMAN, le Docteur et » Mme HOWE, qui traitent Laura comme leur fille. Tous » deux causaient avec elle en lui traçant des lettres dans » la main. C'est par le toucher qu'elle *voyait* les sons. » Qu'on songe combien il a été difficile d'établir un » rapport entre les signes et les objets qu'on ne pouvait » lui montrer. On lui apprit d'abord à distinguer par » le tact un groupe de lettres en saillie, qui formaient » le nom d'un objet, puis on parvint, après beaucoup » d'efforts, à lui faire recomposer le mot en rapprochant » les lettres séparées, et en même temps en lui faisant » toucher l'objet. Un jour vint où elle comprit. Puis on » lui apprit à représenter les lettres par l'alphabet ma- » nuel des sourds-muets; ce qu'elle fit assez facilement.

» Son intelligence s'était déjà développée, et elle parvint
» à épeler un objet avec ses doigts, c'est-à-dire en le
» touchant; elle en vint à imiter avec ses doigts les
» lettres dont se composait le nom de l'objet. Une fois
» arrivée là, on l'a accoutumée à reconnaître par le
» toucher les signes qui lui sont connus. On lui parle
» dans la main : sa main est à la fois son oreille et sa
» langue. Il y a plus : Laura sait écrire avec nos carac-
» tères. Je possède un autographe de l'aveugle-sourde-
» muette. C'est cette phrase en anglais : — *J'ai toujours*
» *du plaisir à* VOIR....... *des Français.* — Elle se dit par-
» faitement heureuse et semble très-gaie; elle rit sans
» cesse et ne s'ennuie jamais. Elle a toujours eu d'instinct
« une extrême délicatesse de femme : caressante avec
» les personnes de son sexe, elle est très-réservée avec
» les hommes. L'histoire de son intelligence est curieuse.
» Il a fallu deux ans pour qu'elle comprît les adjectifs ;
» elle a eu besoin d'un temps encore plus long pour
» saisir le sens des substantifs abstraits, comme *dureté.*
» L'idée du rapport exprimée par la préposition *dans*
» lui a donné beaucoup de peine. Ce qui a le plus tardé
» à venir, c'est le verbe *être*, ce verbe qui exprime un
» degré d'abstraction auquel ne peuvent parvenir les
» langues des sauvages. Ce n'est pas, du reste, le seul
» rapport qu'ait son langage avec le leur : elle disait
» *deux dimanches* pour *deux semaines*, ainsi comme ils
» disent, et les Poëtes avec eux, *vingt printemps* pour
» vingt années. Laura a appris très-facilement à écrire,
» et a su bientôt faire des additions et des soustrac-
» tions de petits nombres. Rien n'est plus touchant
» que le récit véridique de la manière dont elle a re-
» connu sa mère. Celle-ci parvint à se faire reconnaître

» en plaçant sous les doigts de Laura des objets familiers » à son enfance. Après n'avoir long-temps manifesté que » de l'indifférence, un souvenir vague, un soupçon » s'élevèrent tout à coup dans l'âme de Laura. Elle pâlit, » rougit, se jeta sur le sein de sa mère et fondit en » larmes. M. Howe m'a raconté comment elle est arrivée » à comprendre l'existence de Dieu : c'est comme les » Philosophes, par l'idée de causalité. — *Il y a des choses* » *que les hommes ne peuvent faire*, — disait-elle —, et » *qui pourtant existent, la pluie, par exemple*. — Ce n'est » pas le spectacle de la nature qui parle à l'entende- » ment; elle est voilée, et la foudre est muette : il a » suffi de l'impression produite par une goutte d'eau » pour faire naître dans son esprit cette question de la » CAUSE que l'Homme pose nécessairement, et à laquelle » il n'y a qu'une réponse : Dieu. »

Messieurs, ce fait me paraît digne de la plus grande attention : c'est une expérience qui doit rester dans l'Anthropologie, non-seulement comme une source de propositions psychologiques très-intéressantes, mais encore comme une source de distinctions entre l'Intelligence et l'Instinct, entre le Dynamisme Humain et le Dynamisme bestial.

Quoi qu'en aient dit les Philosophes du XVIIIe siècle, le développement de l'Intelligence n'est pas sous la seule proportionnalité des organes sensoriaux : une infortunée privée de la vue et de l'ouïe a trouvé, dans le tact et dans le toucher, le moyen d'être en commerce avec la société, et de recevoir les idées abstraites, grâce à une traditive ingénieuse, constante, profondément humanitaire. Que l'Ame Pensante veuille s'éclairer, que l'art de la transmission soit intelligent et ardemment charitable,....... et l'acquisition des lumières ne paraîtra pas avoir d'autres bornes que celle de l'Esprit Humain.

Je renvoie à la Leçon prochaine la conclusion explicite de ce fait, appliquée à la question de l'*Intelligence des bêtes*.

15me LEÇON.

CONCLUSION DU RÉCIT TOUCHANT LAURA BRIDGEMAN.— LAURA ÉTAIT, AVANT L'ÉDUCATION, DANS LA CONDITION D'UN RADIAIRE. — PIRE MÊME, D'APRÈS SES IDÉES DÉDUITES DES SENSATIONS QU'ELLE AVAIT REÇUES, ET D'APRÈS SES INSTINCTS. — L'ÉDUCATION PAR LE TOUCHER EST MERVEILLEUSE : ELLE A SUFFI POUR METTRE LAURA EN RAPPORT AVEC LA SOCIÉTÉ. — C'EST QUE CETTE ÉDUCATION EST L'EFFET D'UNE PUISSANCE INTELLECTIVE. — DÉFI AUX NATURALISTES : QUE L'ÉDUCATION PAR LE TOUCHER METTE LE CHIEN EN CONVERSATION AVEC LES ÉDUCATEURS DE LAURA.

APRÈS LEUR AVEU RELATIF A L'EXISTENCE DE L'INSTINCT, LES NATURALISTES PRÉTENDENT TROUVER DE L'INTELLIGENCE DANS LE RÉSULTAT DE L'ÉDUCATION. — NÉCESSITÉ D'ANALYSER LES ÉDUCATIONS.— SENS DE CE MOT. — ÉDUCATION DE L'HOMME : 1o ÉDUCATION HYGIÉNIQUE TRÈS-SAVANTE ; 2o ÉDUCATION INTELLECTIVE ; 3o ÉDUCATION MORALE ; 4o ÉDUCATION MUSCULATOIRE. — DANS L'ÉDUCATION MUSCULATOIRE, DISTINCTION DES INSTINCTS : 1o MUSCULAIRES OBLIGÉS ; 2o MUSCULAIRES EN CAS ; 3o MUSCULAIRES QUODLIBÉTAIRES. — ÉDUCATION DES BÊTES : — 1o ÉDUCATION HYGIÉNIQUE? OUI, MAIS EMPIRIQUE; TANDIS QUE CELLE DE L'HOMME EST TRÈS-SAVANTE, A CAUSE DE SES RELATIONS AVEC LES BESOINS DE L'AME PENSANTE; —2o, 3o NÉANT; — 4o ÉDUCATION MUSCULATOIRE? OUI. — INSTINCTS MUSCULAIRES PRIMITIFS : NAGE DES CHIENS ; INSTINCTS MUSCULAIRES EN CAS; INSTINCTS MUSCULAIRES QUODLIBÉTAIRES, MAIS MOINS ÉTENDUS QUE CHEZ L'HOMME. — DICTIONNAIRE QUI FIXE LE DRESSER DE L'ÉDUCATION. — PROCÉDÉS DE L'ÉDUCATION MUSCULATOIRE, CHEZ L'HOMME, POUR LES INSTINCTS EN CAS : *a*) MISE EN ACTION, SANS RÈGLE ; *b*) DISPOSITION A L'IMITATION; — *c*) INSTRUCTION PRÉALABLE, VOLONTÉ CONSTANTE DE L'AME PENSANTE. — DANS LES ANIMAUX : *a*) POUR LES INSTINCTS EN CAS, EXPOSITION A L'IMITATION ; *b*) POUR LES INSTINCTS PRIMITIFS, IMPULSION

DE LA NATURE ; — *c*) POUR LES FONCTIONS INSTINCTIVES QUODLIBÉTAIRES : MISE EN ACTION, POINT D'EXHORTATION, VIOLENCE PAR LA DOULEUR ET PAR LES VOLUPTÉS.

LE RÉSULTAT DE CET ENTRETIEN EST LA DISTINCTION DE LA PUISSANCE INTELLECTUELLE ET DE LA PUISSANCE VITALE INSTINCTIVE, — ET PARTANT ARGUMENT EN FAVEUR DU QUATRIÈME RÈGNE.

MESSIEURS,

Voici ma conclusion de la Leçon précédente.

L'éducation de Laura BRIDGEMAN a été célébrée dans l'intérêt de la Morale. Les Panégyristes ont loué la religieuse charité et la constante longanimité des deux ou trois individus qui ont amené jusqu'à la Civilisation une Ame Pensante, qu'une nature marâtre avait réléguée au dernier rang du Règne Animal. Car une Embryogénie vicieuse avait rendu cet Être Humain sourd-muet, et une maladie, survenue immédiatement après sa naissance, l'avait rendu aveugle. Privée des bienfaits de l'instruction, cette fille devait rester dépourvue de l'Intelligence agissante, puisque, par rapport à sa relation avec le monde extérieur, elle était dans la condition des animaux appelés *Radiaires* ou *Rayonnés*.

Je me trompe peut-être; il est vraisemblable que Laura n'avait pas le bonheur des Oursins et des Méduses, que leur stupidité préserve de toute souffrance et de toute peine : son Ame Pensante a dû former des idées à l'occasion de son odorat, de son goût, de son toucher, et des instincts internes survenus par l'âge ou par les idiosyncrasies. Ainsi, les personnes bienfaisantes qui ont travaillé à cette éducation, n'ont pas seulement bien mérité de la Société et de la Science, mais elles ont exercé une œuvre particulière de miséricorde digne d'une reconnaissance spéciale.

Pour moi, dont le devoir est de me concentrer dans la Science Médicale, et qui suis dispensé de porter votre attention sur les considérations directes de la Morale, l'éducation de Laura m'intéresse uniquement sous le rapport de l'Anthropologie base de la Médecine. Le fait dont je vous entretiens est un puissant argument pour le Quatrième Règne de la Nature, et une protestation pour le vrai Hippocratisme, et contre l'*Hippocratisme Moderne*, que vous savez être l'*Anti-Hippocratisme*.

Cette éducation est un modèle de l'art d'instruire le Principe de l'Intelligence, et de développer les divers modes de cette vaste faculté. Nous avons appris par là combien la Didactique peut posséder de ressources pour obtenir de grands résultats, lors même que les moyens sensoriaux sont très-resserrés.

Un Dynamisme Humain, privé des moyens de la vue, de l'ouïe, et de l'expression phonique, par conséqent dénué de toute la partie æsthétique imaginative, a pu cependant se mettre en conversation avec des Docteurs, et donner sa quote-part dans un entretien de bonne compagnie.

Ce Dynamisme a compris les idées les plus abstraites de toute langue, la nature des *parties d'oraison*. Il a su ce que sont les nations, leurs caractères, leurs relations réciproques, les motifs de leurs affections; et il a senti pourquoi il faisait partie d'une nation, et d'où provenait sa prédilection pour une des autres: *J'aime à voir les Français!* — La jeune personne animée de ce Dynamisme est arrivée à comprendre ce qu'est la succession maternelle. Cette pensée est le résultat sans doute de beaucoup d'idées élémentaires; Laura est parvenue pourtant, comme par une inspiration, à savoir ce qu'elle est par rapport à l'individu de qui elle a sans cesse reçu son existence; et vous avez pu imaginer ce qui s'est passé, dans cette tête et dans ce cœur, lors de la découverte de cette idée, quand j'ai récité le passage où M. Ampère a raconté l'attendrissement, la reconnaissance et le sentiment affectif qu'elle témoigna à sa mère.

Elle ne s'est pas contentée de concevoir l'étiologie des événements naturels journaliers : elle s'est élevée jusqu'à la cause au-dessus de laquelle il n'y en a plus....... !

Vous avez vu en quoi consiste le moyen de communication de cette Ame Pensante avec celles du commun des hommes. Ce que vous avez appris, d'après ce récit, vous a fait connaître que cette Puissance intelligente, mais ignorante, était de la même nature que celles qui ont agi sur elle; car elle a réagi en produisant sur les agissantes des impressions semblables à celles qu'elle avait reçues d'elles.

L'Ame ignorante s'est instruite, et elle est devenue au niveau de celles qui l'ont endoctrinée. — L'instruction a exigé beaucoup de temps, parce qu'il a fallu créer de part et d'autre un moyen artificiel de communication. Ce *chemin de fer* n'a pu se faire que par de grands efforts ; mais enfin on est arrivé au but, pourquoi? — Parce que, de part et d'autre, il y avait un Principe d'Intelligence; que l'initiative était une pensée; que cette action a trouvé une Puissance qui a réagi aussi avec une pensée. A mesure qu'une pensée naissait d'un côté, il survenait de l'autre un désir vif de corporifier la correspondante d'une manière conventionnelle, pour qu'elle fût transmise. — Encore une fois, il a fallu beaucoup de temps;

mais chaque tentative a produit un effet capable d'entretenir l'espérance, tant dans l'Ame agissante que dans l'Ame réagissante.

Ce fait est un événement fort heureux pour nous qui avons besoin de résoudre la question de l'*Intelligence des bêtes*. Si les partisans de cette opinion sont sincères ; s'ils croient réellement : que le Chien forme, comme nous, des *idées*, à l'occasion des impressions qu'il reçoit de la part de son Maître; qu'il les *conserve* dans son Entendement; qu'il les *combine* de diverses manières ; qu'il en déduit des *jugements*, des *volontés* raisonnées et *libres* ; que ces pensées sont assez *générales*, pour que cet animal puisse les adapter à *beaucoup d'autres objets* différents, de la même catégorie....... Si les Naturalistes sont convaincus de tout cela, comme ils le disent : il ne leur sera pas difficile d'entreprendre l'éducation d'un Chien à peu près adulte, normalement constitué, afin de l'instruire, dans l'art d'émettre ses idées abstraites, par l'usage de moyens conventionnels.

Ces signes expressifs de la pensée, qui sont les véhicules des idées échangées entre les Êtres doués de l'Intelligence, n'avaient été employés que par le moyen de l'ouïe et de la vue. Le bel usage que les bienfaiteurs de Laura ont fait du sens, du toucher, nous prouve que l'art de ce commerce se perfectionne : il est à croire que les Naturalistes ne négligeront pas ce progrès dans une contestation où ils se sont engagés.

Ils ont tant dit que l'infériorité des bêtes tenait à leur privation de la parole, que, si cela est vrai, la transmission de la pensée au moyen du toucher résout le problème, et les brutes vont être nos semblables.

Si les Naturalistes ne font aucun essai de ce genre, nous

devons croire que leur assertion est pour eux-mêmes une simple opinion sans conséquence.

Si une tentative sérieuse ne produit aucun effet, la question reste dans le champ de l'argumentation.

S'ils obtiennent ce qu'ils désirent, et que notre Intelligence puisse converser avec celle de l'animal, nous serons surpris, cependant nous accepterons toujours la vérité quelles que soient nos prévisions.—Mais, sans cesse fidèles à notre expérience et à notre Philosophie rigoureuse, nous continuerons de présenter nos arguments contraires à l'opinion de l'*Intelligence des bêtes,* dussions-nous préparer un plus beau triomphe à nos Adversaires. — Toujours *bonne foi, et amour de la vérité.*

L'aveu que les mœurs bestiales sont comparables, par leurs effets, aux mœurs raisonnées, quoique étrangères à l'Intelligence, — aveu qui est la déclaration formelle de l'Instinct Vital —, est une concession dont vous devez sentir tout le prix. Je m'en suis déjà prévalu dans notre contestation avec les Avocats de l'*Intelligence des bêtes.* Mais les partisans de cette opinion se rabattent sur les mœurs bestiales acquises par l'éducation chez les animaux domestiques, et en général chez tous les animaux apprivoisés. D'après eux, tout apprivoisement est un développement de l'Intelligence, d'autant qu'ils insistent sur leur caractère favori de l'*immuabilité de l'Instinct.* Ainsi, à les entendre, toutes les actions d'un animal *dressé*, d'un Cheval, d'un Bœuf, sont des actes d'Intelligence.

Ce raisonnement est une prévention qui n'a pas été suffisamment réfléchie, et dont le sens commun avait fait justice.

Qu'est-ce que l'on entend par *Éducation?* — C'est

l'action de soigner un Être Vivant, en employant tous les moyens qui peuvent favoriser son développement naturel, et pour lui imprimer tous les modes d'Être dont il est susceptible, sans nuire à sa conservation. — Cette définition ne se trouve peut-être pas dans les Dictionnaires : dans ceux que j'ai consultés, le mot est défini quatre fois, comme s'il était employé pour quatre significations différentes, sans se soucier de s'élever jusqu'à l'idée générique commune aux espèces. Ainsi l'Académie Française et Napoléon LANDAIS définissent l'éducation des enfants, celle des animaux domestiques, celle des vers à soie et celle des plantes. Mais j'ai cru devoir vous montrer l'idée abstraite qui se trouve dans le Lexique latin, et qui justifie l'extension moderne de cette expression.

Il y a cent cinquante ans que le mot *Éducation* n'était employé que pour désigner celle des enfants. La première extension a été de s'en servir pour le soin des animaux ; la seconde et la troisième, qui sont pour les vers à soie et les plantes, sont récentes : l'Académie Française, dans sa dernière édition, a adopté ces deux dernières acceptions. Je ne puis pas trouver à redire à des rapprochements d'idées abstraites, d'ordres supérieurs, puisque les généralisations, quand elles ont de la justesse, sont profitables à la Science et à la langue. Mais il faut veiller à ce que la généralisation ne devienne pas l'occasion de rapprocher abusivement des espèces radicalement distinctes. Dans ce dernier cas, on ouvre des sources de paralogismes, tantôt par inadvertance, tantôt par mauvaise intention. Vous vous souvenez peut-être de la suspicion qui m'est venue, en voyant le soin avec lequel quelques hommes ont fait en sorte de mettre, dans un seul Règne Organique, les Êtres du Règne Végétal et ceux du Règne Animal. A l'époque où cette fusion a été désirée, on n'a aperçu qu'un intérêt : celui de considérer l'Homme comme un *Être Vivant* ORGANIQUE, titre qui a pu chatouiller le cœur des Matérialistes.

L'extension moderne du mot *Éducation* peut plaire aux partisans de l'*Intelligence des bêtes*. En effet, puisque l'Éducation de l'Homme est un grand moyen du développement de l'Intelligence, ils ne manquent pas de dire que les changements survenus dans les animaux favorisés d'une éducation, n'ont pu être qu'un accroissement de leurs facultés intellectives.

Pour apprécier cet argument, consultons notre Éducation, et les effets qui en résultent.

L'Éducation de l'Homme se rapporte à diverses sortes de perfectionnements dont il est susceptible. Chacun de ces perfectionnements répond à quelqu'un des éléments de son système; il s'ensuit que l'éducation complète de l'Homme est très-complexe. Chaque genre de perfectionnement a besoin d'une Éducation afférente : et si l'on veut se bien entendre, il importe de donner un nom spécial à la partie de l'Éducation relative à chaque perfectionnement.

L'Éducation qui se rapporte à la santé peut s'appeler l'Éducation *Hygiénique*. Cette Éducation, qui me paraît assez uniforme dans chaque espèce bestiale, est un art très-savant quand il s'agit de celle de l'Homme. Le régime convenable varie beaucoup suivant les positions sociales des individus, parce qu'il doit être adapté à leurs travaux et à leurs occupations. Le régime ne peut pas être le même pour une Religieuse et pour un Soldat ; pour un travailleur de terre et pour un Homme de Lettres, Professeur ou Auteur. — Je doute fort que l'Éducation hygiénique de chacun des animaux domestiques ait besoin de pareilles attentions.

D'où proviennent la complication de l'Éducation hygiénique de l'Homme, et la simplicité de l'Éducation hygiénique des animaux? — La première est compliquée à cause des égards dus à l'état du Principe de l'Intelligence, et aux travaux dont il est chargé;......... et la seconde est simple à cause de l'absence de ce précieux élément?

L'Homme a besoin d'une Éducation relative à son Entendement, à sa Raison, à son Intelligence. Vous vous souvenez que par ces mots abrégés on entend toutes les notions mentales qui perfectionnent l'Ame Pensante. La partie de l'Éducation qui se rapporte à ce genre de perfectionnement se nomme Éducation *Instructive* ou *Intellective*.

Quoique l'idée d'une *instruction* suffisante emporte avec elle l'idée de tout ce qui doit régler la conduite de l'individu; comme, dans la pratique, le plus savant n'est pas toujours le plus sage, on a pensé que, dans l'Éducation de l'Homme, il était prudent de ne pas se contenter de l'Éducation *Intellective*, et qu'il convenait d'y joindre l'Éducation *Morale*.

Outre les Éducations *Hygiénique, Intellective* et la *Morale,* l'Homme a besoin d'une Éducation qui rende l'individu capable d'exercer tous les mouvements musculaires nécessaires à l'exécution des volontés de son Ame Pensante. Quel nom donnerons-nous à cette Éducation? Comme les mouvements dont je parle se font au moyen des muscles, vous me donnerez, j'espère, la permission de l'appeler Éducation *Musculatoire*. Je tire cette dénomination d'un mot familier dans les ateliers des Peintres, *Musculature*, désignant l'ensemble des muscles du corps humain.

Chez l'Homme, la Force Vitale est douée primordialement d'un certain nombre d'Instincts, indispensables pour les fonctions de première nécessité. Ces Instincts, comme ceux de la respiration, de la succion, de la déglutition, des mouvements péristaltiques et antipéristaltiques de l'estomac et des intestins, ceux des muscles expulsifs des excréments, etc., n'ont pas besoin d'Éducation, puisque leur jeu s'exerce spontanément selon les besoins et les convenances latentes.

Mais la Force Vitale humaine ne possède pas seulement ces Instincts obligés; elle est douée, en outre, dans les muscles de certains appareils, d'une sorte de Diathèse fonctionnelle EN CAS, ou d'*éventualité*. Par exemple, les muscles du larynx et de la bouche sont disposés à se mettre en jeu pour imiter le langage, afin que l'Individu puisse en profiter, *s'il éprouve le désir d'associer son Intelligence avec celle d'un autre Individu.*

Les Diathèses instinctives EN CAS ont besoin d'une Éducation. Ce besoin n'est pas au même degré chez tous les Individus : il en est chez qui l'Éducation relative est un plaisir,..... tandis que, chez d'autres, l'apprentissage est un pénible devoir.

Les fonctions musculatoires de l'Homme sont très-nombreuses et très-variées. La station, les mouvements locomotifs, les poses et leurs schématismes, les mouvements pour les Arts et Métiers, les exercices pour les Arts Académiques (Équitation, Nage, Escrime, etc., les exercices du soldat), les mouvements pour l'exercice des Arts

Libéraux : Musique, Arts du Dessin, Danse Théâtrale, Art Dramatique; Déclamation, soit théâtrale, soit oratoire; Mouvements de la Gymnastique, etc., etc., prouvent ce que j'avance.

Comment s'exerce l'Éducation Musculatoire pour l'Homme ?

Il y a quelques fonctions musculaires qui se font par une mise en action répétée; c'est ainsi qu'un enfant d'un an est directement exercé à la station, à la marche. De bonne heure il est exercé à prendre les aliments et la boisson, à la bouche; un peu plus tard, à se tenir à table. — La Diathèse musculaire relative existait, et l'Éducation en est facile.

Il y a d'autres fonctions musculaires dans lesquelles il suffit de l'imitation. La loquèle vient spontanément quand l'organe de l'ouïe est sain. L'action de chanter est pour beaucoup d'individus une imitation instinctive ; mais elle n'est pas, à beaucoup près, aussi générale que celle du parler.

Quant à la plupart des autres fonctions musculaires, elles exigent un avertissement, une instruction, pour que l'Ame Pensante de l'individu règle les mouvements, les poses, et toutes les circonstances de l'action. Plus l'action est compliquée, plus l'instruction est nécessaire. La Nage, la Danse, l'Exercice des armes, l'Art de jouer des instruments de Musique, ne peuvent pas se passer d'une instruction, soit extérieurement acquise, soit déduite d'une mûre réflexion et de la volonté.

Voilà ce qu'est l'Éducation pour l'Homme. En est-il de même pour l'Éducation des animaux...... ?

Mettons à part toujours l'Éducation Hygiénique. Quand vous voulez faire l'Éducation d'un animal, vous connaissez son espèce; vous avez réglé le milieu et les circonstances qui lui convenaient; de plus, vous saviez quelles sont les Diathèses musculaires EN CAS, qui le rendent accessible aux modes d'Éducation que nous avons distingués. Une telle variété de Chien rapporte; — tel Oiseau est apte à répéter des mélodies humaines; — l'Agami, oiseau d'Amérique, est naturellement disposé à surveiller une basse-cour, comme un Chien de berger à garder le troupeau.

En avez-vous trouvé quelqu'un auquel vous ayez eu l'intention de donner une Éducation intellective, c'est-à-dire une Éducation *doctrinale*, et une Éducation *morale ?* — Je ne puis pas me le persuader. Supposons une Calandre que vous avez entendue chanter souvent; vous voulez la perfectionner par l'Éducation : que prétendez-vous en faire? est-ce un Compositeur? — *Non*, — me direz-vous, je *veux qu'elle chante un air assez court dont la mélodie me plaît* : — vous réussirez.

Un Perroquet répète facilement des phrases qu'il a entendues. En voulez-vous faire un Érudit? — Non, —: vous n'espérez pas qu'il comprenne le sens des paroles qu'il répète......!

Un Cheval du Cirque Olympique vous étonne par les exercices qu'il fait sous la direction de son Maître. Pouvez-vous espérer qu'il soit en état de se joindre avec ses compagnons, et de les associer pour que tous seuls ils exécutent, sans Cavalier, un Tournoi équestre, pareil au Ballet que les Danseurs de l'Opéra représentent après leurs répétitions concertées ?

Je suis persuadé qu'aucun des Avocats de l'*Intelligence des bêtes* n'a eu cette prétention : et cependant il faudrait quelque chose de pareil pour soutenir leur opinion.

Le public sait très-bien ce que je dis; car je m'aperçois que les Hommes sensés se tiennent en garde contre le mot *Éducation des bêtes*, et *Éducation des plantes*; ils craignent sans doute qu'on n'en vienne à dire *la Science des bêtes*. Ce qui me le fait croire, c'est un article que je trouve dans un Dictionnaire de notre langue fort récent.

L'Académie Française avait dit : « DRESSER ; instruire, » façonner, former. » — Après plusieurs exemples qui se rapportent à l'Éducation des Hommes et des animaux, elle fait cette remarque : « Ce sens (de DRESSER), n'est » plus guère usité qu'en parlant des animaux. »

Il me semble, MESSIEURS, que lorsqu'on employait ce mot comme entrant dans l'Éducation d'un Homme, *dresser* se rapportait plutôt à l'Éducation *musculatoire* qu'à l'Éducation *intellective*. Les exemples de l'Académie ne s'éloignent guère de ma remarque : — DRESSER *un écolier à la piété*, se rapporte plus à la pratique qu'à l'Éducation intellective; — DRESSER *un valet à sa manière*; DRESSER *un soldat*: rappellent plus une Éducation *musculatoire*, qu'une *instruction* proprement dite, un perfectionnement *intellectif*.

Dans un Lexique de 1853, intitulé : *Complément du Grand Dictionnaire des Dictionnaires Français*, de Napoléon LANDAIS, je trouve un article fort court : « DRESSÉ : subst. masc. qualité d'un animal dont l'É- » ducation est complète : *le dressé d'un Chien ; d'un* » *Cheval*. » — Pour le coup, le mot *dressé* n'appartient plus qu'aux bêtes.

Les Naturalistes partisans de l'opinion de l'*Intelligence des bêtes* sont dans une prévention erronée quand ils croient que les animaux dressés ont des idées qui sont venues en vertu de l'Éducation. Ils n'ont pas assez réfléchi sur la différence qui existe entre l'Éducation de l'Homme et celle des brutes. Celle-ci ne porte pas une *idée* sur le patient, mais seulement une impression sur la Force Vitale en tant qu'elle exerce ses Instincts sur les muscles. Si nous nous contentons de fournir aux brutes des occasions pour favoriser le développement d'un Instinct latent *en cas*, leur Dynamisme déploie son aptitude primitive; le petit Chat que vous voulez amuser, et à qui vous offrez un morceau de papier qui court devant lui, deviendra un jour plus agile pour courir après une souris; mais cette Éducation musculatoire donne-t-elle une IDÉE à l'animal? A-t-il ensuite plus d'*Intelligence?*

Quand on entreprend l'Éducation musculatoire d'un Chien ou d'un Cheval, on ne commence point par lui dire ce qu'il faut faire, et chercher à lui montrer le but ainsi que les moyens d'y parvenir ;......... le Maître sait bien que l'animal n'entendrait rien à ces raisonnements. Il commence par le mettre en train de faire l'action, et il l'oblige à faire les mouvements nécessaires pour arriver à ce résultat. Ces mouvements sont forcés par la douleur et par les menaces; quand l'action est terminée, l'animal en est averti par la cessation de la violence, et par une volupté consécutive.

Il est aisé de concevoir qu'une suite d'actions forcées, exécutées d'une manière constante et régulière, doit donner à une Force Vitale, douée de l'Instinct, une véritable Éducation musculatoire.

Faisons-nous autrement, quand notre Ame Pensante entreprend l'Éducation musculatoire de son système vital ? — Vous êtes Musicien ; après avoir entendu une Sonate exécutée par M. THALBERG, vous concevez le projet de l'imiter. — Est-ce la mer à boire ? — Non ; vous appelez un Maître, qui vous apporte une Méthode de piano. Dans une matinée, vous avez vu, compris, intellectivement conçu tout ce qu'il y avait à faire pour exécuter ce qui vous a enchanté. Il faut se mettre à l'ouvrage. Mais, sur-le-champ, vous vous apercevez que le système de vos muscles ne fait pas partie de votre Intelligence. Les idées se succèdent avec facilité et prestesse ; vos mains sont lourdes, pesantes, tardives, parce qu'elles sont novices. Il faut entreprendre l'Éducation *musculatoire* de vos doigts. Il faudra souvent les violenter, les gourmander.

Vous savez combien il faut de répétitions d'actes, et par conséquent de temps, de constance et de volonté, pour arriver à satisfaire votre Ame Pensante. Chaque mois pourra accroître votre espérance ; mais il vous faudra dix ans pour que vous soyez content de vos organes.

Maintenant qu'est-ce qui se passe dans le système musculaire que vous élevez avec tant de soin et de peine ? — de la dextérité. Les mains sont devenues si ambidextres, que chacune obéit exactement à la *portée* qui lui appartient, sans que l'autre vienne la troubler. La célérité des sons successifs surpasse celle de la pensée. La Sonate est exécutée avec une correction telle que personne n'y trouve à redire. Vous pouvez enfin l'exécuter exactement, sans avoir besoin du cahier, et même en faisant la conversation avec le Maître, et en nous entretenant d'autre chose.

Mais cette habileté musculaire, est-elle une idée, un

élément de pensée, une chose qui puisse contribuer au développement de l'Intelligence de l'individu? — MESSIEURS, si quelqu'un me disait que cette acquisition instinctive et vitale est de l'Intelligence, il serait évident que nous ne donnerions pas le même sens au mot *Intelligence*, et qu'avant de continuer une discussion, il faudrait attendre que nous fussions d'accord sur un Dictionnaire commun.

Fr. CUVIER dit que le Chien bien dressé a des idées « qui ne sont pas particulières, mais encore générales, » dont il pourrait se servir pour d'autres choses. » — Chez un Être Vivant qui a reçu une Éducation *Musculatoire*, il n'est pas indispensable que la Puissance *dressée* possède des idées générales pour appliquer son aptitude à d'autres choses. L'Éducation reçue sur une Sonate rend les mains aptes à exécuter mille autres pièces musicales. Mais ces mains ne sont pas capables de donner des types. Il faut que l'Intelligence les suggère.

Pour preuve de l'assertion de F. CUVIER sur les idées *générales* du Chien, je voudrais quelques faits. Ceux que j'ai appris et qui sembleraient favorables à cette proposition, seraient loin de parler en faveur de l'Intelligence de l'animal : ils prouveraient, au contraire, sa brutalité ou sa stupidité.

Ma manière d'apprécier l'Éducation des bêtes fera peut-être croire à quelques personnes que je méprise les animaux soumis à des soins pareils. Elles se tromperont. Un Cheval et un Chien, parfaitement dressés, sont des êtres précieux, dont je sais l'agrément et l'utilité. Je ne crains pas de professer l'avantage de ces outils vivants au service de l'Homme. Je sens devoir beaucoup de reconnaissance aux Maîtres qui les ont formés; car, j'en ai pour ceux qui ont travaillé à mon Éducation Musculatoire; et comme je les ai soulagés en me joignant à eux dans leurs efforts, j'ai pensé que les Maîtres du Cheval et du Chien ont dû travailler davantage, puisqu'ils n'ont pas pu compter sur la bonne volonté et l'Intelligence de leurs élèves. Mais vous n'ignorez pas ce qui m'occupe dans ce moment : c'est de savoir si la comparaison de l'Éducation de l'Homme avec celle des animaux pourrait nous fournir quelque donnée sur la solution de l'*Intelligence des bêtes*. Or, vous avez vu que l'analyse de ces Éducations respectives ne nous a rien appris qui soit en faveur de l'affirmative. Ainsi, tout vient en faveur du Quatrième Règne de la Nature.

16me LEÇON.

LIVRE DE M. LE PROFESSEUR FÉE, INTITULÉ : ÉTUDES PHILOSOPHIQUES SUR L'INSTINCT ET L'INTELLIGENCE DES ANIMAUX. — ÉTUDES EST POUR LA FORME : L'AUTEUR AVAIT PRIS SON PARTI, EN ACCEPTANT L'HYPOTHÈSE DE FR. CUVIER. — AVERTISSEMENT POUR CEUX DE NOS ÉLÈVES QUI SE PROPOSENT DE LIRE CET ÉCRIT. — ON Y TROUVE SIX IMPERFECTIONS. — 1o L'AUTEUR A ACCEPTÉ LES HYPOTHÈSES DU NATURALISTE FR. CUVIER ; MAIS POUR UNE FACULTÉ DE MÉDECINE, CES THÉORIES ONT BESOIN D'ÊTRE APPRÉCIÉES D'APRÈS UNE ANTHROPOLOGIE MÉDICALE. — L'ÉTUDE MÉDICALE DE L'INSTINCT PAR HIPPOCRATE EST UN MODÈLE : LE RÉSULTAT EST LA PREUVE DE LA NATURE MÉTAPHYSIQUE DE CETTE CAUSE, ET LA RÉFUTATION DE LA PRÉTENDUE IMMUABILITÉ DE L'INSTINCT, DE FR. CUVIER.— FAITS POUR EXEMPLES.—2o M. FÉE QUI A RECONNU L'IMPORTANCE DE LA DÉTERMINATION DU SENS DES MOTS EMPLOYÉS DANS LA PHILOSOPHIE NATURELLE, NÉGLIGE DE RELEVER CEUX DONT IL SE PLAINT. — BIEN PLUS, IL CORROMPT SPONTANÉMENT LES SENS MÉDICAUX DES MOTS INTELLIGENCE, INSTINCT. — RAPPEL DE NOS CARACTÈRES ACCEPTIONNELS DE CES DEUX EXPRESSIONS, ET OPPOSITION ARBITRAIRE DE L'ADVERSAIRE. — DÉFINITION DE L'INTELLIGENCE PAR M. FÉE.

MESSIEURS,

Le dernier des écrits publiés en faveur de l'*Intelligence des bêtes*, duquel j'aie connaissance, est le livre de M. le Professeur FÉE, imprimé en 1853. Le titre en est : *Études philosophiques sur l'Instinct et l'Intelligence des animaux*. Je vous ai annoncé que je n'abandonnerais pas cette matière sans vous avoir dit ce que j'ai trouvé de remarquable dans cette production.

Ce titre n'est pas assez clair pour qu'il réponde à l'intention de l'auteur. Le mot *Études* ferait penser que M. Fée veut traiter la question de l'Intelligence des bêtes, prêt à faire connaître sincèrement le résultat d'une profonde discussion. Mais il n'en est rien; de bonne heure il prend le parti de la réponse affirmative, et il embrasse franchement l'hypothèse de Fr. Cuvier, sauf à laisser apercevoir ensuite quelques doutes.

Cet ouvrage est assez instructif et assez piquant pour que je vous en conseille la lecture; mais il n'est pas assez exempt de défauts pour que je puisse me dispenser de tout avertissement. Cette lecture ne sera profitable qu'à ceux qui sauront se préserver de plusieurs préventions et de certains paralogismes que je crois apercevoir dans cet écrit, et desquels je voudrais que nos Élèves fussent exempts.

Mes remarques critiques ne sont pas très-nombreuses; mais il faut que vous en connaissiez exactement le caractère et la portée. Je vais les énoncer. De plus, si je m'arrêtais à la formule de mes reproches, personne ne serait obligé d'y faire attention avant d'entreprendre la lecture dont il s'agit : veuillez donc porter votre attention et sur mes plaintes et sur les raisons qui les justifient.

1o M. Fée accepte explicitement toutes les opinions de Fr. Cuvier. Une grande partie des Leçons que j'ai faites depuis le commencement de ce Cours, a eu pour objet la réfutation de ces hypothèses.

2o Après avoir déclaré l'obligation où l'on est de n'employer, dans la Science, que des mots exactement déterminés, il tombe aujourd'hui dans la faute de se servir d'expressions dont les acceptions sont vagues, pour un cas de la plus grande importance.

3° M. Fée est persuadé que les modes affectifs des brutes nommés *leurs passions*, ne peuvent appartenir qu'à une Puissance Intellective.

4° Des faits zootiques intéressants sont racontés par M. Fée; il les explique à sa manière. Mais comme on a vu qu'il est imbu des opinions de Fr. Cuvier, et qu'il ne leur a pas donné le moindre appui capable d'affaiblir les raisons par lesquelles je les ai détruites; vous jugez bien que ses théories relatives sont autant de *pétitions de principes*.

5° La Philosophie Naturelle de l'Auteur est trop *latitudinaire*, pour qu'elle puisse porter le nom de *logique* ou d'*art de philosopher*. Non-seulement M. Fée ne se pique pas de rigueur dans le choix des causes, mais encore s'il s'agit d'un fait difficile à expliquer, il ne balance pas un instant à se servir d'une hypothèse gratuite.

6° Certains faits sont évidemment contraires aux hypothèses reçues; il renonce de bonne grâce à cette explication, quoique cette confession nuise au livre. Un aveu pareil semblerait être méritoire. Mais je ne serais pas surpris qu'on lui refusât cette récompense, en attribuant la contradiction au relâchement de sa méthode de philosopher.

Voilà mes six plaintes; il faut que je vous fournisse des exemples pour toutes, afin que vous en connaissiez la réalité et l'importance, et qu'à Strasbourg ma critique ne soit pas appelée une *querelle d'Allemand*.

1° En réfutant la théorie de Fr. Cuvier faite en faveur de l'*Intelligence des bêtes*, j'ai cherché à vous faire connaître la source de cette erreur : je crois l'avoir trouvée dans ce que l'Auteur n'a point fait l'étude comparative de l'*Intelligence* et de l'*Instinct* dans l'Homme, où ces deux Puissances, réunies pour la collaboration de la Vie Humaine, doivent montrer sans cesse leur analogie et leur différence ; et qu'il a mieux aimé les observer uniquement dans les brutes. En conséquence, CUVIER a cru pouvoir comparer ces deux Puissances d'après les caractères par lui imaginés *à priori*. Un Médecin, imitateur d'HIPPOCRATE, aime mieux faire ce parallèle dans sa conscience, et en contempler les éléments respectifs par intuition, que de le composer dans les animaux, où les termes de comparaison sont si équivoques. Nous connaissons avec certitude ce que sont en nous l'Instinct et l'Intelligence, nous qui avons senti la nécessité de nous pénétrer de l'Anthropologie, et nous n'avons des notions analogiques de quelque solidité chez les animaux, qu'en proportion des ressemblances qui se trouvent respectivement entre ces types, et entre leurs modes de vie zoologiques auxquels on a donné ces noms.

J'ai dû remarquer la faiblesse de la Méthode Physiologique de FR. CUVIER sur la solution de la question de l'*Intelligence des bêtes*, en réfléchissant sur l'absence de cette importante donnée. Je n'en faisais pas un reproche à un Naturaliste qui était resté étranger à la Médecine. Il est aisé pourtant de voir combien la sphère de l'Histoire Naturelle peut trouver de profit à imiter quelques procédés philosophiques de l'Anthropologie Médicale. Le Quatrième Règne de la Nature de M. le Docteur en Médecine GEOFFROY ST-HILAIRE, institution didactique qu'ont approuvée les Confrères MM. SERRES, MOQUIN-TANDON et DE QUATREFAGES, a fait de l'Homme un point de mire, où les Observateurs sauront étudier des objets de comparaison du plus grand intérêt. Il est impossible que des hommes éclairés et consciencieux qui mettront en regard leurs sujets favoris avec le modèle, n'y reconnaissent pas autant les différences que les rapports.

Mais cette remarque sur les opinions de Fr. Cuvier, qui a été purement explicative et critique, n'est-elle pas susceptible d'une véritable doléance, quand je l'applique au Livre de M. le Professeur Fée ? Que dans une Faculté des Sciences un Professeur de Zoologique étudie au gré de son imagination le Dynamisme des animaux, sans penser à la Constitution de l'Homme, je ne puis en être ni surpris ni fâché : ses théories sont spéculatives sans application, sans portée, sans conséquence. Elles peuvent être utiles pour orner les faits concrets et pour les inculquer dans la mémoire. Mais si ses opinions sont contraires aux dogmes anthropologiques, il est impossible de les admettre inconsidérément dans une Faculté de Médecine. Elles ne peuvent entrer dans l'Enseignement Médical qu'après avoir subi l'épreuve d'une épuration réciproque. Que deviendrait une Didactique humaine, si elle se composait de propositions doctrinales incohérentes, tirées de la Science de l'Homme, et des Physiologies bestiales, sans une concordance sévère préalable ?

Les opinions de Fr. Cuvier sur l'Instinct des animaux, peuvent paraître ingénieuses, aux yeux des amateurs d'Histoire Naturelle, étrangers à la Science Médicale. Mais que deviennent-elles pour le Médecin qui est muni des connaissances les plus incontestables et les plus communes de la Doctrine Hippocratique de la Constitution de l'Homme ? L'*immuabilité* de l'Instinct est, par exemple, une idée contre laquelle s'insurge l'Histoire de la Force Vitale humaine. Vous le savez, HIPPOCRATE et toute sa tradition vous ont dit que cette Puissance, dépourvue du sentiment de conscience, entièrement *asynéïdète*, et par conséquent très-différente du Principe de l'Intelligence, lui ressemble néanmoins par sa finalité et par la contingence de ses Instincts. — Cette ressemblance, vous ai-je dit plusieurs fois, a suffi à BACON pour qu'il plaçât ces deux Puissances dans la Catégorie appelée *Métaphysique particulière*. — Entre les faits journaliers qui se présentent, je me contente de faire mention de deux cas singuliers qui reviennent à ma pensée, et que vraisemblablement j'ai racontés dans cette enceinte.

Vous savez que l'estomac humain est sujet à une antipathie idiosyncrasique pour une certaine substance alimentaire, antipathie en vertu de laquelle ce viscère cesse d'opérer normalement la chimification. Tantôt l'indigestion est complète, et la matière alimentaire corrompue est totalement expulsée par haut ou par bas. Tantôt l'estomac fait un départ de la substance aborrhée et de la substance acceptable. — Dans ce dernier cas, l'organe vivant peut prendre divers partis. Quelquefois la substance indigeste demeure dans le ventricule, inaltérée ou presque sans corruption, tandis que cet organe, qui a exécuté le chyme des parties normalement élaborées, expulse cette matière par le pilore. Quand l'estomac a pourvu à tous les mouvements nécessaires pour la progression du chyme vers le duodénum, la matière indigeste mise à nu donne lieu à des nausées qui, après une sensation plus ou moins pénible, deviennent l'occasion d'une fonction instinctive très-compliquée, appelée le *vomissement*.

Cette opération naturelle, fort compliquée et digne d'une étude spéciale, est, ce me semble, après les efforts expulsifs de l'indigestion complète, la forme la plus ordinaire pour l'expulsion d'un corps étranger renfermé dans l'estomac. Mais, je vous l'ai dit, il y en a d'autres.

Il n'est pas rare de voir la substance indigeste rester inattaquée dans l'intérieur du chyme, profiter du bénéfice de la progression naturelle de la pâte alimentaire, et rester inaperçue, malgré les élaborations que les intestins font subir à tout ce bol. Le corps étranger sort tôt ou tard au moyen de la défécation.

Vous voyez donc, MESSIEURS, que l'indigestion d'un des éléments de l'alimentation peut amener des réactions très-diverses de la part de la Puissance qui le repousse. La diversité des partis entre lesquels la Puissance peut se déterminer est considérable : je n'ai pas le temps de chercher à fixer le chiffre des formes ; mais outre celles que j'ai désignées, je désire que les deux faits suivants soient dans le souvenir de ceux qui voudront arrêter cette liste.

Il y a déjà bien des années qu'un fait dont M. le Docteur BERTIN a été témoin et historien, est solidement gravé dans ma mémoire. Cet honorable Confrère, traitant un individu atteint de phthisie pulmonaire, le soumit à l'usage des colimaçons crus dont feu CHRESTIEN avait vanté les effets. Le malade, malgré sa répugnance pour cet aliment médicamenteux alors peu usité, avala fidèlement ces mollusques, suivant la formule qui prescrivait tous les deux ou trois jours un accroissement du nombre, selon une certaine règle. Pendant plusieurs jours, le malade n'éprouva rien de remarquable. Son régime alimentaire, qui était assez nourrissant, continua d'être pareil à l'antérieur : aucun motif n'était venu déranger cette habitude. Mais lorsque le nombre des escargots pris en totalité fut arrivé à vingt (si je ne me trompe), l'appétit s'interrompit; des nausées vinrent, et un vomissement fit rejeter les vingt mollusques seuls, tels qu'ils avaient été ingérés, c'est-à-dire *inaltérés*.

Il est donc clair que l'estomac vivant avait digéré naturellement les aliments ordinaires auxquels il était accoutumé, mais que les substances nouvellement introduites étaient restées assez long-temps comme non avenues, et comme soustraites à la masse alimentaire, sur laquelle la Force Vitale avait exercé son action chymopoïétique.

Quelques personnes, instruites de ce récit, laissèrent apercevoir un peu d'incrédulité. Pour moi, je n'avais pas besoin de mon entière confiance pour M. Bertin, laquelle est sans bornes; j'avais lu, long-temps auparavant, dans les *Opuscula Medica* du savant Daniel-Wilhelm Triller, un fait du même genre, plus extraordinaire. Un ouvrier laborieux s'était accoutumé à prendre du tabac si fréquemment, que cette habitude fut généralement remarquée. Il fut successivement indisposé, malade, avec beaucoup de lenteur. Quand la maladie fut bien déclarée, on s'aperçut qu'il y avait dans l'abdomen, à la région du grand cul-de-sac de l'estomac, une tumeur assez volumineuse, très-consistante, d'où partaient des douleurs qui croissaient par la pression. On soupçonna une accumulation de tabac dans le ventricule, quoique la tumeur existât depuis plusieurs années. On essaya le vomissement, au moyen de l'ipécacuanha et du tartre stibié. Le résultat de ce prudent essai fut le rejet d'une grande quantité de poudre de tabac amoncelée, que le Médecin a vue de ses propres yeux et vérifiée d'une manière inattaquable. Cette thérapeutique amena une guérison prompte et radicale.

Voilà donc une matière indigestible, renfermée dans un estomac où s'opéraient, tous les jours plusieurs fois, une digestion et une chymication auxquelles ce corps étranger ne participait nullement, quoiqu'il fût en contact avec la masse alimentaire. Ne perdez pas de vue la variété des modes de réaction que l'estomac humain, vivant, exerce *instinctivement* contre les corps nuisibles qu'il a reçus. Ces diversités imprévues, dans une Puissance dont les actions sont ordinairement *empreintes* de finalité, devaient dépendre de besoins profonds, de convenances intimes dont il ne nous est pas possible de concevoir une idée. Mais ce que nous devons en dire, c'est que ces contingences sont le contraste le plus frappant de la prétendue *immuabilité* dont Fr. Cuvier avait gratifié l'Instinct, et contre laquelle tout Médecin est tenu de se déclarer.

2º La nécessité de déterminer, exactement, le sens des mots employés dans une Science, est une loi logique sur laquelle nous sommes complètement d'accord, M. Fée et moi, comme tous les hommes qui cherchent la vérité.

Dans le *Préambule* de son Livre, M. Fée fait mention des Auteurs qui n'ont pas osé donner le nom d'*Intelligence* à la Faculté directrice des animaux, et qui cependant n'en ont pas proposé un autre. Voici comment il en parle : « On dit des animaux qu'ils ont l'Intelligence, mais non » celle de l'Homme; la réflexion, mais non celle de » l'Homme; qu'ils ont l'Appréciation, mais qu'ils apprécient autrement que l'Homme (1). » Là-dessus, il se plaint

(1) Page 4.

de ce qu'on n'a pas employé une expression spéciale pour désigner une chose qui a des rapports avec une autre, mais *qui ne lui est pas identique.*

Je suis fâché que notre Adversaire n'ait pas suppléé le mot qu'il connaît aussi bien que moi, et qu'il n'ait pas instruit ceux qui étaient dans l'incertitude. Le vrai mot est *Instinct.* Pourquoi les effets de l'Instinct ressemblent-ils aux effets de l'Intelligence, et pourquoi les Observateurs sont-ils embarrassés pour la nomenclature? — Il n'est pas difficile de répondre. Les effets de l'Instinct et ceux de l'Intelligence ont de la ressemblance, parce que, de part et d'autre, la finalité de toutes les actions est manifeste. — Une autre ressemblance est la contingence. Mais cela ne suffit pas pour donner le même nom à ces deux causes : celle que l'on nomme *Intelligence* SAIT très-bien la raison de tout ce qu'elle fait, et elle peut en rendre compte complètement. — Quant à celle qui est appelée *Instinct,* lors même qu'elle sent ou le bien-être ou le mal-être de son action, elle ne SAIT rien de ce qu'elle fait, et elle n'est pas plus en état de rendre compte de ses opérations que des motifs de ses inactions.

Pour ce qui est de leur contingence, le Principe de l'Intelligence trouve en lui les variations de sa conduite, et n'est pas embarrassé pour les décrire. Mais l'Instinct ne sait pas plus quels sont les changements survenus dans ses besoins intimes, qu'il ne connaît les actes qu'il exécute.

Mon Ame Pensante peut répondre catégoriquement à toutes les questions relatives à ses pensées, à ses actions, aux variations de sa conduite; mais ne vous attendez pas à trouver de semblables réponses de la part de l'estomac du phthisique, de M. BERTIN, ni de celui du *priseur*, de TRILLER.

Si les bêtes ne rendent pas mieux compte de leurs actions que les estomacs dont je vous parle, — estomacs dans lesquels vous avez reconnu et de la finalité et de la contingence —, il est à croire que le Dynamisme de ces animaux est de la nature de la Puissance dynamique qui anime et gouverne nos estomacs.

Il me semble que ce petit renseignement aurait pu éclairer les gens qui trouvaient dans les brutes des actions semblables à celles de l'Intelligence, et qui ne pouvaient pas se résoudre à nommer *Intelligence* la cause des actions bestiales. Quelques notions anthropologiques, puisées dans le vrai Hippocratisme, auraient tout éclairci.

Dans le même lieu, nous lisons un passage qui est évidemment un exemple du reproche adressé à ceux qui ne déterminent pas suffisamment le sens des mots employés dans la Didactique (13e Aphorisme).

« Nous leur prêtons nos sentiments, nos passions, » nos vices, et cependant les mots cruel, sanguinaire, » féroce, ne peuvent leur être appliqués; ils obéissent » à leurs Instincts; ils en dépendent. Le tigre qui dévore » une gazelle ne fait rien de plus que le mouton qui paît » l'herbe des prairies; l'un et l'autre se nourrissent. »

Nous n'avons garde d'énoncer ni d'insinuer la moindre pensée capable d'affaiblir la rigueur de ce précepte : nous l'acceptons avec joie. Personne au monde n'est plus pénétré que nous de la vérité de ce que M. Dupanloup disait, à l'Académie Française, sur l'importance de la détermination fixe, inaltérable et claire du sens des mots : « Car, — disait ce grand Orateur —, pour qui sait com- » prendre la profonde et mystérieuse liaison des idées et » des choses avec la parole, tout l'ordre et toute la sécu- » rité de la vie humaine ont là leur principe.

» Et pour aller jusqu'au fond de ma pensée, et le dire » nettement, l'Alphabet du genre humain, la Grammaire » d'un enfant, le Dictionnaire d'une Nation, voilà ce qui, » bien plus encore que les belles Littératures, me pénètre » d'un sentiment indéfinissable de respect et de recon- » naissance pour celui qui m'a donné ces *lettres, cette* » *parole, cette pensée.*

» Aussi, parmi tous les titres d'honneur de l'Académie » Française, je n'en sais point de plus relevé que d'être » la gardienne de ces grandes choses, la conservatrice » fidèle, non-seulement de la Littérature, mais de la » Grammaire et du Dictionnaire de la plus *intelligente* » Nation de l'univers.

» Ce ne sera pas descendre, Messieurs, que de consi- » dérer ici ces modestes mais puissants éléments des » Lettres; car l'on ne descend pas quand on ne quitte » les hauteurs, où la lumière rayonne, que pour pénétrer » jusqu'aux vives profondeurs et au foyer même d'ou » elle jaillit, et pour étudier ce fond intime des choses, » cet *interiora rerum* dans lequel réside le ferme principe » de leur beauté, et où se découvre et se sent cette force » cachée de la main de Dieu qui soutient tout.

» Je ne crains pas de le proclamer, la Grammaire, le » Dictionnaire sont à la Littérature d'une Nation ce que » le fondement, avec ses fortes assises, est à l'édifice. » Que dis-je! Dans ce vivant et immortel édifice des » Lettres, la Grammaire, le Dictionnaire ne sont pas » seulement à la base; ils sont au centre, ils sont au » faîte; ils fortifient, ils portent tout. »

Messieurs, ce que l'illustre Récipiendaire ne *craignait* pas de proclamer dans l'intérêt de la Littérature, je ne crains pas de le proclamer dans l'intérêt de notre Anthropologie, de la Science Médicale et de la Philosophie Naturelle. Car c'est un point de Grammaire, un article de Dictionnaire, qui nous forcent à séparer l'Homme de la bête, et à fixer l'étendue, les limites et la législation du Quatrième Règne, destiné à la résidence et à la dignité de l'Intelligence Humaine.

Puisqu'il s'agit actuellement de l'Intelligence, et que le problème actuel est de déterminer si ce phénomène existe dans les animaux, voyons si M. Fée a mieux déterminé qu'un autre le sens précis du mot *Intelligence*, afin de savoir si ce point grammatical, ou lexicologique, a rendu plus certaine la solution de ce problème.

De très-bonne heure, la vie sociale de l'Homme a paru si radicalement différente de la vie de toutes les brutes, quelles qu'elles soient, que, malgré l'animalité qui nous est commune avec elles, toutes les bouches parlantes ont signalé deux catégories distinctes pour que l'Homme ne fût jamais confondu avec l'universalité des êtres vivants de la création. Dans toutes les langues, les *animaux* sont séparés mentalement de l'Homme. L'Homme a été distingué des animaux par un attribut qui a paru suffisant : il a été appelé l'*animal Intelligent*, ou l'animal *Raisonnable*, la raison étant un des modes de l'Intelligence. Les animaux privés de la *Raison* et par conséquent de l'*Intelligence*, sont appelés simplement les *animaux*, et il est inutile de rien ajouter à ce nom pour les désigner.

De cette manière les mots *Raison*, *Intelligence*, ont été regardés comme attributs distinctifs de l'Homme, et comme synonymes. D'après cela, il me semble que lorsqu'on s'est demandé comment on pourrait définir la Raison ou l'Intelligence, on a pensé que l'on pourrait les caractériser, en disant que la Raison et l'Intelligence sont tout ce que l'Homme est capable de faire *volontairement*, et dont les bêtes sont incapables.

Plus tard, des hommes qui ont eu des motifs pour contempler les mœurs de certains animaux, tels que les idolâtres Égyptiens, les Fabulistes, les Amateurs de l'Histoire Naturelle, les hommes qui se sont livrés, ou par goût ou par état, à la chasse ou à la pêche, ont dû être portés à croire que ces êtres avaient un degré d'Intelligence, parce que les Fonctions de relation des bêtes ont pu sembler sortir de la même source que celles de l'Homme, à des Amateurs qui n'avaient pas des notions assez justes sur la différence qui existe entre l'Intelligence et l'Instinct.

Heureusement quelques Savants d'une haute portée n'ont pas tardé à reconnaître des différences radicales entre ces deux sortes de Puissances Métaphysiques. Veuillez vous souvenir de ce que je vous ai dit, il y a quelques jours, sur le signalement donné par Hippocrate, et sur celui que Pline a fait valoir. — De la part d'Hippocrate, c'est : pour l'*Intelligence*, le Sens intime ou le sentiment de conscience de tout ce que la cause fait, et par conséquent sa liberté et sa responsabilité; et, pour l'*Instinct*, une finalité semblable à celle de l'Ame Pensante, mais ignorance de ce qu'il fait, et par conséquent absence de liberté et de responsabilité. — De la part de Pline, nous avons vu que notre Intelligence est un Principe d'aptitude à s'instruire, toutes les fois qu'elle aura éprouvé des sensations; tandis que l'Instinct est un Principe d'actions actuelles, qui s'exercent finalement, suivant des convenances, sans avoir besoin d'instruction.

Mais comme l'opinion de l'*Intelligence des animaux* s'est accrue par l'extension de la Zoologie, par l'étude de Savants qui étaient étrangers aux Sciences Médicales et à l'Anthropologie ; par les progrès de la Philosophie du XVIIIe siècle, qui prétendait réduire toute la Psychologie à la sensibilité ; et par l'Épidémicité d'une *hiérophobie* ou horreur de toute idée religieuse, qui, à cette époque, est devenue générale : il a fallu signaler tous les caractères de l'Intelligence. Ainsi nous avons noté les traits suivants.

1° Nous avons accepté comme une vérité scientifique ce que SWIFT a énoncé épigrammatiquement, que l'Homme n'est point un *animal raisonnable, mais seulement un animal capable de raison*, mot qui revient à l'idée de PLINE sur l'indispensabilité de l'instruction pour le développement de l'Intelligence. — Ainsi donc, Puissance apte à produire un nombre indéfini d'idées, tant concrètes qu'abstraites, à s'en servir pour ses nécessités et pour ses désirs, et à les conserver par le moyen de la *mémoire mentale*.

2° Aptitude à philosopher sur tout ce qui existe et sur tout ce que l'on a imaginé. Veuillez vous souvenir des trois milliards cinq cents millions d'idées de Robert HOOCK, et il est vraisemblable qu'il a restreint arbitrairement ce nombre.

3° L'aptitude à cette acquisition toujours la même durant toute la vie d'un homme sain, et par conséquent accroissement des idées et enrichissement de l'Intelligence, indéfinis.

4° Aptitude à former mentalement un monde fictif, ou imagination créatrice. — Par le secours de l'imagination, le nombre des idées n'a pas de terme.

5° Aptitude à former, pour les idées abstraites, des

moyens physiques qui deviennent des véhicules de ces idées, afin de les transmettre à d'autres intelligences.

6o Propension impérieuse à faire des transmissions d'idées, à mesure que le Principe de l'Intelligence les a acquises.

7o Je mets dans le septième rang des caractères de l'Intelligence Humaine, une faculté complexe pour laquelle je ne saurais énoncer un nom intelligible, avant d'avoir exprimé ses effets au point de vue de la causalité. — Nous savons que les hommes sains sont aptes à comprendre toutes les idées dont notre Entendement est capable, quoique cette aptitude varie chez les individus par rapport au degré de facilité avec laquelle ils peuvent les acquérir, et par rapport à la peine ou au plaisir qu'ils y trouvent. Nonobstant cette universalité de la compréhension, l'expérience nous prouve qu'il n'a jamais paru un homme capable de se servir de ces idées, de manière à ce qu'il pût, lui seul, exécuter toutes les opérations qui sont du ressort de l'humanité entière. Mais chaque homme, normalement constitué, est discernable par un assortiment d'aptitudes et de penchants le rendant propre à accomplir un des produits qui composent la *civilisation universelle*. Ces assortiments circonscrits d'aptitudes et de penchants, que j'appelle des *types gnomiques*, qui sont ce qu'on nomme : dans la Morale Religieuse, des *vocations*, et, dans le système de Fourrier, les *trempes mentales* des *Phalanstériens* ; constituent collectivement un caractère spécifique de l'Intelligence : *coexistence générale de l'aptitude à comprendre la somme des idées humaines, et à contempler æsthétiquement les produits dont elles sont les matériaux; et de la réduction pratique à un* TYPE GNOMIQUE *cir-*

conscrit dans chaque individu. — Si l'on soutient l'Intelligence des bêtes, il faudra chercher en elles cette *faculté complexe.*

Ces phénomènes de la Vie Humaine nous ont paru former le caractère de l'Intelligence. — L'absence de ces attributs est appelée la *bêtise*. Elle spécifie les animaux, et, par extension, ce mot est employé pour signaler les individus de notre espèce qui, par une constitution imparfaite, par ignorance, ou par quelque maladie, n'ont point ou ne possèdent que très-peu cette aptitude collective.

Voilà notre manière de caractériser l'Intelligence telle que nous la sentons; et l'on sait depuis HIPPOCRATE la différence qui existe entre l'Intelligence et l'Instinct dont nous avons fait le parallèle dans notre conscience. Je prie les connaisseurs de me dire si je m'écarte en quelque chose du Dictionnaire Médical Hippocratique.

M. FÉE, attaché aux Naturalistes, et, d'après cela sans doute, disposé à parler comme ils pensent, n'a pas craint de se mettre en opposition avec les Médecins Hippocratiques, de favoriser l'opinion de ses amis, et d'introduire, dans la signification du mot *Intelligence*, des acceptions contraires à celles qui avaient été consacrées par les Anthropologues Médecins. — Cette protestation contre le public et contre les Savants qui, par leur profession, semblent en être les experts-nés, vous paraît-elle suffisamment conforme aux règles de la prudence ?

Dans l'intérêt de l'hypothèse de l'*Intelligence des bêtes*, il a fait tout ce qu'il a pu pour bannir soigneusement des définitions et des caractères de l'Intelligence et de l'Instinct tout mot défavorable à cette opinion. — Dans sa définition de l'Intelligence, il n'a voulu absolument rien dire ni de *l'aptitude à lire, dans une sensation ou dans une idée, toutes les notions naturelles ou associées qui peuvent y être jointes*; — ni de *l'aptitude à philosopher sur toutes les vérités naturelles et sur les idées conventionnelles*; — ni de *l'immensité des sujets dont elle peut s'occuper*; — ni de *l'aptitude à lire la causalité des choses associées*; — ni de *l'*Agérasie *du Principe Intellectif*; — ni de *la propension à répandre ou émettre une idée abstraite*; — ni enfin de *l'aptitude à corporifier ces idées par des moyens conventionnels capables d'en être des véhicules.* — Mais il nous a donné une définition assez indéterminée, et assez étroite pour qu'elle puisse être appliquée à l'Instinct. Grâce à ces précautions, les animaux sont très-intelligents.

Mais quelle est donc cette nouvelle définition de l'Intelligence? Vous allez la trouver dans la série des propositions de M. Fée que je lis :

« INTELLIGENCE.

» Aph. 29. — Il est des animaux purement instinctifs ; » il en est d'autres qui sont éclairés par un pâle reflet » de la lumière divine. On les dit intelligents.

» Aph. 30. L'*Intelligence* est la faculté de comprendre » et de donner aux actes de la vie une direction déter- » minée par la *Volonté* de l'être qui les accomplit.

» La *Raison* est cette faculté qui permet à l'Homme de » se connaître, de se juger et de se conduire.

» Aph. 31. L'Homme et l'animal sont l'un et l'autre » doués d'Intelligence ; mais l'Homme seul a la Raison.

» Aph. 32. L'Intelligence étant une *faculté*, se développe; » l'Instinct étant une *propriété*, reste stationnaire et » immuable. »

Je pense, Messieurs, que vous aurez trouvé dans ces assertions, et des définitions inattendues, et des propositions contestables. Au commencement de la prochaine Leçon, nous verrons jusqu'à quel point la Science peut les accepter.

17me LEÇON.

EXAMEN CRITIQUE DE LA DÉFINITION DE L'INTELLIGENCE PAR M. FÉE.—L'AUTEUR ALTÈRE LE SENS DU MOT INTELLIGENCE, ACCEPTÉ SOIT PAR LE PUBLIC, SOIT PAR LES PHILOSOPHES. — IL EN ÉTRANGLE LA SIGNIFICATION.... AFIN QUE L'INTELLIGENCE SE RÉDUISE A UNE SENSATION. — DÉFINITION DE COMPRENDRE D'APRÈS M. FÉE. — A QUOI SE RÉDUIRAIT LA COMPRÉHENSION DE LA BÊTE. — VOLONTÉ NÉCESSAIRE. — CE QU'EST LA VOLONTÉ. — INCONGRUITÉ DE PLUSIEURS AUTRES EXPRESSIONS DOCTRINALES INTRODUITES PAR NOTRE ADVERSAIRE. — CONCLUSION : L'IMPOSSIBILITÉ D'ACCEPTER CE LANGAGE. — 3o CONTRE M. FÉE : LES PASSIONS DES ANIMAUX NE RESSEMBLENT POINT A CELLES DE L'HOMME, PARCE QUE CHEZ EUX ELLES SONT PUREMENT INSTINCTIVES. — LA SYMPATHIE DU CHIEN POUR SON MAÎTRE N'A AUCUN RAPPORT AVEC L'INTELLIGENCE. — APPRÉCIATION DES FUREURS DES ANIMAUX, LESQUELLES SONT PUREMENT INSTINCTIVES. — 4o FAITS HUMAINS, IMPORTANTS, DÉGRADÉS PAR LA THÉORIE DE NOTRE ADVERSAIRE, QUI MESURE L'INTELLIGENCE AUX DIMENSIONS DE L'INSTINCT. — EXEMPLE : LA CIVILISATION, CARACTÈRE MAGNIFIQUE DE L'INTELLIGENCE, MESURÉE PAR LUI AVEC LE DYNAMISME BESTIAL. — 5o OMISSION DE L'AGÉRASIE, ET PARADOXE FAUX SUR LA DURÉE DE LA VIE HUMAINE ET SUR LES AGES.

MESSIEURS,

Je vais vous présenter mes remarques que je vous avais annoncées sur la partie du livre de M. FÉE concernant l'*Intelligence et l'Instinct des Animaux*.

Dix-neuf APHORISMES composent l'article intitulé : *Intelligence*. Je vous en ai lu les quatre premiers, qui se rapportent à la définition de ce mot ou à la détermination exacte de sa signification. Dans cette courte portion de l'article, il n'y a pas une proposition qui ne soit ou une définition inacceptable, ou une opinion trop incertaine pour qu'il soit permis de l'inscrire dans la Science. Examinons-les rapidement.

« Il est des Animaux purement instinctifs. » — L'Auteur ne les nomme pas. Mais sur quelles raisons fonde-t-il cette distinction? Tous exécutent des Fonctions de relation, des fonctions au moyen desquelles ils trouvent, dans leur communication avec le monde extérieur, ce qui doit entretenir leur existence vitale et leur bien-être. Si *ces Fonctions* sont à vos yeux des raisons suffisantes pour supposer l'Intelligence, accordez-la à tous les animaux. Si vous reconnaissez un *Instinct*, une Puissance métaphysique douée de finalité et privée d'instruction, cette cause vous suffira pour tous, excepté pour l'Homme. — Chez lui, vous reconnaissez un Instinct, plus une Intelligence. Mais cette Intelligence vous rend compte de tout ce qui se passe en elle. Si nous voulons être rigoureusement logiques, et possesseurs d'une vraie Science, ne *supposons* cette Puissance nulle part, et reconnaissons-la seulement dans les êtres où elle rend compte de ce qu'elle sait, de ce qu'elle fait et de ce qu'elle pense.

« Il en est d'autres qui sont éclairés par un pâle reflet » de la lumière divine. » — C'est de la Poésie et non de la Science.

« On les dit intelligents. » — Qui sont ces ON? Sont-ce les Naturalistes non Médecins?.... Est-ce le public? — Dans ce dernier cas, le mot *intelligents* est-il employé dans le sens naturel et exact? ou, au contraire, n'est-ce pas une *catachrèse*, déduite de la ressemblance qui existe entre les effets des Fonctions instinctives et les effets des Fonctions volontaires, également remarquables par leur finalité ?

« L'Intelligence est la faculté de *comprendre* et de » donner aux actes de la vie une direction déterminée » par la *volonté* de l'être qui les accomplit. »

« La *raison* est cette faculté qui permet à l'Homme de » se connaître, de se juger et de se conduire. »

Portons notre attention particulière, MESSIEURS, sur les mots *comprendre*, *volonté*, *raison*, afin de voir si notre Adversaire prend ces expressions dans le sens grammatical, et conserve légitimement les acceptions ordinaires du mot *Intelligence*; ou s'il veut lui donner un nouveau sens.

Si le mot *comprendre* était absolument identique avec *Intelligence*, et en était le vrai synonyme; si *comprendre* signifiait comme *Intelligence, l'aptitude*, *soit en puissance*, *soit en activité actuelle*, *de* LIRE *dans une sensation*, *ou dans une idée concrète*, *ou abstraite*, toutes les *notions que l'esprit humain peut y renfermer*;... nous serions bientôt d'accord, et M. FÉE verrait évidemment que l'opinion de l'*Intelligence des bêtes* est impossible à soutenir. Mais comme il a l'intention de défendre cette thèse, il prend le parti d'altérer le sens des mots; nous allons voir, dans la suite des APHORISMES, que, d'après lui, *comprendre* n'a pas la même valeur qu'*Intelligence*; il veut que ce premier mot soit renfermé dans des limites arbitraires; et, dès lors, nous ne pouvons plus nous entendre.

D'abord il prétend distinguer la *raison* d'avec l'*Intelligence*. Je n'en connais aucun motif lexicologique, puisque l'*Intelligence* embrasse toutes les idées de l'entendement humain ; cette séparation n'est donc ici imaginée qu'afin que la bête puisse être réputée Intelligente. Grâce à l'étroitesse d'une définition si écourtée, l'Auteur parviendra à mettre tous les actes instinctifs dans cette catégorie.

Le mot *comprendre*, employé par notre Adversaire, est aussi arbitrairement altéré. Il ôte de l'*Intelligence* la *raison*, et cependant il veut que celui qui est incapable de RAISON ait l'aptitude à *comprendre*; et il énonce aphoristiquement, nº 31, que « l'Homme et l'animal sont » l'un et l'autre doués d'*Intelligence*; mais l'Homme seul » a la *raison.* »

Mais qu'est-ce que M. FÉE appelle *comprendre?* — Je consulte le *Dictionnaire de l'Académie Française.* Après les acceptions propres du mot, voici celles qui y sont reconnues admises dans la sphère des opérations mentales. « COMPRENDRE. Avoir l'Intelligence d'une chose, » en saisir, en pénétrer le sens. — Comprendre, signifie » également concevoir, se faire une juste idée de quelque » chose. — Il signifie encore : Se rendre *raison* d'une » chose, en découvrir le motif. »

Dans le même *Dictionnaire*, je lis l'article *Raison*, et j'y trouve qu'entre les acceptions sont le *bon sens*, la *justesse d'esprit*, l'aptitude à apercevoir la liaison causale des choses.

D'après la valeur grammaticale des mots employés par notre Adversaire, qu'est l'*Intelligence* de l'animal? — C'est la faculté de *comprendre*, ou d'avoir l'Intelligence humaine des choses, moins *la raison*, c'est-à-dire *moins le talent* de posséder le *bon sens*, la *justesse d'esprit*, et *d'apercevoir* la *liaison causale des choses*.

Quand vous aurez fait un pareil retranchement de l'*Intelligence* de l'animal, ce ne sera plus l'Intelligence humaine, c'est-à-dire la seule Intelligence que nous puissions connaître, la seule faculté à laquelle tout le monde ait donné le nom d'*Intelligence*.

Que restera-t-il donc de l'*Intelligence* bestiale? Une sensation, ou si l'on veut un souvenir vital d'une sensation, à l'occasion de laquelle la Force Vitale réagira par une action instinctive, relative aux besoins actuels de cette Puissance; mais, suivant la définition de M. Fée, il n'y aura point de raison; j'ignore que pourra être la *compréhension* sans *raison* : la sensation sera sans *conception*, et par conséquent *asynéïdète*, dépourvue de toute *connaissance* proprement dite.

Un poussin, qui sort de l'œuf, voit, à quelque distance, deux objets différents: un grain de froment et un gros diamant. Il court vers ce lieu; il prend et avale le grain, mais il ne touche pas à la pierre précieuse. M. Fée trouve-t-il une preuve de compréhension dans cette action de l'animal? — Pour nous, il n'y a pas plus d'Intelligence qu'il n'y en a eu dans l'estomac du phthisique de M. Bertin, et du priseur de Triller, quand ce viscère a digéré les mets accoutumés, et laissé étrangers les escargots crus et le tabac.

Pour que nous vissions en cela une *compréhension* ou une *Intelligence*, il faudrait que le poussin fût capable de penser et d'exprimer ce que le coq d'Esope était sensé avoir dit dans la première des Fables de ce Poëte Philosophe. Mais de pareils récits, pleins de vérités allégoriques en Morale, ne sont pas de mise dans la Science Naturelle.

Nous n'avons rien dit de la *Volonté* que notre Adversaire confesse être nécessaire pour que l'animal exerce l'Intelligence. Mais, Messieurs, savez-vous bien ce qu'il faut pour qu'une Volonté se forme dans notre Ame Pensante ? Je ne veux pas vous renvoyer au cahier de Philosophie qui a pu vous être dicté en classe : mais veuillez vous familiariser avec les applications de la Psychologie à la théorie des maladies mentales. — Un Aliéniste distingué, M. Billod, qui a publié, dans les *Annales Médico-Psychologiques* (tom. X), une intéressante Dissertation *sur les maladies de la Volonté*, Dissertation sur laquelle j'aurai plus tard l'occasion de vous entretenir, M. Billod s'est appliqué à bien caractériser l'opération mentale appelée la *Volonté*. Après avoir fait mention des actes involontaires qui se passent en nous, soit dans les fortes Passions, soit dans le sommeil, il dit : « Il n'en » est point ainsi des phénomènes volontaires ; l'action » que nous exécutons nous est connue d'avance ; et, en » effet, agir *volontairement*, c'est agir en connaissance » de cause, c'est agir avec la conscience de pouvoir faire » le contraire de ce qu'on fait. Or, agir de cette façon » suppose qu'on connaît bien d'avance ce qu'on fait; tout » acte vraiment volontaire est donc précédé de l'aperception de cet acte, de la connaissance du but que nous » allons atteindre. C'est là un caractère de la Volonté que » nous avons dû commencer par faire ressortir, pour » montrer d'abord que l'exercice de la Volonté est inséparable de celui de l'Intelligence (1). »

Si tels sont les caractères de la Volonté, il ne faut pas être surpris que tout acte volontaire soit pour nous

---

(1) P. 25.

accompagné de la responsabilité. Mais puisqu'il faut ces circonstances pour l'exercice d'une action de celles que l'on appelle Fonctions de relation, je voudrais bien savoir comment M. FÉE s'y est pris pour reconnaître, dans les animaux, les opérations mentales antérieures desquelles est née leur *Volonté*. Personne ne doit avoir cru textuellement ce que cet Auteur enseigne, savoir l'action intellective des animaux : car personne n'avait déclaré la responsabilité des bêtes. Si l'Adversaire enseigne qu'elles exercent la *Volonté*, il enseignera toutes les conséquences de ce principe. Il nous rendra un grand service s'il nous fait connaître la vraie démonstration de ce fait.

« L'Homme et l'animal sont l'un et l'autre doués » d'Intelligence ; mais l'Homme seul a la raison. » —Quand la raison est nulle chez un individu, comment peut-on y trouver de l'Intelligence ? — La bête sans raison a-t-elle la faculté appelée un privilége chez l'Homme ?

« L'Intelligence étant une *faculté*, se développe ; » l'Instinct étant une *propriété*, reste stationnaire et » immuable. » — Avez-vous entendu dire ici que l'Instinct est une *propriété* et non une *faculté* ? — Quant à l'éducabilité de l'Instinct, je vous en ai longuement entretenus dans mon avant-dernière Leçon.

En attendant la découverte de la *Volonté* bestiale supposée, nous ne pourrons pas nous dispenser de considérer ces APHORISMES comme la manifestation d'une opinion que M. FÉE a voulu soutenir au moyen d'une Alloglossie, d'une sophistication du mot *Intelligence*. Cette interversion des sens de l'expression dont il s'agit nous a mis dans l'impossibilité de nous entendre, sans que son hypothèse y ait rien gagné.

3° Les Naturalistes partisans de l'hypothèse affirmative

de cette question, triomphent quand ils parlent de ce qu'on appelle les *Passions des animaux*. Ces modes, à les entendre, sont identiques avec nos Passions, et les Passions de l'Homme sont essentiellement du ressort de l'Intelligence.

Il y a peu de temps que j'ai fait quatorze Leçons, dont l'objet était de présenter ma Théorie physiologique des Passions humaines. Ces Leçons ont été publiées. Cette théorie m'a valu des témoignages d'approbation, mais je n'ai rien lu ni rien entendu qui tendît à la réfuter.

Cette Doctrine est l'expression rigoureuse de l'analyse de toute Passion humaine. Ce phénomène est une complication d'une *idée affective*, et d'un état pathétique correspondant de la Force Vitale. En d'autres termes, c'est une association d'un élément intellectif perturbateur, et d'une affection vitale plus ou moins pénible.

La Passion a son initiative tantôt dans l'Ame Pensante, tantôt dans la Force Vitale; ce qui veut dire que la Passion provient tantôt d'une Cause mentale, tantôt d'une Cause instinctive. — Pour le traitement de la Passion, il est indispensable d'aller à la recherche du lieu de l'initiative.

J'ai signalé dans l'Homme des Passions *incomplètes*, qui restent dans le point de l'initiative et qui ne gagnent pas jusqu'à l'autre Puissance. Ainsi, le jeune homme qui a un appétit vénérien, croit être amoureux d'une femme, et il s'aperçoit qu'il ne l'est pas du tout quand les parties en orgasme ont consommé leur excrétion résolutive. — Ainsi, le vieillard plein d'admiration pour une jeune personne, ne parle que de mariage; mais il s'aperçoit que la Passion n'est pas complète quand il est convaincu que les organes, nécessaires pour l'accomplissement du mariage, refusent le service.

D'après cela, si je vais chercher des Passions dans les animaux, je ne trouve rien qui ressemble à ce qui porte ce nom en Anthropologie. Chez ces êtres, le Dynamisme diffère trop du nôtre, pour que j'y reconnaisse notre Double Puissance : j'y ai trouvé de l'Instinct, mais je n'y ai jamais vu une idée pathétique d'une Ame Pensante. Quand une impulsion vitale sortait ou spontanément, ou par suite de provocation, cet *impetum faciens* instinctif n'a jamais complété le phénomène en une véritable Passion : nous ne l'avons jamais vu s'associer avec un sentiment mental, avec une idée affective raisonnable.

Quand je vois un chien de campagne quitter son chenil pour aller aboyer avec rage après toutes les charrettes de la grande route, je n'ai pas pu voir un brin d'Intelligence dans cette prétendue Passion bestiale. En réfléchissant sur cette conduite, je ne lui ai tenu aucun compte ni du zèle qu'il montrait à la chasse, ni du soin qu'il avait à porter le gibier au chasseur. Je ne voyais en tout cela que des exercices instinctifs, dressés par une éducation musculatoire, mais jamais les rudiments de la pensée pour laquelle le maître avait prescrit ces actions.

L'aimable Poésie de Buffon, faite pour le Chien, n'a pas pu me persuader de l'Intelligence de cet animal , quand j'ai vu que, lorsqu'il est atteint de l'hydrophobie, il mord son Maître comme le premier animal venu. Ce n'est pas ainsi qu'agit l'être dans lequel seul j'ai trouvé la véritable Intelligence, Puissance qui connaît et respecte l'humanité, et comprime vigoureusement l'Odaxisme Instinctif provenant de la Force Vitale sa congénère.

La sympathie du Chien domestique pour l'Homme, et son amour pour son Maître, sont-ils des sentiments intellectifs? Cela ne peut pas être. Chez nous, cette préférence, appelée amitié, provient d'une appréciation raisonnée : c'est l'effet ou d'une estime profonde pour des qualités distinguées; ou d'une *juste* reconnaissance pour des bienfaits reçus; ou d'une longue habitude de services réciproques. Les sentiments humains contraires à celui dont je parle, l'aversion, le mépris, la haine, sont le résultat de causes opposées. Il est impossible de voir dans le Chien des motifs ainsi raisonnés. Ses caresses pour son Maître ne sont pas plus accompagnées de considérants, que les morsures hydrophobiques avec lesquelles il le tue. Cette sympathie devait être vitale, instinctive, augmentée par les bienfaits corporels, et causée autant par les frôlements manuels que par la nourriture.

Rentrons en nous-mêmes : prenons bien garde que beaucoup de nos Passions partent de notre Instinct, et que, lorsqu'elles sont d'une telle source, il ne nous est pas permis de nous en vanter. — Quand nous voulons nous honorer de notre dévouement, nous faisons en sorte que le motif en soit moralement louable. — Or, la sympathie à toute épreuve de votre Chien part-elle d'un appréciateur compétent? Peut-elle vous honorer l'un et l'autre?

On parle beaucoup de Chiens qui sont morts de regret après le décès de leur Maître; mais je n'ai jamais lu ni entendu que les Historiens de ces événements eussent assigné et spécifié, dans les sujets de ce regret, un point qu'il nous fût permis de considérer comme un motif raisonné.

Je cherche toujours l'Intelligence dans le deuil de ces

victimes de l'amitié canine; et quand j'ai retranché du récit ce que l'Historien avait inséré dans l'expression du fait, je n'y trouve rien qui ait un rapport avec quelqu'une des conditions que nous avons mises dans notre définition de la Faculté intellective. Qu'un Chien meure peu de temps après la mort de son Maître, cela ne signifie rien si l'on n'a pas exclu toutes les Causes Vitales naturelles de la mort du Chien, et, de plus, si l'on n'a pas spécialement prouvé que le regret avait été lié avec une circonstance de nature mentale rationnelle.

Que la perte d'un Maître influe sur la santé d'un Chien chéri; que la privation des caresses, le changement de l'alimentation, le vide survenu dans une sorte de société instinctive, altèrent profondément les Fonctions naturelles de cette bête; que cette altération contribue à la production d'une maladie mortelle; qu'elle en soit même la première cause : j'y consens. Mais tous ces principes de maladie sont des changements survenus dans l'ordre habituel d'une Force Vitale de cette brute. Il n'y a rien là qui tienne directement à l'Intelligence Humaine.

Dans le Neuvième Tome du *Magasin Pittoresque*, on lit un article qui a pour titre *Instinct des Animaux*, dont l'Auteur semblerait être partisan de l'opinion de l'*Intelligence des bêtes*. Mais on n'y aperçoit, de la part de l'Historien, aucun soupçon d'une distinction de l'Intelligence d'avec l'Instinct. Voici le début du récit : « Il n'est » peut-être personne qui, dans le cours de sa vie, n'ait » été témoin de quelque acte particulier indiquant un » degré plus ou moins élevé de sentiment ou d'Intelli- » gence chez les différentes familles du Règne Animal. » — Cet article présente quelques récits dont les sujets se rapportent à cette pensée. Je ne parlerai pas de la colère

vindicative furieuse d'une fourmi, colère dont l'Auteur a été l'objet. Mais il constate la mort d'un individu de la famille canine, peu de jours après le trépas de son Maître. « Je ne puis, — dit-il —, me rappeler sans at-
» tendrissement qu'une pauvre petite Chienne, appar-
» tenant à mon Oncle, ne lui survécut que six jours.
» D'abord elle refusa de quitter la chambre du malade ;
» puis, après avoir accompagné le convoi funèbre, elle
» revint se coucher sous son lit. Après deux jours, elle
» refusa toute nourriture et se laissa mourir de faim. »

En passant, vous remarquerez que l'Historien ne dit pas comment il a su que la chienne était morte de *faim*. Comme cette *inedia* a pu provenir d'anorexie, ou d'une répugnance pour tout aliment, puisque l'on désire nous faire connaître que l'animal n'est pas mort de maladie, mais bien d'un *suicide par abstinence*, il était nécessaire de nous faire connaître les moyens par lesquels cette intention avait été manifestée.

Une circonstance des mœurs du défunt Maître n'est pas indifférente à la connaissance du fait actuel. Veuillez donc entendre ce passage : « Aussi ce bon Oncle méritait-
» il tout espèce d'attachement ; il avait pour les animaux
» un fond de tendresse, je dirais presque d'estime in-
» concevable. »

Il est à croire que cet Oncle était célibataire, parce qu'un Père de famille n'a pas ordinairement tant d'*estime* pour les bêtes.

Quoique le Neveu n'en dise rien, on peut soupçonner que lui et sa sœur ont été les héritiers de l'Oncle si loué. — Mais alors il aurait pu nous dire où l'on montre plus de *sentiment et d'Intelligence*, après la perte d'un bienfaiteur : est-ce en mourant, comme a fait la Chienne?

ou bien est-ce en héritant paisiblement de ses biens, en faisant l'éloge de ses qualités, et en imitant ses vertus ?

Pensez-y, MESSIEURS : est-ce que l'Intelligence, inséparable de la Raison, prescrit de cesser de vivre quand on a perdu ce que l'on aimait le plus ? Est-ce que tant de Pères et de Mères qui ont vu périr leurs enfants, et qui leur ont survécu plusieurs années, manquaient de sentiment et d'Intelligence ? — Ne le croyez pas. L'Intelligence n'y fait rien : l'élévation de l'esprit, la capacité de l'entendement, l'aptitude à reconnaître le mieux la valeur de l'être que l'on perd, la sublimité de l'amour que l'on avait conçu......., n'ont pas empêché HÉLOÏSE de survivre vingt ans à son mari ABAILARD. Est-on bien sûr qu'il y a plus d'Intelligence et de sentiment dans la veuve du Malabar qui se brûle, qu'il n'y en avait chez l'Abbesse du Paraclet ? En tout cas, pour ne pas quitter notre sujet, puisque l'on veut mesurer l'Intelligence de la Chienne idolâtre de son Maître, il faut bien qu'on nous démontre le suicide dont elle est devenue victime. Quand la chose sera bien prouvée, je ne serai guère plus avancé par rapport à la question de l'Intelligence des bêtes, parce que je reste toujours dans l'incertitude de savoir où il y a plus d'Intelligence quand on se conduit comme la Chienne, ou quand on imite ARTÉMISE, HÉLOÏSE, ou Victoria COLONNA, Marquise de PESCAIRE.

Les Passions incomplètes des animaux sont purement instinctives : on n'y reconnaît jamais un état pathétique intellectif; tout part d'un Principe irrationnel. Vous savez ce qu'est la jalousie humaine ; vous n'ignorez pas de combien de sentiments moraux se complique cette Passion si tenace, si constante, si bien liée aux intérêts de tous les âges. Chez le Chien, chez le Taureau, la jalousie est l'impatience causée par un orgasme spermatique. Dès que la résolution de l'acte instinctif est devenue complète par une excrétion suffisante, la jalousie est anéantie. Pour sa réapparition, il faudra un autre orgasme.

Ce que je dis n'est point détruit par le fait que M. Boitard raconte sur un acte de jalousie féroce du Singe Choac-Kama du *Jardin des Plantes* (1).

La prise du *mors aux dents* des Chevaux a-t-elle quelque rapport avec les Passions humaines? — En 1853, les Journaux les plus sérieux nous ont fait connaître un bon nombre d'attaques de fureur instinctive dans des animaux de divers genres. Des accidents pareils, observés rarement dans l'espèce humaine, ne sont point du tout ce que nous appelons des *Passions morales*. — Voici un exemple d'une fureur stupide dans le genre cheval.

« M. William Axe, de Doncaster, a failli succomber
» dans une attaque furieuse dont il a été l'objet de la part
» d'un Cheval pur sang qu'il se disposait à monter. Il l'a-
» vait envoyé chercher par un petit groom, afin de conti-
» nuer le dressage qu'il avait commencé. Le groom est ar-
» rivé monté sur l'animal fort paisible en ce moment, et
» M. Axe s'en est approché pour relever l'étrier de gauche.
» Pendant qu'il était ainsi occupé, l'animal s'est subitement
» retourné, et, saisissant avec ses dents M. Axe à la cuisse,

(1) Voyez le livre intitulé : *Le Jardin des Plantes*, page 42. La fureur de cet animal se serait-elle produite immédiatement après l'assouvissement de cet appétit, s'il avait pu se contenter? Pour l'Homme, c'est autre chose : la vraie source de ce sentiment ne tarit nullement après l'excrétion vitale d'une humeur surabondante.

» il l'a enlevé et l'a lancé avec force sur le sol de la cour ; » puis, s'exaltant dans sa fureur, il s'est débarrassé, par » une ruade, du groom qui était sur son dos, et qu'il a lancé » loin de lui par-dessus sa tête ; enfin il s'est abattu sur » M. Axe, qu'il a foulé avec rage sous ses genoux.

» Malgré les efforts de celui-ci pour se dégager, l'animal » s'est mis à lui arracher ses vêtements, et, en un instant, » il lui a enlevé son pardessus, son gilet et jusqu'à des lam- » beaux de sa chemise. Heureusement le frère de M. Axe » avait entendu des cris : il est accouru après s'être armé » d'une forte fourche d'écurie, et il s'est efforcé, à grands » coups de cet instrument, de faire lâcher prise au cheval » furieux. L'animal s'est relevé sur ses jambes, et, saisis- » sant M. Axe par ce qui lui restait de vêtements, il l'a » transporté à 4 mètres de là. Il l'a enfin lâché et s'est mis » à gambader dans la cour, non sans avoir atteint M. Axe » d'une ruade à la tête.

» On a pu enfin se rendre maître de cet animal furieux ; » M. Axe est dans un état déplorable, mais moins grave » qu'on devait le craindre (1). »

D'après des considérations pareilles, est-il permis de regarder les phénomènes instinctifs des animaux, soit spontanés, soit produits en vertu d'une réaction, comme des fonctions pareilles aux Phénomènes Anthropologiques appelés des Passions de l'Ame? Et ces Phénomènes zoologiques sont-ils des actes d'Intelligence?......... Je m'en rapporte à vous.

---

(1) Moniteur du 25 Septembre 1853.

18me LEÇON.

4e AVERTISSEMENT : DANS LE LIVRE DE M. FÉE, LES FAITS SONT COMBINÉS AVEC LES HYPOTHÈSES DE L'AUTEUR ; CE QUI CAUSE UNE FRÉQUENTE PÉTITION DE PRINCIPE. — CIVILISATION MAL EXPLIQUÉE. — QUELQUEFOIS LES FAITS NE SONT PAS RESPECTÉS. EXEMPLE : LONGUEUR DE LA VIE HUMAINE. — 5e AVERTISSEMENT : PHILOSOPHIE RELACHÉE : CRÉATION D'UNE INTELLIGENCE NATIVE. — 6e AVERTISSEMENT : GRACE A CETTE MÊME PHILOSOPHIE, UN APHORISME DE CE LIVRE SUFFIRAIT POUR REPOUSSER TOUTE LA PARTIE HYPOTHÉTIQUE, SI L'AUTEUR VOULAIT EN CHANGER TROIS MOTS QUI SONT INCOMPATIBLES AVEC L'ANTHROPOLOGIE HIPPOCRATIQUE.

Messieurs,

4o Le Quatrième Avertissement que je vous dois, pour que la lecture du Livre de M. Fée ne vous expose pas à des erreurs, c'est que les faits énoncés par l'Auteur sont constamment formulés de telle sorte que la réalité se trouve combinée avec les préventions et les hypothèses arrêtées dans son esprit primitivement. Il s'ensuit qu'à chaque théorie d'un fait, vous aurez toujours à distinguer le phénomène véritable d'avec la *pétition de principe* qui l'accompagne. N'oubliez jamais cette maxime heureusement formulée par J.-J. ROUSSEAU : « La vérité » est dans les faits, et non dans l'esprit qui les juge. »

Entre tant d'exemples qui se présentent, j'en citerai un seul pour éclaircir ma pensée.

Toujours persuadé de la réalité de l'Intelligence des animaux, et trop peu attentif aux rapports et aux différences qui existent entre la nature de l'*Intelligence* et celle de l'*Instinct* (facultés respectives des deux Puissances Dynamiques de l'Homme), notre Adversaire prend souvent l'une pour l'autre, et, par là, beaucoup de ces propositions sont matériellement vraies, quoiqu'elles soient théoriquement fausses.

Je ne reviendrai pas sur la manière dont Fr. CUVIER a expliqué la dégradation de l'Instinct des jeunes Singes, à mesure qu'ils avancent en âge, dégradation qu'il avait regardée comme un abêtissement de leur Intelligence. M. FÉE répète cette explication, contre laquelle je m'étais récrié. — Voici un autre exemple.

Vous connaissez l'*Histoire de la Civilisation*. Cet admirable fait, qui est la synthèse de l'Intelligence, n'appartient qu'à l'Homme. Elle ne s'exerce que dans l'Ame Pensante. L'Instinct n'est pas susceptible d'Histoire ni d'Annales. Les espèces même qui vivent en troupes ne font que répéter chaque jour la veille, et leurs éphémérides seraient des jours indiscernables. La civilisation est la seule dont l'histoire est toujours une variété qui, loin d'être épuisée, paraît être décidément inépuisable.

Ce magnifique caractère incomparable de l'Intelligence, suffisant pour en signaler le Principe, n'a pas été présenté convenablement par M. FÉE, qui a mieux aimé le mesurer d'après la quantité d'une prétendue même faculté, commune à l'Homme et aux brutes. Voici son

41me APHORISME : « On peut dire que l'Intelligence de » l'Homme s'étend à l'espèce tout entière, et que celle » de l'animal est tout individuelle. L'Homme hérite de » l'Homme. L'animal n'hérite pas de l'animal ; il ne sait » pas qu'il est né; il ignore qu'il doit mourir. »

Cela est bien vrai. Mais pourquoi l'animal ne sait-il pas cela aussi bien que moi ? C'est qu'il ne *sait* rien, et qu'il ne peut rien *savoir*. C'est *qu'il ne* possède pas la seule Puissance qui soit apte à recevoir l'*Instruction*. Si M. FÉE avait voulu réfléchir sur ce privilége de l'Homme qu'HIPPOCRATE, PLINE et toute l'École Écossaise ont si explicitement enseigné, et balancer, un moment, ces autorités avec celle de Fr. CUVIER : il n'aurait certainement pas réduit le fait immense de la civilisation à des dimensions aussi mesquines.

J'ai désiré qu'en général vous pussiez compter sur les faits exprimés dans ce Livre, lors même qu'il vous conviendrait de vous tenir en garde contre ses théories. Mais il ne m'est pas permis de répondre consciencieusement que l'Auteur sera, exactement et sans exception, irréprochable sous le rapport descriptif. Je dois vous faire remarquer dans son Livre un point de l'*Histoire* de l'Homme qu'il m'est impossible d'accepter. Je vais vous l'indiquer, afin que vous vous accoutumiez à ne jamais *jurer d'après la parole du Maître*.

Il s'agit des âges de la vie humaine. M. FÉE qui, en principe, cherche à mettre l'Homme en rapport avec les espèces du Règne Animal, et qui est resté étranger à ce qui s'est dit à Montpellier sur l'Agérasie de notre espèce, aime à épiloguer sur la durée naturelle de la vie humaine. Voici comment il la dépeint dans le 156me APHORISME :

« Bien que la durée de la vie de l'Homme puisse paraître » longue, elle est en réalité assez restreinte; il ne vit » pas encore dans l'enfance, et ne vit plus qu'à demi dans » la vieillesse. Il a deux longues tutelles à subir : celle de » ses premières années et celle de ses dernières. »

Cette réduction de la vie humaine à un petit nombre d'années est ce que l'on nomme en Rhétorique un ***Paradoxisme***, figure qui consiste à soutenir une proposition contraire à ce que l'immense majorité croit savoir. Cette figure hardie, piquante, agréable, a été analysée par BEAUZÉE qui en a fait comprendre la valeur. Il a eu encore le soin de faire connaître les conditions nécessaires pour en rendre l'effet durable. Ce n'est pas à moi d'examiner les *qualités* du Paradoxisme au point de vue æsthétique; mais quand il entre dans la Didactique, nous devons savoir qu'il en est *une* sans laquelle il serait sans force, et même avec aussi peu de consistance qu'un mot dépourvu de sens : cette *qualité* ou condition est la *vérité* ou la *réalité* des assertions d'où partent les arguments servant de preuves.

Le Paradoxisme mis dans un livre de science cesse d'être une figure de Rhétorique, et devient un vrai paradoxe. Tel est celui de M. FÉE. Examinons-en la valeur d'après les propositions historiques et naturelles qui le constituent. Il prétend réduire la vie humaine à l'espace qui se trouve depuis la cessation de l'adolescence, c'est-à-dire le commencement de l'état adulte, jusqu'à la vieillesse exclusivement.

L'enfance, suivant l'Auteur, est mesurée sur sa minorité légale, et la vie ne commence qu'au moment de l'émancipation, ou à la cessation de la tutelle.

J'ignore s'il peut être une idée abstraite où il soit

permis de dire que l'enfant, c'est-à-dire l'Être Humain, plein de santé, existant jusqu'à l'état adulte, *ne vit pas.* Je me prête à toutes les suppositions, à tous les points de vue imaginables, et je trouve l'Être *vivant* et *homme*, au moins dès que les deux yeux disposent les axes de ces globes de manière à concourir vers un point regardé;..... ou, si l'on veut, dès que les caresses de la mère et du père sont l'occasion d'un sourire chez l'enfant. Dès ce moment, je reconnais la présence d'une Intelligence; et lorsque l'Intelligence est en relation avec des êtres de la même nature, elle devient une vie humaine aussi anthropologique que celle de l'âge viril.

Je ne sais pas quel est le temps, quel est le lieu où la vie de l'*enfance* a été oubliée, négligée, ou considérée comme un objet accessoire. Dans tous les temps et dans tous les lieux, sa conservation, sa culture, son *bonheur* ont été l'objet des soins les plus attentifs, je ne dis pas de la paternité et de la famille, mais encore de l'Autorité législative. Que sont les Crèches, les Tours, les Salles d'Asile, les Colléges, les Solennités pour la distribution des prix? Pourquoi tant de magasins de joujoux, de poupées, de chevaux de carton, de sabres de bois, de fusils de même substance, matières d'un grand commerce? Tout cela ne se rapporte-t-il pas au progrès de l'Intelligence et aux jouissances du premier âge?

Les ouvrages faits pour l'éducation intellectuelle des enfants sont nombreux; les plus célèbres ont eu pour Auteurs des hommes aussi graves que consciencieux. Des Artistes de tous les genres ont employé la plus grande partie de leur aptitude à rendre aimable et instructive la vie enfantine. Les Peintres, soit d'Histoire, soit de Genre, n'ont jamais négligé l'enfance ni l'adolescence dans leurs compositions. Il y en a qui ont consacré la plus grande partie de leurs travaux aux enfants et aux adolescents. On peut mentionner, pour les premiers, le DOMINIQUIN, l'ALBANE; pour les autres, Louis TESTELIN, STELLA, JAMNITZER.

L'illustre M. SCRIBE a pu apprendre, à moi et à beaucoup d'autres qui n'en savaient pas davantage, ce qui se passe dans l'Intelligence des filles de 4 à 8 ans, qui appartiennent à la classe instruite. Les comédies qu'il a faites pour une demoiselle d'à peu près cet âge, qui est aujourd'hui une Actrice consommée du premier ordre, Mme VOLNIS, et qui, à cette époque, a brillé sur la scène sous le nom de Léontine FAY, nous ont fait voir que les relations de ces jeunes personnes avec leurs poupées deviennent les sources de scènes dramatiques on ne peut plus curieuses, qui sont pour nous très-instructives par rapport aux premiers procédés du développement de l'Intelligence. Les scènes dont je parle pourraient être appelées *Sosièsques*, puisque, quoique foncièrement monologiques, elles deviennent des dialogues, parce que la petite fille, voulant personnifier sa poupée, lui parle à la manière dont SOSIE parle à sa lanterne, devenue fictivement ALCMÈNE, pour faire la répétition de son futur entretien. — Ces scènes enfantines démontrent les premiers rudiments de l'imagination créatrice de l'Ame Humaine. C'est ordinairement un essai romanesque d'éducation que la petite fait sur cette figurine, ou sur un poupart. La jeune personne résume dans sa tête tout ce qui a été fait pour développer son Intelligence; elle s'en sert avec sagacité, et quelquefois avec génie, pour représenter les leçons, les recommandations, les reproches, les approbations, les punitions, les chagrins, les mécontentements dont elle avait été l'objet et l'occasion.

Ce progrès intellectif de l'enfant était pour moi la source d'une instruction fort intéressante; seulement je craignais que cette copie ne fût ornée au point de surpasser la nature. Mais j'ai été depuis à portée de revoir ce qui se passe réellement dans des circonstances naturelles du fait dont il s'agit, et j'ai vu que si la représentation scénique de M. Scribe n'était pas une copie servile et identique, elle était une vraie imitation, telle qu'elle doit être dans un Art Libéral, et par conséquent dans la nature.

Je ne conçois pas comment une activité naissante du Principe de l'Intelligence, l'accroissement journalier du magasin de l'entendement, la variété ascendante de l'affectibilité de l'âme appréciable par le développement des jeux et des passions, dans l'enfance, peuvent permettre à M. Fée de dire qu'à cette époque l'*existence de ces êtres n'est point une vie*.

L'adolescence, et la portion de la jeunesse qui se continue avec l'état adulte, seront-elles aussi considérées comme des durées sans vie? Y a-t-il de la raison et de la conscience à parler ainsi? Pour moi, j'ai vu bien des gens *mûrs* qui ne regrettaient de leur existence que l'adolescence et la portion de leur jeunesse qui s'est écoulée jusqu'au moment où ils ont dû apprendre qu'ils sont indépendants, et en même temps qu'on ne leur doit rien.

Pour ce qui est de la tutelle de la vieillesse, je ne sais pas ce qu'elle est. L'Auteur ne veut pas parler vraisemblablement de celle qui a été faite pour les fous et pour les interdits. Le *nombre* des vieillards mis dans ces conditions n'est certainement pas plus considérable que celui des fous et des interdits de l'âge viril. Hors de ces circonstances, quel est le pays où les vieillards subissent la tutelle? Chez nous, ils sont fréquemment tuteurs, parce que les conseils de famille et les Magistrats ont une confiance spéciale pour eux. Il peut arriver que les vieillards qui ont toujours aimé les Sciences finissent par ne trouver d'autre jouissance que celle de l'étude. Quand ils ont de l'aisance, ils cherchent à se procurer, non pas un tuteur, mais un curateur bénévole ou rétribué, qui veuille s'occuper de leurs biens et de leurs affaires, pour qu'eux-mêmes puissent se livrer sans réserve aux plaisirs de la spéculation. Mais pour des tuteurs, personne ne leur en impose, et ils n'en ont pas besoin. — L'Auteur ne paraît pas avoir la moindre idée de l'Agérasie du Principe de l'Intelligence.

Cette Agérasie, considérée à Montpellier sous un point de vue différent de celui de Galien, et de celui des Dictionnaires Français postérieurs à celui de l'Académie, est l'objet d'une intéressante étude qui aurait pu préserver notre Adversaire de l'erreur où il est tombé quand il nous a entretenus de la prétendue *tutelle des vieillards*.

La conclusion de mes remarques sur ce quatrième avertissement peut être ainsi réduite. La théorie de notre Adversaire est inadmissible, parce que son hypothèse en faveur des animaux fait que tantôt il conserve les faits, mais il raisonne vicieusement, et que tantôt il altère les faits eux-mêmes. — La civilisation de l'Homme seul est un fait qui n'a pas été méconnu; mais il devient, dans ce Livre, l'occasion d'un *abêtissement de l'Intelligence* au profit des brutes, lorsqu'il fallait reconnaître alors que, dans les animaux, il n'y a pas d'Intelligence, et que, *là où il n'y a rien, le Roi perd ses droits.* — Quant à la considération de la durée de la vie humaine, la théorie et les faits sont ici erronés, parce que l'Auteur n'a porté aucune attention *sur le* FAIT DE L'AGÉRASIE *du Principe de l'Intelligence*, Agérasie que GALIEN avait indiquée, que l'Académie Française avait omise (1), et que l'on voit consignée dans les Dictionnaires postérieurs.

L'Agérasie signalée par GALIEN est un fait expérimentalement aperçu, mais nullement analysé, et nullement expliqué. Il est des hommes chez qui la vieillesse semble être suspendue, et chez qui les dégradations vitales se font avec tant de lenteur, qu'après un certain nombre d'années ils paraissent être restés les mêmes.

Cette idée est représentée d'une manière presque équivalente par cette définition : GATTEL et LANDAIS disent : « AGÉRASIE. Terme de Médecine : état d'un vieillard qui » a toute la vigueur de la jeunesse. »

BARTHEZ a signalé un certain mode d'Agérasie de la vie humaine, aperçu dans les *Tables de mortalité* : le fait est qu'à une époque de cette vie, qui est aux environs de la quarantième année, il y a une diminution de mortalité pendant la durée d'un certain nombre d'années: c'est ce qu'il appelle un *âge de consistance*.

Mais une circonstance de l'Agérasie, aperçue par

---

(1) Elle a réparé cette omission, dans son *Complément*, mais dans un sens non rigoureux. (Paris, 1842) : « AGÉRASIE. S. f. (Méd.) Vieillesse vigoureuse et sans infirmités. »

l'analyse de la vie humaine, et par des études relatives à la *Doctrine de l'Alliance des deux Puissances du Dynamisme* de l'Homme, à Montpellier (BACON), a fait reconnaître un point de vue de la *non-vieillesse* de la vie humaine, laquelle se manifeste dans l'Ame Pensante : cette *non-vieillesse*, *Agérasie*, *Insénescence*, mise en contraste avec l'inexorable vieillesse de la Force Vitale, a été un des arguments pour la Dualité de notre Dynamisme, et contre l'hypothèse de l'Intelligence des bêtes.

Quand ÉRASME a mis dans un de ses Colloques ce paradoxe, que *l'Épicurisme le plus raffiné est la vie du Capucin le plus exact dans la pratique de l'étroite observance de la Règle de* St FRANÇOIS, il est arrivé à une démonstration sans réplique. Les faits sur lesquels il s'est appuyé sont vrais, grâce à l'équivoque du mot *plaisir*, ἡδονή, pour mettre en opposition les *délices mentales* avec les *voluptés attachées aux sens*. Les premières sont calmes et à l'abri de toute inquiétude consécutive, tandis que les autres apportent les maladies et les remords. Au lieu de ces vérités presque vulgaires, les propositions de M. FÉE sur l'enfance et sur la vieillesse sont évidemment fausses.

Si M. FÉE avait voulu chercher la vérité dane cette question de Philosophie Naturelle, au lieu d'accepter de confiance un parti pris, il aurait fait en sorte d'examiner ce qu'il peut y avoir de digne d'attention dans ce point de la controverse.

5o Le Cinquième Avertissement est relatif à l'*Instruction*. Entre les caractères de l'Intelligence, ce qu'il y a de plus ancien et de plus incontesté est l'indispensable nécessité de l'*Instruction* pour le développement de cette aculté. HIPPOCRATE, ARISTOTE, PLINE ont été positifs sur ce point, et je ne crois pas que la Philosophie ait varié, à cet égard, jusqu'à DESCARTES. Mais ce grand personnage pensa différemment : il inventa les *idées innées.* — D'où provenait cette nouveauté, si étrangère à la Philosophie expérimentale ? De ce que DESCARTES ignorait ou ne voulut pas voir ce que les Médecins-Philosophes enseignaient sur l'*Ordre Vital*, en général, et sur l'*Impetum faciens* Humain d'HIPPOCRATE.

Les *idées innées* s'arrangent fort bien avec le Stahlianisme. Ainsi le Stahlianisme et le Cartésianisme, deux *sectes*, médicalement schismatiques, ont pu parler en faveur de cette opinion ; mais les écrivains notables médicalement orthodoxes ont toujours enseigné sur cet objet ce qu'avaient professé HIPPOCRATE, ARISTOTE et PLINE.

M. FÉE, dont la Philosophie est très-libre, ne craint pas d'imiter DESCARTES, d'avoir recours à l'hypothèse toutes les fois qu'elle l'arrange pour une explication. Ainsi il ne balance pas à convertir une action instinctive d'une bête en une Intelligence qu'il appelle NATIVE. Car, suivant l'opinion de Fr. CUVIER, l'Instinct est immuable : il ne concevait pas un Instinct susceptible d'une éducation. Il ne pouvait se faire une idée d'une disposition à une fonction musculatoire *en cas*, qui est préparée à l'occasion d'un événement éventuel. Il doit pourtant savoir, comme nous, qu'il existe une pareille disposition *en cas*, puisqu'elle est évidente dans l'aptitude à parler et à chanter. Il aime mieux inventer une *Intelligence* NATIVE en faveur des animaux.

L'APHORISME 182 présente un fait curieux que l'Auteur a dû expliquer, et pour la théorie duquel il nous a fourni un exemple de sa facilité à créer une hypothèse pour le moment. « Des motifs d'économie ayant fait décider que » le nombre des Ours de la Ménagerie du Jardin des » Plantes serait réduit, on jeta, à ceux dont on devait se » débarrasser, des gâteaux chargés d'acide prussique. » Ils s'en emparèrent d'abord, puis rejetèrent en hâte » cet appât perfide; mais comme ils ne voulaient pas » renoncer à cette pitance, ils lavèrent les gâteaux dans » l'eau de leur auge, les débarrassèrent du poison, et » les croquèrent au grand ébahissement des specta- » teurs. Ces actes de haute compréhension qui appar- » tient bien plutôt à l'*Intelligence native* qu'à l'*Intelli- » gence active*, leur valurent la vie. Les tentatives d'em- » poisonnement ne furent pas renouvelées. »

Ce fait vaut la peine d'être analysé avec exactitude, parce qu'il faut répondre à cette question : L'action de ces Ours, qui est évidemment finale, a-t-elle pour origine une *Intelligence* NATIVE? ou bien est-elle le résultat d'une diathèse à une éducation musculatoire *en cas*, purement instinctive?

Une *Intelligence native* est une résurrection des *idées innées* de DESCARTES. Dès que la Philosophie Naturelle a distingué l'Instinct d'avec l'Intelligence, on a dû penser que toute institution fonctionnelle survenue sans Instruction ne pouvait provenir que d'une de ces deux sources ou d'un *Instinct* naturellement tardif, comme est la disposition aux orgasmes vénériens après la puberté; ou de la diathèse d'une fonction musculatoire *en cas*, dont il a été question dans le Cours actuel. — Quant aux fonctions intellectuelles, il ne peut en venir qu'au moyen d'une instruction, d'un projet, d'une idée de moyens, d'une volonté motivée amenée par ces opérations mentales préalables.

Comparons ce qui se passerait en nous, qui n'agissons que par l'Intelligence, si nous nous trouvions dans un cas pareil. L'empoisonnement nous atteint assez fréquemment ou de la part de la nature, ou de celle des accidents fortuits, ou de celle de la scélératesse. Que faisons-nous, et que pouvons-nous faire? Quand nous avons des raisons pour penser qu'une substance est empoisonnée, et que nous avons besoin de nourriture, sommes-nous capables de purifier le mets, d'y faire un départ entre la matière salutaire et la matière mortifère? Non; notre intelligence ne nous fournit rien, si nous n'avons pas étudié Orfila. — L'Ours est plus heureux que nous, en pareille circonstance : qui a pu lui suggérer ce départ dont il s'agit ici?

Il n'est pas possible de supposer une science infuse de Toxicologie dans la tête des Ours. Ce qui s'offre le plus naturellement à notre logique, c'est la présence d'une diathèse à une fonction antivénéneuse *en cas*. — Vous allez croire que c'est une hypothèse; non, Messieurs, je n'en veux pas : mais il m'est permis de vous faire remarquer une analogie que je suis fier d'avoir volée à M. Fée. Il connaît certainement mieux que moi les mœurs d'un mammifère du genre des Ours, que l'on nomme Raton. C'est un planti-grade de l'Amérique Septentrionale, célèbre parmi les Naturalistes, à cause d'un Instinct fort singulier : cet animal, appelé *Ursus Lotor*, porte ce nom spécifique de ce qu'il trempe dans l'eau tout ce qu'il mange.

Je n'ai pas vu que les Zoologistes aient trouvé la cause finale de cette singulière habitude. Quoi qu'il en soit, les Ours proprement dits ne sont point dans cet usage habituellement; mais je vois avec une agréable surprise cet Instinct, si salutaire, dans un cas où des aliments dangereux pouvaient trouver une correction dans les habitudes de la famille *Urside*. Ce fait semble nous autoriser à penser que l'action insolite des Ours qui ont rencontré leur salut dans les mœurs du Lotor, était un penchant latent, propre à se développer quand certaines éventualités malheureuses compromettraient ou leur santé ou leur existence.

Ma manière de philosopher, dans le cas actuel, me paraît dériver rigoureusement des règles de la Philosophie Inductive. Deux causes bien caractérisées se présentent : l'Instinct et l'Intelligence. M. Fée ne veut ni l'une ni l'autre, et il aime mieux en inventer une troisième de sa façon. L'Instinct se présente à moi sur-le-champ, quand je pense que la lessive que les Ours ont faite, pour purifier les pains empoisonnés, est un usage instinctif dans leur famille.

6° Le dernier Avertissement que je vous dois par rapport au Livre de M. Fée, est relatif à un des Aphorismes qui condamneraient la Philosophie Cuviérienne de l'*Intelligence des bêtes*, et arriverait directement au Principe de la Dualité du Dynamisme Humain seul, et au dogme fondamental du Quatrième Règne de la Nature, si l'Auteur consentait à changer, dans cette formule, *deux* ou *trois mots* qui sont à nos yeux *irrévocablement insoutenables*.

Cet Aphorisme est le 96e que je transcris exactement.

« Si l'on veut définir l'âme, le Principe régulateur des » actes de la vie individuelle, le souffle, le mouvement » *volontaire*, la perception des sensations : l'Homme et » les animaux ont une Ame et une Ame de même Nature.

» Mais si l'on donne à *cette* Ame la connaissance d'elle-
» même, la liberté d'action, la responsabilité et la mora-
» lité de ses actes, on ne peut plus la reconnaître que
» chez l'Homme. »

La première de ces deux propositions a pour objet de caractériser toute Ame *irrationnelle*, comme disaient les anciens, ou toute *Force Vitale* du Règne animal; elle peut être acceptée quand M. Fée aura substitué à l'expression *mouvement* VOLONTAIRE, celle-ci : *mouvement* SPONTANÉ. Mouvement *volontaire* ne peut appartenir qu'à une Puissance de l'Ordre intellectuel, chez qui est le pouvoir de l'opérer ou de s'en abstenir. Mais le mouvement *spontané* appartient à une Puissance de l'Ordre Vital où résident des lois de convenance transcendantes, et où n'existe point de conscience responsable, quoiqu'il puisse exister une sensation vague.

La seconde proposition a pour objet de caractériser la Puissance *rationnelle*. Il ne s'agit plus de l'Ame dont on vient de parler, mais d'une Puissance dans laquelle se trouvent les qualités ici spécifiées, très-différentes de la première. Ainsi, au lieu de dire : *si l'on donne à* CETTE *Ame, etc.;*... que M. Fée écrive : *si l'on donne à* UNE *Ame, etc*...: la proposition sera conforme à la vraie Anthropologie Hippocratique, parce que, dans le langage ordinaire, l'*Ame* sans addition s'entend de l'*Ame Pensante.*

Ne pensez point qu'il y ait ici une chicane subtile; il importe de donner à l'Anthropologie Médicale une rigueur scientifique dont elle est susceptible, et que les Amateurs maintiennent encore dans la classe des Romans. L'Aphorisme de M. Fée s'approche de la vérité anthropologique, et se met presque en contradiction avec l'hypothèse *Cuviérienne* qu'il avait professée; car si la *volonté* était exclue, la proposition serait *vitale*, Hippocratique, acceptable. — Mais si, pour faire la seconde proposition, il parle de CETTE *Ame*, de l'Ame qui est de la même nature que celle des bêtes, pour y mettre d'autres facultés : la formule devient *Stahlienne*; elle cessera d'être Cartésienne dans le sens qu'elle ne sera pas Mécanicienne; mais elle n'y gagnera pas ce dont elle a besoin. DESCARTES a mis dans l'Homme l'Ame Pensante, où se trouve une vérité naturelle par nous élucidée, qui est l'*Agérasie du Principe de l'Intelligence conjointement avec la vieillesse de la Force vitale.* Le Stahlianisme est étranger à cette réalité, et il semble même en supposer le contraire, qui est le préjugé vulgaire. Il est tellement du goût des Matérialistes, qu'il m'est devenu très-suspect. Pour que la seconde proposition de M. FÉE soit conforme à la Philosophie Expérimentale Inductive, à la pensée Hippocratique, à la vraie Science Médicale, il n'a qu'à écrire *une* à la place de *cette*.

Je crois, MESSIEURS, en avoir assez dit pour vous faire connaître et l'utilité et les inconvénients de la lecture du Livre de M. le Professeur FÉE. Le titre vous avait annoncé un appareil de preuves en faveur de l'Intelligence des bêtes. On peut penser que l'intention de l'Auteur était telle. Mais grâce à l'élasticité de sa Philosophie sceptique ou relâchée, et à la bonne foi qui le dirige en présence des faits, le résultat général du Livre est que l'Intelligence Humaine n'est point dans la bête; que le Principe de la véritable Intelligence n'est que dans l'Homme, et que l'Homme, quoique animé d'une Puissance semblable à celle des brutes, et par conséquent digne d'être mis dans la catégorie des animaux, est cependant composé d'une substance intellective *incomparable* qui spécifie uniquement l'Homme, et réclame impérieusement un *Quatrième Règne* pour lui seul.

Des préventions de Naturalisme et des études de Zoologie ont fait naître en lui le désir de soutenir la thèse de PLUTARQUE, qui est l'Intelligence des animaux, et ce désir, constamment exprimé, peut être contagieux pour le Lecteur. C'est pour cela que j'ai cru devoir vous avertir, afin qu'une lecture qui vous est conseillée ne vous jette pas dans l'incertitude et le scepticisme. Moyennant mes remarques, les novices trouveront dans ce Livre ce qui leur est enseigné ici : la pensée Hippocratique de la Constitution de l'Homme, la Dualité de son Dynamisme, une *Force Vitale Instinctive* analogue à celle des bêtes, et un Principe d'Intelligence substantiel, qui ne se trouve en nulle autre part de la création;.... par conséquent, la raison péremptoire d'établir, dans le Tableau Encyclopédique des Sciences, un QUATRIÈME RÈGNE pour l'Homme seul, dans l'agrégat duquel résident une *Puissance intellectuelle*, unique dans le monde connu, et une *Force Vitale Instinctive* spécifiquement caractéristique et distincte de toute autre.

19me LEÇON.

L'IDÉE CAPITALE DE L'ANTHROPOLOGIE HIPPOCRATIQUE EST UN DYNAMISME HUMAIN CONFORME A LA DÉFINITION BONALDIENNE DE L'HOMME. — C'EST LA DISTINCTION DE CE DYNAMISME EN DEUX PUISSANCES DE L'ORDRE MÉTAPHYSIQUE ASSOCIÉES. — LE QUATRIÈME DES RÈGNES DE LA NATURE, PROFESSÉ AU MUSÉUM D'HISTOIRE NATURELLE DE PARIS, EST FONDÉ SUR LA CONNAISSANCE D'UN PRINCIPE DE L'INTELLIGENCE QUI CARACTÉRISE L'HOMME SEUL, ET QUI S'UNIT EN LUI AVEC UNE FORCE VITALE ANALOGUE A CELLE DES ANIMAUX. — L'HIPPOCRATISME MODERNE DE M. CAYOL EST EN OPPOSITION AVEC L'HIPPOCRATISME ANTHROPOLOGIQUE RÉEL, ET CONTRE LE QUATRIÈME RÈGNE. — LES ÉLÈVES DOIVENT ÊTRE AVERTIS, POUR QUE L'HOMONYMIE DE CES DEUX HIPPOCRATISMES NE LEUR FASSE PAS CROIRE QUE CES DEUX DOCTRINES SONT FONDÉES SUR UNE MÊME THÉORIE DE LA CONSTITUTION HUMAINE. — LES DEUX ANTHROPOLOGIES SONT RADICALEMENT DIFFÉRENTES. — ON EN SERA CONVAINCU QUAND ON SERA EN ÉTAT DE LES METTRE EN PARALLÈLE. — IL FAUT DONC COMMENCER PAR CONNAÎTRE L'HIPPOCRATISME RÉEL, AFIN QUE SES PROPOSITIONS FONDAMENTALES PUISSENT ÊTRE CONFRONTÉES AVEC CELLES DE L'HIPPOCRATISME MODERNE. — CINQ CHOSES A CONNAÎTRE POUR L'INTELLIGENCE DU PREMIER : 1o NOTIONS SUFFISANTES SUR HIPPOCRATE ET SUR LA VALEUR DE LA COLLECTION DES LIVRES HIPPOCRATIQUES; — 2o IDÉES FONDAMENTALES DE L'ANTHROPOLOGIE HIPPOCRATIQUE CONSIDÉRÉE COMME BASE DE LA SCIENCE MÉDICALE; — 3o ANTHROPOLOGIE HIPPOCRATIQUE TELLE QU'ELLE EST ENSEIGNÉE A MONTPELLIER; — 4o HISTOIRE GÉNÉALOGIQUE DÉMONSTRATIVE DE LA LÉGITIMITÉ ENTRE L'HIPPOCRATISME DE MONTPELLIER ET CELUI DE COS; — 5o MÉTHODES DE PHILOSOPHIE NATURELLE QUI ONT CRÉÉ ET QUI CONSERVENT L'HIPPOCRATISME

RÉEL. — 1° HIPPOCRATE. — COLLECTION HIPPOCRATIQUE; SON APPRÉCIATION. — 2° LA VRAIE BASE DE LA MÉDECINE EST LA CONNAISSANCE DE LA CONSTITUTION DE L'HOMME. — CETTE CONSTITUTION A ÉTÉ LONG-TEMPS IGNORÉE. — ON A VOULU LA DEVINER PAR DES HYPOTHÈSES. — LES PLUS SENSÉS ONT CONÇU QUE L'EXPÉRIMENTATION ÉTAIT LE MEILLEUR MOYEN. — LE SENS COMMUN A FAIT CONNAÎTRE DIVERS ÉLÉMENTS DE LA CONSTITUTION DE L'HOMME, MAIS CES ÉLÉMENTS ONT ÉTÉ VICIEUSEMENT FORMULÉS, PARCE QUE LES NOTIONS DES FAITS ONT ÉTÉ CORROMPUES PAR DES FICTIONS. — HIPPOCRATE A SU DISTINGUER DANS LE MONDE DES CAUSES PHYSIQUES ET DES CAUSES MÉTAPHYSIQUES. — — AVANT LA CRÉATION DU MOT MÉTAPHYSIQUE, HIPPOCRATE AVAIT DISTINGUÉ LES ÊTRES DONT LES PHÉNOMÈNES SONT SOUMIS AUX LOIS DE LA FINALITÉ D'AVEC CEUX OÙ LA FINALITÉ NE SE MONTRE POINT. — ENTRE LES CAUSES MÉTAPHYSIQUES, IL A DISTINGUÉ LA FORCE VITALE D'AVEC LE PRINCIPE DE L'INTELLIGENCE. — IL A PU PROFITER DE LA THÉOLOGIE PAÏENNE DE SON TEMPS, ET DES ARTS DU DESSIN, POUR ÉTABLIR DANS LE DYNAMISME HUMAIN LA DISTINCTION DES DEUX PUISSANCES DONT IL EST COMPOSÉ.

MESSIEURS,

Le sujet capital de l'Anthropologie des vrais Médecins est représenté par la définition Bonaldienne de l'Homme: L'*Homme est une Intelligence servie par des organes.*

Cette idée, comprise depuis peu à Paris, a inspiré aux Naturalistes Médecins du Muséum d'Histoire Naturelle et de l'Académie des Sciences, d'établir et de proclamer un Quatrième Règne de la Nature en faveur de l'Homme.

La pensée essentielle n'est pas une découverte récente: c'est une vérité naturelle énoncée de diverses manières dans l'Antiquité la plus reculée, et qu'il est aisé de reconnaître dans les traditions allégoriques des temps mythologiques. Mais il serait injuste de ne pas reconnaître le service que rend à la Didactique générale l'idée de renfermer cette vérité dans la formule du moyen âge, *des Règnes de la Nature*, vérité qui deviendra aussi vulgaire que celle de la distinction entre les êtres animés et les êtres inanimés.

Le Quatrième Règne repose sur la certitude où l'on est que le Dynamisme de l'Homme n'est pas de la même nature que celui des espèces du Règne Animal. Comme l'Homme naît, se développe, se nourrit, jouit de la santé, devient malade, guérit, reproduit son semblable, vieillit et meurt, ainsi que toutes les bêtes, il pourrait rester dans le Troisième Règne, si ces phénomènes communs constituaient la portion la plus notable de son existence. Mais sa Vie Intellectuelle et Sociale est un fait immense dont la Cause ne se trouve nulle part que chez l'Homme. C'est la présence de cette Cause qui a nécessité le Quatrième Règne. Béni soit celui qui l'a proclamé courageusement à la face d'un Hylozoïsme passablement intolérant.

Des Naturalistes ont prétendu trouver dans les animaux le Principe de l'Intelligence; j'ai fait en sorte de vous faire voir la fausseté de cette illusion.

Je vous avais avertis que la Doctrine Hippocratique de la Constitution de l'Homme enseigne la réalité des deux Causes Dynamiques de cet être, et que la Médecine Hippocratique est fondée sur cette vérité. J'en ai déduit que l'Hippocratisme et l'Institution Didactique du Quatrième Règne ont le même intérêt.

Au moment où le Quatrième Règne se proclamait dans les Chaires d'Histoire Naturelle de Paris, on a vu surgir l'écrit intitulé : *Du ver rongeur de la tradition Hippocratique; défense de l'Hippocratisme Moderne contre les attaques d'un certain parti néo-catholique*; par M. Cayol. — Comme je n'imaginais pas qu'il pût exister ni deux Hippocratismes, ni deux Catholicismes, j'ai lu avec avidité un livre où je croyais trouver une nouvelle démonstration du premier à l'usage de ceux qui l'ignorent, et une réfutation des Novateurs qui ont la démangeaison de changer une foi si solidement établie. La première partie étant la seule sur laquelle j'aie dû porter mon attention, je me suis borné à l'accomplissement de ce devoir. La lecture que j'ai faite de cet écrit m'a imposé l'obligation de vous communiquer ce que j'y ai remarqué en tant que cela touche votre instruction.

Au commencement du Cours présent, j'ai dit sans détour que l'*Hippocratisme Moderne* est une Doctrine *anti-Hippocratique* aussi contraire à notre Anthropologie qu'à l'Institution Didactique du Quatrième Règne. La fermeté avec laquelle je combats ce travail est proportionnée à la considération que j'ai toujours professée pour la personne de l'Auteur. Par cela même que je n'ai cessé de montrer pour lui l'estime qu'il mérite, je sentais que je devais être sans ménagement contre une erreur opposée à l'Enseignement qui vous est donné dans cette Faculté. Je continuerai de faire comme j'ai fait; mon zèle pour vous sera toujours le même, et j'espère bien que ma constance n'amènera aucun changement aux sentiments réciproques qui existent entre M. Cayol et moi : des hommes qui se piquent de justice doivent chercher à prouver par l'exemple qu'un *dissentiment* scientifique peut exister indéfiniment sans tomber dans aucune *dissension*.

Au coup d'œil rapide et superficiel de la contestation, on pourrait croire que j'attaque une opinion insérée dans le corps d'une Doctrine d'ailleurs acceptée par les compétents. Il n'en est rien. Le mot *Hippocratisme*, employé dans la dénomination de la Doctrine de M. Cayol, peut tromper le public. Les connaisseurs savent que la base du véritable Hippocratisme est l'application de la Médecine à la Constitution de l'Homme, et que la Constitution de l'Homme, chez Hippocrate, est la Dualité du Dynamisme Humain. D'après cela, le nom d'*Hippocratisme Moderne* doit faire présumer que la nouveauté doit consister dans quelque addition d'une idée accessoire théorique ou pratique, incapable d'ébranler les Dogmes fondamentaux de la Doctrine, mais présentée comme un moyen récent de perfectionnement. Mais l'*Hippocratisme Moderne* n'a pas été fait pour si peu : il s'agit de bouleverser la Constitution de l'Homme, de considérer son Dynamisme comme pareil à celui de tous les êtres vivants; de regarder l'Ame Pensante comme une simple *faculté* de cette Force Vitale commune, temporaire, qui doit vieillir et mourir. L'Hippocratisme Moderne rompt en visière contre l'Enseignement de Montpellier, qui est le développement de la Doctrine d'Hippocrate; il ne veut ni la Dualité du Dynamisme Humain, ni l'Insénescence de l'Ame Pensante, ni une Pathologie Vitale comparable à la Pathologie Psychologique, ni une Doctrine de l'Alliance entre les Puissances Dynamiques Humaines, ni le *Homo duplex* de Buffon. Telles sont les conclusions formulées par la plume même de l'Adversaire. Notre esprit trouve, dans les attaques qu'il nous adresse, des conséquences implicites qui ne doivent échapper à personne : que la Médecine Humaine ne peut pas être différente de l'Art Vétérinaire; qu'en Thérapeutique, il ne peut exister que des Méthodes Naturelles; que les autres Méthodes signalées par BARTHEZ, et recueillies par la Médecine Pratique de tous les temps et de tous les lieux, sont comme non avenues; que la définition Bonaldienne de l'Homme, qui est foncièrement celle de l'Hippocratique VALLÈS, est sans fondement; et que le Quatrième Règne de la Nature, proclamé par M. Isidore GEOFFROY-St-HILAIRE, est une fiction.

Or, il pourrait arriver que des Novices, curieux de connaître l'Hippocratisme, prendraient l'*Hippocratisme Moderne* pour un abrégé de la Doctrine du Père de la Médecine, persuadés que la nouveauté de la Doctrine ne pouvait être que l'ensemble des corrections et des perfectionnements d'une nouvelle rédaction. Je ne voudrais pas que nos nouveaux venus tombassent dans une telle erreur, et qu'ils crussent avoir trouvé dans le *Ver Rongeur* l'avant-coureur de ce qu'ils doivent entendre dans un Amphithéâtre où BARTHEZ a si bien fait connaître le véritable Hippocratisme.

Pour éviter de semblables méprises, il importe que, tout en arrivant à Montpellier, on sache ce qu'est l'Hippocratisme Antique, tel qu'il avait été en sortant de la bouche du Vieillard de Cos, et tel qu'il est aujourd'hui dans cette Faculté; afin qu'en examinant la Doctrine appelée l'*Hippocratisme Moderne*, vous soyez en état de juger quel est celui des deux Hippocratismes qui mérite ce nom; et comme le dernier s'est érigé en Censeur de l'autre, vous soyez en état de juger, d'après l'état actuel de la Philosophie du *Bon-Sens*, quel est celui qui aurait le plus d'intérêt à se mettre sous la direction de l'autre.

Je vais faire un essai de cette discussion en votre présence. Il me semble que les idées principales de ce sujet pourront être disposées suivant l'ordre de ces questions :

1° Après quelques souvenirs biographiques d'HIPPOCRATE, comment doit-on considérer la collection des Livres anciens appelés : *Hippocratis Coi Opera Omnia quæ exstant ?*

2° Qu'est l'*Hippocratisme réel*, ou quelles sont les idées capitales d'HIPPOCRATE touchant la Constitution de l'Homme, en tant que ces idées peuvent le plus contribuer à la fondation de la Médecine Pratique ?

3° Qu'est l'Hippocratisme continué tel qu'il est enseigné à Montpellier ?

4° Chercher à justifier, par la généalogie, la légitimité de l'Hippocratisme de Montpellier avec l'Hippocratisme de Cos.

5° Quelles sont les méthodes de Philosophie Naturelle qu'on a pu observer dans la continuité de l'Histoire généalogique de l'Hippocratisme réel ?

Je crois qu'après une remémoration de ces notions préparatoires, nous pourrons être capables d'apprécier l'*Hippocratisme Moderne*, et les semonces que l'Auteur a données à l'Enseignement de Montpellier.

1° HIPPOCRATE et quelques mots sur sa personne ; et que sont les *Hippocratis Coi Opera Omnia quæ exstant ?*

Vous savez, MESSIEURS, que ce Médecin était un grand personnage né dans une des Cyclades, 458 ans avant l'Ère Chrétienne. Il appartenait à une famille illustre, car une généalogie explicite le fait descendre d'une maison princière souveraine, qui avait régné en Carie, et qu'une autre famille rivale plus heureuse avait chassée et réduite à se réfugier dans la petite île de Cos. Il se rendit célèbre par l'étude et la pratique de la Médecine, profession héréditaire dans sa famille ; il en éleva l'Art, jusqu'alors empirique, à la dignité d'une vraie Science, et il mérita par là le nom qui lui a été donné de ***Père de la Médecine.*** Sa renommée fut immense dans son temps, comme on le voit dans les productions composées et publiées par ses Contemporains. Il étudia, pratiqua, voyagea, enseigna oralement, écrivit beaucoup, toujours dans l'intérêt de la dignité de la Science et dans celui de l'humanité.

En lisant la Collection des Livres attribués à HIPPOCRATE, on remarque une description des qualités, des vertus, des aptitudes nécessaires à l'Artiste Iatrique. C'est la peinture idéale du Médecin parfait formé par l'Art, par la Nature et par les circonstances providentielles. Les Biographes d'HIPPOCRATE se sont plu à le montrer comme le modèle d'un tel portrait si désiré.

Tant de perfections plus qu'humaines ont jeté des doutes sur la vérité du récit. Ces doutes se sont accrus à mesure qu'on s'éloignait par le temps des faits les plus dignes d'admiration, et que les Praticiens devenaient moins propres à comprendre l'Anthropologie Hippocratique. L'incrédulité a été, chez certains de ces esprits forts, jusqu'à contester la réalité du héros ainsi loué. A les entendre, cette vie d'HIPPOCRATE serait un type fictif d'un Médecin parfait, qui serait, pour tous les Membres de la Corporation Médicale, l'exemple qu'ils devraient tendre sans cesse à imiter.

Avant d'aller plus loin, il faudrait savoir si les détracteurs du personnage n'ont pas quelque intérêt à dépriser, par ce moyen, la Doctrine renfermée dans les ouvrages à lui attribués. Il est aisé de penser qu'un Réformateur, ennemi de l'Hippocratisme, doit trouver du profit à réduire à néant l'Auteur célébré, afin de mettre toujours en question la valeur des écrits où la conception Hippocratique est exposée.

Méfions-nous des qualités merveilleuses qui mettent un être au-dessus de l'Humanité ; mais ne soyez pas dupes d'une incrédulité feinte ou réelle qui réduirait toute l'Histoire à un Roman. Les faits biographiques très-vraisemblables, et ses Ouvrages, suffisent pour que cet individu soit, à nos yeux, un homme, mais un grand homme, et non un DIEU. HIPPOCRATE n'est pas plus chimérique qu'HOMÈRE.

HIPPOCRATE ne peut pas être un nom en l'air, puisqu'il a été l'occasion d'une Collection de Livres Grecs de Médecine, qui a pour titre : *Hippocratis Coi Opera Omnia quæ exstant :* « Toutes les Œuvres d'HIPPOCRATE de Cos qui sont « connues. » Cette Collection, comme vous le savez, n'a pas été faite du vivant de l'Auteur ; elle n'a été formée qu'assez de temps après sa mort, par les soins des Rois successifs PTOLÉMÉES, qui ont eu tant à cœur de former la fameuse Bibliothèque d'Alexandrie.

Les soixante et tant de volumes grands ou petits qui composent cette réunion ne sont pas tous de la même valeur, ni pour le fond ni pour la forme. La comparaison fait apercevoir aux Lecteurs les moins perspicaces que tous ces Livres ne partent pas d'un même esprit. Il n'y a ni l'uniformité de pensées, ni la constance des idées, ni la solidité des propositions doctrinales qu'on attendrait d'une intelligence supérieure. D'ailleurs, dès l'origine de la formation de la Collection, on sut que plusieurs de ces Livres avaient été faits par des parents, des élèves, des admirateurs d'HIPPOCRATE, ou même par quelques Lecteurs venus au monde long-temps après l'époque du Grand Homme.

Mais aussi vous n'ignorez pas que les Collecteurs n'ont pas rassemblé indistinctement des écrits incohérents, ou des Doctrines opposées. Partout ils ont aperçu une idée Anthropologique Médicale qui domine au milieu de la variété des faits et des différences des opinions subalternes. Or, cette pensée, conservée soigneusement par les Collecteurs, est d'une grande importance, et mérite toute notre gratitude. Elle n'a pas toujours été reconnue par les Médecins postérieurs, ou ils ne l'ont pas appréciée convenablement. Mais quand nous nous demanderons ce qu'est pour nous l'*Hippocratisme*, je ferai en sorte de vous en faire remarquer le prix.

De bonne heure, des Bibliophiles, plus amoureux des Livres que de la Science, s'occupèrent beaucoup de distinguer les écrits d'Hippocrate d'avec ceux de ses partisans. — Je ne sais pas si une telle recherche est d'un grand intérêt pour la Science. Il y a un point de vue sous lequel je désirerais que beaucoup de ces ouvrages fussent illégitimes, comme on les appelle; parce que je souhaiterais que la *pensée dominante* dont je viens de vous parler ne fût pas une répétition faite par un même Auteur dans un grand nombre de productions, mais qu'elle fût l'expression libre d'un grand nombre d'intelligences honorables. Plus le nombre des Collaborateurs d'une Encyclopédie serait grand, plus nous connaîtrions la civilisation de son époque et de son lieu. Mais, quoi qu'il en soit, je ne sais pas vous engager à vous occuper beaucoup de ce problème bibliographique, tant que vous aurez à porter votre attention sur des questions plus urgentes.

Ce que je vous dis me paraît d'autant plus convenable, que la solution de ce problème est d'une difficulté extrême.

N'oubliez pas ce qu'en ont dit deux Biographes d'HIPPOCRATE : SORANUS, d'Éphèse, Médecin Méthodiste, qui a exercé l'Art à Rome, sous les règnes de TRAJAN et d'ADRIEN; et notre Helléniste, infatigable traducteur, DACIER.

« SORANUS, d'Éphèse,—dit ce dernier—, assure qu'il est » très-difficile de concilier les dissensions où l'on est sur » cette matière, et d'établir rien de certain, et cela par » plusieurs raisons. La première, parce que plusieurs » ont porté le même nom, et qu'il y a eu plusieurs » HIPPOCRATES. La seconde, parce qu'il est aisé d'imiter » le caractère d'un écrivain et son style; et la troisième » est qu'un même homme écrit plus faiblement ou plus » fortement selon l'âge où il est, et selon les progrès » qu'il a faits dans les Sciences. Puisque, du temps de » SORANUS, qui avait feuilleté toute la Bibliothèque de » Cos, et qui savait tout ce que la tradition disait » d'HIPPOCRATE, il passait pour impossible de décider » sûrement sur les ouvrages de ce grand Médecin, que » doit-on attendre aujourd'hui de tous nos critiques? »

Mais hâtons-nous, MESSIEURS, de savoir quel est l'essentiel mérite de cette Collection dont le titre est indissolublement lié avec le nom d'HIPPOCRATE.

D'abord, les OEuvres d'HIPPOCRATE forment l'Encyclopédie Médicale de son époque. C'est le dépôt de tout ce que l'on avait su jusqu'alors sur l'Homme par rapport à sa constitution, et spécialement par rapport à sa santé. Les faits anthropologiques ou *anthropiques* de l'état normal et de l'état de maladie sont prodigieusement considérables. La Thérapie antérieure y est conservée. Les moyens qui se rapportent à la mécanique de l'Agrégat Matériel constituent ici une Science Chirurgicale louée même de nos jours. Quant aux moyens relatifs au Dynamisme Humain, ils forment un conservatoire précieux qui a son utilité comme résultat de l'expérience, et qui fournit des exemples pour lier le passé avec le présent.

HIPPOCRATE, auteur et occasion des OEuvres Hippocratiques, est appelé tous les jours le *Père de la Médecine :* quel est le sens suivant lequel il mérite cette qualification ?

Avant HIPPOCRATE, la partie de l'Art Médical étrangère à la Mécanique était un pur Empirisme dépourvu de toute considération scientifique. Le génie d'HIPPOCRATE sut apercevoir dans l'Homme les causes qui différencient cet être vivant d'avec le cadavre. Une dissection pouvait donner une connaissance doctrinale de la Thérapeutique Chirurgicale; mais jamais le cadavre n'a pu apprendre au Médecin la raison de l'influence de certaines causes malfaisantes pour la production des maladies consécutives, ni la raison de l'influence de bien des moyens salutaires pour la guérison de ces maux. C'est donc le Médecin de Cos qui a fait connaître les Agents Dynamiques, c'est-à-dire les Puissances causales productrices de la santé et des maladies, et qui a indiqué à la postérité comment il convenait d'étudier ces Causes Métaphysiques, et les moyens d'agir sur elles. Vous voyez donc, MESSIEURS, d'où est provenu le titre de *Père de la Médecine*, donné au personnage éminent dont nous nous entretenons. On a voulu déclarer que l'Art Médical n'a été élevé au rang d'une Science que lorsque HIPPOCRATE a fait connaître aux Médecins la vraie Constitution de l'Homme.

Nous avons aujourd'hui plus de raison que jamais de lui confirmer ce titre. Après le refroidissement du culte rendu à HIPPOCRATE par ses Contemporains, des

Médecins, incapables de comprendre l'importance médicale de l'Anthropologie du Patriarche, voulurent créer des pratiques iatriques fondées sur d'autres bases : l'Empirisme revint; l'Anatomisme appelé la secte Hérophilienne, le Méthodisme, le Pneumatisme, etc..., parurent en Asie et à Rome. Galien vint rappeler la pensée du Père de la Médecine, pour la mettre en regard avec ces misérables tentatives. Tout disparut, et une autre Encyclopédie Médicale, foncièrement semblable à celle d'HIPPOCRATE, de plus enrichie des faits et des pensées de cinq siècles et de la Philosophie de PLATON et d'ARISTOTE, fut donnée par GALIEN aux siècles futurs, et servit jusqu'au milieu du XVIIe.

Le Cartésianisme a fait oublier HIPPOCRATE et GALIEN pendant un siècle, dans presque toute l'Europe. Il fallut des Doctrines Médicales plus faciles, plus courtes, moins vieilles. Le Mécanisme, le Solidisme, le Brownisme, le Broussaisisme, l'Organicisme, le Rasorisme, etc., ont tour à tour amusé les Parisiens. On rappelle le Stahlianisme sans le nommer; mais il est peu en faveur. Les Savants sensés veulent faire la tentative de reproduire la Doctrine qui a pu être repoussée par l'antipathie, mais qui n'a jamais été raisonnablement *réfutée ;* c'est-à-dire qu'on cherche à retracer en ce lieu l'Anthropologie Médicale d'HIPPOCRATE, embellie de tout l'esprit de GALIEN. Je désire voir l'effet que cette nouvelle et savante traduction produira sur les débris des Sectes que nous avons vues naître, briller et mourir. Quoi qu'il en soit, cette nouvelle entreprise, faite par MM. LITTRÉ et DAREMBERG n'est-elle pas une manière de proclamer qu'HIPPOCRATE méritait le titre de *Père de la Médecine?* Il nous importe à nous de compter, parmi les Anthropologues Hippocratiques, des noms aussi honorablement célèbres.

Je désire que ceux qui liront cette Leçon de 1854-1855 veuillent lire un écrit, très-remarquable par le fond et par la forme, dont l'objet est de faire connaître l'esprit de la Collection Hippocratique. L'Auteur de cet écrit est à la fois un Savant et un Philosophe : M. le Docteur Édouard Auber, de Paris. Ce travail, fait à l'occasion des *OEuvres choisies d'*Hippocrate, *traduites par* M. Daremberg, est inséré dans la *France Médicale*, de M. Félix Roubaud, en commençant par le nº du 17 Mai 1856.

2º *Qu'est l'Hippocratisme dans la Collection Hippocratique?* On pense bien qu'il s'agit de l'ensemble et de l'enchaînement des idées qu'Hippocrate a émises sur la Nature de l'Homme, et sur l'influence que ces idées ont logiquement exercée sur la Médecine Pratique.

La raison commune nous fait penser que, pour agir utilement sur l'Homme, lorsqu'il nous importe de le modifier, ce qu'il y a de plus avantageux est d'en connaître la Constitution.

Malheureusement il n'est pas aisé de découvrir cette Constitution. La décomposition anatomique des êtres vivants, faite pendant leur vie ou après la mort, ne montre qu'une instrumentation dont le fabricant, le conservateur, l'exécutant, le directeur, sont ou invisibles ou absents. Les premiers Médecins qui ont pensé que beaucoup de maladies n'avaient pas leurs causes dans l'instrumentation, ont été convaincus que ces causes devaient être rapportées aux Puissances actives, invisibles; ils ont donc senti la nécessité de les deviner par la raison.

Il fallait pour cela une *Philosophie Naturelle*; mais cet Art ne découle pas des premières inspirations du sens commun : des règles propres à caractériser les existences causales invisibles n'ont pu venir que tard.

Les premiers essais sur la détermination du Dynamisme Humain ont été, chez les Médecins, des hypothèses. Avant HIPPOCRATE, les Praticiens s'étaient aperçus de la vanité de ces suppositions. Le Livre Hippocratique de l'*Ancienne Médecine* nous apprend que les Médecins sensés ne voulaient plus se contenter des qualités physiques, du chaud, du froid, de l'humide, du sec, etc., considérées comme Principes de Dynamismes animateurs. Ils commencèrent à essayer une Philosophie Expérimentale pour s'élever à la notion de la cause de la santé chez l'Homme, en notant exactement ce qui se passe dans l'Homme après chaque impression qu'il reçoit, et en remarquant les variations des effets qui répondaient aux circonstances différentes où l'Homme pouvait se trouver. Mais ces rudiments de la Philosophie Naturelle de la Force Vitale Humaine étaient encore bien faibles quand HIPPOCRATE parut dans le Monde Médical.

Vous voyez, MESSIEURS, que la Philosophie Naturelle de la Force Vitale de l'Homme n'est devenue une Science qu'à une époque où la Civilisation européenne était avancée. Cette Science est cependant celle que le Médecin doit étudier avec le plus d'empressement, puisque cette Cause Métaphysique est la principale cause de la santé. C'est dans le siècle de PÉRICLÈS que la connaissance scientifique du vrai Dynamisme Humain fut révélée au Monde Médical.

Il est bien remarquable que la connaissance philosophique de l'Ame Pensante est d'une date bien antérieure. La raison n'en est pas difficile à trouver : l'Ame Pensante se reconnaît par son Sens Intime; la Force Vitale ne se sent point, et habituellement l'Ame Pensante s'identifie avec cette Puissance congénère et sa collaboratrice.

Mais de bonne heure le sens commun a distingué l'Ame Pensante d'avec les Forces Vitales des animaux. Il s'est demandé ce qu'est devenu cet Agent quand la mort a réduit l'Homme à l'état de cadavre, et que cet Agrégat matériel s'est décomposé comme celui des bêtes. Sa réponse a été que l'Agent est sorti du corps; et que, comme l'individu avait pensé et parlé dans le moment même où il mourait, l'Agent devait se rendre à d'autres régions.

Quand des idées plus générales se sont portées vers des notions religieuses, l'Agent Intellectif a été dirigé vers un lieu de bonheur. D'une première croyance naturelle à la création d'une vie future, il n'y a qu'un pas.

On avait proclamé, il y a plus de cent ans, que les voyageurs avaient trouvé des peuplades sauvages qui ne manifestaient aucune idée religieuse. Feu M. De Fraissinet, auteur d'un *Voyage autour du Monde*, a déclaré qu'il n'avait vu, dans les îles habitées par des Sauvages, aucune horde dépourvue de toute idée religieuse.

J'ai cru que nous allions trouver une exception à cette remarque dans les mœurs des Anthropophages qui peuplent la Nouvelle-Calédonie, île de l'Océanie, dont nous venons de faire l'acquisition. On n'a vu chez eux aucun Gouvernement régulier. Je lis dans l'Océanie de M. Domeny de Rienzi (1) ces lignes : « Les Anglais ne remarquèrent » rien qui semblât avoir le moindre rapport avec la re- » ligion, ni aucune coutume qui eût la moindre apparence » de superstition. Leurs idées sur ces matières sont vrai- » semblablement aussi simples que le reste de leur ca- » ractère. » Mais je trouve, dans l'Almanach du *Magasin Pittoresque* de 1855, un article sur la Nouvelle-Calédonie

(1) *Univers Pittoresque*; Océanie, T. III, p. 430.

où l'on voit une gravure empruntée à LA BILLARDIÈRE, ayant pour objet de représenter les *costumes et instruments de ces Sauvages*. En examinant les explications des figures de la planche, je remarque : « 1° *Instrument de » sacrifice.* » — S'il en est ainsi, il est évident qu'il y a chez ces peuples une croyance religieuse, un besoin de prier ; et il est bien rare que la prière ne se rapporte autant à la vie future qu'à la vie présente.

Mais quand les hommes s'élèvent au-dessus du sens commun, et qu'ils entrent dans le vestibule des Sciences Physiques, il leur arrive parfois de croire que ces Sciences doivent leur donner l'explication de la Vie Humaine. Avant qu'ils aient obtenu cette démonstration, ils abjurent la persuasion qu'ils avaient eue d'une Cause invisible et métaphysique. Si par paresse, ou par impuissance mentale, leur savoir ne s'élève pas davantage, ils restent dans cette incrédulité. Mais si, persévérant dans l'étude de la Nature, ils retournent à la distinction que le sens commun leur avait suggérée, et la rendent plus profonde par l'accumulation des faits : alors cette nouvelle connaissance devient un savoir immuable.

C'est ce que BACON a fait remarquer par rapport à la Théologie Naturelle. Un homme, doué d'un entendement sain, croit en DIEU dès qu'il a réfléchi sur la finalité des êtres vivants qui peuplent la terre. Le demi-savoir qu'il acquiert dans un certain monde le jette dans le scepticisme ou dans l'athéisme. Mais une étude profonde des Sciences Physiologiques et de la Cosmologie Générale ne lui permet plus de douter de l'existence d'une Intelligence Infinie et d'une Toute-Puissance. C'est ce que vous entendez dire fréquemment, et c'est, je crois, BOSSUET qui a contribué le plus à populariser cet adage.

Pareille chose se passe tous les jours dans l'étude de l'Anthropologie, qui est la Cosmologie Générale du *petit monde*.

Les hommes qui se sont livrés avec passion à l'Anatomie Humaine, sans sortir de cette sphère, n'ont cru trouver une explication de la Vie de l'Homme que dans les Organes. Ils sont restés obstinément ***Matérialistes***, ***Hylozoïstes***, *Organiciens*, jusqu'à l'impénitence finale.

Ceux qui, par état, ont été obligés d'étudier les maladies, ont senti la nécessité de chercher ce qui manque pour comprendre la liaison qui existe entre la structure anatomique et le phénomène ou pathologique ou thérapeutique. Ces honnêtes gens, qui ne sont pas montés plus haut, comme les anciens chirurgiens, ont vu qu'il y avait dans le Système Humain quelque chose d'inexplicable, et ils se sont rangés sous quelque drapeau, ou sous la vague ***Nature*** des Anciens; ou sous l'*Irritabilité* de Haller; ou sous l'*Animisme* de Stahl; ou sous les ***Propriétés Vitales*** de Bichat.

Ces causes indéterminées ont le mérite de nous apprendre que, dans l'Étiologie Cosmologique, la Puissance Physique ne suffit pas, et que des Forces Métaphysiques se font sentir dans tous les êtres vivants. Mais cette idée n'est que du Scepticisme Médical. Or, ce Scepticisme Médical a tous les inconvénients du Scepticisme Philosophique général; le premier n'est pas plus utile en Hygiène et en Clinique, que le second en Morale.

Des causes aussi insignifiantes ne répondent point aux besoins de l'humanité. Je vous en prie, Messieurs, veuillez rappeler dans votre entendement le tableau des phénomènes successifs désigné sous le nom de *Vie Humaine*. Groupez-les dans quelques catégories naturelles tirées de leurs analogies, telles que : les Fonctions naturelles; les Fonctions de relation semblables à celles des animaux; les Fonctions involontaires ; les Fonctions responsables ; la collection des maladies humaines ; le tableau de la civilisation actuelle; la synthèse des états de la civilisation dans les siècles historiques de l'espèce humaine :.... et puis veuillez examiner si les mesquines causes que je viens de proférer et dont tant de gens se contentent, peuvent faire naître dans votre Intelligence l'idée de Causes caractéristiques, qui correspondent à de pareils effets.

HIPPOCRATE n'est pas le premier qui ait reconnu dans l'Homme deux Puissances actives différentes opérant la Vie Humaine, puisque le sens commun avait distingué, dans cette Vie, les phénomènes irresponsables d'avec les responsables; mais cette Dualité était loin d'être une vérité naturelle scientifique, capable de faire partie intégrante du fondement de la Médecine Humaine.

Cette idée est exprimée dans le Vieux Testament, comme je l'ai fait voir ailleurs. Cinquante ans avant HIPPOCRATE, des Philosophes éminents en parlaient et l'enseignaient sans être en état de la démontrer. Le Pythagoricien OCELLUS LUCANUS avait signalé dans l'Univers l'Ordre Vital comme étant tout-à-fait différent de l'Ordre Intellectuel. Bien des siècles auparavant, les Mythes relatifs à la fabrication de l'Homme par PROMÉTHÉE avaient enseigné allégoriquement la Dualité du Dynamisme Humain. La Théologie payenne des *Manes des morts* (différents des Dieux-Manes) n'aurait aucun sens, si l'on oubliait cette vérité naturelle. Un Album de dessins antiques qui se rapportent à cet objet, et que je vous expliquerai quand il sera terminé, vous démontrera quels étaient les besoins de la Science, ce que l'Intelligence demandait, ce que les Médecins n'avaient pas su trouver. HIPPOCRATE fut plus habile et plus heureux : il sut signaler et faire apercevoir ces Causes, donner à la postérité la manière de les caractériser, et distinguer les moyens d'agir respectivement sur elles.

Mais est-il permis de mettre en question, dans l'Entendement du Médecin de Cos, un génie scientifique supérieur qui a sû apprécier si justement une vérité vulgaire, déguisée et méconnaissable par le vague des langages, par la Poésie, par la frivolité et par la superstition, et l'amener à la connaissance d'un fait incontestable, devenu la base d'une grande Science pratique? Avant l'organisation de la Philosophie Naturelle, HIPPOCRATE avait vu dans le Monde les trois Causes actives générales qui constituent l'Étiologie du globe : l'Ordre Physique, l'Ordre Vital, et l'Ordre Intellectuel. Après avoir reconnu dans l'Homme le corps, les aptitudes qui proviennent de sa crase et les effets de son mécanisme, il y étudia un Dynamisme entier qu'il désigne sous le nom de ψυχὴ, et qu'il jugea être composé de deux éléments substantiels : l'un de ces éléments est la *Nature*, φύσις, ou ἐνορμων, *impetum faciens*, qui fait la Vie Humaine comme fait le Dynamisme des bêtes ; l'autre est le Principe de l'Intelligence et de la Volonté, principe qu'il appela γνώμη. Ces Puissances unitaires, considérées comme de natures radicalement différentes, lui parurent varier surtout par le sentiment de conscience de ce que nous appelons l'Ame Pensante, et par l'ignorance complète de la Force Vitale. Néanmoins il signala dans ces deux existences une qualité commune, qui est d'agir d'après la loi normale d'une finalité inconnue dans l'Ordre Physique.

Hippocrate ne méconnut ni l'association de ces deux Puissances, ni leur hiérarchie respective, quoiqu'il ait peu approfondi ces deux circonstances de la Constitution Humaine.

Ces vérités naturelles, aujourd'hui reconnues par une expérience journalière et par le Sens Intime, et si tôt vaguement aperçues dans l'Antiquité la plus reculée par le sens commun, ne sont entrées dans la Science que fort tard, et sont tous les jours contestées par des Médecins. La recherche des causes de ce retard est le sujet d'un problème qui me paraît fort complexe. Pour aujourd'hui, je m'arrête à porter votre attention sur la cause de ce retard dans la Grèce, où la Dualité du Dynamisme Humain était une idée commune dans la Religion et dans la pratique des Arts Libéraux.

Je suis persuadé que les Arts æsthétiques du Dessin peuvent être d'une grande utilité pour la conservation et la propagation des vérités abstraites, soit morales, soit scientifiques. Mais comme ces Arts constituent une langue presque toujours allégorique, cette langue n'est bien entendue que lorsque le Lecteur en a suffisamment étudié les caractères, les mots et les acceptions.

L'Artiste qui a voulu exprimer pittoresquement la Constitution de l'Homme, a eu recours à une Fable Poétique tirée de la Théologie Mythologique; et, après l'avoir bien conçue, il l'a corporifiée par les conventions de son Art. La création de l'Homme par Prométhée avait été faite pour divers motifs; aussi la variété des monuments antiques qui nous restent témoigne la diversité des intentions. Ceux qui voulurent consigner le Principe de la Dualité du Dynamisme Humain, nous représentèrent Prométhée, qui, après avoir organisé l'Homme, vit bien qu'il n'avait fait qu'un cadavre de boue, et avait senti la nécessité d'aller chercher ailleurs la Puissance Vivifiante. Dirigé par MINERVE, il venait de dérober à JUPITER un rayon de son feu divin, et nous le voyons muni de la torche allumée dont il va se servir pour donner la vie à ce système anatomique. Mais une vie commune, qui suffit pour la durée d'une plante ou pour un animal, est impuissante pour l'épopée humaine; aussi MINERVE, toujours associée à cette œuvre avec PROMÉTHÉE, vient insérer dans le crâne de la statue animée un papillon qui est l'emblème de l'Ame Pensante.

Des compositions pittoresques de ce genre sont évidentes pour vous et pour moi qui sommes instruits de ces Vérités Anthropologiques. Mais des Archéologues étrangers à la Physiologie Hippocratique, des Artistes qui ont voulu reproduire ce Mythe sans être pénétrés de ce dogme, n'y ont rien compris, quoiqu'il fût pourtant l'idée capitale de cette conception.

Il ne faut pas être surpris qu'un public, avide de productions représentatives, mais dont l'éducation est demeurée au-dessous de pareilles pensées, en soit resté à la contemplation des objets sensuels, et même à la croyance de la fiction.

J'en conclus que l'usage des Beaux-Arts pittoresques pour l'instruction n'est réellement utile que pour ceux qui en connaissent la langue: il peut être nuisible aux individus mal préparés. Il est sans doute des hommes pour qui cette Didactique est aussi profitable que voluptueuse; mais il en est pour qui ces Arts sont ou des sensations sans acquisition, ou une source d'erreurs. Nous n'avons pas besoin de dire quelle est celle de ces deux catégories où il faut placer HIPPOCRATE.

20me LEÇON.

2° IDÉES CAPITALES DE L'HIPPOCRATISME AU POINT DE VUE DE LA CONSTITUTION DE L'HOMME. — L'HIPPOCRATISME DE COS ÉTAIT LA DOCTRINE ANTHROPOLOGIQUE RUDIMENTAIRE DE CE QUI VOUS EST ENSEIGNÉ ICI. — DANS L'HIPPOCRATISME ANTIQUE, SIX PROPOSITIONS : 1. DISTINCTION ENTRE LES CAUSES PHYSIQUES ET LES CAUSES MÉTAPHYSIQUES; — 2. L'INITIATIVE D'UN ANIMAL EST UNE EXISTENCE DE L'ORDRE MÉTAPHYSIQUE ; — 3. CHEZ L'HOMME, L'EXISTENCE DYNAMIQUE EST COMPOSÉE DE DEUX PUISSANCES DONT L'UNE EST LA FORCE VITALE, ET L'AUTRE LE PRINCIPE DE L'INTELLIGENCE; — 4. CES DEUX PUISSANCES, DIFFÉRENTES EN NATURE ET EN FONCTIONS, DIFFÈRENT EN DIGNITÉ ; — 5. LA DUALITÉ DU DYNAMISME HUMAIN EST POUR LA TRADITION HIPPOCRATIQUE UNE VÉRITÉ DONT LA NÉGATION DEVIENT CAUSE D'UNE SECTE ; — 6. LES TROIS ÉLÉMENTS DE LA CONSTITUTION DE L'HOMME NÉCESSITENT AUTANT DE CATÉGORIES D'ÉTATS MORBIDES, D'INDICATIONS, DE THÉRAPEUTIQUES ; — 7. TRADITION HIPPOCRATIQUE AGRANDISSANT L'ÉDIFICE DU MAÎTRE.

3° CONTINUATION DE L'HIPPOCRATISME DE COS, DANS L'ÉCOLE DE MONTPELLIER; DÉMONSTRATION DE LA DUALITÉ PARTICULIÈREMENT A DATER DE BARTHEZ : — 1. PARALLÈLE DES DEUX PUISSANCES, AFIN DE COMPARER LEURS AFFECTIONS RESPECTIVES; DIFFÉRENCE PROFONDE ENTRE LEURS AFFECTIONS MORBIDES ET LEURS MALADIES,...... PARTIE DE PATHOLOGIE ININTELLIGIBLE DANS LES SECTES CONTRAIRES A L'HIPPOCRATISME; — 2. DIFFÉRENCE QUI EXISTE ENTRE L'UNITÉ VITALE ET L'UNITÉ PSYCHIQUE : UNITÉ VITALE DES AFFECTIONS MORBIDES RECONNUE PAR HIPPOCRATE;— 3. DOCTRINE DE L'ALLIANCE ENTRE LES DEUX PUISSANCES DU DYNAMISME HUMAIN. THÉORIE DES FONCTIONS DICRATIQUES (DES DEUX PUISSANCES) SOIT HYGIDES, SOIT MOR-

BIDES ; — 4. THÉORIE DE DIVERSES MALADIES DONT L'INITIATIVE PEUT VENIR DE L'UNE OU DE L'AUTRE PUISSANCE, ET DONT IL IMPORTE EN PRATIQUE DE CONNAITRE L'ORIGINE ; — 5. THÉORIE DE DIVERS ÉTATS COMPLEXES DE L'HOMME DONT L'EXPLICATION NE PEUT ÊTRE CONÇUE QU'AU MOYEN DE LA DOCTRINE HIPPOCRATIQUE DE LA CONSTITUTION HUMAINE.

MESSIEURS,

2o Des questions que je m'étais proposées sur l'Hippocratisme réel, la seconde est celle qui a pour objet de rechercher les idées fondamentales d'HIPPOCRATE sur la Constitution de l'Homme. Je vous ai dit qu'avant HIPPOCRATE, le sens commun avait appris au Genre Humain que les êtres vivants diffèrent radicalement des êtres inanimés, par des causes cachées temporaires. Cette même raison générale a suffi pour faire apercevoir que l'Homme, semblable aux animaux par un grand nombre de phénomènes de la Vie, est séparé naturellement des bêtes par le Principe de l'Intelligence.

La Vie Humaine ayant été évidemment aperçue comme divisée en deux par la *Vie Intellectuelle* qui est propre à l'Homme, et par la *Vie Animale* qui lui est commune avec les bêtes, un bon sens confus a fait de bonne heure reconnaître dans l'Humanité une Dualité Dynamique, dont les Poëtes, les Moralistes, les Hommes religieux se sont servis en faveur de leurs idées favorites ou des pratiques auxquelles ils se livraient. Cette vérité anthropologique, présentée sous des formes imaginaires, n'a pas été aperçue par les Médecins vulgaires antérieurs à HIPPOCRATE, sans doute parce qu'ils avaient abandonné le sens commun, et qu'ils n'étaient pas assez avancés pour être capables d'y retourner. Mais HIPPOCRATE sut la reconnaître, la purifier, et s'en servir pour en tirer la connaissance essentielle de la Constitution de l'Homme, et c'est à cette connaissance qu'il dut la conception d'une Médecine scientifique.

En m'adressant à ceux de mes Auditeurs qui ne sont pas de la première année, et qui ont entendu beaucoup de Leçons variées dans cette Faculté, je ne crains pas de leur dire que l'Hippocratisme est, dans la Collection des OEuvres d'HIPPOCRATE, *la Doctrine implicite et rudimentaire de la Constitution de l'Homme, qu'ils reçoivent ici, avec cette circonstance que cette Doctrine est explicite, déterminée, continuellement croissante,* ADOLESCENS, *aspirant toujours à se rapprocher du type idéal où l'on n'aura plus rien à désirer pour la satisfaction des besoins de l'Homme.*

Ce que j'énonce à présent vous sera démontré dans la suite. Mais, pour abréger, il faudra que vous me permettiez d'employer souvent la langue actuelle de la Science. Si les expressions de nos jours ne sont pas identiques avec les anciennes, il sera aisé de démontrer, quand il en sera temps, que les pensées en sont foncièrement les mêmes.

1. Dès l'enfance de la Philosophie Naturelle, on a distingué, dans le monde, deux grandes catégories de *Causes* dont les noms sont venus assez tard, et dont les caractères n'ont pas été fixés dans tous les temps, mais que tout homme raisonnable et sincère ne peut pas méconnaître. La distinction de ces Causes est celle des Causes *physiques* et des Causes *métaphysiques*. Les Hylozoïstes de tous les temps ont voulu la dissimuler; mais ils sont obligés de se taire quand on prononce le caractère des

Causes métaphysiques formulé par BACON. Les Causes physiques sont infaillibles et nécessaires, conformément aux qualités du corps; — les Causes métaphysiques sont contingentes, suivant des convenances, et *soumises aux lois de la finalité.*

Le mot *métaphysique*, employé par ARISTOTE, n'existait pas vraisemblablement du temps d'HIPPOCRATE; mais la pensée qu'il exprime ne peut pas avoir été méconnue: il n'est pas possible que le Père de la Médecine n'ait pas comparé la causalité purement corporelle avec les causalités des Puissances finales.

On a répété souvent ce passage de l'*Histoire de la Médecine* de Daniel LE CLERC : « On trouve, dans un des livres » d'HIPPOCRATE, intitulé : *Des Chairs....*, quelque chose » d'assez singulier touchant la formation du monde uni- » versel et des animaux en particulier. Il suppose d'abord » que *la production de l'homme*, ou *son être*, ce qu'il a » une *âme*, ce qu'il en est en santé, ou ce qu'il est *ma-* » *lade*, ce qu'il a de *biens* ou de *maux*, ce qu'il *naît*, ou » ce qu'il *meurt*, tout cela vient des *choses élevées au-dessus* » *de nous*, ou des choses *célestes.* » — LE CLERC conçoit que ces *choses célestes* peuvent s'entendre des influences astrales. Mais ces régions supérieures me paraissent plutôt devoir s'entendre des Causes métaphysiques. Il est vrai qu'une idée de finalité ne peut provenir que d'un Créateur intelligent.

Je remarque que, dans le *Dictionnaire de Médecine* de JAMES, traduit par DIDEROT, l'Auteur ou le traducteur mentionne cette source astronomique. On n'est pas surpris de cette interprétation, quand on observe que, dans le *Dictionnaire* dont je parle, l'*Ame* Humaine qu'HIPPOCRATE avait nommée entre les choses vitales et mentales qu'il croyait provenir d'en haut, ne se trouve pas inscrite dans cette liste des parties de la Vie Humaine. La pensée métaphysique me paraît d'autant plus certaine dans la Constitution Hippocratique de l'Homme, que les Auteurs du *Dictionnaire* parmi lesquels DIDEROT se trouve, affectent d'omettre le nom de la cause métaphysique textuellement formulée dans le Livre *des Chairs*. On ne voulait pas que des causes d'en haut eussent pour principe une Intelligence toute-puissante.

2. Dans la Collection Hippocratique, on se garde bien de faire provenir la Vie ni de l'Organisation, ni de l'Anatomie. L'Agrégat organisé est si peu considéré comme une source de Vie, qu'on fait apercevoir implicitement la nécessité d'une Cause non physique, et par conséquent métaphysique pour conserver cette instrumentation.

Dans le *Traité de la Nature de l'Homme* (1), on lit que l'Être vivant a pris son existence comme résultat de la génération, et qu'une Puissance, un *pneuma*, *un esprit*, *un souffle*, est indispensable pour attirer les éléments nécessaires à la formation du corps. « Si le chaud et le » froid, l'humide et le sec ne se tempèrent l'un et l'autre » convenablement, et si l'un prédomine trop, la généra- » tion ne se fait point. » Or, ce tempérament ne peut avoir lieu que par la Puissance qui forme l'espèce, et qui règle tout suivant la loi primordiale. Il faut plusieurs choses pour la formation de l'Être, soit bestial, soit humain; et il faut que « chacune de celles qui contribuent » à la génération conserve dans les corps la force par la-

(1) Traduction des Œuvres Médicales d'HIPPOCRATE, etc. (par GARDEIL). — Toulouse, 1801 in-8°; T. I : pp. 113 et suiv.

» quelle elle y contribue. Il faut pareillement, lorsque » l'Homme meurt, que chacune se porte ailleurs, suivant » sa nature. L'humidité doit retourner vers l'humide, le » chaud vers le chaud, le froid vers le froid. »

La Puissance dynamique n'est point, dans les OEuvres Hippocratiques, une *qualité résultat de l'instrumentation ;* cette Puissance individuelle et substantielle conserve son unité et son identité, en dépit des changements qui surviennent dans l'Agrégat, par les révolutions des âges et des variations de la santé. Il me semble que cette vérité est celle que l'Auteur du même Livre a voulu mettre en opposition avec celle des Médecins qui prétendaient pouvoir placer le Principe de la Vie dans le mode d'être de la bile ou de la pituite. « Je ferai voir dans la suite, — » dit l'Auteur (1) —, que les choses dont l'Homme est » composé y restent toujours les mêmes, de l'aveu général, » et de leur nature, qu'il soit jeune ou vieux, que la » saison soit chaude ou froide ; et je développerai les » causes qui les font nécessairement augmenter chacune » ou diminuer dans le corps. »

La persistance de la Cause qui exécute les phénomènes successifs et constitutifs de la Vie, est une preuve incontestable de l'existence réelle et de l'identité pendant toute la durée entière de cette Cause, nonobstant les variations et les métamorphoses de l'Agrégat corporel, depuis l'époque où elle était renfermée dans une goutte amorphe, et à travers les phases de cet Agrégat jusqu'au terme mortel.

3. En étudiant la Constitution de l'Homme sous le point de vue médical, Hippocrate y a reconnu Deux

(1) Traduct. des Œuvr. Médic. d'Hippocrate, etc., cit. : T. I, p. 116.

Puissances de l'Ordre Métaphysique. L'une, que tout homme éprouve intuitivement par son Sens Intime, est l'Ame Pensante; l'autre, qui exerce la Vie, sans que l'Ame Pensante puisse y participer, a reçu d'HIPPOCRATE une dénomination équivalant à celles de *Natura, Impetum faciens*, etc.; Force Vitale ou Principe Vital.

Je ne conçois pas comment des Hommes remarquables ont nié, ou mis en doute, la pensée Hippocratique de la Dualité du Dynamisme Humain. Avant que vous ayiez l'opportunité d'aller puiser dans la Collection Hippocratique les dogmes fondamentaux qui vous sont enseignés, fiez-vous aux Traducteurs et aux Commentateurs pour lesquels le public est depuis long-temps plein d'une entière confiance, méritée par leur profonde connaissance de la langue grecque, par celle de la Science Médicale, et par la gravité de leur caractère. Rappelez ce fameux passage de l'*Histoire de la Médecine*, de Daniel LE CLERC, tiré du Chapitre II du Troisième Livre, où l'Auteur traite de la *Philosophie d'*HIPPOCRATE. « HIPPOCRATE fait paraître » presque dans tous ses ouvrages, qu'il reconnaissait un » *Principe général* qu'il appelait la *Nature*, auquel il » attribuait un grand pouvoir, et qui était par-dessus tous » les autres. *La Nature*, — disait-il —, *suffit seule aux* » *animaux pour toutes choses, ou leur tient lieu de tout.* » *Elle sait d'elle-même tout ce qui leur est nécessaire*, *sans* » *avoir besoin qu'on le lui enseigne, et sans l'avoir appris de* » *personne*. Et sur ce pied-là, comme si la Nature avait » été un principe doué de connaissance, il lui donnait » le titre de *juste*. Il lui attribuait *une faculté*, ou *des* » *facultés* qui sont comme ses servantes. *Il y a*, —dit-il —, » *une seule faculté*, *et il y en a plus d'une. C'est*, — ajoute- » il —, *par ces facultés que tout est administré dans le corps*

» *des animaux. Ce sont elles qui font passer le sang, les*
» *esprits et la chaleur dans toutes les parties, qui reçoi-*
» *vent par ce moyen la vie et le sentiment.* Il dit aussi,
» d'ailleurs, *que c'est la faculté qui nourrit et qui fait*
» *croître toutes choses.* »

Il suffit de ce passage pour lire dans l'Anthropologie Hippocratique ce qui vous est enseigné ici sur la Constitution Humaine. La *Nature* est la Cause de la Vie qui est commune à l'Homme et aux bêtes. Provenir de parents vivants, profiter de matériaux variés, s'en servir pour construire un Agrégat organisé, préserver de la corruption un système éminemment corruptible, croître, durer un certain temps, se nourrir, se reproduire, subir des maladies, guérir spontanément, vieillir, mourir : voilà ce qui est commun à l'espèce humaine et aux animaux. Mais vous avez remarqué que la Nature qui fait tout cela l'opère sans s'être instruite, sans avoir reçu des conseils. — L'Auteur faisait donc allusion à une Puissance qui ne sait rien faire qu'après avoir reçu une instruction relative. Or, cette Puissance qui diffère tant de la *Nature* sous ce rapport, est l'Auteur de la Pensée, dont les effets constituent la *Civilisation* dans toute son étendue. — Or, deux Puissances dont Hippocrate nous fait apercevoir les analogies et les différences, constituent deux existences assez distinctes pour qu'il ne nous soit pas permis de les considérer comme *monothéliques* et *identiques*.

Quand Hippocrate donnait à la *Nature* le titre de *juste*, on pense bien que cette similitude rappelait l'harmonie et la finalité des Fonctions de la Vie commune; mais on n'a vu nulle part qu'il lui ait donné le titre de *responsable*, tandis qu'il ne l'aurait pas refusé à l'Ame Pensante.

4. Dans les OEuvres d'HIPPOCRATE sont nettement distingués le Dynamisme complexe, les Deux Puissances, leurs différences, leurs rangs hiérarchiques respectifs. Vous remarquez tout cela dans un passage du *Traité du Cœur*. L'Auteur était persuadé que le Dynamisme de l'Homme réside dans ce viscère. Vous savez que cette opinion a été long-temps générale. Il est vraisemblable qu'elle provenait de ce que les fortes volontés, qui sont ordinairement plus ou moins passionnées, doivent se faire ressentir spécialement par la sensation pathétique, systaltique ou diastaltique, qui accompagne le sentiment moral pénible ou agréable de l'idée présente. Cette prévention populaire est exprimée, quatre cents ans après HIPPOCRATE, dans le Cantique Évangélique: *Magnificat* (1).

Notez que, dans le langage de l'Auteur Hippocratique, ce que nous appelons le *Dynamisme* Humain est nommé ψυχὴ. Ce qui est pour nous l'Ame Pensante est nommé γνώμη. S'il avait dû exprimer explicitement la Force Vitale, il l'aurait désignée par une de ces expressions : φύσις, ἐνορμῶν, puisque les Latins ont traduit ces mots par ceux-ci : *Natura*, *Impetum faciens*. — *Nature*, dans un cas pareil, est le *Principe de Vie;* acception de la langue commune consignée dans le *Dictionnaire* de Napoléon LANDAIS. — Voici le passage Hippocratique dont il s'agit: « La *gnomè, mens* de l'Homme (l'Ame Pensante), est placée

(1) « *Fecit potentiam in brachio suo : dispersit superbos mente* » *cordis sui.* »

» primordialement dans le ventricule gauche, d'où elle » gouverne le reste de la Psychè « (de l'Ame, *anima*). » » La *gnomè* ne se nourrit pas du manger ni du boire qui » vont à l'estomac; « (aliments qui conviennent à l'entre- » tien de la Psychè) » mais d'une substance pure et » semblable à la lumière, qui se sépare du sang; elle » se nourrit abondamment de l'aliment qu'elle reçoit du » réservoir sanguin, et répand ses rayons »

Ce passage n'est pas ici reproduit pour examiner si la Puissance mentale réside dans tel ou tel lieu; et moins encore pour savoir si cette Puissance se nourrit d'une matière tirée du sang : questions qui ne nous intéressent nullement aujourd'hui. Mon but était de vous faire voir que dans l'Encyclopédie Hippocratique s'enseignent explicitement, pour l'Intelligence de la Constitution de l'Homme, l'existence d'un Dynamisme Métaphysique complexe, savoir : une Puissance Intellective et une Puissance Vitale; une diversité de Nature de ces deux Puissances, puisque l'on désigne la différence des aliments dont elles sont sensées devoir se nourrir, et des lieux où elles peuvent se pourvoir; et le Principe où réside légitimement l'Autorité qui commande la Vie Humaine entière. — Peut-on se méprendre sur ce que j'avance en lisant ce passage? — Une *Ame* composée d'une Puissance Intellective, plus du *reste* de cette *Ame*, ne vous présente-t-elle pas une *Dualité?* La Puissance Intellective, que vous sentez être simple, unitaire, indivisible, est *une* des *deux parties de cette Ame* et d'*une nature très-différente du reste* de l'Agrégat Métaphysique, puisque ses fonctions ne sont point intellectives, et que les fonctions naturelles sont pareilles à celles des bêtes.

5. La Dualité des Puissances du Dynamisme de l'Homme, et la différence de leurs natures, sont deux vérités anthropologiques du plus grand intérêt médical. Il pourrait se faire qu'Hippocrate n'ait pas eu l'occasion de s'en convaincre expérimentalement ; mais son École a pu user de ces vérités dans le cours des siècles, pour arrêter des erreurs plus ou moins graves.

Le Principe de cette Dualité a été la pierre d'achoppement pour le Monothélisme de Stahl. L'École Hippocratique ne pouvait pas permettre qu'une seule Thérapeutique réunît dans un seul Chapitre les Méthodes Morales et les Méthodes Vitales. Aujourd'hui cette même École protestera sans cesse contre les Aliénistes actuels qui s'obstinent à attribuer à la même Puissance tant les Hallucinations proprement dites, et les Convictions des Visionnaires, que les Penchants des hommes atteints de Morosophie ou de Morosité de Sauvages, et les Insensés.

Quand Stahl attaqua le Cartésianisme qui ne voulait pas reconnaître la Force Vitale, ce grand personnage ne rendit à la Science que la moitié du service dont elle avait besoin, et encore moins ; car il travailla de tout son cœur à réunir en un seul Ordre Métaphysique les deux Causes établies par l'Antique Philosophie, par le Vieux Testament et par Hippocrate, et distinguées en celle de Ordre *Vital* et celle de Ordre *Intellectif*.

C'est grâce aux idées fondamentales de l'ancien Hippocratisme, que le Monde Médical universel, scandalisé, murmura contre la célèbre proposition de Cabanis : que *la même Cause qui fabrique la bile dans le foie, fabrique des idées dans le cerveau.*

6. Puisque l'Homme est composé de trois éléments, qui sont un Agrégat Matériel, une Force Vitale, une

Ame Pensante : la meilleure manière de connaître ces éléments est d'étudier les effets qu'ils subissent respectivement de la part de tous les objets constitutifs du monde extérieur. Il faut donc distinguer la *subition* de chacun des éléments. Les impressions accessibles et les effets produits dans l'individu suivant la nature des choses agissantes, sont la source de connaissances très-différentes, selon les causes imprimantes, selon les *subitions*, selon les indications, selon les moyens thérapeutiques. HIPPOCRATE avait commencé la rédaction de cette pensée; s'il n'est pas arrivé jusqu'au bout, il n'y a personne de son École qui ne puisse l'achever. Chacun de ces éléments doit avoir ses causes procatarctiques ; sa Nosologie, ses Indications, ses Thérapeutiques.

7. Quand HIPPOCRATE a fait connaître l'analogie qui existe entre le Dynamisme des animaux et la *Nature* vivante de l'Homme, il n'a pas manqué de remarquer que le Dynamisme bestial suffit pour la Vie de l'individu, mais qu'il n'en est pas de même de la Force Vitale de l'Homme, qui a besoin du Principe de l'Intelligence. En faisant mention de l'association des deux Puissances, c'était implicitement nous inviter à faire souvent un parallèle entre elles, afin de déterminer leurs analogies réciproques, leurs différences, autant par rapport à leurs existences que par rapport à leurs modes d'agir. S'il n'a pas eu le temps de nous donner les rudiments de ces connaissances anthropologiques, si fortement liées à la Médecine, il a du moins montré à la postérité que ces vérités naturelles sont des pierres d'attente dont le cours de la Civilisation pourra profiter dans l'intérêt de l'Humanité.

Il en est arrivé que la tradition Hippocratique a considérablement agrandi l'édifice du Maître ; mais ceux qui ont apprécié la valeur de ces dogmes, et qui ont senti que leurs propres progrès étaient la continuation des vérités primitives, se sont piqués d'appeler pieusement *Hippocratiques* les travaux qu'HIPPOCRATE n'avait pas faits, mais dont les Auteurs sentaient l'inspiration.

Ainsi, GALIEN, les Médecins Arabes, les grands Institutistes venus immédiatement après la Renaissance, l'École de Montpellier, puis celle de Paris, celles de l'Italie, de l'Allemagne, du Nord, ont étendu la Science Médicale; mais on peut remarquer que les Classiques ont toujours fait apercevoir l'adoption de la Doctrine Hippocratique de la Constitution de l'Homme; et que lorsque certains hommes éminents se sont écartés de cette Doctrine, leurs ouvrages ont cessé d'être classiques, et leurs partisans ont constitué des *Sectes*.

Je crois que ces sept articles suffiront pour saisir et la lettre et l'esprit de l'Anthropologie Hippocratique Médicale. C'est ainsi que cette Science a été conçue et enseignée à Montpellier. Ceux qui ne connaissent pas notre École, et qui trouvent du plaisir à la haïr, pensent, ou au moins disent qu'elle se repose sur les pensées spéculatives de la Doctrine de la Constitution Humaine. S'il leur arrive un jour de désirer connaître la vérité, ils seront surpris de voir qu'elle est consciencieusement laborieuse, et que, convaincue de la réalité de la haute Physiologie Médicale d'HIPPOCRATE, elle ne cesse de fouiller dans les propositions doctrinales de cette Science, pour en extraire les vérités, tant explicites qu'implicites, capables d'être liées aux faits postérieurs, afin que la Science Médicale actuelle ne soit que le développement de la Science antique de Cos. C'est ce que vous allez reconnaître dans l'Anthropologie qui vous est ici exposée.

3° Vous venez de voir que les propositions de la Constitution de l'Homme sont les mêmes dans l'Enseignement oral que vous entendez, et dans la Collection Hippocratique d'éditions très-variées de notre Bibliothèque. N'oubliez jamais le nom du savant KAAW, neveu du grand BOERHAAVE, nom que vous entendez assez souvent dans cette enceinte, parce que ce savant Auteur est un des Médecins de la première moitié du XVIIIe siècle, qui ont le plus travaillé à faire rentrer dans l'Enseignement Médical la Doctrine Hippocratique de la Constitution Humaine. Je me suis figuré que cet habile homme avait eu l'intention de convertir son oncle qui avait été chaleureux Cartésien pendant une grande portion de sa vie professorale. Je ne sais pas s'il est parvenu à ce but; mais les Leçons posthumes de BOERHAAVE, sur les *Maladies Nerveuses*, prouvent que l'illustre Professeur reconnaissait dans l'Homme une Puissance distincte qui n'est ni l'Agrégat Matériel ni l'Ame Pensante.

Les progrès de l'Enseignement de notre Faculté, progrès dont j'ose dire que je suis juge non incompétent, me persuadent qu'il dépend de vous de lire avec succès les *Nouveaux Éléments de la Science de l'Homme*, de BARTHEZ. Ce monument d'Hippocratisme *réel*, qui est la démonstration expérimentale de la présence, dans l'Homme, d'une Force Vitale, partie du Dynamisme de cet Être, Force Vitale qui n'est ni de l'Ordre Physique, ni de l'Ordre Intellectuel, n'a eu d'autre défaut que la précocité. Les Médecins qui ne connaissent pas, dans la Cosmologie générale, les Trois Ordres de Causes Physiques, Vitales, Intellectives, avaient persuadé au public que ce livre est inintelligible. Depuis que le sens commun fait fuir l'Hylozoïsme, nos Élèves sont surpris de comprendre ce qu'on prétendait être un tissu d'énigmes et de non-sens.

Depuis que Barthez est entendu, l'École de Montpellier continue de travailler au développement de l'Ancien Hippocratisme. Le temps n'est peut-être pas loin où mes Collègues vous en donneront des preuves. Mais, pour le moment, je me contente de vous rappeler quelques idées profitables à la Science, qui ont été puisées dans cette antique source, et que notre École cultive avec soin.

1. L'analogie et la non-identité de l'Ame Pensante et de la Force Vitale, analogie et non-identité signalées par Hippocrate, ont fait penser à son École que des manières d'être mentales, connues par le Sens Intime, pourraient trouver, dans la Force Vitale, des modes d'être analogues, dont la comparaison avec les premières serait utile à la Science Médicale. Galien s'était servi de cette comparaison par rapport à la Pathologie, et Fernel en a senti l'avantage. En envisageant cette pensée sous tous les points de vue, notre École Médicale a pu concevoir et distinguer sensément les choses les plus abstraites de la Pathogénésie. Puisque dans Deux Puissances si différentes en nature, en qualités, en destinée, il y a néanmoins de communes : l'unité, l'activité, la finalité, l'affectibilité; et que tout le monde a reconnu en elles de part et d'autre un mode d'être portant le même nom, *Affectio*, *Pathos*, Pathème : nous sommes parvenus à définir distinctement, l'*affection* FORMÉE (ἕξει), la *diathèse* (σχέσις), affection *infieri ; maladie*; *cause procatarctique*, *cause occasionnelle; affections compliquées*; *affections* coïncidentes, etc., mots qui ne peuvent avoir aucun emploi raisonnable dans les sectes anti-Hippocratiques.

Les faits ainsi représentés en clinique sont incontestables pour le Praticien sensé, des fictions pour le Cartésien, des vérités pour le Stahlien, mais en faisant abjuration de son Sens Intime. Le Médecin Hippocratique conçoit dans tout cela les phénomènes, leurs vraies causes, et les catachrèses par lesquelles les phénomènes et les causes sont exprimés.

2. L'Unité de la Force Vitale n'est pas du même Ordre que celle de l'Ame Pensante, puisque cette dernière Puissance est absolument indivisible, tandis que la première peut continuer d'exister plus ou moins de temps après une section. Cependant cette Unité expérimentale est une vérité qui doit être conservée avec la restriction que je viens d'indiquer. Cette Unité vitale, exprimée dans un des Livres Hippocratiques, a été incomprise par des Traducteurs très-estimés, mais elle a été remarquée par un Savant étranger à la Médecine, par le célèbre Joseph DE MAISTRE. Cette idée est aussi rendue dans la seconde phrase du petit écrit intitulé *Liber de Virginum Morbis*. L'Auteur nous dit qu'il est indispensable d'aller à la connaissance de la *Nature* des maladies; mais il veut nous faire remarquer quelle est la circonstance qui rend cette recherche fort difficile. Cette circonstance n'a été comprise ni par Foës, ni par GARDEIL. Le passage difficile est *que la Nature de la maladie réside* ἐν τῳ ἀμερεῖ, *dans ce qui manque de parties*. Cette expression ne parut point avoir un sens à GARDEIL, puisque dans sa version on ne trouve rien qui se rapporte aux trois mots grecs ici transcrits. Voici le passage suivant ce Traducteur : « Il est impossible de connaître la Nature des maladies, » autant même qu'il appartient à l'Art de pénétrer ce

» mystère, si l'on n'examine, sous tous les rapports, en » quoi elles diffèrent. »

La traduction latine de Foës ne satisfait point, parce que les mots sacramentaux sont représentés dans un sens presque anti-Hippocratique. « *Neque enim fieri potest,* — dit Foës (1), — *ut quis morborum* naturam *perspectam habeat* (*quod quidem artis est disquirere*), *nisi eam* in singularibus, *à principio ex qua discreti sunt cognoscat.* » — *Nisi in singularibus* me paraît d'abord un contre-sens grammatical; et ensuite, ce qui est pire, c'est une faute antipathologique qui exprimerait la *localisation* de Bichat et de Broussais. Mais quand il s'agissait d'aller à la recherche des *Natures* des maladies, on ne peut pas supposer qu'Hippocrate ait oublié son Dynamisme Humain, la Dualité de ce Dynanisme et l'Unité de la Force Vitale.

Nous sommes plus contents de la traduction d'Hippocrate de Jean Haguenbot, latinisé Cornarius (2), où le passage est ainsi formulé: « *Non enim possibile est mor-* » *borum naturam cognoscere* (*si quidem artis est invenire*) » *nisi quis* noverit naturam in indivisibili. » — Il est évident que ces derniers mots sont des traductions de ce que nous avions entendu.

Où donc devons-nous trouver la *Nature* des maladies? — Le Traducteur a voulu dire que c'est dans une Puissance *unitaire*; il a dû penser, tout comme nous, que c'était l'intention d'Hippocrate; il a trouvé le sens.

---

(1) Hippocratis.... *opera omnia, etc.* Gen. 1657, in-f° : p. 562.

(2) Cornarius : Hippocratis *Coi opera quæ exstant omnia, etc.* — Lugduni, 1564, in-f°; p. 248; art. I.

Mais je ne peux pas dire que ce soit le mot le plus propre. Pourquoi? — Parce qu'HIPPOCRATE a dit que la Puissance où est la *nature* de la maladie est *sans parties*, sans division, *indivise*; mais il ne vous a pas dit que cette Puissance fût *indivisible*. — Prenez-y bien garde, MESSIEURS, il vous est aisé de vous convaincre de la nécessité de cette distinction. Le Principe de l'Intelligence est une Puissance *unitaire*, *une*, *indivise* et *indivisible*. Non-seulement vous n'avez jamais vu une Âme Pensante partagée en deux, de manière à ce que de part et d'autre il y eût un sentiment de *moi* et de Pensée; mais encore, en y songeant, vous ne sentez pas même la possibilité d'une telle division; vous êtes convaincus que vous êtes tellement *un*, que l'idée de section ne vous paraît pas concevable. — Il n'en est pas ainsi de l'*Unité vitale* non-seulement de l'animal, mais encore de l'Homme. Vous savez que si une amputation chirurgicale, ou un coup de damas, de sabre, ou de coutelas, sépare un membre ou la tête d'un individu, le segment répond par des contractions aux impressions irritantes, ou même il montre spontanément, par des mouvements musculaires, la présence d'une portion de la Force Vitale antérieurement *indivise*.

La *Nature* d'une maladie, c'est-à-dire l'*affection* dont la maladie est la manifestation, a son Principe, selon HIPPOCRATE, non dans des parties, non dans des organes, mais bien dans une Puissance qui n'a pas actuellement des parties, mais est *indivise*. — Cette affection est donc dans des conditions analogues aux états pathétiques des Passions de l'Ame Humaine.

3. Vous n'ignorez pas, MESSIEURS, que depuis plusieurs années je suis fort occupé d'un article d'Anthropo-

logic Médicale, sur lequel nos Confrères élevés loin d'ici ont peu travaillé, et dont le titre est peut-être inconnu de ceux qui n'ont pas une curiosité spéciale pour l'Enseignement de notre Faculté. Cet Article est ce que BACON avait proposé comme un sujet de Science tout nouveau. Sans y réfléchir suffisamment, il l'avait appelé : *Doctrine de l'Alliance entre l'Ame Pensante et le Corps de l'Homme.* Il n'avait pas l'intention de s'occuper de l'union substantielle et théologale de l'Ame Pensante avec le Corps : il ne s'agissait que d'étudier, suivant la Philosophie Naturelle, les lois de l'Alliance de l'Intelligence avec une Puissance de l'Ordre Métaphysique, c'est-à-dire la Force Vitale, ou le Corps Humain, en tant qu'il est vivant; car, quelle Alliance peut-il y avoir entre une Ame Pensante et un être de l'Ordre Physique?

J'ai donc corrigé l'expression du titre de la Science proposée par BACON, en l'appelant : la *Doctrine de l'Alliance entre les Deux Puissances du Dynamisme Humain.* Mais qui ne voit que cette Doctrine est suggérée par la Constitution de l'Homme telle que l'a reconnue HIPPOCRATE? Quand le Père de la Médecine a dit que la γνώμη, ou l'Ame Pensante, gouverne *le reste de l'Ame*, c'est-à-dire la Force Vitale, il a reconnu une relation métaphysique entre Deux Puissances qui, quoique aussi diverses entre elles que celles de la *mens* humaine et du Dynamisme de la bête, sont assez associées pour que leurs relations réciproques puissent être aussi variées que celles qui existent entre l'Homme et son animal domestique. N'oublions pas le *Homo duplex* de BUFFON, ni les exemples que l'Auteur nous en présenta. Il faut bien nous garder de voir, dans l'union hypostatique des Deux Puissances Humaines, comme une association mentale de la Société;

mais gardons-nous aussi soigneusement de considérer cette union comme une fusion physique, ou comme l'union des facultés distinctes d'une substance identique.

Quand HIPPOCRATE a dit que la γνώμη est le Commandant du *reste* du Dynamisme Humain, ce mode a suffi à BACON pour concevoir la Science qu'il a instituée dans son Tableau. La ***Doctrine de l'Alliance entre l'Ame Pensante et le Corps en tant qu'il est vivant***, jointe avec le mot énoncé dans la Collection Hippocratique, a été le sujet des Leçons spéciales dont je viens de vous entretenir. Ainsi, nous sentons la nécessité de joindre aux Chapitres de l'Anthropologie que l'on trouve dans tous les traités scolastiques, un assez bon nombre d'autres Chapitres, qui ne sont pas communs : 1° Histoire de la Force Vitale Humaine ; et Histoire de l'Ame Pensante, commencées à l'instant de la conception jusqu'à la mort sénile de l'individu, et comparaison de ces Histoires pour être en état de caractériser radicalement ces deux existences ;—2° Théorie des deux états alternatifs de la Vie Humaine, savoir de la veille et du sommeil ; et comparer ces alternatives, chez l'Homme, avec celles des bêtes ; — 3° Déterminer la différence qui existe chez l'Homme entre l'Instinct et l'Intelligence. D'après ce résultat anthropologique, examiner si, dans les animaux, il est possible de reconnaître des termes semblables, et si les différences entre eux peuvent répondre à celles que l'on a vues dans l'examen du Dynamisme Humain ; — 4° Comparer les fonctions de relation respectivement, entre l'Homme et la bête, afin de déterminer si, de part et d'autre, les Puissances causales sont les mêmes, etc.

4. Les études suivies des phénomènes fonctionnels de l'Homme nous mettant à même de connaître les coopéra-

tions des Deux Puissances dans ces opérations naturelles; et les infractions des lois dont les Puissances se rendent coupables dans l'exercice de ces fonctions...., doivent avoir pour effet d'éclaircir les maladies dans lesquelles le Principe de l'Intelligence est ou menacé ou directement affecté. Les Hallucinations, les Visions, les Morosophies, les Délires, l'Imbécillité, les Stupéfactions, les Monomanies....; sont des maladies variées par leur initiative. Les Médecins Monothélites ne sont pas en état de les distinguer; aussi, chez eux, tout est confondu sous le titre de Maladies Mentales. Mais un Médecin Hippocratique sent, dans le fond de sa conscience, qu'il doit cliniquement distinguer l'origine du mal, parce qu'une maladie d'origine mentale, et une maladie d'origine vitale, ne peuvent ni nous inspirer une même indication, ni réclamer une même Thérapeutique. Outre les services qu'il rend à l'Humanité dans ses fonctions cliniques, le Médecin Hippocratique peut en rendre un autre très-important à la Société, en distinguant exactement les Morosophies d'avec la Folie, et en faisant en sorte que ni la Loi, ni les Juges, ni le Public ne prennent des Instincts pernicieux pour des Délires; et ne dérobent, à une responsabilité sévère, des méfaits que la raison pouvait empêcher, et contre lesquels la Société crie vengeance.

Cette partie de la Médecine Pratique, est une de celles qui demandent, le plus impérieusement, une étude attentive de la Doctrine Hippocratique de la Constitution de l'Homme; et c'est le point de vue qui a le plus constamment sollicité notre Faculté à pénétrer, aussi profondément qu'il est possible, le Principe de la Dualité du Dynamisme Humain.

5. Montpellier, désireux de répondre à la provocation de BACON signalée sous le nom de *Doctrine de l'Alliance entre les Deux Puissances du Dynamisme Humain*, cherche à tirer de l'idée Hippocratique tous les phénomènes de la Vie de l'Homme. Ainsi on pourra voir les essais que notre Faculté a faits sur :

La Théorie Hippocratique des Passions Humaines ;

L'Agérasie réelle de l'Ame Pensante , en dépit de la vieillesse de la Force Vitale à laquelle elle est associée ;

La Théorie Anthropologique Hippocratique de l'Anesthésie artificielle ;

La Théorie Hippocratique des diverses sortes d'Ivresses;

La Théorie du Somnambulisme spontané et du Magnétisme animal ;

La Théorie Anthropologique des *Arts Libéraux*, et spécialement de la Musique.

Voilà donc une notion suffisante de l'*Hippocratisme réel continué*, enseigné avec zèle et conscience à Montpellier. Nous prions les vrais Membres de la Tradition Hippocratique de dire si notre Faculté est retardataire , tiède , sceptique , ou inactive.

21me LEÇON.

QUATRIÈME DES REMARQUES PRÉPARATOIRES : COUP D'ŒIL SUR LA DESCENDANCE LÉGITIME DE L'HIPPOCRATISME DE COS JUSQU'A L'HIPPOCRATISME DE MONTPELLIER. — TRADITION MÉDICALE HIPPOCRATIQUE DIGNE D'UN GRAND RESPECT : MOTIF DE CETTE ASSERTION. — HISTOIRE RAPIDE DE L'ANTHROPOLOGIE HIPPOCRATIQUE, ET SA TRADITION JUSQU'A PRÉSENT. — DUALITÉ TOUJOURS EN TÊTE. — DEUX HOMMES ILLUSTRES SE SONT ÉCARTÉS DE CE PRINCIPE : VAN HELMONT PAR UN POLYTHÉLISME EXTRAVAGANT, ET STAHL PAR UN MONOTHÉLISME CONTRAIRE AU SENS COMMUN ET AU SENS INTIME. — LA TRADITION LES A PARQUÉS DANS LEURS SECTES RESPECTIVES. — ÉCLIPSE DE L'HIPPOCRATISME PAR LA NÉGATION DE LA FORCE VITALE DE LA PART DE DESCARTES, ET CONCENTRATION DE NOTRE TRADITION. — PROTESTATION DE GASSENDI. — RETOUR DE L'HIPPOCRATISME : PAR BUFFON POUR LE MONDE; PAR BARTHEZ POUR LE PUBLIC MÉDICAL. — ATRIUM MÉDICAL DE MONTPELLIER, EN FAVEUR DE LA TRADITION HIPPOCRATIQUE. — ATTENTION DE NOTRE FACULTÉ SUR LES TRAVAUX DES VIVISECTEURS NOS CONTEMPORAINS, ET SUR L'EMBRYOLOGIE DES ACADÉMICIENS DE L'INSTITUT. —RÉSULTATS : LIAISON ENTRE LA CONSTITUTION HUMAINE HIPPOCRATIQUE DE COS ET LA TRADITION ACTUELLE. — TENTATIVE FAITE POUR TROUBLER LA TRADITION DANS NOTRE ATRIUM : ACCIDENT QUI FAIT AVORTER CETTE TENTATIVE.— 5o PHILOSOPHIE DE L'ANTHROPOLOGIE D'HIPPOCRATE ET DE SA TRADITION.— PHILOSOPHIE NATURELLE INDUCTIVE, EXPÉRIMENTALE, AVEC EXCLUSION DE L'HYPOTHÈSE. — CONDITIONS DE LA SYNTHÈSE DANS LA PHILOSOPHIE INDUCTIVE. — BACON. — PHILOSOPHES POSTÉRIEURS A DESCARTES. — TABLEAU DES CONNAISSANCES HUMAINES D'AMPÈRE.

Messieurs,

4° La Quatrième des Remarques que j'ai cru devoir vous présenter pour que nous pussions nous bien entendre sur l'essence de l'Hippocratisme réel, se rapporte à la *Tradition Hippocratique* de M. Cayol. Le point sur lequel je veux attirer votre attention est *la descendance légitime de l'Hippocratisme de Cos jusqu'à l'Hippocratisme de Montpellier.*

J'accepte l'expression *Tradition Hippocratique,* à condition qu'il ne s'agira que de la *Tradition écrite*; car une Tradition *non écrite* d'Hippocrate ne serait pas assez sérieuse pour entrer dans la Science. La Tradition des *Princes de la Médecine Classique*, et des grands Institutistes de tous les âges postérieurs à l'époque d'Hippocrate, me semble pouvoir être comparée à l'autorité de celle du Catholicisme, autant qu'il est possible de comparer l'Enseignement d'une Science Naturelle avec celui de la Science Sacrée. Je respecte la Tradition Hippocratique d'autant plus qu'elle est à mes yeux le résultat du sens commun : c'est elle qui a fait évanouir les Sectes de tous les temps, et qui, de nos jours, nous a préservés des nouveautés que nous avons vu naître, passer et disparaître comme des lanternes magiques.

Ce que je vous ai dit de la Collection Hippocratique doit vous faire sentir combien il était nécessaire qu'il s'établît de bonne heure une réunion mentale d'hommes amoureux de l'Anthropologie Médicale, qui voulussent employer toute leur vie à la culture d'une Science si digne de dévouement, par la dignité de l'objet, par l'harmonie des matériaux de son sujet, par la sainteté de son but. Ce concours spontané, permanent, indéfectible depuis bientôt vingt-trois siècles, constitue cette respectable Tradition dont il faut que vous sentiez la nécessité et l'inviolabilité. Il faut dire, à son occasion, au pied de la lettre, que *c'est par elle que se règle la valeur*, *le sens*, *la véracité de l'Encyclopédie Hippocratique*.

Un Homme étranger à la Médecine, qui voudrait connaître cette Science, et qui, d'après ce dessein, se mettrait à lire la Collection Hippocratique telle que les parties en sont disposées, parviendrait-il, spontanément et sans secours, à posséder un système d'idées doctrinales harmoniquement enchaînées, semblable à celui d'une grande École Médicale? Je ne saurais le croire. Le langage des faits et des causes n'a pas été primitivement assez exact, assez déterminé, pour qu'un Novice puisse s'en servir sans guide. La Médecine, la Science générale, la Philosophie se faisaient en même temps. La raison procédait, il est vrai, suivant les tendances *inductives*, qui sont les inspirations du sens commun; mais on ne possédait ni une méthode rigoureuse, ni un idiome régulier exempt d'amphibologie. Ce sont les Disciples d'HIPPOCRATE qui ont travaillé à donner à l'Anthropologie et à la Thérapie une forme réellement scientifique, et ce résultat n'a pu se faire qu'avec lenteur.

La Tradition Hippocratique ne pouvait pas se séparer entièrement de la Civilisation. Or, la Civilisation, qui est la collection simultanée de toutes les idées, des vérités, des erreurs, des opinions, des penchants, des aversions du temps, n'est jamais stationnaire : c'est un kaléidoscope fort complexe, et toujours en mouvement, qui tantôt favorise et tantôt entrave une même Science. Les

Connaissances Anthropologiques d'Hippocrate étaient en général des résultats d'observations. Ce qu'il y avait de plus prudent était de les accepter et de les conserver fidèlement. Mais comme, en Anthropologie, une expérimentation projetée *à priori* ne peut pas vérifier à volonté les faits de cette nature, le public subordonna souvent la prévention Hippocratique à la confiance qu'il avait pour le siècle.

Heureusement il s'est trouvé toujours des hommes assez attachés à la Science et à l'Humanité, pour conserver les Vérités Anthropologiques du Père de la Médecine, pour en confirmer les preuves et pour en maintenir les pensées fondamentales. Ces Champions ont lutté vigoureusement contre les Sectes, les nouveautés, les oppositions contemporaines. Ce sont les intelligences de cette valeur et de cette trempe qui ont conservé la chaîne continue de cette Tradition Hippocratique, et qui en ont fortifié les anneaux dans les époques où l'opinion générale travaillait à les briser.

Quand l'Anthropologie Chrétienne eut fait connaître dans la Constitution de l'Homme un Dynamisme Duel, tel que nous le voyons dans les Livres de l'Apôtre des Nations, les Philosophes s'emparèrent de cette idée. Sénèque, Sextus, l'Empereur Marc-Aurèle l'enseignèrent à tous les Lettrés alors présents et à venir, et Galien en fit autant pour toute la race médicale future.

Galien est le premier qui ait donné, à la Médecine, la méthode scientifique capable d'en embrasser harmoniquement toutes les parties, tant intégrantes qu'accessoires; d'imprégner les Phénomènes Médicaux des Causes Métaphysiques d'Hippocrate; d'en enchaîner les théories, d'après la Dialectique de Platon et d'Aristote, et de distribuer cet immense sujet en des partitions très-rationnelles.

L'Encyclopédie de Galien eut le mérite de faire connaître la valeur de la Collection Hippocratique, et d'anéantir les Sectes Médicales qui avaient surgi dans l'intervalle écoulé depuis Hippocrate jusqu'à cet illustre Disciple. Le Médecin de Pergame a gouverné l'Enseignement Médical dans toute l'Europe jusqu'à Descartes. L'Anthropologie Hippocratico-Galénique a régné à Rome jusqu'au moyen âge. Si les Sciences ont été engourdies pendant cette durée singulière, les Arabes se sont fait une Encyclopédie analogue à celle de Galien. Ne devons-nous pas appeler ainsi les OEuvres d'Avicenne? Dès l'aurore de la Renaissance, Albert-le-Grand vit le Dynamisme Humain à peu près comme Hippocrate l'avait conçu. Mais dès que la Renaissance a été complète, les grands Auteurs des Institutions de Médecine se sont empressés de propager la Doctrine Hippocratique de la Constitution de l'Homme. Vous le savez, Messieurs, Houiller, Jacques Sylvius, Fernel, Sennert, Gaspard Hoffmann, Horstius, Zacutus-Lusitanus, Rivière, tous les Maîtres de Montpellier...., ont-ils parlé autrement?

Voilà des exemples de ceux qui constituent la Tradition Hippocratique.

Des hommes célèbres qui ont affecté une opposition manifeste contre l'idée Hippocratique du Dynamisme Humain, ont été considérés comme *Sectaires*. Nous pouvons prendre pour exemple Paracelse, dont les ouvrages sont un mélange de bon et de mauvais, et dont la considération est toujours flottante.

Van Helmont n'a pas voulu parler comme les Hippocratiques. Il n'a pourtant pas été Monothélite Anthropologique : il est, au contraire, tombé dans un *Polythélisme* fort excentrique. Mais une circonstance qui révolte, c'est qu'en reconnaissant dans l'Homme une Puissance pareille à la *Nature* d'HIPPOCRATE, radicalement différente de l'Ame Pensante, et qu'il appelle *Archée*, il juge à propos d'attribuer la *Raison* à cet Archée, et non au Principe de l'Intelligence. L'Helmontisme est donc une Doctrine hypothétique, dont il y a toujours eu peu d'adeptes, quoique l'on trouve, dans les OEuvres de l'Auteur, beaucoup d'idées métaphysiques dignes d'HIPPOCRATE (1).

Le Stahlianisme est la Doctrine d'une Secte que les Hippocratiques repoussent, parce que STHAL considère le Dynamisme Humain comme Monothélite; comme une Puissance unitaire, qui est l'Auteur des fonctions responsables et des irresponsables, des actions volontaires et des actions instinctiques; qui est indivisible dans son entendement, et qui est divisible dans l'irritabilité des muscles. D'après STHAL, les fonctions naturelles, telles que la nutrition, les sécrétions, l'incorruption d'un corps extrêmement corruptible, sont exécutées par la même Puissance qui, chez moi, a composé et actuellement débite une Leçon; et par celle qui, chez vous, l'entend et se propose de l'apprécier.

Un Médecin Hippocratiste ne peut pas se résoudre à recevoir une proposition aussi arbitraire, allant évidemment contre le Sens Intime et contre le Sens commun,

---

(1) On peut lire, dans l'ouvrage de M. HOYOS-LIMON, de Séville, intitulé : *Espiritu del Hipocratismo, etc. Sevilla*, 1854, *in-4°*, une excellente appréciation de l'Anthropologie de l'illustre Belge.

premières inspirations qui nous instruisent et nous dirigent, et qui vraisemblablement ont dû conduire notre Patriarche.

La Tradition Hippocratique était encore la règle générale de l'Enseignement Médical, dans la première moitié du XVIIe siècle. Mais la commotion philosophique de DESCARTES éclipsa presque subitement la considération et l'ascendant de cette Tradition. Vous savez, en effet, que la première idée du Philosophe fut de réduire à néant l'Ordre Vital de l'Étiologie Cosmologique; vous n'avez pas oublié que le résultat nécessaire de l'annihilation de l'Ordre Vital était la non vitalité des bêtes et la réduction de l'animal à un pur mécanisme...; et que les Cartésiens les plus chaleureux acceptèrent cette conséquence. L'Enseignement Médical cessa d'être Hippocratique, et les Professeurs et les Auteurs travaillèrent à expliquer, par des lois de la Mécanique, les Théories que la raison ne peut expliquer que par des Causes Métaphysiques.

Heureusement l'Université de Médecine de Montpellier se préserva de cette lubie. L'Hippocratisme et le Galénisme continuèrent d'être enseignés comme par le passé. Les Professeurs savaient bien que les faits médicaux de tous les jours n'étaient pas d'autre nature que ceux pour lesquels les théories antérieures avaient été faites.

Une circonstance qui, à l'époque critique dont il s'agit, pourrait avoir contribué à cette stabilité de notre Faculté, c'est que le célèbre Voyageur Fr. BERNIER, d'Angers, Docteur en Médecine de Montpellier, publia, dans la seconde moitié du XVIIe siècle, une analyse assez étendue de la Philosophie de GASSENDI, en huit volumes in-12. Or, GASSENDI, rival de DESCARTES, plus instruit que lui de l'Antiquité, et moins désireux de nouveautés, reconnaissait dans l'Homme la Force Vitale qui n'est ni de l'Ordre Physique, ni de l'Ordre Intellectuel. Il l'avait déduite de l'Expérience, et il était satisfait de se trouver d'accord avec Hippocrate et Platon. Une autorité pareille pouvait faire un fier contre-poids au Cartésianisme si dédaigneux de l'Ordre Vital, contre-poids qui a dû corroborer la Tradition Hippocratique de Montpellier.

La proposition de Gassendi n'était pas pour lui une opinion : c'était une vérité rationnellement tirée de l'expérience. Il s'en explique dans des Lettres polémiques échangées entre les deux Philosophes. Je puis vous en indiquer un passage fort explicite; mais pour être à même d'en apprécier justement la valeur, il faut que vous connaissiez bien une des acceptions d'un mot employé dans la circonstance actuelle.

Ce mot est chair, *caro*. Le sens vulgaire de la *chair* des animaux vous est si bien connu, qu'il est inutile de le rappeler. Mais il ne faut pas oublier que, dans l'Écriture-Sainte, et dans le langage allégoriquement philosophique, la Chair n'est pas la matière molle placée entre la peau et les os dont les Anatomistes parlent, mais la Puissance Vitale qui anime un Être vivant, et qui est douée des instincts nécessaires pour l'exercice de la Vie. Dans la Bible, *tout ce qui est Chair* veut dire *tout Animal vivant*. Dans le Nouveau-Testament, le combat, entre l'Esprit et la *Chair*, est l'opposition des deux intérêts entre l'Ame Pensante et l'Instinct, entre la règle et les appétits défendus.

Gassendi ayant rappelé, dans une Lettre, que la Force Vitale Humaine n'est ni l'Ame Pensante, ni l'Agrégat Matériel, purement instrumental, Descartes, dans sa réponse, l'appela *Chair*, *caro*. GASSENDI ne laissa pas tomber cette plaisanterie : dans une réplique, il releva ces paroles, et il s'en servit pour faire la formule d'un Dogme qui allait devenir un acte d'opposition contre leurs Philosophies Naturelles respectives. « En m'appelant » Chair, —dit-il—, vous ne m'ôtez pas l'Esprit ; vous vous » appelez Esprit, mais vous ne quittez pas votre Corps. » Il faut donc vous permettre de parler selon votre génie. » Il suffit qu'avec l'aide de DIEU je ne sois pas tellement » *Chair*, que je ne sois encore Esprit, et que vous ne » soyez pas tellement Esprit que vous ne soyez aussi » *Chair*. De sorte que, ni vous, ni moi, nous ne sommes » ni au-dessus, ni au-dessous de la Nature Humaine. Si » vous rougissez de l'Humanité, je n'en rougis pas. »

Le progrès du Cartésianisme dut effrayer STHAL, en lui montrant cette hypothèse comme une attaque directe de l'Anthropologie Médicale. La Médecine n'est un Art Scientifique qu'autant que nous parvenons à connaître l'auteur de la santé et de la maladie, et que nous sommes en état d'exercer de l'influence sur cet auteur. Or, cette Force Vitale est aussi douée de finalité que l'Ame Pensante. Mais comme le Cartésianisme ne voulait plus de Puissance Vitale ni d'Instinct, STHAL n'osa pas lutter contre cette vogue : il aima mieux transiger avec ces insensés *progressistes*, et dire, contre son Sens Intime, que l'Ame Pensante est l'auteur de toute la Vie Humaine. Pour conserver une idée précieuse de la Médecine fondée sur un Dynamisme Métaphysique de l'Homme, il se décida à mentir contre son Saint-Esprit, et contre un nombre prodigieux de faits que ce grand personnage n'ignorait certainement pas.

A Montpellier, la Tradition Médicale n'eut de prix que

lorsqu'elle était purement Hippocratico-Galénique. Quand il y a eu des projets d'orner les Salles de la Faculté par des moyens pittoresques, mon goût a été de conserver la Tradition Médicale par les portraits des hommes qui ont agrandi ou perfectionné notre Science. Lors de mon Décanat, j'ai pu développer ma pensée, en décorant un espace que doit parcourir le Professeur quand il veut aller à la Chaire de l'Amphithéâtre. J'ai désiré que ce passage fût pour l'*Auditorium* Didactique ce qu'était l'*Atrium* des grandes maisons de l'ancienne Rome : une sorte de Portique où se trouvait le caractère intellectif et moral de la destination de l'Édifice. D'après cette intention, je voulus que la décoration générale consistât dans les *Partitions complètes* de la Médecine. Des Allégories et des Inscriptions contribuent puissamment à faire connaître ma pensée; mais rien ne la spécifie plus clairement que la Collection Iconique de personnages célèbres dont chacun peut être le représentant d'une des parties de la Médecine. La réunion de ces bustes ou portraits, qui rappellent leur chef-d'œuvre respectif, doit faire naître dans l'esprit de tout spectateur lettré un Catalogue de Traités, de la Bibliothèque, qui peut former les *Partitions complètes* de la Science Médicale. Cet essai de Didactique pittoresque parut assez utile à mon célèbre ami M. Jules Cloquet, pour qu'il en ait fait le sujet d'une *longue* pensée : je ne crois pas m'être trop flatté, puisqu'il s'est donné la peine de dessiner spontanément notre *Atrium*.

Ce travail peut être un exemple de notre attachement pour la Tradition Médicale. Mais pour sentir le signalement spécial de notre Enseignement, il faut ne pas juger l'ensemble des individus d'après un; chaque biologie n'est là que pour une partie : c'est de la somme de toutes qu'on peut se faire une idée de notre Médecine Synthétique. GALIEN pourrait faire pour plusieurs. Cependant il faut qu'un autre corrige ce qu'il y a chez lui de défectueux dans ce qu'il a dit sur la nature de l'Ame Pensante. Or, BUFFON est là, non-seulement pour représenter l'*Histoire Naturelle de l'Homme*, mais encore pour enseigner à nos Élèves ce qu'est la *Nature des Animaux*, comparativement à *celle de l'Homme*, et pour leur apprendre que, par la Philosophie Expérimentale, et indépendamment des bienfaits de la Foi, il y a, dans notre espèce, *Homo Duplex*, une Dualité de Puissances dans notre Dynamisme.

Parmi ces bustes, il en est un dont le nom célèbre ne se trouve pas dans le Dictionnaire des Médecins : WOLF. Mais nous avions besoin d'une autorité qui apprît à nos Élèves ce qu'est l'*Ontologie*, mot si incongrûment employé par nos ennemis qui prétendaient être nos Censeurs. Il importait aussi de faire connaître la Science exprimée par ce terme, trop généralement ignorée, et qu'il n'est pas permis au Médecin de méconnaître.

HALLER est ici pour renforcer la partie de l'Anthropologie appelée *de Usu partium*; mais cette Physiologie Humaine est trop insuffisante pour la Médecine. Il y fallait BARTHEZ pour que la connaissance de la Constitution Humaine fût dignement représentée. La partie métaphysique de cette Constitution n'avait pas été comprise par HALLER, qui l'avait considérée comme une hypothèse.

FERNEL, SENNERT, BAILLOU, SYDENHAM sont des Anthropologistes Hippocratiques assez fermes pour qu'ils votent avec BARTHEZ par rapport au Dynamisme Humain. Mais j'ai long-temps délibéré pour savoir si je placerais

Stahl le Monothélite dans cette Compagnie. Je m'y suis pourtant décidé par la considération de circonstances alors actuelles. Notre Faculté était attaquée, extérieurement et intérieurement, par cet Organicisme qui s'appelait alors Broussaisisme. Ce parti, sans principe, sans consistance, ne pouvait pas nous donner des inquiétudes profondes. Nous savions bien que c'était une échauffourée; mais ces secousses sont des événements malheureux dans un Établissement Didactique, parce que l'Enseignement est compromis pour un temps, et que le scandale qui en advient conserve sa renommée. Comme ni les Auteurs ni les Élèves ne savaient guère le fond des sujets contestés, je pensai qu'il suffisait de porter l'attention des jeunes gens sur les notions les plus saillantes. Tout le monde sait qu'un *Être Vivant* est doué d'une Cause dont un *Être Inanimé* est privé. Aux Novateurs prêchant le Matérialisme, il suffisait d'opposer deux idées de Stahl : l'*Incorruption* d'un corps extrêmement corruptible, et la *Finalité* de tout ce qui se passe dans l'Être Vivant. Stahl revenait sans cesse sur ces vérités, et il faut convenir qu'aux yeux de tout homme doué de sens commun, elles suffisent pour réduire le Matérialisme à l'absurde, et pour en considérer les fauteurs comme des Mystificateurs, ou comme des Monomanes.

Vous voyez, Messieurs, combien la Faculté de Montpellier est attentive à la conservation de la Tradition progressive. Ne craignons pas qu'elle ait occupé toute la place destinée à la continuation d'une Biologie pittoresque en faveur des découvertes anthropologiques. Depuis la création de notre *Atrium Médical*, sont venus des faits confirmatifs de l'Anthropologie Hippocratique, dont les découvreurs auront droit aux pages élogieuses de notre

Enseignement. Hippocrate avait senti l'avantage qu'il y aurait à connaître l'Analyse et la Synthèse de l'Homme au moment de sa formation, pour avoir une idée solide de sa Constitution. Depuis trente ans, les Naturalistes travaillent à perfectionner la Philosophie Expérimentale de l'Embryogénie. Ce que nous ont appris plusieurs Académiciens de l'Institut, tels que MM. Serres, Milne-Edwards, Coste, de Quatrefages, etc., a été la solution démonstrative d'une question long-temps controversée. —Où est l'initiative de l'Être Vivant ? est-ce dans l'organisation de la matière, ou bien est-ce dans une *existence* métaphysique qui est organisatrice ? —Nous n'en pouvons plus douter : l'Être invisible, inconcevable, né d'Êtres semblables, muni de tous les pouvoirs capables d'opérer la Vie, est le fabricateur de tout l'Agrégat corporel. Cette vérité est une des plus importantes dans la Doctrine de la Constitution de l'Homme. C'est un progrès du plus grand intérêt ; notre Faculté s'empresse d'en profiter et de la célébrer. L'Hippocratisme réel est loin d'être une Médecine *immobile*, comme l'ont prétendu quelques Censeurs, parmi lesquels j'ai vu avec douleur M. le Professeur Forget. La Médecine Hippocratique est une Science active et usuelle, dont les propositions abstraites sont aussi applicables à la pratique qu'à la spéculation de l'Anthropologie.

J'ai dit que notre considération pour la Tradition Hippocratique a un rapport semblable à celle que les catholiques ont pour la Tradition Chrétienne. Notre Tradition exprime à nos yeux les vérités immuables de l'Antropologie. Toutes les nouveautés survenues dans les Sciences Physiologiques sont comparées à la Tradition Hippocratique. L'expérience nous a montré que les innovations contraires aux bases de cette antique Science de l'Homme ont été détruites par des vérités récemment découvertes qui se sont naturellement unies avec les anciennes. Ainsi nous avons toujours rejeté l'opinion de ceux qui soutenaient que l'Organisation était la source de la Vie. Les dernières observations des Naturalistes les plus graves de l'Institut démontrent que le phénomène de la Vie est l'effet d'*existences* métaphysiques antérieures qui sont les auteurs des Organisations, et de la durée temporaire de leur manifestation biologique.

On nous assurait naguère qu'au commencement de la vie intra-utérine, l'Homme était primitivement Chenille, puis Mollusque, Poisson, Mammifère, et enfin parvenait à être ce qu'avaient été ses parents. Vous savez ce que sont devenues ces fantaisies. Vous pensez bien que Montpellier n'a jamais prêté l'oreille à ces assertions, et vous savez vraisemblablement que M. ALQUIÉ les avait vigoureusement repoussées.

[Des Anatomistes persuadés que les Nerfs sont la source de la Vie, ont beau travailler pour établir que chaque fibre nerveuse est douée d'un pouvoir vital identifié avec sa matière, qui en est la propriétaire. En conséquence, ils ont assigné comparativement aux fibres nerveuses tant postérieures qu'antérieures de la moelle épinière, les *propriétés* respectives de la *sensibilité* ou de la *motilité* qui sont inhérentes à leur nature anatomique. Une Doctrine a été élevée sur cette base; elle a été fortifiée par l'autorité de plusieurs Hommes de mérite, et elle a fleuri pendant quelques années. La Tradition Hippocratique de Montpellier ne pouvait pas se prêter à cette théorie Cartésienne. Convaincue que les Nerfs sont des instruments fabriqués par une Puissance Métaphysique; que les actes vitaux exercés par ces organes proviennent des *facultés* contingentes à eux accordées par ce pouvoir unitaire, elle est restée dans le doute, et l'Enseignement Anthropologique s'est tû sur ce point, en attendant les événements. Vous savez que M. BROWN-SÉQUART s'est livré à des vivisections, pour vérifier les faits, et que le résultat a été le renversement de cette Doctrine, déjà fort suspecte chez nous, et vous ne doutez plus de la force de cette réfutation, vous qui avez été témoins des expériences nouvelles répétées par notre habile et spirituel Collaborateur M. JACQUEMET.]

Vous voyez donc, MESSIEURS, que, dans l'École de Montpellier, la Tradition Hippocratique est toujours vivante; qu'elle est toujours surveillante dans l'intérêt des solides connaissances anthropologiques, également attentive à éloigner l'erreur et à favoriser l'association des vérités. J'espère qu'elle sera toujours aussi zélée quand il s'agira de notre Biologie pittoresque des Hippocratistes Défenseurs.

Quand je cessai d'être Doyen, j'appris qu'il y avait eu, dans la Faculté, alors hybride, velléité de mêler à notre harmonique Biologie quelques bustes d'une autre couleur. Je me suis souvenu d'un événement arrivé à la Tradition Catholique, événement qui, purement bibliographique, avait de l'analogie avec celui dont nous étions menacés. C'était une plainte contre un homme qui, ayant l'air de louer la Tradition Catholique, avait laborieusement travaillé à la corrompre. Le plaignant était BOSSUET; son Adversaire était le savant Richard SIMON, l'Auteur d'une *Histoire Critique* des deux grandes parties de la Bible. Après avoir montré que le Critique avait blâmé témérairement St AUGUSTIN, et proposé son opinion pour la substituer à l'avis du Grand Évêque d'Hippone, BOSSUET parle ainsi : « En sorte, si DIEU le » permet, que ce ne sera plus ce docte Père, mais M. » SIMON qui en sera le vainqueur. En un mot, ce qu'il » apprend parfaitement bien, c'est à *estimer* les Héré- » tiques et à blâmer les Saints Pères, sans en excepter » aucun, pas même ceux qu'il fait semblant de vouloir » louer. »

Le passage fut répété. L'allusion fut sentie : il s'agissait, en Doctrine de la Constitution de l'Homme, Doctrine applicable à la Médecine, d'*estimer* BICHAT et BROUSSAIS, et de *blâmer* HIPPOCRATE, GALIEN, BARTHEZ. Le projet fut abandonné.

5° Enfin, quelle est la Philosophie Naturelle qui a créé l'Anthropologie Hippocratique, qui entretient et développe celle de Montpellier, et qui a conservé la chasteté de la Tradition généalogique intermédiaire entre ces deux extrêmes ?

Cette Philosophie est celle qui découle sans interruption des premières inspirations de la raison générale, c'est-à-dire, de ce que l'on appelle le *sens commun*. C'est donc l'Art d'aller de ce qui est connu, à la découverte de ce qui est inconnu et qu'il nous importe de connaître, s'il y a possibilité : avec cette condition que l'inconnu soit pour nous aussi certain que le connu auquel il est étroitement lié.

Dès que l'on a eu formulé les Connaissances Humaines, la Philosophie a été divisée en deux parties, d'après leurs sujets : la première est la *Philosophie Morale*; la seconde, la *Philosophie Naturelle*. — Qu'est-ce qu'il y avait de plus pressant pour l'intérêt de la Société? — C'était évidemment la Philosophie Morale. Le sujet en est l'Intelligence qui n'est connue que dans l'Homme. C'est l'Intelligence, partie de la Création, qui a été l'objet le plus urgent de la raison. En effet, l'Intelligence et ses opérations morales étaient antérieures à la Création de l'Homme, puisque si, — comme dit FONTENELLE —, DIEU l'a créé, il l'a fait non-seulement comme animal, mais encore comme intelligent et instruit, puisque l'Homme ne peut se suffire qu'après une industrie acquise au moyen de l'Intelligence d'autrui.

HIPPOCRATE voyait parfaitement, dans le monde où se produisent sans cesse des changements, plusieurs Puissances actives qui peuvent nous faire comprendre la causalité de la succession de ces mutations. Sans employer les expressions qui nous sont familières, il a très-bien connu un Ordre Physique, un Ordre Intellectuel et un Ordre Vital. Il a trouvé dans l'Homme toutes les Puissances génériques et spécifiques de ces causes : pour l'Ordre Physique, la mécanique, la crase chimique des corps, leurs consistances variables, leur liquidité, leur fluidité, leur état pneumatique ; — pour l'Ordre Intellectuel, cette γνώμη qui fait de l'Homme tout ce qu'il y a de plus sublime dans la Création ; — pour l'Ordre Vital, la *Nature Vivante*, ou la *Force Vitale* humaine, en tant qu'elle a des analogies avec celles des bêtes, et en tant qu'elle est liée avec l'*Ame Humaine* qui est le seul Principe Pensant qui ait été créé dans ce monde.

Le Père de la Médecine a très-bien distingué la Catégorie Physique d'avec la Catégorie Métaphysique, en ce que, dans la première, les corps agissent nécessairement, sans but, et comme on a dit dans le moyen âge, *ratione entis*; et que, dans l'autre, les causes invisibles, connues seulement par leurs effets, agissent par convenance et pour arriver à un but final, *ratione moris*. Vous vous souvenez que ces dernières viennent des *régions les plus élevées*, au-dessus de la Physique.

Dans la recherche des Causes de la Catégorie Métaphysique, de l'Ordre Intellectuel et de l'Ordre Animal, notre Patriarche s'est bien gardé de chercher à les deviner, ou à les imaginer au moyen d'hypothèses. Ces essais poétiques avaient dû être faits par des Esprits plus chimériques que scientifiques; mais il paraît que déjà l'*Ancienne Médecine* avait proscrit ces inventions, et HIPPOCRATE veut que les Causes invisibles ne soient caractérisées que par leurs effets. Chez lui, l'Ame Pensante a été reconnue comme seul Auteur de la pensée, de la Morale, de la règle rationnelle, de la responsabilité; la *Nature Vivante*, notre *Force Vitale*, a été reconnue comme auteur des Fonctions Naturelles tant immanentes qu'économiques, et des Fonctions Instinctives; en un mot des Fonctions Humaines auxquelles la volonté est étrangère, et qui s'opèrent en vertu d'un Instinct naturel indépendant de toute instruction.

La Synthèse Anthropologique d'HIPPOCRATE est amplement fertile en théories irréprochables des phénomènes de la Vie Humaine. — D'où vient cet avantage? — du soin qu'avait eu notre Auteur de former sa synthèse, non par des hypothèses, mais bien par l'analyse des effets étudiés par l'Histoire.

Cet ordre de succession dans les opérations mentales faites pour caractériser les Causes invisibles n'avait pas échappé aux Philosophes qui se sont livrés à la Philosophie Naturelle. Je n'ai pas oublié que, dans une *Comparaison entre* PLATON *et* ARISTOTE, du Père RAPIN, cet

Auteur fait apercevoir quels sont les avantages que l'un a eus sur l'autre. Il les attribue à ce que le premier ne s'est fait une idée caractéristique d'une nature invisible, qu'après en avoir connu analytiquement les effets.

Les Causes Expérimentales, conçues synthétiquement d'après les caractères des effets, sont distinguées d'après le sens commun et la conscience. Les Esprits forts qui affichent le Matérialisme se mettent en opposition avec la raison la plus générale. Soutenir que les Êtres animés ne sont composés que des mêmes substances qui constituent les Êtres inanimés; affirmer que les Règnes de la Nature sont une chimère, parce que partout est la matière, rien que la matière toujours radicalement la même: ce sont des propositions que repousse la très-grande majorité des intelligences. Aussi cette majorité ne prend plus garde aux prétentions de ces rares Hylozoïstes, dont les uns, par exemple, les Sceptiques, lui paraissent manquer de sincérité, et dont les autres, s'il en existe, lui paraissent manquer de santé.

Les Causes animatrices de la Vie, qui contrastent avec toutes les substances du Règne Minéral, par leur pénétrabilité, leur inconsistance, constituent la Catégorie de la *Métaphysique*. Bacon leur assigne un autre caractère très-important : c'est que les Êtres individuels constructeurs et animateurs de leurs Agrégats agissent constamment suivant les lois d'une finalité. Ainsi, dans notre Faculté, le mot Métaphysique n'est employé que lorsqu'on veut désigner des Puissances agissant pour un but. Bacon, qui ne voulait pas renoncer au nom de *Métaphysique Générale* désignant la *Science Première*, appelait *Métaphysique Particulière* la Philosophie Naturelle des Êtres Vivants.

Tout Être Vivant, en tant qu'il opère la Vie, est une Puissance Métaphysique. De ces Puissances, la plus évidente est l'Ame Pensante de l'Homme. Mais leur caractère commun de finalité pourrait-il suffire pour que les fonctions naturelles, les fonctions immanentes, les fonctions instinctives d'une part; plus les fonctions volontaires, intellectuelles, raisonnées, responsables, d'une autre part, fussent assez analogues pour devoir être regardées comme les effets d'une même Cause unitaire? — Cela est une question chez un public qui n'a jamais eu besoin de réfléchir sur la Constitution de l'Homme, et elle restera éternellement dans la même incertitude, tant que ce public ne sera pas obligé d'en savoir davantage. Mais ce ne sera jamais un problème pour un vrai Médecin, pour un Législateur, pour un Magistrat judiciaire, pour un Fonctionnaire à *charge d'âmes*, pour un Moraliste Auteur, pour un Littérateur sensé qui ne sera pas Banian, et qui se piquera de connaître assez l'Homme pour parler raisonnablement du juste, de l'injuste, du bien, du beau, du mal, des passions humaines, des beaux-arts. Aussi l'immense majorité des hommes instruits s'est expliquée sur cette matière : les Médecins (je ne donne ce titre qu'aux Hippocratiques) ont distingué dans l'Homme l'*Ame Pensante*, intelligente, volontaire, responsable, instruite au moyen de l'étude; et la *Force Vitale* irresponsable, munie d'instincts innés, involontaire, soumise à des âges attachés à des fonctions naturelles et instinctives. S'il a plu à STAHL de parler autrement, il a été parqué dans sa Secte.

Les Hommes non Médecins qui se sont occupés spécialement de la Philosophie Naturelle, hormis DESCARTES, ont reconnu cette Dualité. LEIBNITZ, CUDWORTH, WOLFF, D'ARGENT, St-HYACINTHE, JOUFFROY, s'en sont expliqués. Mais l'Homme qui a le plus manifesté sa conviction, c'est AMPÈRE. Dans son Tableau des *Connaissances Humaines*, les phénomènes intellectuels et la Puissance qui en est l'Auteur et le siége avaient besoin d'un rang proportionné aux autres œuvres de la Création. Aussi l'illustre Académicien, loin de les unir avec les effets et les causes des vies qui s'exercent dans les Règnes Végétal et Bestial, a jugé à propos d'en faire un Règne du même rang *ex æquo* que celui du Monde. Ce Tableau des Connaissances Humaines présente donc dans notre esprit deux seuls sujets d'études : les *Sciences Cosmologiques* et les *Sciences Noologiques*.

Dans le Règne des Sciences Cosmologiques sont les Sciences *Mathématiques,* divisées en Mathématiques *pures*, et Physico-Mathématiques; plus les Sciences Physiologiques, divisées en *Naturelles* et en *Médicales*. — Que sont les Sciences *Naturelles*? — Vous pouvez le deviner, puisqu'elles font partie des Sciences Physiologiques : ce sont celles dont les sujets jouissent d'une *Force Vitale*, soit végétale, soit bestiale.

Il est évident pour vous et pour moi que le mot *Naturelles* ne dérive pas du mot *Nature* employé par les Naturalistes. Chez eux, les sujets de ces Sciences devraient être tous ceux des Trois Règnes anciens de la Nature : les Êtres Minéraux y entreraient aussi bien que les Animaux. Mais puisque les Sciences *Naturelles* appartiennent à la Catégorie de la Physiologie, le mot *Naturelles* dérive ici de la *Nature* ou *Force Vitale* d'HIPPOCRATE.

En continuant la définition des dénominations des

Sciences, que sont les Sciences *Médicales*? — Ce sont les Sciences pratiques qui ont pour but de conserver les *Forces Vitales* de toutes les espèces vivantes.

D'après cela, vous voyez que les *Forces Vitales* appartiennent au Règne du Monde. Les Ames Pensantes sont des substances différentes, des existences différentes, des lois différentes, une sphère différente. Au premier tiers du XIXe siècle, AMPÈRE a montré, dans l'Académie des Sciences de l'Institut, l'esprit humain semblable au portrait que le Roi DAVID en avait fait dans un Psaume destiné à une action de grâces au Créateur de l'Homme : *Gloria et honore coronasti eum, et constituisti eum super opera manuum tuarum.*

Je ne veux rien rabattre de ce qu'AMPÈRE a dit sur la différence qui existe entre les *Forces Vitales* communes de tous les Êtres Vivants, et l'*Ame Pensante*, dont l'Homme seul est doué : cette différence sera toujours au profit de la Dualité du Dynamisme Humain, qui a été l'objet de la première attaque de M. CAYOL, contre l'Enseignement de Montpellier. Mais je ne puis pas m'empêcher de voir avec peine une lacune énorme dans le Tableau des Connaissances Humaines. Nous y trouvons les Sciences qui se rapportent à toutes les *Forces Vitales* et les Sciences qui se rapportent à l'Intelligence. Mais comment l'Auteur a-t-il pu oublier ce sujet si réel : l'*union* des *Deux Puissances* de l'Homme dans son individu, et les *lois* de *cette union*? L'Hippocratisme n'est pas tombé dans cette amnésie, et ni BACON ni l'École de Montpellier ne se sont pas exposés à ce reproche.

22me LEÇON.

CONTINUATION DE CE QUI A ÉTÉ DIT SUR LA PHILOSOPHIE NATURELLE QUI ANIME L'HIPPOCRATISME TANT DE LA COLLECTION QUE DE LA TRADITION : INDICATION DE NEUF POINTS PRINCIPAUX.— PROCÉDANT A L'EXAMEN DE L'HIPPOCRATISME MODERNE, COMMENTAIRE D'UNE DÉCLARATION DE M. CAYOL. — IL SE DIT VITALISTE ET HIPPOCRATISTE COMME L'ÉCOLE DE MONTPELLIER. PREUVES QU'IL N'EST NI L'UN NI L'AUTRE. — IL N'EST PAS VITALISTE : LES PREUVES EN SONT TIRÉES GRAMMATICALEMENT DE SA DÉCLARATION ET DE SON INTENTION. — A CE SUJET, ERREUR SUR L'ARTICLE VITALISTE DU DICTIONNAIRE DE NYSTEN PUBLIÉ PAR MM. LITTRÉ ET ROBIN.— M. CAYOL N'EST PAS HIPPOCRATISTE D'APRÈS SA DÉCLARATION, PUISQU'IL REJETTE LA DUALITÉ DU DYNAMISME HUMAIN, PENSÉE RADICALE D'HIPPOCRATE. — IL PRÉTEND ÊTRE INTERPRÈTE D'HIPPOCRATE : SON INTERPRÉTATION EST DÉRISOIRE. — IE PRÉTEND FORMULER LA TRADITION; SES FORMULES SONT DES TRANSFORMATIONS. — IL DÉCLARE NE S'ÊTRE JAMAIS OCCUPÉ DU PRINCIPE DE LA DUALITÉ IL PROUVE PAR LA QUE SON HIPPOCRATISME EST ÉTRANGER A LA DOCTRINE ANTHROPOLOGIQUE D'HIPPOCRATE. — IL PRÉTEND QUE CE PRINCIPE EST INDIFFÉRENT, ET ÉTRANGER A LA MÉDECINE. — ON LUI PROUVE QUE CE PRINCIPE EST INDISPENSABLE POUR LE TRAITEMENT DES MALADIES DONT LE PRINCIPAL SYMPTÔME EST UN TROUBLE DANS UNE FONCTION EXÉCUTÉE PAR LA COOPÉRATION DES DEUX PUISSANCES. — EXEMPLES TIRÉS DE CE QUI EST ENSEIGNÉ SUR LA DOCTRINE DE L'ALLIANCE DE BACON, ET SUR L'APPLICATION QUI EN A ÉTÉ FAITE A LA THÉORIE DES MALADIES CARACTÉRISÉES PAR L'INFRACTION DES LOIS DE L'ALLIANCE. — INVITATION DE POPULARISER LE PRINCIPE DE LA DUALITÉ DANS L'EXERCICE DE LA VIE CIVILE : EXEMPLE TIRÉ DU TESTAMENT D'EUDAMIDAS.

MESSIEURS,

J'ai fait en sorte de vous faire connaître l'esprit général de la Philosophie employée dans la Collection d'HIPPOCRATE et dans la Tradition Hippocratique légitime. L'entreprise n'était pas facile, et je ne suis pas sûr d'avoir réussi. Mais en répondant aux attaques de notre Adversaire, nous aurons occasion de réparer les omissions dont je suis coupable, et d'éclaircir les points obscurs qui ont pu se trouver dans la Leçon immédiatement précédente.

J'avais perdu de vue les intérêts de l'Enseignement de Montpellier; le *Tableau des Connaissances Humaines* d'AMPÈRE avait été la cause de cet oubli. — Il ne faut pas croire que la Philosophie Naturelle de cette Classification soit venue nous apprendre ce que nous ignorions: elle n'a fait que nous justifier aux yeux de nos détracteurs, et sanctionner la méthode chez nous pratiquée.

Vous vous souvenez que Montpellier enseignait HIPPOCRATE, et distinguait dans le Dynamisme Humain Deux Puissances, en dépit du Cartésianisme, et que CHIRAC n'avait pas pu extirper ces vérités qu'il dédaignait. Les Professeurs lisaient attentivement le livre de FERNEL intitulé: *De abditis rerum causis*; ils suivaient les institutions de Médecine de notre RIVIÈRE, qui avait contracté et fortifié celles de SENNERT. De guerre lasse, ils ne luttaient plus, mais ils conservaient le fond de l'Anthropologie Hippocratique, en faisant en sorte de la revêtir d'un langage plus approprié au style de l'époque. Mais BARTHEZ qui avait compris BACON jusqu'au fond des entrailles de cette Philosophie, sentit très-bien qu'elle était un perfectionnement et une correction de la Philosophie antique, spécialement de celle d'HIPPOCRATE.

Ainsi BARTHEZ résolut d'appliquer rigoureusement le Baconisme à la Doctrine de la Constitution de l'Homme, en écartant sans miséricorde toute hypothèse. Il s'agissait surtout de faire bien connaître le Principe Vital de l'Homme, de le bien distinguer d'avec l'Ame Pensante, et de donner à cette vérité Hippocratique une certitude et une fécondité pratique que le Père de la Médecine n'avait pas pu lui imprimer.

C'est vers 1770 qu'il entreprit ce travail. Je ne serais pas surpris qu'il eût reçu cette inspiration de l'ouvrage de Thomas REID, de Glascow. Le traité de ce Philosophe, intitulé *Analyse des Facultés actives de l'Ame*, publié au milieu de la plus grande vogue du Matérialisme, fit une forte sensation dans l'Europe, et mérita à son Auteur le titre du plus grand Métaphysicien de son temps. REID n'avait fait qu'appliquer à son sujet le *Novum Organum* avec toute sa rigueur. Il avait réduit à leur valeur l'Ultra-Spiritualisme de BERKELEY, et le Scepticisme systématique de HUME. Il avait donné du courage aux hommes qui voyaient avec effroi la Philosophie Française du XVIIIe siècle, foncièrement hylozoïque, marcher sous la bannière de CONDILLAC; car, il ne faut pas s'y tromper:....... CONDILLAC ne parlait pas comme D'HOLBAC; mais, pour tout homme sensé, le Sensualisme n'est-il pas le chemin le plus court du Cabanisme?

BARTHEZ cita, loua REID, et de cette manière il en fit un modèle. Il ne s'agissait pas du même sujet; mais il s'agissait d'une Puissance pour l'objet formel de laquelle la Philosophie devait être la même. C'est à dater de 1770 que Reid fut connu dans la Faculté de Médecine de Montpellier, tandis qu'il n'a été connu dans les Écoles de Paris que quarante ans plus tard, quand Royer-Collard aîné enseigna cette Métaphysique.

Les *Nouveaux Éléments de la Science de l'Homme* méritaient, en Médecine au moins, autant de succès que le livre de Reid en avait eu en Philosophie. S'ils n'ont pas été aussi heureux l'un que l'autre, c'est faute de Lecteurs capables de les comprendre. Tout va mieux dans ce moment. Quiconque a compris Ampère doit aujourd'hui comprendre Barthez.

Maintenant, arrêtons-nous à quelques propositions de Philosophie Naturelle qui m'ont paru intimement attachées au véritable Hippocratisme. J'espère qu'elles suffiront pour notre défense contre M. Cayol.

1o Dans le monde, il y a trois grandes sortes de Phénomènes qui s'opèrent sans cesse, et par conséquent trois sortes de causes respectivement distinctes: 1o Phénomènes de l'Ordre Physique; 2o Phénomènes Vitaux; 3o Phénomènes Intellectuels.

2o Ces Trois Ordres de Causes distinguées par le sens commun n'ont été contestées que par des Novateurs; la majorité du Genre Humain a renfermé les membres de la minorité dans des *sectes* qui ont pu briller, mais qui se sont éteintes ou qui s'éteignent. Le Matérialisme, le Cartésianisme, le Stahlianisme ne me paraissent être en Médecine que des articles d'Histoire.

3o Les premières inspirations de la raison commune, dans la Philosophie Naturelle, ont été de grouper les phénomènes analogues, afin de distinguer les Causes à chercher d'après ces catégories. Ces opérations mentales ont été désignées par le nom collectif d'*Induction*. Cette habitude de grouper les Phénomènes ayant pour but de caractériser les Causes respectives des groupes, un esprit réellement scientifique ne manque jamais de profiter de tout événement remarquable pour apprécier le caractère de sa cause.

Par exemple, la contemplation des accroissements subits de la Civilisation est une occasion de signaler les traits du Principe de l'Intelligence Humaine, afin de le comparer avec la Force Vitale de la même espèce.

4o Hippocrate avait montré son dédain pour les hypothèses introduites dans l'étude de la Nature Humaine. La méthode qu'il y substituait était celle de l'*Induction*, que je viens d'indiquer, et qui est la première inspiration du sens commun.

5o Bacon a formulé de la manière la plus ferme la Philosophie Naturelle Expérimentale; par ce moyen il a fait sentir l'esprit de la véritable Induction, la nullité de l'hypothèse par rapport à la construction de la Science.

6o Il a signalé un vrai caractère de la Métaphysique particulière ou *réelle*: le Principe de la *finalité*.

Il importe de distinguer deux sortes de finalité : 1o la cosmologique, et 2o la topique. 1o La cosmologique est celle qui peut se faire sentir dans la Théorie du Monde. Les moindres effets des Propriétés Physiques et Chimiques se font apercevoir dans l'économie du globe, mais on ne les aperçoit pas localement. 2o La finalité est évidente dans la durée de toute vie dont les termes sont à notre portée.

7o Leibniz nous a fait voir par son exemple la différence qui existe entre l'Hypothèse et l'Induction.

8o Son Élève Wolff a fortifié le *Novum Organum* de Bacon par son traité d'Ontologie. Chez nous comme chez **Wolff**, l'Ontologie est la Science des Êtres qui ne tombent pas sous nos sens, et spécialement des Êtres de l'Ordre Métaphysique.

9° L'ignorance ou la mauvaise foi ont fait croire au public peu instruit que Montpellier se repaît d'Hypothèses quand il applique l'Ontologie à l'Anthropologie. Montpellier cherche à détromper ce public, en lui faisant voir que l'Ontologie est l'ennemi direct de l'Hypothèse, le défenseur chaleureux du sens commun, et l'accusateur du Matérialisme qui est l'Hypothèse elle-même incarnée.

Voilà l'Esprit Philosophique que Montpellier a cru trouver chez Hippocrate et dans la véritable Tradition Hippocratique; l'Enseignement de notre Faculté en possédait le germe dès l'institution de cet Établissement; il s'en est pénétré et renforcé par l'inspiration de Barthez et de son École.

Je crois maintenant, Messieurs, que nous sommes en état de faire un parallèle justement appréciable entre l'Hippocratisme de Montpellier qui est le développement fidèle de celui de Cos, comme nous l'assure l'Académie Royale de Médecine d'Athènes, et l'Hippocratisme Moderne de M. Cayol (1).

Ce parallèle peut-il se faire abstractivement en le rendant étranger aux individus qui présentent les deux

---

(1) Il y a 19 ans que M. Kühnholtz appelait *Hippocratisme Moderne* l'Anthropologie d'Hippocrate continuée et sans cesse perfectionnée à Montpellier (*). Il a plu à M. Cayol d'appeler *Hippocratisme Moderne* une Hypothèse particulière qui n'est pas du tout Hippocratique. Il faut ne pas confondre ces deux *Hippocratismes Modernes*.

(*) Cours d'Histoire de la Médecine etc.; Montp. 1837, in-8°; p. 226.

sujets? Je ne crois pas cela possible : les deux Doctrines doivent être mesurées par des Experts, et attendent un jugement; les Juges demandent un procès contradictoire. — Ils peuvent désirer de connaître les dispositions morales des parties. M. CAVOL se présente en personne.

Comme il donne à sa Doctrine le nom d'*Hippocratisme* (Moderne), quelqu'un a pu croire qu'il s'était allié avec une École aussi célèbre par sa fidélité au culte d'HIPPOCRATE que par l'éclat de tout son Enseignement Médical; mais il s'en défend avec chaleur.

« La vérité est, —dit-il—, pour ce qui me concerne per-» sonnellement, que, tout en rendant un juste hommage » à l'antique et glorieuse renommée de l'École de Mont-» pellier, je n'ai jamais fait *cause commune* avec elle; » qu'elle n'a jamais été, que je sache, *mon alliée*, et que » je n'ai jamais *combattu sous son drapeau*. Tous les anciens » Lecteurs de la *Revue* le savent bien, et je n'ai pas besoin » d'insister davantage sur ce point.

» L'École de Montpellier est Vitaliste et Hippocratiste: » je le suis aussi. Tel est le seul et véritable rapport que » j'ai toujours eu avec cette École célèbre. Mais j'en dif-» fère essentiellement par la manière d'interpréter et de » formuler la Tradition Hippocratique.

» Quant à ce qu'on appelle, dans l'École de Montpellier, » *le Principe de la Dualité du Dynamisme Humain*, je *ne* » *m'en suis jamais occupé*, parce que je considère cette » thèse, et les interminables *disputations* qu'elle produit, » comme étant tout-à-fait en dehors de la Science Mé-» dicale (1). »

(1) Du Ver Rongeur, etc. : p. 50.

Personne n'est plus persuadé que nous que M. Cayol n'a jamais fait *cause commune avec notre École*; car les Leçons que je fais ont pour but de vous faire voir que sa Doctrine est radicalement contradictoire avec le vrai Hippocratisme, qui est l'Ame de notre Enseignement. Ainsi nous le défendrons victorieusement de l'accusation qu'on a pu lui faire d'*avoir été l'allié* de cette Faculté. Entre sa Doctrine et celle de Montpellier, il ne peut y avoir qu'une idée Hippocratique ; mais elle est chez nous si déterminée, si développée, qu'elle a peu de rapport avec celle dont il se sert : je veux parler de la *Force Médicatrice* de toute Puissance Vitale.

Quand il a dit : « L'École de Montpellier est *Vitaliste* » et *Hippocratiste* : je le suis aussi » ; nous ne pouvons l'accepter que lorsque M. Cayol nous aura donné son Dictionnaire de ces termes. Tant que nous les emploierons dans les acceptions qui nous sont connues par la langue commune et par les lexiques qui ont voulu s'occuper du langage de notre Science, la double assertion de M. Cayol nous obligera à la scinder pour accepter la première portion, et pour refuser la seconde.

« L'École de Montpellier est Vitaliste. » Cela est vrai. —Qu'est-ce que c'est qu'un Vitaliste?—Vous pouvez le demander à MM. Chésurolles et Barré. Dans le *Complément* du Dictionnaire de Napoléon Landais, un *Vitaliste* est un *Médecin qui met toutes les actions organiques sous la dépendance du Principe Vital*. — Qu'est le *Principe Vital?* —Pour tout Médecin qui connaît le fond et la langue de son Art, c'est la *Nature* vivante de l'Homme tant étudiée par Hippocrate, et soigneusement distincte de l'Ame Pensante; plus profondément étudiée encore par Barthez, qui, pour la désigner, a préféré l'expression *Principe*

Vital. Il est vraisemblable que cette dénomination a été prise du Livre de BARTHEZ, car elle ne se trouve dans les Dictionnaires de notre langue que depuis peu d'années; par conséquent il est permis de penser que ce nom complexe a été convenablement employé seulement depuis que le Public Médical a compris la Doctrine Hippocratique enseignée à Montpellier.

Il importe, MESSIEURS, que vous n'acceptiez pas les définitions de *Vitalisme*, de *Vitaliste*, mises dans le Nouveau Dictionnaire de Médecine de NYSTEN, publié par MM. LITTRÉ et ROBIN. Ces Messieurs se sont imaginé qui ces mots ont été faits pour exprimer la pensée des êtres animés en tant qu'ils diffèrent des êtres inanimés.

Les vraies antonymies de *Matérialisme* sont *Spiritualisme* et *Animisme*. Je ne vois pas pourquoi on refuserait de se servir du mot *Métaphysique*....... dans ce dernier point de vue. Mais le mot *Vitaliste* ne désigne pas simplement un *Spiritualiste Animiste* ou un *Métaphysicien*, en tant qu'il est *Anti-Matérialiste* : ce mot exprime une idée de plus; celui qui veut porter ce titre reconnaît dans l'Homme deux Puissances dont l'une est l'Ame Pensante ou le Principe de l'Intelligence, et dont l'autre est un Principe Vital humain qui a des rapports avec le Dynamisme des bêtes, mais qu'il en diffère assez pour qu'il soit *suî generis*.

Qu'on y prenne garde : le Principe Vital d'HIPPOCRATE et de BARTHEZ n'est pas un Dynamisme semblable à celui des animaux, qui est la Puissance suffisante de ces êtres; non : le Principe Vital étudié par la Médecine Hippocratique est le *Principium Vitale Hominis*, qui est le servant et le collaborateur de l'Ame Pensante; qui n'est pas suffisant pour opérer seul la Vie de l'individu humain, et à qui est indispensable, ou l'Ame Pensante sa congénère, ou une Intelligence étrangère ou précaire.

Le Vitaliste enseigne donc, comme HIPPOCRATE et toute sa Tradition, que ces deux Puissances associées coopèrent à l'exercice de la Vie Humaine, suivant des lois formulées. La Force Vitale est l'auteur capital des Fonctions Naturelles et des Instinctives, et l'Ame Pensante est l'auteur des Fonctions Noologiques. Toutes deux coopèrent pour exercer les Fonctions dites animales, plus justement désignées Dycratiques, de deux Puissances. — L'Anthropologue qui ne reconnaîtrait pas cette Dualité du Dynamisme Humain, ne peut point s'appeler *vitaliste*, puisqu'il ne connaît pas la Force Vitale, ou le Principe Vital, en tant que cette Puissance est associée avec l'Ame Pensante; qu'il en méconnaît l'étendue et les limites, et que par conséquent il ne connaît pas l'Homme comme l'Hippocratiste doit le connaître.

Nous ne pouvons donc pas admettre cet article du Dictionnaire que je viens de citer : « VITALISTE. On a » donné ce nom aux Médecins qui mettent sous la dé- » pendance du Principe Vital toutes les actions organiques, » par opposition à ceux qui expliquent par les lois de la » Chimie, de la Physique et de la Mécanique, le méca- » nisme des fonctions et la formation des maladies : telles » furent surtout les Doctrines de STAHL et de BARTHEZ. »

Grammaticalement et physiologiquement parlant, STAHL et BARTHEZ sont également Métaphysiciens; mais STAHL était un Monothéliste anti-Vitaliste, et BARTHEZ un Vitaliste Anthropologique Hippocratique et anti-Stahlien. Piquons-nous d'être exacts dans la détermination des mots d'une langue employée à une Science aussi importante.

Il n'est donc pas douteux que Montpellier est Vitaliste. — Mais en est-il de même de M. Cavol ? — non pas, puisqu'il ne s'est jamais mis en peine de savoir si le Dynamisme Humain est double ou simple ; que, suivant lui, cette opinion est interminable, et que la solution serait en dehors de la Science. — Nous examinerons plus tard si le Principe de la Dualité est une opinion extra-médicale; mais, pour le moment, il est indubitable que M. Cayol n'est pas Vitaliste, puisqu'il ignore ce qu'est le Principe Vital, puisqu'il ne s'est jamais occupé de savoir ce qu'est cette Puissance dans l'Espèce Humaine, dans ses relations avec le Principe de l'Intelligence.

Montpellier est Hippocratiste : M. Cayol le dit, et le Monde Médical entier le sait bien. — M. Cayol l'est-il ? — Je m'en rapporte à lui-même. Vous savez bien ce qu'est Hippocrate en tant qu'il est appelé *Père de la Médecine*. Il est Père de la Médecine, parce que la Médecine est devenue une Science, quand elle a été fondée sur la connaissance de la Constitution de l'Homme. La connaissance de la Constitution de l'Homme est la conviction et la prévision infaillible de la démonstration d'un Agrégat formé d'une instrumentation de matériaux de l'Ordre Physique; d'un Dynamisme complexe de l'Ordre Métaphysique, dont l'un est une *nature* vivifiante, et l'autre une *mens*, un νοῦς, une γνώμη, puissances réunies pour former une personne appelée *Homme*. Pour concevoir ainsi cette Constitution, Hippocrate n'avait pas négligé l'origine du sujet. Ces éléments connus, les lois de leurs relations réciproques bien découvertes par l'expérience, selon les préceptes du Maître ; les changements que ces éléments subissent, de la part des impressions extérieures, exactement signalés : toutes ces acquisitions font naître dans l'esprit du Médecin une *notion* des besoins de l'Homme, des *indications* relatives soit aux éléments distincts, soit à leur ensemble, et une détermination des objets extérieurs applicables aux besoins. De ces acquisitions faites sur la Constitution de l'Homme découlent mentalement l'idée d'une véritable Médecine Humaine, que l'Empirisme avait commencée, que la raison a avancée, et dont l'Intelligence espère chaque jour indéfiniment pouvoir accroître l'efficacité.

Nous verrons, quand il en sera temps, combien l'Hippocratisme MODERNE est loin de celui que je viens de vous rappeler et qui était celui de Cos. En attendant, remarquez que M. CAYOL n'a que faire de la partie métaphysique de la Constitution de l'Homme. Il la prend en bloc ; il l'appelle la *Force Vitale* pour l'Homme, comme pour tout animal vivant. Vous voyez donc bien que cette Force Vitale monothélite chez l'Homme, unitaire indivise chez les bêtes, n'est plus l'*impetum faciens* d'HIPPOCRATE. Ainsi M. CAYOL n'est point *Hippocratiste* comme l'École de Montpellier. Il le dit bien lui-même : « j'en diffère, » dit-il, *essentiellement* par la manière d'*interpréter* et de » *formuler* la Tradition Hippocratique. »

Portons soigneusement notre attention sur la signification des mots *interpréter* et *formuler* dont notre adversaire vient de se servir.

Enseignement d'HIPPOCRATE et de sa Tradition.

Le corps humain est animé par deux Puissances dont l'une est l'Ame raisonnable, et dont l'autre est une Puissance bien au-dessous de la première.

La Puissance inférieure, qui est la *Nature*, se présente et dans l'Homme et dans les brutes. Elle suffit seule aux animaux pour toutes choses, et leur tient lieu de tout.

Il n'en est pas de même chez l'Homme, puisqu'il a besoin de l'Ame raisonnable.

Il existe une grande différence entre la Force Vitale, appelée *Nature* par HIPPOCRATE, et l'Ame raisonnable : la Force Vitale fait d'elle-même tout ce qui lui est nécessaire, sans avoir besoin qu'on le lui enseigne, et sans l'avoir appris de personne.

C'est dire que l'Ame raisonnable est douée de l'aptitude à s'instruire, mais que, pour y parvenir, elle est obligée d'étudier.

Interprétation et *formules* de cet Enseignement par M. CAYOL.

L'Homme est un corps animé d'une Force Vitale de la même nature que tous les êtres vivants. La différence qui existe entre les bêtes et l'Homme est que ce dernier a une *faculté* de plus, qui est la *faculté* intellective.

MESSIEURS, est-ce que cette substitution s'appellerait une *interprétation*, et une simple rédaction, ou une nouvelle formule?

Je voudrais que les Magistrats consommés dans l'application des lois voulussent me dire si une telle mutation d'idées peut s'appeler une *interprétation*. Il faudrait que celui que nous combattons fît serment que ce qu'il dit n'est pas une dérision.

Quand notre Adversaire dit qu'*il ne s'est jamais occupé de la Dualité du Dynamisme Humain*, et que cependant il donne à sa Doctrine le titre d'*Hippocratisme Moderne*, je suis dans un étonnement inexprimable. Décorer son ouvrage du titre d'HIPPOCRATE, c'est supposer au moins qu'on a fait en sorte de ne pas heurter les idées capitales de ce grand Auteur. Mais comment M. CAYOL a-t-il pu oublier ce qui est dit, dans la Collection Hippocratique, sur la distinction des Deux Puissances ? Comment dédaigne-t-il même un célèbre passage des Aphorismes ? Veuillez porter votre attention sur le Sixième Aphorisme de la Section Deuxième. Vous y trouvez cette assertion que je développe un peu. Quand un homme malade souffre d'une douleur intense dans une partie, si la douleur cesse quoiqu'il ne soit pas survenu dans la partie un changement qui explique la disparition de la sensation pénible, l'Ame Pensante n'est pas dans un état normal : elle est malade. Voici la formule latine de Foës : « *Quibus pars aliqua corporis dolet, neque ferè dolorem sentiunt, iis mens ægrotat.* — Ces deux mots ont été traduits exactement des deux mots correspondants du grec ἡ γνώμη νοσέει. Dans le grec et dans le latin, νοσέειν, *ægrotare* se rapporte à la Puissance Pensante qui est passible de l'affection. Ainsi, dire que la *Mens* est malade, c'est désigner le sujet comme une Puissance *personnelle* affectée dans son unité.

Vous venez de voir que l'Ame Pensante devenue malade est la *Gnômè*. Veuillez examiner, dans l'*Économie* d'Hippocrate, de Foës, ce qui est dit de cette *Gnômè*. Après avoir vu qu'il s'agit de l'Ame Pensante, de la *Mens*, du Principe de l'Intelligence, vous lirez un passage digne de remarque.

Il faut savoir que les Institutistes Hippocratiques considèrent cette Puissance comme nous l'avons reconnue nous-mêmes. Un des Médecins les plus savants du xvie siècle, Gaspard Hoffmann, bien convaincu de la Dualité du Dynamisme Humain, ne néglige rien quand il s'agit de signaler la distinction. Pour cela, il ne craint pas de caractériser les deux Puissances comme des existences également étrangères à l'Ordre Physique, en même temps assez individuellement incommunicables entre elles, en les nommant *deux* AMES. Mais sentant, avec raison, qu'il y avait des inconvénients à considérer comme homonymes deux choses si différentes en nature, il s'est hâté de les séparer mentalement, en donnant à la Force Vitale le nom *d'Ame Médicale*. Suivant lui, la Puissance qui est ordinairement le Principe de la santé et de la maladie est celle qui est spécialement du ressort de l'Art de guérir et du Médecin, tandis que l'Ame Pensante est exploitée par son intelligence, par ses intérêts et par ceux de la Société.

Cette singulière manière de déclarer la Dualité Hippocratique du Dynamisme Humain n'était pas moins exagérée que celle du grand Commentateur et Traducteur Foës. Lisons donc l'article *Gnômè* dans l'*OEconomia* que je viens de citer, et vous y trouverez que les Auteurs classiques des Institutions de Médecine ne placent point l'Ame Pensante au nombre des choses *naturelles* : ils la mettent dans la liste des choses *non naturelles*, qui peuvent exercer une grande influence sur le domaine du Médecin, mais qui ne font point partie intégrante de l'Homme en tant qu'il est dévolu à la Médecine. Cette séparation est trop bizarre pour qu'elle ne doive pas être réduite à sa valeur : elle fait perdre de vue et l'Alliance et l'Association des deux Puissances, et une grande partie de l'union hypostatique de l'Agrégat Humain. Mais, quoi qu'il en soit, un Médecin Hippocratique ne peut pas être *étranger* à la question de la différence qui existe entre la Force Vitale Instinctive et le Principe de l'Intelligence : et celui qui se dirait *étranger* à cette distinction aurait déclaré, *ipso facto*, qu'il est *étranger* à l'Hippocratisme.

Vous voyez, Messieurs, que notre École, toujours pénétrée des vérités obtenues par la Philosophie Expérimentale, et toujours respectueuse pour la Tradition, s'applique également à conserver les réalités, et à faire en sorte que les expressions en soient irréprochables. Nous ne voulons les formules ni de G. Hoffmann, ni de Foës; mais nous conservons la Dualité du Dynamisme Humain, avec la différence des natures respectives, et avec les lois de l'Alliance de ces Deux Puissances. — M. Cayol *formule*-t-il la Tradition Hippocratique sous ces mêmes conditions? — Non, il n'est pas plus Hippocratique que Vitaliste, d'après sa déclaration et d'après la Grammaire.

A la fin de cette même déclaration se trouve une phrase qu'il m'est impossible de laisser passer. M. Cayol *ne s'est pas occupé du Principe de la Dualité*, dit-il, *parce que c'est une thèse bonne pour des* disputations, *et qu'elle est inutile à la Médecine.* — Cette assertion, de la part d'un Professeur de Médecine et d'un Praticien, m'a paru fort étrange. Elle m'a surpris peut-être plus qu'un autre, parce que depuis long-temps je travaille, comme vous le savez, à faire un essai de cette *Doctrine de l'Alliance des deux Puissances du Dynamisme Humain,* dont Bacon avait signalé l'objet dans son *Système Général de la Connaissance Humaine.* Cette Doctrine a pour but de faire connaître tout ce qu'il y a de réel dans le Livre Hippocratique *De Corde*, où l'Auteur dit que, *chez l'Homme, la Gnômè commande le reste de la Psyché.* Ce *commandement*, ce *gouvernement* entre ces deux Puissances Métaphysiques s'exerce suivant des lois qu'Hippocrate n'avait pas assez profondément examinées. La Tradition Hippocratique n'avait pas tout négligé; mais elle était loin d'avoir été en état de formuler le Code des Lois Naturelles, suivant lesquelles cette relation continuelle s'administre durant toute la Vie Humaine.

Depuis le commencement de l'Éclipse de l'Hippocratisme des Écoles, à l'exception de celle de Montpellier, l'Anthropologie professorale fut purement Cartésienne, jusqu'à la fin du premier quart du XVIIIe siècle. A cette dernière époque, HALLER entra dans la sphère Physiologique, et, dès lors, l'Anthropologie devint Zoologique. Mais comme la Biologie bestiale est fort différente de la Biologie Humaine, la Physiologie des Écoles fut très-peu Médicale. Lorsque KAAU, après 1730, et BARTHEZ quarante ans après, eurent rappelé la différence des Deux Puissances du Dynamisme Humain, et ramené dans l'Enseignement Iâtrique l'Anthropologie Hippocratique, exilée par le Cartésianisme, il sembla que les Médecins étaient en état de sentir le prix de l'étude de la *Mutuelle influence des deux Puissances*, signalée par le Chancelier d'Angleterre, et j'ai pensé plus tard qu'ils voudraient suivre le développement de cette Doctrine sous les soins de notre Enseignement. En conséquence, j'ai fait, à des intervalles assez longs, une cinquantaine de Leçons dont l'objet était de faire connaître les modes d'agir des Deux Causes Dynamiques Humaines, dans la coopération, soit normale, soit morbide, des phénomènes de la Vie Humaine. C'est sous le titre de *Doctrine de l'Alliance des Deux Puissances Dynamiques de l'Homme* que mes Cours ont été principalement dirigés, depuis plusieurs années.

Ceux qui ont suivi mes Leçons doivent s'être aperçus que mes travaux scientifiques ne tendent jamais vers de pures spéculations. Par goût autant que par conscience, je ne recherche que des vérités *fructueuses.* Quand je m'occupe attentivement de la Théorie des Fonctions *Dicratiques* (qui sont exercées par la coopération des Deux Puissances), c'est que je veux être en état d'apercevoir, dans la pratique, où a été l'initiative de l'infraction survenue dans une fonction désordonnée.

Lors du désordre d'une sensation, où est la faute? Est-ce dans une altération anatomique du lieu où l'impression a été faite? Est-ce dans une altération de la Force Vitale, en tant qu'elle s'exerce dans les nerfs relatifs? Est-ce dans une interruption, soit normale, soit accidentelle, du commerce des Deux Puissances? Est-ce dans l'altération de l'Ame Pensante devenue *malade*, comme dit Hippocrate, soit par une passion violente, soit par un délire idiopathique?

La vision est devenue vicieuse. Est-ce que les solides et les liquides, qui normalement sont transparents et incolores, sont devenus plus ou moins opaques ou colorés?

Le malade voit un objet qu'il sait ne pas exister, et il éprouve cette vision d'une manière intermittente, nonobstant l'irréprochabilité de l'organe visuel. Ne faut-il pas accuser la Force Vitale qui, douée d'une activité spontanée, se dispose de manière à ce que le nerf relatif transmet à l'Ame Pensante une sensation mensongère? Telle est l'hallucination proprement dite, dont l'Ame Pensante n'est pas dupe.

La raison peut s'égarer et persuader au malade que l'objet d'un délire est présent. C'est le cas des Visionnaires : la sensation mensongère n'a pas son initiative dans la Force Vitale, mais dans l'Entendement.

L'amaurose est une anesthésie vitale, tantôt progressive, tantôt subite, sans aucune apparence d'altération anatomique. L'amaurose subite me paraît être passagère. Cette bizarrerie n'appartient-elle pas à la même Puissance qui cause les hallucinations ?

L'œil est aveugle pendant le sommeil ; cet état peut être assez profond pour que, nonobstant l'ouverture des paupières, il n'y ait point de sensation. C'est que la loi de la veille est l'Alliance Intime des Deux Puissances, et que le sommeil est un relâchement de cette Alliance, une trève qui se maintient pendant toute la durée du besoin, à moins qu'une sensation insolite ne rétablisse promptement l'intimité de l'Alliance.

Le relâchement et même l'interruption de l'Alliance peuvent se faire au milieu de la veille, et la vision peut être supprimée pour un temps par diverses causes ; telles sont : une attention absolue de l'Ame Pensante pendant la contemplation d'une idée, dont le célèbre F. Viète nous a donné des exemples ; l'impression de substances enivrantes ; le Magnétisme animal ; le Somnambulisme, soit spontané, soit acquis par le Magnétisme.

Ainsi les altérations de la vision ne peuvent être connues, ni médicalement traitées, que lorsqu'on distingue les sources de leurs causes, qui sont l'instrumentation anatomique, la Force Vitale Humaine spécialement étudiée à la manière d'Hippocrate et de Barthez, l'Ame Pensante, les lois de l'Alliance de ces Deux Puissances, et les infractions expérimentalement constatées dans cette Alliance.

Entre les Leçons que j'ai faites sur les fonctions exercées simultanément par les Deux Puissances, j'ai publié la Théorie des Passions Humaines ; des fragments sur les

Théories du Sommeil Humain; de l'Éthérisation : des Alalies étrangères aux altérations anatomiques.

Si M. CAYOL avait eu quelques notions sur ce qui s'enseigne dans cette Faculté, touchant la *Doctrine de l'Alliance*, il se serait bien gardé de dire que le *Principe* de la Dualité du Dynamisme Humain *ne peut exercer aucune influence sur la Médecine*. Une liste des Chapitres de cette Doctrine vous convaincra, quand il en sera temps, combien elle est étroitement liée à nos devoirs cliniques. La Dualité est une vérité si usuelle, si pratique, qu'il importe de la rendre vulgaire. Réservons pour vous la démonstration scientifique; mais, MESSIEURS, n'ayez pas de répugnance à la populariser par les faits les plus communs. Je ne crains pas de vous en donner l'exemple en usant de la méthode de NESTOR : une vieille histoire aura son prix, si elle sert à propager une vérité journellement praticable.

Presque tous ceux qui m'écoutent connaissent l'Histoire du *Testament d'*EUDAMIDAS. Rappelons le fait et toutes ses circonstances actuelles, pour que ma Leçon soit profitable.

Le fait est raconté par LUCIEN, dans un Dialogue intitulé : TOXARIS, *ou de l'Amitié*. — Les interlocuteurs sont TOXARIS et MNÉSIPPE. « C'est la dispute d'un Scythe et d'un Grec » touchant l'Amitié, dont chacun rapporte des exemples » à l'avantage de son pays. »

Vous craignez peut-être que je ne veuille vous parler de Morale : soyez tranquilles; toute l'histoire se rapportera seulement à la Pratique Médicale.

Le Grec MNÉSIPPE raconta l'exemple que voici : « EUDAMIDAS de Corinthe, homme fort pauvre, avait deux » amis très-riches, ARÉTÉE de la même ville, et CHA-

» RIXÈNE de Sicyone. En mourant il laissa un Testament,
» ridicule sans doute aux yeux de bien des gens, qui ne
» le sera peut-être pas pour vous qui chérissez la vertu
» et faites grand cas de l'amitié...... Voici donc ce que
» portait cet écrit. «« A ARÉTÉE je lègue ma mère à
»» nourrir et à soigner dans sa vieillesse; et à CHARIXÈNE
»» ma fille à doter le plus richement qu'il pourra sur ses
»» propres biens. S'il arrive quelque accident à l'un des
»» deux, l'autre aura le legs de celui-ci avec le sien. »»
» A l'ouverture du testament, tous ceux qui connaissaient
» la pauvreté d'EUDAMIDAS, sans connaître toute l'amitié
» avec les deux autres, regardèrent cette pièce comme
» une plaisanterie, et se retirèrent en riant. » ««Qu'ARÉTÉE
»» et CHARIXÈNE sont heureux, — s'écriaient-ils —! Quelle
»» riche succession! EUDAMIDAS les a laissés ses créanciers
»» en mourant, et c'est lui qui, après sa mort, hérite
»» de ses deux légataires vivants. »» Cependant ceux-ci
» arrivent, lisent le Testament, et s'empressent d'exécuter
» la volonté du Testateur. CHARIXÈNE ne survécut que
» cinq jours; ARÉTÉE, le plus honnête de tous les héritiers,
» accepta les deux legs; il nourrit la mère d'EUDAMIDAS
» et dota sa fille en lui faisant présent de deux talents et
» demi sur cinq qu'il possédait; il en donna également
» deux et demi à sa propre fille, et les maria le même
» jour. »

Voilà le fait raconté par LUCIEN, fait qui fut le sujet de beaucoup de commentaires de la part des interlocuteurs; qui a été aussi commenté et admiré par les Métaphysiciens Moralistes des temps ultérieurs, et le sera sûrement jusqu'à la consommation des siècles.

Au milieu du XVIIe siècle, un Peintre français, Nicolas POUSSIN, l'Artiste dont la France s'enorgueillit le plus, voulut déposer sur la toile, et conserver, par les arts du dessin, un monument de cette sublime amitié, dans un tableau qui est devenu on ne peut plus célèbre sous le nom de *Testament d'*Eudamidas. Mais pour que cet événement fût mis au jour, et à la portée de nos yeux, de notre cœur, de toute notre affectibilité, il substitua au Testament *olographe*, qui est implicitement renfermé dans l'histoire, un Testament par *acte public*, afin que nous tous, qui pouvons être témoins de cette scène, soyons en état de nous instruire des circonstances de la chose, et de nous édifier des actes moraux dont nous sommes spectateurs et pour ainsi dire auditeurs. — Patience, Messieurs, tout ne sera pas moral : la science pourra y trouver quelque idée.

Le titre nous a fait connaître l'action. Le lieu, la nudité de la demeure nous apprennent l'indigence du Héros. Son bouclier et son glaive appendus à la muraille nous disent qu'il a servi l'État. Le grabat sur lequel il gît est à l'avenant du séjour. Eudamidas, couché sur son dos, est dans un état de prostration qui démontre le dernier degré de la faiblesse. Le visage n'a de la vie que les mouvements de la parole. Il parle pour dicter ses dernières volontés à son Notaire ou Tabellion, qui, assis à côté de lui, et écrivant sur ses genoux, trace le Testament dont vous connaissez les dispositions. Sa mère, assise au pied du grabat, fond en larmes. Sa fille, jetée entre les genoux de son aïeule, est dans l'abattement le plus profond.

Dans cette lugubre scène se trouve un cinquième personnage : c'est le Médecin qui, au côté gauche du lit, debout, très-attentif, explore les pulsations du cœur. — Que fait-il ici, lorsque ni le Notaire, ni ces touchantes femmes, ni le mourant lui-même ne peuvent avoir aucune espérance? Sa physionomie n'exprime rien qui ne soit d'accord avec notre jugement. — Pourquoi le Peintre l'a-t-il fait venir dans un moment où il ne s'agit plus de traitement, de probabilité de guérison ou de soulagement, mais seulement de mort et de succession? — POUSSIN, que quelques-uns ont nommé le RAPHAËL *français*, et d'autres le *Jugement* incarné, a dû penser que, dans tous les temps, un Testament, ou acte de dernière volonté, doit être respecté religieusement comme l'expression de la raison la mieux réfléchie. Mais afin que cette expression soit ainsi sacrée, il faut que, pour ceux qui l'entendent, elle émane d'une âme qui jouit de la plénitude de son entendement, et que les organes vivants dont elle se sert soient fidèlement obéissants dans la coopération de la parole.

Cette condition est si importante, que lorsque le Notaire s'approche du malade qui l'a appelé pour la fonction dont il s'agit, il est obligé de se mettre avec lui dans un rapport *conférenciel* assez long afin d'être en état de déclarer en conscience, dans l'acte, que *le Testateur, quoique malade de corps, est très-sain d'esprit.* — Vous entendez bien, MESSIEURS, que la *maladie du corps* dont parle le public est une *Affection Vitale* qui a lésé la santé. Il s'agit donc de déclarer à la société que, chez le Testateur, la *Force Vitale*, ou la *Nature Hippocratique* est en état de maladie, et que néanmoins la *Gnômè* ou l'Ame Pensante n'est nullement malade.

Si le Notaire a quelque doute sur la réalité de cette condition, ou si des personnes intéréssées ont quelque profit à faire penser que le Testateur malade ne jouit pas de l'intégrité du Principe de l'Intelligence, quel est l'homme compétent capable de décider le cas ? — On ne peut raisonnablement s'adresser qu'au Médecin.

Or, la réponse ne peut être fournie, en sûreté de conscience, que par le Médecin qui aura su, comme HIPPOCRATE, que les *unités* des Deux Puissances du Dynamisme Humain sont assez distinctes pour que chacune puisse jouir d'une *normalité* complète, nonobstant un état de maladie qui afflige l'autre. Ainsi la connaissance profonde de cette Dualité est indispensable pour pouvoir répondre, en son *Ame et conscience*, à la question préalable du Notaire qui va recevoir un Testament.

Puisque la connaissance dons nous parlons est un cas de Médecine Légale, comment M. CAYOL a-t-il pu dire que la question de la Dualité des Puissances du Dynamisme Humain est étrangère à la Pratique Médicale? — La raison de tout cela est qu'il veut se nourrir d'un Monothélisme dont nous parlerons bientôt, et méconnaître volontairement la Dualité Hippocratique.

23me LEÇON.

POUSSIN A BIEN FAIT DE METTRE, DANS SON TESTAMENT D'EUDAMIDAS, UN MÉDECIN QUE L'ON PUISSE CONSIDÉRER COMME DISCIPLE D'HIPPOCRATE : POURQUOI. — HIPPOCRATE AVAIT PROFESSÉ PLUSIEURS FOIS LE PRINCIPE DE LA DUALITÉ. — CITATION MAL CONÇUE PAR GALIEN ; AVERTISSEMENT DE M. DAREMBERG, ET RETOUR DU PASSAGE D'HIPPOCRATE AU SENS COMMUN. — QU'EST DONC M. CAYOL. — IL EST ANIMISTE : EST-CE A LA FAÇON DE STAHL, OU EST-CE A CELLE DE CABANIS? IL A VOULU ROMPRE AVEC HIPPOCRATE ET SA TRADITION. — EXAMEN DES APHORISMES QUI EXPRIMENT LA DOCTRINE DE M. CAYOL. — LE 1er APH. EST UNE PROPOSITION ZOONOMIQUE. — 2e APH. : IL TRAVAILLE A RENDRE LA FORCE VITALE MATÉRIELLE. — 3e APH. : CRITIQUE. — 4e ET 5e APH. : DÉFINITION DE LA MALADIE PAR M. CAYOL. OBSTINATION DE NE VOULOIR PAS CHERCHER, POUR L'ÉCLAIRCISSEMENT DE LA FORCE VITALE, LES ANALOGIES DANS L'AME PENSANTE. — 6e APH. : LES AFFECTIONS MORBIDES N'Y SONT PAS COMPRISES. — 7e APH. : SUIVANT L'AUTEUR, LA MALADIE N'EST QU'UN TRAVAIL MÉDICATEUR. — CRITIQUE DE CETTE PROPOSITION. — IL EST ÉTRANGER AU PARALLÈLE DES AFFECTIONS RESPECTIVES DES DEUX PUISSANCES. — QUELQUES NOTIONS SUR LA PATHOLOGIE HIPPOCRATIQUE MISES EN PARALLÈLE AVEC LA PATHOLOGIE DE M. CAYOL. — CRITIQUE DE QUELQUES AUTRES APHORISMES. — DANS LE 23e, ON TROUVE UN MOT OU LA FORCE VITALE EST INDÉPENDANTE DE LA MATIÈRE. — DANS LE 24e, ON TROUVE LA SOURCE D'UN PROBLÈME : PUISQUE LES MALADIES NE SONT QUE DES ACTES MÉDICATEURS, COMMENT FAUT-IL APPELER LES SYMPTÔMES ET LES GROUPES DE SYMPTÔMES QUI TUENT ?

MESSIEURS,

Le *Testament d'*EUDAMIDAS de POUSSIN, que j'aime à contempler à l'occasion de l'*Hippocratisme* MODERNE, me suggère une réflexion : comme le fait représenté dans la scène est d'une époque incertaine, l'illustre Peintre a pu laisser croire que le Médecin présent était ou HIPPOCRATE, ou quelqu'un de ses Élèves. Les formes pittoresques ne s'éloignent pas de cette idée. Si l'on avait à peindre un sujet où se trouverait la question du Testateur mourant, dans d'autres lieux et dans d'autres temps, l'Artiste devrait y prendre garde. Tout Médecin ne serait pas en état de répondre à la question du Notaire. Un Hippocratique élevé à Montpellier sait très-bien qu'une Ame Pensante peut être parfaitement saine et vigoureuse, lorsque la Force Vitale sa congénère est prête à s'éteindre. Mais en serait-il de même d'un *Hippocratique-Moderne* qui serait conséquent? Étranger à la question de la Dualité, et tout imbu du Monothélisme, oserait-il prononcer que l'esprit est parfaitement sain quand la santé du Testateur est dans l'état le plus déplorable ?

Je vous faisais observer que M. CAYOL, qui se dit Hippocratiste, a implicitement renoncé lui-même à ce titre dans sa déclaration, quand il avoue que la connaissance de la Dualité est étrangère à la Science Médicale. HIPPOCRATE n'avait pourtant pas manqué d'exprimer l'influence que chacune des Puissances de l'Homme exerce sur l'autre. Ce point de l'Étiologie Anthropologique est une partie intégrante de la Médecine.

Cette influence réciproque est un sujet d'étude qu'HIP-

POCRATE et GALIEN ont soigneusement examiné, et ce fait est un des arguments les plus convaincants et de la Dualité, et des indications que le Médecin peut en tirer. Pour que mon assertion reste dans votre esprit, laissez-moi vous fournir un exemple qui peut nous instruire à plus d'un titre.

GALIEN a fait un Livre curieux, que M. DAREMBERG vient de traduire en français, et qui a pour titre cette sentence : *Que les mœurs de l'Ame Pensante suivent le tempérament de l'Agrégat Matériel.* Chez cet Auteur, ce qu'on appelle *tempérament* est l'assortiment des quatre qualités corporelles dans tout Être Vivant (en tant qu'il est vivant) : or, vous vous souvenez que ces qualités de l'Antiquité sont la chaleur, le froid, le sec, l'humide, portions de ce que nous appelons des *impondérables.* Mais comme, suivant HIPPOCRATE, l'assortiment de ces qualités n'est formé que par l'opération du *pneuma* maternel reçu dans le temps de l'apparition de l'embryon de l'enfant, et des *autres causes d'en haut*, le tempérament se réduit à ce que nous appelons à présent le signalement des Facultés individuelles de la Force Vitale de l'individu.

La traduction du titre du Livre de GALIEN, suivant notre langage Anthropologique, est donc celle-ci : *Que les mœurs de l'Ame Pensante subissent l'influence des modes particuliers de la Force Vitale du sujet.*

Il faut savoir que GALIEN, quoique Déiste et Religieux, ne croyait pas à l'immortalité de l'Ame Pensante. Il montre souvent l'occasion de faire voir que cette Puissance n'a pas d'autre destinée que celle de la Force Vitale. C'est vraisemblablement pour faire valoir cette opinion qu'il a composé le Livre dont il s'agit, et qu'il a même exagéré la proposition formulée dans son titre. HIPPOCRATE n'avait rien insinué de pareil : l'hypothèse est toute de son Commentateur. Mais GALIEN y tient tant, que, suivant la remarque de M. DAREMBERG, il lui est arrivé de *fausser* des propositions de PLATON et d'ARISTOTE, et de recourir à des *supercheries* pour les tourner *au profit* de cette triste croyance (1).

GALIEN se sert surtout du fameux Livre d'HIPPOCRATE *De Aëre, Aquis et Locis,* pour manifester ce que la Force Vitale peut faire sur le Principe de l'Intelligence ; mais il a dissimulé ce que le Père de la Médecine avait dit sur l'empire que possède la γνώμη sur le *reste du Dynamisme*, c'est-à-dire sur la Force Vitale. Cependant la réciprocité des influences est également exprimée dans la Collection Hippocratique. Soyez convaincus, d'après le passage suivant, et de la réalité de la *Doctrine de l'Alliance* dans l'esprit de l'Hippocratisme, et de l'infidélité de son Apôtre.

GALIEN cite plusieurs passages du Traité *De Aëre, Aquis et Locis,* et en voici un où vous trouverez ce que je vous dis. — HIPPOCRATE met en contraste les Asiatiques avec les Européens septentrionaux des pays montagneux. « De » tels naturels, — dit-il —, sont doués au suprême degré » d'un caractère farouche et sauvage. Ceux, au con- » traire, qui vivent dans les pays enfoncés, couverts » de prairies, tourmentés par des chaleurs étouffantes, » plus exposés aux vents chauds qu'aux vents froids, et » qui usent d'eaux chaudes, ne sont ni grands ni bien

(1) V. dans la traduction de ce Livre par M. DAREMBERG les pages 54, note 3 ; et 60, note 1.

» proportionnés; ils sont trapus, chargés de chair, ont » les cheveux noirs, sont plutôt noirs que blancs, sont » moins phlegmatiques que bilieux; leur Ame n'est douée » par nature, ni de courage viril, ni d'aptitude au » travail; *mais, la loi venant en aide, ils pourraient les* » *acquérir l'un et l'autre.* » — Vous voyez, MESSIEURS, qu'HIPPOCRATE sait tout ce que peut faire l'Intelligence contre les Instincts ou négatifs ou vicieux. Les Deux Puissances sont en présence: tantôt elles s'aident, tantôt elles luttent l'une contre l'autre; tantôt l'une est victorieuse et l'autre atterrée. Mais comme GALIEN ne veut pas que l'Intelligence soit d'une nature supérieure, que fait-il? — Il modifie le passage d'HIPPOCRATE, et l'affaiblit ainsi : « HIPPOCRATE entend par *loi* la manière » constante de vivre dans chaque pays ; elle comprend » ce que nous appelons *nourriture*, *éducation des enfants*, » *habitudes de pays.* »

Je le demande à votre conscience, MESSIEURS, vous êtes-vous jamais servis du mot *loi* pour exprimer une habitude, un goût, un penchant instinctif? n'avez-vous pas nommé ainsi ce que la raison avait érigé en règle, pour résister à des propensions vicieuses contraires au bien public? C'est ainsi que la *loi* est conçue et appréciée par les intelligences honnêtes, éclairées, dégagées de toute prévention et de tout parti pris.

Restez donc bien convaincus, MESSIEURS, que la Dualité du Dynamisme Humain, l'association des Deux Puissances, la nécessité de connaître leur influence réciproque pour l'intelligence de la Vie de l'Homme, sont trois propositions fondamentales inséparables de l'Anthropologie Hippocratique, Physiologie seule qui puisse être la base de la Médecine Humaine.

Mais puisque M. CAYOL attaque le Matérialisme, et qu'il n'est ni Vitaliste, ni Hippocratiste, qu'est-il donc ?

Je demande aux Dictionnaires récents ce que l'on est quand on est persuadé que les êtres *animés* sont tels en vertu d'une Cause interne qui n'existe pas dans les corps inanimés. — J'y trouve qu'alors on est *Animiste*; *Animisme* ne me paraît pas signifier autre chose que : conviction de l'existence d'une Cause indéterminée qui rend l'Être vivant radicalement différent des corps inanimés.

En 1836, on a mis dans un *Supplément au Dictionnaire de l'Académie Française*, de BARBA, ces petits articles :

1° « ANIMISME. Doctrine par laquelle on prétend que » l'Ame préside à tous les actes de l'Organisme. »

2° « ANIMISTE. Naturaliste ou Physicien qui rapporte » à l'Ame tous les phénomènes de l'économie animale. » *La secte des Animistes.* »

Cette explication suppose que le mot emporte avec soi l'idée d'une Ame substantielle. Mais voici une définition différente. Dix ans après le *Dictionnaire Supplémentaire* de BARBA, est apparu le *Dictionnaire des Dictionnaires*, de Napoléon LANDAIS. Il est curieux d'y connaître l'article double relatif à ces mêmes mots. Le voici.

« ANIMISME. Doctrine qui enseigne que l'Ame préside » à tous les actes de l'Organisme.

» ANIMISTE. Celui, celle qui rapporte à l'Ame tous les » phénomènes de l'économie animale. — Matérialiste. »

Cette dernière acception, que je ne connaissais pas auparavant, et qui semble être en opposition avec le sens littéral du mot, m'a beaucoup surpris. J'aurais eu besoin d'une explication ; mais, à son défaut, je reviens à ma définition.

Il doit y avoir des Animistes de diverses sortes : des Animistes Stahliens, chez qui on enseigne formellement l'existence d'une Ame substantielle; des Animistes sceptiques, qui ne pouvant pas mettre dans une même catégorie les Êtres animés et les corps inanimés, restent toujours dans le doute. — Mais il y a des Animistes qui, au moyen d'une INTERPRÉTATION (souvenons-nous de l'*interprétation* de M. CAYOL), peuvent prendre ce titre en enseignant le Matérialisme le plus cru.

Ceux qui ont lu CABANIS, savent que cet Auteur a su tirer de l'Animisme de STAHL une démonstration ayant la forme de l'Hylozoïsme le plus explicite. Puisque l'Ame (Stahlienne) est toujours une même substance dynamique depuis l'Homme jusqu'aux radiaires, jusqu'aux éponges, j'ai pensé qu'il ne serait pas difficile à un Matérialiste de faire, au moyen d'une même logique, une progression ascendante correspondante, et de nous montrer un Dynamisme biotique hylozoïque qui s'élève d'un infusoire asymétrique, d'une manière continue, jusqu'aux individus qui ont créé les Arts Mécaniques, les Sciences, les Sociétés Politiques et les Arts Libéraux.

D'après notre méthode d'exclusion, nous pouvons penser que M. CAYOL est Animiste. Je suis encore très-persuadé que son Animisme est celui de STAHL; mais je n'oserais répondre de rien, par deux raisons : d'abord parce qu'il s'est rendu étranger à la Philosophie d'HIPPOCRATE et de sa Tradition ; ensuite parce qu'il s'est figuré que la Philosophie Naturelle de NEWTON devait être le modèle de ce qu'il appelle la *Loi de la Vie.* Nous parlerons de cela plus tard.

De mon examen de sa déclaration, et de l'affectation

qu'il a eue de n'avoir aucune communication avec l'École de Montpellier, il a été facile de conclure qu'il voulait n'avoir aucun rapport avec HIPPOCRATE et sa Tradition. Il a rompu en visière avec l'Hippocratisme. Mais donner le nom d'Hippocratisme à une opinion contraire à la Doctrine Hippocratique, est-ce une conduite conforme aux lois de la vérité, et le public n'a-t-il pas quelque raison de murmurer ?

J'avais lu autrefois dans le *Tableau de la Vie Humaine*, de CÉBÈS, et aperçu dans les gravures qu'on en a faites, un type de Savants qui paraissent désirer d'entrer dans le Temple de la Vérité, ou de la véritable Instruction; qui cependant en sont repoussés, reviennent, montrent le but aux voyageurs, vont et viennent, sans qu'ils se reposent à aucun des deux termes du trajet. — « Comment nommez-vous ces femmes qui, d'un air » de gaîté, viennent du séjour de l'Instruction?

— » On les nomme Opinions. Elles viennent d'y » conduire ceux qui sont entrés dans le sanctuaire » des vertus, et viennent en prendre d'autres, pour » leur annoncer que les premiers jouissent déjà du » bonheur.

— » Sont-elles introduites aussi auprès des Vertus ?

— » Non; il n'est pas permis à l'Opinion de pénétrer » dans le séjour de la Science. Elle se contente de re- » mettre les voyageurs à l'Instruction; et quand celle-ci » les a reçus, l'Opinion retourne sur ses pas pour » en amener d'autres, comme les vaisseaux déchargés » de leurs marchandises repartent pour en aller chercher » de nouvelles. »

Long-temps je ne me suis pas fait une idée de Maîtres de ce caractère. Je crois en voir un exemple dans l'Auteur du *Ver Rongeur*, et de l'*Hippocratisme Moderne.* Sa doctrine est éminemment une Opinion. De toutes les propositions qui la constituent, il n'y a de positif que cette assertion : que *tout Être vivant diffère des Êtres inanimés, par la présence d'un Cause vivifiante qui n'existe pas dans les corps non vivants.* Toutes les autres sont sujettes à contestations. — M. Cayol est messager de cette opinion qu'il appelle l'Hippocratisme. D'après la foi de ce titre, les aspirants marchent. Ils sont partis d'un lieu où la Tradition Hippocratique les avait dégrossis, pour se rendre à une École de Cos; mais le conducteur n'a aucune communication ni avec la Tradition qui redoute les *Formules* de l'Opinion, ni avec l'Hippocratisme qui est indigné des *interprétations* de l'Auteur *Moderne.*

Il est vraisemblable que M. Cayol prétendra avoir assez fait pour empêcher le public de tomber dans l'erreur, quand il a joint l'adjectif *moderne* au nom *Hippocratisme. Moderne* ne suffit pas pour dire la vérité, toute la vérité, rien que la vérité. *Moderne*, assez généralement, fait naître l'idée du rajeunissement d'une chose essentiellement la même, que la vétusté ou des accidents avaient endommagée. L'Auteur se serait peut-être moins exposé à un soupçon de fraude, si, au lieu de *Moderne*, il avait mis *Modernisé.*

Pour que vous ayez une idée claire de la différence qui existe entre l'Hippocratisme Médical et la Doctrine que M. Cayol appelle *Hippocratisme Moderne*, je commence par comparer quelques-uns de ses Aphorismes avec les propositions correspondantes à celles de l'Hippocratisme ou de Cos, ou de Montpellier.

I. « Tout corps organisé vivant est doué, pendant un

» temps déterminé, de la Faculté de pourvoir à sa propre » conservation, d'opposer une résistance active à tous » les agents de destruction, et de réparer incessamment » ses pertes. »

C'est une vérité si évidente qu'elle n'est que l'expression de ce qui tombe sous nos sens. Puisque la Vie est temporaire, il n'y a personne qui ne dise qu'elle est un *effet*. Quiconque veut raisonner, s'empresse de demander : puisqu'il existe un *effet*, qu'est sa cause? Voyons si le Second Aphorisme nous instruira.

II. « Cette Faculté, inhérente et propre au corps orga- » nisé vivant, est le résultat d'une Force particulière qui » préside à tous les Phénomènes de la Vie, et que nous » nommons en conséquence *Force Vitale*. Mais comme » cette Force ne se manifeste que par l'action des organes, » toutes les fois que nous la considérons dans ses actes » nous l'appelons *Organisme*. »

Ici, il faudrait se bien entendre réciproquement touchant la signification des mots. M. Cayol dit que la *Faculté* vivifiante est *inhérente* et *propre* au corps ; est le *résultat* d'une *Force Vitale*. — Donc, d'après son langage, la *Faculté propre au corps* est l'*effet* de la *Force Vitale*. Souvenons-nous que la *Faculté* de conserver le corps, de le préserver de la corruption, de réparer ses pertes, est un pouvoir provenant de la *Force Vitale* qui est la Puissance de *tout corps organisé vivant*.

Nous savons ainsi ce que signifie, chez M. Cayol, le mot *Faculté* en Physiologie : c'est une qualité de la *Force Vitale* dont est doué *tout corps organisé vivant*.

Dans un écrit postérieur que notre Adversaire a fait pour *réfuter* le *Principe de la Dualité du Dynamisme*

Humain, qu'il appelle le *Système des deux Ames* (1), il nous apprend clairement sa manière de considérer la γνώμη d'HIPPOCRATE, la *Mens* des Latins, l'*Ame Pensante* de Montpellier.

Lisons textuellement l'opinion de M. CAYOL sur le Dynamisme Humain (2).

« L'Ame des bêtes ne se manifeste que par des Facultés » *végétatives, sensitives et instinctives*. Celle de l'Homme » est, de plus, *intellective*: et c'est pour correspondre à » cette sublime FACULTÉ qu'elle a été créée à l'image de » DIEU. » Ainsi, la Cause de l'Intelligence n'est point, selon M. CAYOL, une Puissance substantielle, mais seulement une *Faculté* de plus, une *qualité* de plus ajoutée à la *Force Vitale* commune *dont tous les corps organisés vivants sont doués*.

L'Auteur veut être Monothélite Anthropologique, et il est conséquent lorsqu'il ne voit dans le Dynamisme de l'Homme qu'une Ame bestiale assaisonnée d'une *Faculté* de plus qui est l'Intelligence. — Mais ailleurs il assure que la *Faculté* est *spirituelle* et *immortelle*. — Pour lors, il cesse d'être conséquent. Dans ce cas, il y a une existence ou Puissance dont le sort est évidemment semblable à celui de la Force Vitale des animaux; et une existence immortelle, dont la destinée est différente. — Mais il est évident qu'en raisonnant ainsi on pense comme

---

(1) Cet écrit a pour titre : « Défense de l'Hippocratisme Moderne, » et réfutation du *Système des deux Ames dans l'Homme*, plus connu » sous le nom de *Double Dynamisme Humain*. » — Il a fait insérer un fragment de sa Réfutation, dans le Journal religieux intitulé : *Annales de Philosophie Chrétienne*.

(2) Journal cité : 26e année; Mars 1852; p. 216.

Hippocrate et Montpellier, et qu'alors on est bien inconséquent si l'on a l'intention de réfuter le Principe de la Dualité du Dynamisme Humain.

Quant à son obstination de rendre les expressions *Force Vitale*, et Organisme, synonymes ,...... d'abord il en rabattra un peu dans le cours de la rédaction de ses Aphorismes. Ensuite, quand il connaîtra ce que les Naturalistes modernes nous ont appris touchant les premiers phénomènes de l'Embryogénie, il verra que, longtemps avant toute organisation, nous savons, avec certitude, que la Force Vitale est présente et agissante. Il n'y aura plus moyen de fondre dans l'entendement en une seule idée *Force Vitale*, et *Organisme*.

III. « La Vie, considérée dans ses rapports avec le » monde extérieur, ne consiste que dans une lutte ou » réaction incessante de l'Organisme contre les lois géné- » rales de la gravitation et de l'affinité, de la propagation » du calorique, de l'électricité, du magnétisme, et peut- » être encore d'autres agents inconnus. »

Cette lutte de la *Vie contre les lois générales* du Monde extérieur semble avoir été calquée sur le mot de Bichat, que la Vie est la lutte du corps contre la mort. Les traits d'esprit de ce genre me paraissent être trop équivoques pour qu'il faille les laisser entrer dans la Science sans en avoir bien examiné toutes les portées. Quand on a dit que la Vie est une lutte contre la mort, n'aurait-on pas dit avec autant de vérité que la Vie est la mère et la nourrice de la mort ?

Après ces Antithèses assez stériles, notre Adversaire va nous occuper de Pathologie et de Force Médicatrice. Il nous semblait plus à propos de nous entretenir auparavant de la nature de l'Homme, et d'imiter en cela l'exemple d'Hippocrate. En Médecine, suffit-il de savoir que l'Homme jouit d'une Force Vitale, comme tous les corps organisés vivants, pour être dispensés de pénétrer plus avant dans la connaissance de notre Être ?

Dans l'Anthropologie, nous trouvons une Ame Pensante qui a une existence tantôt heureuse, tantôt malheureuse. La Morale a été faite afin que nous fussions en état de soigner cette Ame pour la rendre aussi heureuse qu'il est possible, et pour dissiper ou adoucir son malheur. Mais, pour arriver à ce but, il a bien fallu préalablement étudier expérimentalement cette Puissance, avant de pouvoir espérer de lui être utile. Nous ne concevons pas la possibilité de construire une Morale, si nous n'avons pas une notion de la Psychologie empirique.

Quand Hippocrate nous a fait voir que dans l'Homme sont Deux Puissances, et qu'il y a des rapports entre la Puissance Automatique irresponsable et la Puissance intellective responsable, il nous a suggéré l'idée de les comparer, pour voir si celle que nous connaissons par le Sens Intime nous ferait deviner ce que nous ne pouvons point apprendre directement dans l'autre. Nous avons prudemment profité de cette insinuation, et nous avons pu nous en féliciter. M. Cayol agit bien différemment, puisqu'il nous dit qu'*il ne s'est jamais occupé de cette recherche*, et qu'il la croit de toute inutilité en Médecine. Nous protestons énergiquement contre l'opinion de cette superfluité. Avant l'étude de la Pathologie, nous recommandons une profonde étude de la Doctrine du Dynamisme Humain; celle des Fonctions Vitales, tant des immanentes, des naturelles que des instinctives. Puis nous conseillons l'étude de la Doctrine de l'Alliance des Deux Puissances, et enfin celle des Fonctions *dicratiques*, exécutées par la coopération des Deux Puissances. — Nous ne concevons pas qu'un Homme puisse être Pathologiste s'il n'est pas muni de ces notions.

IV. « Indépendamment de cette lutte ou réaction *nor-* » *male* de l'Organisme, qui ne trouble point l'harmonie » des Fonctions, puisqu'au contraire elle en est la fin et le » résultat naturel, des réactions *accidentelles* ou *anor-* » *males* de l'Organisme sont provoquées par tous les » agents accidentels de trouble et de destruction, par » toutes les causes de maladie. »

V. « Toute maladie est donc une réaction accidentelle » anormale ou pathologique de l'Organisme contre une » cause accidentelle de trouble. »

Ces deux Aphorismes sont anti-Hippocratiques : ils proviennent de l'absence de l'Anthropologie Hippocratique, et de l'omission du parallèle des Deux Puissances.

Chez M. Cayol, une maladie n'est donc qu'une réaction de l'Organisme contre une des Causes qui le troublent, c'est-à-dire qui blessent les *organes et la Faculté Vitale* constitutive de la Force Vitale. — Mais, chez les Hippocratistes, la Force Vitale, qui n'est pas une *Faculté*, mais bien une Cause agissante et par conséquent *existante* per se, nonobstant l'intégrité des organes, exprime son mal avant de mettre en action les moyens de le détruire. Cette Puissance se comporte, dans ce cas, comme l'Ame Pensante. Quand elle est atteinte d'une idée affligeante, elle manifeste l'affection qu'elle en ressent. Il s'écoulera du temps avant que la raison lui ait suggéré les expédients pour dissiper la Cause, ou les idées philosophiques ou religieuses qui doivent rendre le mal supportable.

Au reste, il n'est pas possible que, dans le moment

actuel, M. Cayol et l'Hippocratisme de Montpellier puissent s'entendre sur la Pathogénésie. Les idées capitales de ce phénomène sont une distinction entre la *maladie* et l'*affection* vitale. — Il y a des maladies par *réaction*, qui ne sont point médicatrices. — Un très-grand nombre de maladies sont l'expression d'affections morbides vitales, et non de simples réactions. — Un grand nombre de maladies sont des manifestations d'affections vitales qui, loin d'être médicatrices, demandent impérieusement des moyens thérapeutiques appelés symptomatiques. — Les affections vitales ne sont pas plus bienfaisantes de leur nature, que les passions humaines ne sont louables et dignes d'être imitées. — Les affections morbides vitales humaines sont très-nombreuses et très-variées, et il ne faut pas plus s'appliquer à en affaiblir le chiffre, qu'il ne convient de le faire pour les passions mentales : la Thérapeutique et la Morale le demandent.

Tout cela est inintelligible pour ceux qui affectent de n'avoir aucune liaison avec l'Hippocratisme de Montpellier qui est le fils légitime de celui de Cos.

VI. « Une *réaction*, c'est, suivant l'étymologie et le » sens commun, une *action provoquée*. » Il faut un peu plus de clarté. En Physique, c'est l'*action d'un corps sur un autre dont il éprouve l'action*. En Métaphysique, c'est l'*action d'un être vivant en conséquence de l'action qu'il avait reçue*. — « Or, une » action, *un acte de l'Organisme*, soit *provoqué*, soit » *spontané*, qui a un but, une tendance, est par cela » même une *Fonction*. » — S'il y a un but, c'est certainement une Fonction, sans qu'il soit même nécessaire de le dire. Mais y a-t-il, dans des organes vivants, des actions qui viennent *spontanément*, et qui par conséquent ne sont pas *réactives*? — Je ne pense pas que personne le nie. — Êtes-vous sûr que toute action vitale non provoquée ait un but? — Il y a apparence que non, puisque, dans une foule de cas, la Thérapeutique est chargée d'anéantir des sensations pénibles, des mouvements spasmodiques, et beaucoup de symptômes plus ou moins nuisibles.

VII. « Toute maladie est donc une *Fonction accidentelle* » *ou anormale de l'Organisme*, *qui a pour but*, *pour ten*» *dance*, d'éliminer ou d'assimiler la chose qui nuit » (le corps étranger, le principe hétérogène, la cause » morbifique), de réunir ce qui est accidentellement di» visé, et de réparer tous les désordres, soit qu'ils » résultent de la présence du principe hétérogène, ou » des efforts mêmes d'élimination ou d'assimilation. »

Non, l'Humanité n'est pas assez heureuse pour qu'il en soit ainsi. Il est indubitable que le Dynamisme Humain est doué d'une Faculté médicatrice, puisque la plupart des hommes qui meurent vieux ont échappé à des maladies qui se sont dissipées sans que l'Art puisse s'en vanter. Mais si l'on porte son attention sur les tables de mortalité faites pour la probabilité de la Vie de l'Homme, on est effrayé de voir ce que produisent ces maladies que M. Cayol dit être des *Fonctions qui ont pour but* de faire disparaître les Causes destructrices de la Vie. Ces Fonctions médicatrices sont pire que la taille et l'amputation des jambes. Je lis dans l'*Histoire de l'Homme* de Buffon ces mots : « La » moitié du Genre Humain périt avant l'âge de 8 ans » 1 mois, c'est-à-dire avant que le corps soit développé, » et avant que l'Ame ne se manifeste par la raison. » — Nous pouvons bien dire aussi avant que les patients aient été exposés aux accidents vulnérants qui provoquent incontestablement des réactions vitales.

Ne présenter une maladie que comme une Réaction médicatrice de la Force Vitale, n'est-ce pas heurter contre les faits les plus communs? Avant de faire un acte de réparation, il me paraît que le Dynamisme Humain manifeste son mal. Quand un soldat, porté des rangs à l'ambulance, a subi des plaies profondes, des fractures soit avec esquilles, soit avec comminution, il est atterré, et tombé dans une sorte de stupéfaction. Le pouls et les forces sont en mauvais état. L'individu est très-malade : et cependant qu'observe-t-on en lui de médicateur? Pendant long-temps on ne verra en lui que le *traumatisme*; les symptômes ne montrent que l'expression du mal.

Si M. Cayol avait eu recours au parallèle des Deux Puissances, afin de voir leur état dans la comparaison de leurs affections respectives, il aurait soigneusement distingué dans une grande Passion les symptômes qui la caractérisent, et l'ordre dans lequel ils se manifestent. Je m'adresse à vous, Messieurs, pour voir si l'examen de ce qui se passe dans une Passion de l'Ame Pensante ne pourrait pas mieux nous diriger dans l'analyse d'une maladie.

On conviendra donc que, dans l'Ordre Intellectif, il y a des *affections* dont l'initiative ne se montre que par une manifestation du mode insolite; que ces affections sont très-variées; qu'il en est qui viennent comme suites d'une impression antérieure; mais qu'il en est beaucoup qui ne naissent qu'en vertu d'une disposition individuelle primordiale; qu'il y en a d'avantageuses pour leur fin, mais qu'il en est au moins autant dont le but est pernicieux pour l'individu ; que, dans la plupart des cas d'une forte Passion, l'Intelligence ne cherche les moyens d'en débarrasser l'Ame Pensante qu'après en avoir vivement senti les tourments et le dommage ; que beaucoup de Passions s'éloignent par le temps, sans qu'il se soit opéré une action réparatoire.

Puisque des *affections* mentales ainsi analysées nous présentent de telles circonstances, il est prudent de voir si, dans les affections morbides, on trouve des caractères analogues. C'est après cette comparaison que nous pourrons apprécier la définition que M. Cayol nous a donnée de *toute* maladie.

M. Cayol dit : « Toute maladie est une réaction. » Dans l'Hippocratisme de Montpellier, on dit : il y a des maladies qui ne sont que des réactions vitales ; ce sont principalement celles que l'on appelle chirurgicales, qui proviennent ou d'impressions violentes accidentelles, ou d'opérations thérapeutiques vitalement ou physiquement blessantes. — Mais la plupart des maladies spontanées proviennent d'une *affection* vitale, qui est pimordialement conçue, ou introduite, non d'une manière efficiente, mais d'une manière occasionnelle.

Au Palais, on distingue deux sortes de Passions malfaisantes, attentatoires au droit naturel ; on comprend dans la première catégorie celles que l'on appelle de sa *juste défense*, et celles de *rixe*. On désigne les autres délits ou crimes, comme actions de *préméditation*. — Les Passions qui sont les méfaits de la première sorte paraissent agir comme une *réaction*. Cet acte, en effet, semble être la manifestation immédiate de l'affection.

Comme il découle du sentiment du dommage que l'accusé venait d'éprouver, il sera considéré presque comme un Instinct Vital dont la raison et la justice n'ont pas eu le temps de proportionner la réponse.

Les *actions* illégales de *préméditation* sont le résultat de volontés plus ou moins passionnées qui agissent à leur temps, qui peuvent être hâtées par des occasions, mais qui peuvent agir indépendamment de toute impression favorable. Les crimes de ce genre ayant été préparés d'après des combinaisons raisonnées, n'ont aucun prétexte d'atténuation : l'Ame Pensante est sans excuse ; il n'y a pas eu lieu de provocation ; le mot de *réaction* ne peut pas entrer dans le récit.

Dans la Pratique Médicale, nous sommes tous les jours exposés à trouver des maladies dont l'initiative est aussi profonde, aussi étrangère à toute provocation, à toute influence occasionnelle, qu'il y en a dans les procès de certains criminels pervers. C'est en vain que nous cherchons une Cause provocatrice de la plupart des maladies sporadiques. La source doit être dans la nature idiosyncrasique de l'individu.

Hippocrate nous a donné des notions précieuses quand il a fait connaître les Épidémies tempestives. Oui, les Constitutions Médicales des saisons sont des Causes procatarctiques plus qu'occasionnelles des maladies populaires, ces Causes qui s'approchent quelquefois de la causalité efficiente. Mais comment concevoir les *provocations* et les *réactions* des Épidémies insolites, telles que celles de la Fièvre Jaune, du Choléra Asiatique, de la Suette Anglaise, etc. ? — Nous en dirons autant des maladies singulières Endémiques.

Quand on a réfléchi sur la Pathologie, je ne sais pas comment, en voyant des individus atteints : l'un de Choléra, l'autre de Scorbut, un troisième de Plique, un quatrième de l'Épidémie insolite de Scherlièvo, un cinquième de Cancer, un sixième de Lèpre Grecque, un septième d'Éléphantiasis, un huitième de Mal d'Alep, un neuvième d'une Fièvre Intermittente Pernicieuse,.... on a le courage de dire, dans chacun : voilà l'*action provocatrice* qui a atteint l'individu ; voilà les symptômes qui sont les *réactions* contre la provocation, et voilà en même temps les moyens qui viennent dissiper tant de maux et rendre la santé à ces malheureux.....!

Une Doctrine qui me présente abstractivement des choses que vous savez être impossibles à réaliser en fait, m'ôte le courage d'examiner un plus grand nombre de ces Aphorismes. — Que ferais-je de ceux où la *réaction* c'est-à-dire le moyen médicateur est la *fièvre* ou l'*inflammation ;* car, « l'inflammation est donc une *fièvre locale,* comme la fièvre est une *inflammation générale*? »

Cependant il sera bon de remarquer l'Aphorisme XXIII ainsi conçu : « La maladie étant dans sa nature et son » principe un *acte vital,* il n'est pas permis de la con- » fondre, comme on l'a fait jusqu'ici, avec les lésions » ou les altérations matérielles des organes, qui n'en sont » que les résultats éventuels et les conséquences. »

D'abord, jusqu'à présent la Puissance Vitale n'avait presque jamais été prononcée dans ce Traité : la Force Vitale a été remplacée par le mot *Organisme,* sans doute parce que, selon l'Auteur, il n'y a de substantiel que les organes, et que la Puissance n'est qu'une *Faculté.* Je vois pourtant qu'ici il existe une Puissance Vitale qui agit pour opérer la maladie sans la participation de la matière des organes, et par conséquent qui existe *per se.* J'en prends acte, afin que nous puissions examiner ce que notre Antagoniste a dit quand il a Newtonisé tout à son aise, et même ailleurs.

Mais, en second lieu, est-ce que *jusqu'ici* la maladie avait été regardée comme provenant des *lésions ou altérations matérielles des organes*? J'ignore quel est le lieu où M. Cayol a fait la découverte dont il parle. Hippocrate trouvait dans la *Nature Humaine*, c'est-à-dire dans la Force Vitale, la Vie organique, la santé, la maladie. J'ai remarqué le lieu où il dit que la source des maladies est dans le point de l'Homme *où il n'y a pas de parties.* Il m'a paru que, dans la plus noble partie de la Tradition, on ne parle pas autrement. Depuis soixante ans que je fréquente notre Faculté, je n'ai jamais entendu un mot digne de remarque qui fût contraire à ce Dogme. Nous avons souvent observé ce qui se disait dans les lieux où le Cartésianisme n'était pas encore complètement extirpé, et où les plus avancés en Anthropologie étaient des Hallériens. On avait noté ici un passage de la Pyrétologie de Selle, où l'Auteur dit qu'il n'existe pas de maladie qui ne provienne d'une altération du corps. Mais à Montpellier, on n'a jamais parlé ainsi, ni avant le Cartésianisme, ni pendant, ni après. — N'exhumons point l'excentricité de la Nosologie Chimique, dont l'Auteur a si amèrement rougi.

Quant au dernier Aphorisme, il est digne d'une grande attention. « Toutes les altérations physiques ou maté-
» rielles des organes, que l'Anatomie embrasse dans son
» vaste domaine (indurations, ramollissements, hyper-

» trophie, atrophie, suppurations, épanchements, dégé
» nérations de toute espèce, tubercule, cancer, méla-
» nose, cirrhose, athérome, etc.), sont des produits
» d'exhalations, de sécrétions ou d'autres Fonctions anor-
» males ou pathologiques, lesquelles ont leur type dans
» les Fonctions naturelles. »

Toutes ces transformations proviennent de la Force Vitale, sans conteste, puisqu'elles ne se produisent pas dans le cadavre. Mais puisqu'elles ne sont pas des *réactions* salutaires dont le but soit l'élimination des Causes morbides, elles ne peuvent pas être des maladies. Où M. Cayol les place-t-il, et quel nom leur donne-t-il? — La Nosologie actuelle n'a plus de sens dans cette *modernation*, je le vois. Les *affections morbides* n'y font rien. Mais puisque l'on n'appelle *maladies* que les phénomènes qui travaillent au retour de la santé, comment appelle-t-on les phénomènes aigus ou chroniques qui nous tuent ?

Les Médecins Hippocratiques ne peuvent pas concevoir comment Stahl et son École s'aheurtent à l'idée de ne voir dans l'Homme, en dépit de leur Sens Intime, qu'une Puissance *unitaire*, quoique le bon sens ait distingué dans la Vie Humaine les actions volontaires responsables d'avec les Fonctions naturelles et instinctives irresponsables. Ces Hippocratiques trouvent plus conforme à la droite raison la Dualité d'un Dynamisme, lorsqu'on est obligé de séparer les Fonctions responsables d'avec les irresponsables, et ils s'appuient sur le sens commun qui ne reconnaît dans les bêtes qu'une Puissance, puisque l'on ne connaît en elles rien de responsable. — Mais je suis encore plus surpris de voir le Stahlien M. Cayol renforcer cette choquante contradiction rationnelle. Non-seulement il persiste dans l'opinion d'un Monothélisme Anthropologique, et néanmoins distingue dans l'Homme la Vie responsable d'avec la Vie irresponsable ; mais encore, témoin, comme tout le monde, de tant d'affections pathétiques, mentales, qui blessent la raison et détruisent le bonheur, il enseigne que toute maladie (qu'il prétend être dans la même Puissance) est une action toujours salutaire en faveur de l'Économie Vitale.

24me LEÇON.

L'HIPPOCRATISME MODERNE N'EST POINT UNE DOCTRINE HIPPOCRATIQUE. — IL DIFFÈRE DE L'HIPPOCRATISME SÉRIEUX : 1o PAR LA TENDANCE MENTALE ; — 2o PAR LE SUJET ; — 3o PAR LES FRÉQUENCES SYMPATHIQUES ; — 4o PAR LA PHILOSOPHIE NATURELLE. — L'AUTEUR DE L'HIPPOCRATISME MODERNE MANQUE D'ESPRIT DE SUITE ; — IL N'EST CONSÉQUENT NI DANS LA SÉRIE DE SES IDÉES, NI DANS LES CONCLUSIONS DE SES RAISONNEMENTS. — DANS SA DOCTRINE RELATIVEMENT A CE QU'IL APPELLE LA LOI DE LA FORCE VITALE, IL A VOULU FAIRE EN MÉTAPHYSIQUE LE CONTRAIRE DE CE QU'AVAIT FAIT DESCARTES : CELUI-CI AVAIT TRAVAILLÉ A ÉTABLIR L'EXISTENCE DE L'AME PENSANTE, ET A DÉTRUIRE L'ORDRE VITAL. M. CAYOL VEUT FAIRE VALOIR LA FORCE VITALE, ET FAIRE ÉVANOUIR L'EXISTENCE DE L'AME PENSANTE. — DIFFÉRENCE ENTRE SA MANIÈRE DE CONCEVOIR LES LOIS, ET CELLE QUE MONTESQUIEU AVAIT CONÇUE. — DIFFÉRENCE ENTRE LUI ET HIPPOCRATE. — INTENTION QU'IL A EUE DE RAISONNER A LA MANIÈRE DE NEWTON. — PARALOGISME DANS LEQUEL IL EST TOMBÉ. — IL N'A PAS COMPRIS LES TROIS ORDRES DES CAUSES COSMOLOGIQUES, QUI SONT AUSSI CELLES DU PETIT MONDE. — IDÉE BURLESQUE ENTRE LA PÉRENNITÉ DE LA GRAVITATION DANS LE MONDE, AVEC LA CONTINUATION DE LA FORCE VITALE PAR LA GÉNÉRATION. — PASSAGE DE M. CAYOL QUI EXPRIME LA DUALITÉ HIPPOCRATIQUE DU DYNAMISME HUMAIN. — OUBLI DE CET AVEU POUR ARGUMENTER CONTRE MONTPELLIER.

MESSIEURS,

Dans ma Leçon précédente vous avez entendu les principaux des APHORISMES que M. CAYOL avait réunis pour en former sa Doctrine Médicale qu'il appelle l'*Hippocratisme Moderne*. Comme j'avais eu le soin de vous faire connaître les idées capitales de l'Hippocratisme de Cos agrandi et développé par l'Enseignement de Montpellier, j'espère que vous êtes en état de répondre à cette question : l'Hippocratisme *Moderne* mérite-t-il le nom d'*Hippocratisme?*

Au premier coup d'œil, on voit que l'Hippocratisme réel et la Doctrine de M. Cayol n'ont ni la même tendance mentale, ni le même sujet, ni le même but, ni les mêmes hantises sympathiques, ni la même Philosophie Naturelle que leurs Auteurs respectifs ont préférée.

1o Hippocrate voulut être Médecin. Il ne crut pouvoir arriver à ce résultat qu'en cherchant à connaître l'Homme aussi profondément que cela est possible. Pour avoir une idée de la manière dont il voulait concevoir la Nature Humaine, il ne faut pas se contenter d'inscrire ce qu'il a noté : il faut porter son attention sur ce que la Tradition a recherché sur cet Être; parce que l'Homme est moins connu par les études du Maître, que par celles des Disciples les plus attachés à sa mémoire et les plus fidèles à ses intentions. Galien, et les Auteurs d'Institutions de Médecine survenus peu de temps après la Renaissance, sont ceux qui se sont le plus identifiés avec la *tendance* mentale du Patriarche. C'est dans cet Hippocratisme, de tous les temps, que l'on voit un ardent désir de connaître tout l'Homme et tous ses intérêts sanitaires..... Tout l'Homme! Galien n'a pas moins étudié le Dynamisme Humain que la construction organique qui le renferme; il n'a pas moins étudié les facultés et les affections de son *Animus* ou de son Ame Pensante, que les facultés et les affections de l'*Anima* ou de la Force Vitale; pas moins médité *de cognoscendis curandisque morbis*, et *de cujusque animi peccatorum notitiâ atque medelâ*, que *de differentiis morborum*, *de locis affectis*, *de methodo medendi*.

M. Cayol ne pense à rien de tout cela. Quand il veut présenter sa Doctrine de la Force vitale, l'Homme n'est point exclu du sujet, mais il ne paraît s'y trouver qu'en tant qu'il est un Être vivant. — Sa tendance mentale ne paraît avoir aucun rapport avec celle d'Hippocrate. Son occupation est de réunir dans son entendement les Dynamismes de tous les Êtres vivants, et de les unifier collectivement comme un *universel logique* qu'il appelle une *Loi* de la Force Vitale. Tout ce qu'il a dit dans ses Aphorismes, il avait l'intention de le rapporter à tous les individus des Règnes Végétal, Animal, Humain, la Doctrine devant être démontrable par tout. Si quelque article de cette *Loi* manque, on pourra réclamer, car l'Auteur ne paraît pas vouloir faire une exception.

2o Le *but* de toute la Tradition Hippocratique sérieuse a été d'étudier l'Homme pour soigner les intérêts sanitaires de cet Être. Hippocrate, Galien, Fernel, Kaau, Barthez, aspiraient à ne pas formuler une proposition anthropologique qui ne fût vraie et praticable. Aussi, dans la sphère Hippocratique, je doute qu'aucun des hommes graves se soit hasardé à faire des Dogmes universels aussi vides d'utilité que le sont les Aphorismes de l'*Hippocratisme Moderne*. Je ne sais pas si quelqu'un des Classiques a écrit que la Force Vitale de l'Homme est de la même condition que celle des bêtes; mais il y a long-temps que les Médecins sensés savent bien qu'il n'en est pas ainsi. L'Homme privé de l'Intelligence, comme un anencéphale, un crétin du premier ordre, un imbécille complet, n'est viable que d'une manière précaire : il faut qu'une Intelligence charitable vienne au secours de l'individu. L'Homme qui veut être Médecin doit commencer par être Anthropologue; pour être Anthropologue, il est indispensable de connaître le Dynamisme Humain. Si un aspirant ne connaît que la *Loi* de la *Force Vitale* générale, il ignorera les choses qui caractérisent la Force Vitale de l'Humanité, savoir : l'absence des instincts au moyen desquels les bêtes exercent leurs Fonctions de relation; la présence de plusieurs instintcts *en cas* ou éventuels, qui ont été faits uniquement pour les Êtres qu'une Ame Pensante doit habiter, et où elle doit exercer son empire.

M. Cayol doit avoir oublié complètement ce *but* Hippocratique. La *Loi* de la Force Générale l'a tellement absorbé, qu'il n'a pas songé aux lacunes du Principe Vital Humain, ni à la nécessité d'une *Intelligence* qui n'est pas une Faculté de la *Force Vitale* générale animatrice de *tous les êtres vivants*. — D'une autre part, je vous ai fait remarquer qu'en portant son attention sur l'Homme, il semble avoir oublié la généralité de sa *Loi*, pour ne nous entretenir que de fièvre, d'inflammations, de maladies nerveuses, de réaction du cœur, comme si ces Phénomènes appartenaient à tout Être vivant.

Linnéus voulant caractériser le plus généralement la Vie, paraît s'être attaché à signaler particulièrement les Phénomènes qui se voient dans les Végétaux, pensant qu'on trouverait dans les Puissances vivifiantes de tous les Règnes vitaux les Facultés sans lesquelles elles ne peuvent pas exister. *Ortus*, *Nutritio*, *Ætas*, *Motus*, *Propulsio*, *Morbus*, *Mors*, *Anatomia*, *Organismus*. — Je ne serais pas fâché qu'on y ajoutât quelques caractères de plus : *Unité indivise* mais non *indivisible*; — *finalité asynéïdète* ; — et , après le mot *Organismus* : *crase mixte et incorruption pendant toute la vie*, et corruption prompte et *inévitable immédiatement après la mort*.

Le but capital de l'addition de ces caractères, suivant l'Esprit de l'Hippocratisme de la Tradition et de Montpellier, est de distinguer radicalement la *Force Vitale* d'avec l'Ame Pensante, l'*Anima* d'avec l'*Animus* (GALIEN); la φύσις d'avec la γνώμη (HIPPOCRATE); l'*Anima Medica* d'avec la *Mens* (G. HOFMANN); l'*Impetum Faciens* d'avec la *Mens* (KAAU); le *Principe Vital* de l'Homme d'avec l'*Ame* (BARTHEZ); la *Force Vitale* Humaine d'avec l'*Ame Pensante* (Montpellier). Ce but se rapporte également à la Médecine Humaine, à l'Éducation commune, à la Morale publique, au Sens Commun, au Sens Intime, à tout ce que nous connaissons de plus vrai et de plus honnête.

M. CAYOL ne veut pas reconnaître cette distinction. Distinguer une Force Vitale opérant les Fonctions naturelles d'avec le Principe de la Pensée, c'est, suivant lui, contrevenir à la saine Philosophie qui ne veut pas qu'on multiplie sans nécessité les causes expérimentales. Il serait évident, d'après cela, que CABANIS aurait eu raison quand il disait que la même cause qui *sécrète* de la bile dans le foie, *sécrète* des idées dans le cerveau. — Il paraît néanmoins que des admirateurs de CABANIS n'ont pas trouvé assez d'analogie entre la cholestérine et les autres éléments de la bile, d'une part, et les pensées qui composent l'Iliade et l'Odyssée, d'une autre part, pour qu'il fallût indispensablement attribuer toutes ces choses à une même Cause invisible. On a entendu, dans l'Académie Impériale de Médecine, un des piliers de l'Organicisme improuver hautement la baroque proposition Cabanisienne, et déclarer que le parti se garde bien de l'accepter.

M. CAYOL attaque Montpellier à l'endroit de cette distinction, et son obstination est un des caractères de l'anti-Hippocratisme.

Le but le plus spécial de l'Hippocratisme, c'est de profiter de la connaissance anthropologique pour aller au secours de l'Humanité souffrante. M. CAYOL ne conçoit pas de besoin pour cela : sa Force Vitale se suffit; ses Fonctions hygides font la Vie et la Santé; les Maladies ne sont que des Fonctions pour conserver la première et pour récupérer la seconde.

3o La constance de la Tradition Hippocratique est un honorable préjugé de la vérité de l'Hippocratisme réel. Les Médecins dignes de leur titre, et constants dans leurs principes, savent que la seule solidité de leur Art est la Doctrine de la Constitution de l'Homme enseignée par leur Chef; en conséquence, ils passent une grande partie de leur vie à la fréquentation des vivants et des morts qui se sont consacrés à ce point de l'Anthropologie. Il n'y a pas de Praticien délicat, de cette École, qui ait la prétention de tout apprendre par ses propres sens : il est toujours aux informations du présent et du passé, de près et de loin.

Cette habitude des vrais Hippocratistes n'est pas celle de notre Adversaire. Il ne profite pas de la Tradition : il la *formule* à sa manière. Il ne connaît rien de Montpellier, mais il l'attaque, sans se piquer d'avoir cherché à le comprendre.

4o L'Hippocratisme réel a un véritable *esprit de suite*. Si, dans le cours des siècles, il a subi quelques variations, comme l'ont éprouvé presque toutes les collections d'idées scientifiques, c'est qu'il a toujours été plongé dans le milieu de la Civilisation, et que les phases de celle-ci ont pu influer sur divers points de celui-là.

Mais si l'Hippocratisme de Cos et sa Tradition n'ont pas

toujours joui d'une immuabilité semblable à celle des éléments d'EUCLIDE, il faut convenir que les idées fondamentales de la Doctrine de la Constitution Humaine sont restées *inattaquées*, lors même que la Philosophie de la Cosmologie générale était ébranlée.

PLATON et ARISTOTE avaient reconnu dans le Grand Monde la matière inanimée, des Puissances Intellectives et des Puissances Vitales. Ces Trois Ordres de Causes se sont maintenus, malgré les efforts du Matérialisme et de l'Athéisme. Des Philosophes étrangers à la Science du *Petit Monde* ont compromis plusieurs fois celle du *Grand*. DESCARTES ne connaissait pas assez l'Homme pour avoir une idée de la Force Vitale de cet Être ; aussi ne craignit-il pas d'exclure de l'Univers l'Ordre Vital. Mais les vrais Médecins de cette époque bravèrent ce Paradoxe. Quelques-uns purent bien profiter de cette commotion philosophique pour introduire quelques Hypothèses; par exemple, VAN HELMONT corrompit la Doctrine Hippocratique de la Constitution de l'Homme, en attribuant la raison à l'Archée, et en l'ôtant à l'Ame Pensante qu'il voulait rendre parfaite et impeccable. Mais enfin la distinction entre la Force Vitale et le Principe de l'Intelligence restait et dans la Cosmologie Générale, et dans l'Anthropologie. La raison commune s'éleva contre le Mécanisme des bêtes. Le bon sens de LA FONTAINE et la Théologie Naturelle du Cardinal de POLIGNAC rendirent justice à la Vitalité et à l'Instinct des animaux, et partant au Principe Vital de l'Homme.

M. CAYOL, qui ne se pique pas plus d'esprit de suite dans ses idées que de rigueur dans ses conclusions logiques, a voulu faire, de sa *Loi* de la Force Vitale, une Cause Cosmologique qui fût le contre-pied de la Métaphysique de DESCARTES. DESCARTES n'a vu dans le Monde que la Matière et les Ames Pensantes, sans Puissance Vitale; M. CAYOL veut une Force Vitale et point d'Ame Pensante. Ce n'est pas qu'il nie la pensée, mais il veut qu'elle soit une *faculté* de la Force Vitale. L'Hippocratisme réel est également opposé à ces deux sectaires.

Si l'on attaque M. CAYOL sur cette opinion immorale, antiphilosophique, anticosmologique, anti-hippocratique, il se défendra toujours, grâce à son mépris pour l'esprit de suite, à son goût pour les Hypothèses, et à sa pitié dérisoire pour toute Philosophie Naturelle sérieuse. Je vous montrerai quelques échantillons de sa manière de raisonner.

Quand il voulut établir sa *Loi* de la Force Vitale, il n'y fit pas de grandes façons : je ne crois pas qu'il se soit demandé ce qu'est une *Loi*. MONTESQUIEU y avait au moins réfléchi. Voyons un peu ce que ce grand homme en a dit.

A la tête de l'Esprit des Lois, il parle ainsi : « Les lois, » dans la signification la plus étendue, sont les rapports » nécessaires qui dérivent de la nature des choses ; et, » dans ce sens, tous les êtres ont leurs lois, la Divinité » a ses lois, le Monde matériel a ses lois, les Intelligences » supérieures à l'Homme ont leurs lois, les bêtes ont leurs » lois, l'Homme a ses lois. » — Un Censeur a mieux aimé dire : au lieu de *rapports*, *les règles suivant lesquelles les êtres sont nécessités à déployer leur action*. Pour moi, j'accepte également l'une et l'autre de ces deux définitions.

Si la *Loi*, conçue collectivement, est le Code des règles exécutées par une Puissance agissante, l'Esprit qui s'en occupe ne s'arrête pas à la contemplation de ce déploiement; il éprouve un besoin impérieux de s'arrêter à l'idée de cette Puissance qui est législative. Aussi MON-

TESQUIEU ne se contente pas de raconter des lois; sa raison l'a porté à en examiner la source. Pour les lois civiles, il les cherche dans l'Esprit humain; pour les lois qui n'appartiennent pas à l'Homme, il va les chercher ou dans les Causes secondes, ou dans la Cause PREMIÈRE.

Pour les lois qui régissent l'Univers, il n'en voit l'origine et le Gouverneur que dans le TOUT-PUISSANT. « Les » lois selon lesquelles il a créé, — dit-il —, sont celles selon » lesquelles il conserve. Il agit selon ces règles, parce » qu'il les connaît; il les connaît parce qu'il les a faites; » il les a faites parce qu'elles ont du rapport avec sa » sagesse et sa Puissance. »

MONTESQUIEU ajoute : « Comme nous voyons que le » Monde, formé par le mouvement de la matière, et » privé d'Intelligence, subsiste toujours, il faut que ses » mouvements aient des lois invariables...... Ces règles » sont un rapport constamment établi. Entre un corps » mu, c'est suivant les rapports de la masse et de la » vitesse que tous les mouvements sont reçus, augmentés, » diminués, perdus; chaque diversité est *uniformité*, » chaque changement est *constance*. »

Voilà ce qui regarde l'Ordre Physique. Mais, dans le Monde, il y a des lois qui proviennent de l'Intelligence : témoin ce que l'on appelle la loi positive. Dans les lois de la Société, il y en a beaucoup qui sont arbitraires et qui découlent immédiatement de cette Intelligence; mais il en est qui étaient antérieures aux Êtres intelligents. » Avant qu'il y eût des lois faites, — dit aussi MONTESQUIEU —, il y avait des rapports de justice possibles. » Dire qu'il n'y a rien de juste ni d'injuste que ce qu'or- » donnent ou défendent les lois positives, c'est dire

» qu'avant qu'on eût tracé de cercle, tous les rayons » n'étaient pas égaux. »

« Mais, — dit-il encore—, le Monde Intelligent est loin » d'être aussi bien réglé que le Monde Physique...... Les » Êtres intelligents sont bornés par leur nature, et par » conséquent sujets à l'erreur...... Ils ne suivent donc » pas constamment leurs lois primitives; et celles même » qu'ils se donnent ils ne les suivent pas toujours. »

Montesquieu ne se contente pas de comparer les lois de l'Ordre Physique avec celles de l'Ordre de l'Intelligence: il s'explique explicitement sur les lois des animaux, ou de l'Ordre Vital. « On ne sait pas, — dit-il —, si » les bêtes sont gouvernées par les lois générales du mou» vement, ou par une motion particulière. Quoi qu'il en » soit, elles n'ont point avec Dieu de rapport plus intime » que le reste du Monde matériel, et leur sentiment ne » leur sert que dans le rapport qu'elles ont entre elles, » ou avec elles-mêmes.

» Par l'attrait du plaisir, elles conservent leur être » particulier; et, par le même attrait, elles conservent » leur espèce. Elles ont des lois naturelles, parce qu'elles » sont unies par le sentiment; elles n'ont point de lois » positives, parce qu'elles ne sont point unies par la » connaissance. Elles ne suivent pourtant pas invaria» blement leurs lois naturelles; les plantes, en qui nous » ne remarquons ni connaissance ni sentiment, les suivent » mieux.

» Les bêtes n'ont point les suprêmes avantages que » nous avons. Elles n'ont point nos espérances, mais » elles n'ont pas nos craintes; elles subissent comme nous » la mort, mais c'est sans la connaître; la plupart même

» se conservent mieux que nous, et ne font pas un aussi » mauvais usage de leurs passions. »

Montesquieu n'a pas vu l'Homme comme tout Médecin doit le connaître. Il n'a vu dans cet Être que deux sources de Lois, les *intellectives* et les *physiques*. Le Cartésianisme n'était pas encore éteint; cependant les Lois de l'Ordre Vital étaient reconnues dans les animaux et dans les plantes. L'Auteur de l'*Esprit des Lois* n'avait aperçu dans l'Homme que *Corps* et *Intelligence*, point de *Force Vitale*. M. Cayol n'a aperçu dans l'Homme que la Force Vitale. Quant au Principe de l'Intelligence, il ne trouve pas qu'il vaille la peine d'être étudié, au moins pour le Médecin.

Vous venez d'entendre, Messieurs, comment Montesquieu considérait les lois suivant toutes les significations de ce mot. Remarquez bien que cette expression signale des phénomènes transitifs dont il faut consigner les formules, et dont il faut chercher deux choses, la valeur et la puissance législatrice. Vous venez de voir les sources des lois connues. En nous bornant à celles qui se déploient dans le Monde, vous connaissez les lois physiques qui sortent de l'Univers matériel en vertu des qualités des corps;...... les lois positives qui émanent des Intelligences;....... et les lois phénoménales tirées des Puissances qui exécutent la Vie dans les animaux et dans les plantes. Hippocrate en savait autant, ainsi que Platon, Galien et toute l'École Hippocratique; de plus, ils connaissaient mieux l'Homme que Montesquieu ne l'a connu. Quant à M. Cayol, il n'a voulu voir dans l'Homme que le Principe de la santé. Il n'y a pas étudié sa Force Vitale; car il a cru que le Principe Vital de l'Homme était identique avec la Force Vitale de tous les

Êtres vivants. Ni les personnages que je viens de nommer, ni BARTHEZ ne sont tombés dans cette erreur : ni eux ni la Tradition Hippocratique n'ont méconnu l'indispensable nécessité d'une Intelligence propre, ou d'une Intelligence précaire, pour la viabilité de la Force Vitale Humaine.

Il s'ensuit de là qu'en entreprenant l'étude de la loi collective des Êtres Vivants, notre Adversaire n'en a compris ni le sujet, ni l'étendue, ni les limites, ni les conditions, ni les données.

Il prétend faire une Doctrine Médicale à laquelle il donne le nom d'*Hippocratisme.* Or, HIPPOCRATE avait porté toute son attention au seul sujet qui l'intéressait, savoir l'Homme;...... M. CAYOL prétend étudier les lois de tous les Êtres vivants, animaux, végétaux. Quel est celui qui arrivera le plus sûrement au but, c'est-à-dire à la Science Pratique Médicale? Est-ce celui qui porte toute son attention sur la Puissance Vitale Humaine et ses annexes, ou celui qui promène la sienne sur toutes les espèces vivantes?

En étudiant les lois de l'Homme, d'après l'intention de travailler aux intérêts de la santé, HIPPOCRATE a bien senti que l'objet capital de l'étude devait être le Principe de cette santé. Mais ce Principe n'est qu'une partie de plusieurs choses dont l'association et les convenances composent l'être complet. Il a donc été pénétré de cette idée qu'on n'arriverait au but désiré qu'en faisant en sorte de connaître l'ensemble des éléments de ce tout et les conditions de leur réunion. D'après lui, le premier soin du Médecin est d'acquérir la notion de l'Homme entier. M. CAYOL ne va pas si loin. Comme il veut étudier, dans l'Homme, ce qu'il voit dans tous les êtres, savoir l'Agrégat

Matériel et la Force Vitale, il ne s'est jamais mis en peine d'examiner dans l'Être humain ce qui le distingue d'avec les autres Agrégats Vivants. Est-ce que, — selon lui —, le Médecin doit porter son attention sur l'Ame Pensante et sur les relations réciproques que les Deux Puissances peuvent avoir entre elles .....?

HIPPOCRATE ne s'est pas mépris sur la différence qui existe entre la Nature de l'Homme et celle des animaux : il a vu l'analogie qui existe entre notre Force Vitale et leur Dynamisme. Après avoir mis à part le Principe de l'Intelligence qui est une Cause hors de rang, il a comparé très-sensément ce qui est comparable. Il est vraisemblable que les parallèles du Principe Vital de l'Homme avec les Dynamismes bestiaux n'ont pas dépassé les mammifères. Mais HIPPOCRATE a trouvé dans l'Homme lui-même une autre Puissance qu'il est permis de considérer comme digne de comparaison, puisqu'elle s'est associée à l'Intelligence. L'Ame Pensante, quoique si différente de la Force Vitale par sa nature, doit avoir avec elle des analogies, puisqu'elles coopèrent l'une et l'autre dans la Vie Humaine. M. CAYOL ne connaît pas de bornes. La Force Vitale dont il s'occupe est la Puissance de tout Être vivant. MONTESQUIEU reconnaît quelques limites. Après en avoir fait entre l'Ordre Physique et l'Ordre Vital, il sépare les animaux d'avec les végétaux. Mais en franchissant toutes les barrières, comment M. CAYOL ne s'est-il pas aperçu qu'il perdait de vue l'intention Hippocratique, dont l'intérêt était de ne pas s'éloigner beaucoup de l'Anthropologie, et que l'Ame Pensante, quoique si éloignée de la Force Vitale par sa source, est néanmoins la Puissance qui a le plus de convenances avec elle?

Il faut, au reste, lui rendre la justice de dire que,

dans ses APHORISMES, quand il cherche à poser des propositions de Pathologie, il ne parle que de faits tirés de la Nosologie Humaine, comme s'il ne s'était occupé que de la Clinique la plus vulgaire. Pour lui, toute maladie est une Fonction médicatrice ;..... la fièvre et l'inflammation sont deux Fonctions médicatrices les plus actives et les plus salutaires. Comme, toujours suivant lui, la Force Vitale est la même *faculté* dans tous les Êtres vivants, il aurait bien dû tâcher de nous faire vérifier et l'identité de la Puissance, et l'efficacité de ces mêmes Fonctions médicatrices, dans les animaux des plus basses classes, par exemple, dans les méduses, dans les éponges. Sa Doctrine de la Loi Vitale redevient un instant tout-à-fait Hippocratique, non par la Science Anthropologique, mais par le rang des phénomènes pris pour exemples.

Puisque M. CAYOL veut épuiser la loi vitale collective dans toutes les espèces vivantes, il aurait dû, conformément à la conduite d'HIPPOCRATE et de MONTESQUIEU, nous faire connaître ou la nature, ou au moins la catégorie de la Puissance d'où dérive cette Loi. Il nous dit que c'est une *faculté*, c'est-à-dire un *pouvoir*; mais la réponse n'est qu'un synonyme de la question, et ce que l'on demande c'est d'assigner au moins le rang des Ordres d'existence que le sens commun a reconnu dans la Création. HIPPOCRATE avait dit que les pouvoirs qui opèrent la Vie de l'Homme, et qui le distinguent de son cadavre, proviennent *des régions les plus élevées*. C'est dire que ces Causes ne sont pas de celles qui se trouvent dans les substances impénétrables et étendues, appelées la *matière*, et étudiées par les Sciences appelées *Physiques*; mais que ces Causes, venues d'une région transcendante, ne sont pas au nombre de ces substances. Ces existences d'où dérivent des lois qui ne se voient jamais dans la Physique ou dans la matière, sont nommées des existences *métaphysiques*. — J'ai dit tout cela quand j'ai cherché à vous faire connaître l'Hippocratisme de Cos et de Montpellier.

La Tradition Hippocratique, GASSENDI, les Savants les plus sensés qui ont pris part à la question Cartésienne du Mécanisme des bêtes, MONTESQUIEU, D'ALEMBERT, ont professé que la Vie des animaux provenait d'un Principe, de notions qui ne sont ni dans les qualités Physiques, ni dans l'Ame Pensante. — Mais M. CAYOL n'a pas voulu distinguer la Force Vitale d'avec l'ensemble de la matière du corps. Il a même voulu qu'*Organisme* fût synonyme de Force Vitale.

Il est vraisemblable qu'au moment où il faisait ses APHORISMES, il ignorait ce que les Naturalistes de l'Académie des Sciences de l'Institut ont fait connaître sur les derniers travaux de l'Embryologie. On sait à présent que, dans la femelle de tout animal, le lieu où vient de se passer une conception a la même forme et des circonstances identiques dans toutes les espèces. Tandis que ces lieux sont indiscernables, il existe dans l'intérieur de chacun une Puissance provenant du concours des parents, laquelle est munie de tous les pouvoirs nécessaires pour procréer un Être semblable aux parents et par les configurations, et par le Dynamisme créateur de toute la Vie. Cette Puissance amorphe, privée de matière, qui se dérobe autant à la conception idéale qu'à l'imagination, est une existence incontestable dont personne ne pourra soupçonner l'effet que lorsque le temps et les circonstances favorables lui auront permis de fabriquer les organes qui seuls donneront le signalement de l'espèce. Avant cet instant, impossible de savoir si la Puissance produira un oiseau, un quadrupède, un Homme.

On voit, d'après cela, combien M. Cayol a eu tort de préférer, pour désigner tout Dynamisme animateur, le nom d'*Organisme* à celui de *Force Vitale*.

Chose singulière, dans le cours de la rédaction des vingt-quatre Aphorismes, articles synthétiques de l'*Hippocratisme Moderne*, M. Cayol, qui dans le 3e aimait mieux donner à sa Force Vitale le nom d'*Organisme*, change d'avis dans le 23e où il s'agit de la maladie qui, suivant lui, n'est pourtant jamais qu'une Fonction, et alors il ne veut se servir, pour désigner cette Puissance, que du nom de *Force Vitale*. — Dans le premier cas, *Organisme* semblait énoncer une Puissance législatrice de l'Ordre Physique. Dans le second, cette Puissance paraît être d'un autre Ordre. Cependant la Puissance Dynamique de la santé n'est pas autre que celle de la maladie. Est-ce que, dans un écrit aussi court, l'Auteur devait montrer tant d'incertitude et de vacillation ? Un repentir si rapproché de la faute n'est pas de bon augure pour sa Doctrine.

Quand M. Cayol a voulu philosopher sur les Êtres vivants, et les considérer comme une loi collective, il a cru trouver, dans la loi de la gravitation Newtonienne, un type de sa manière de raisonner. J'ai de la peine à concevoir cette analogie ; cependant l'Auteur s'en est coiffé.

Quelqu'un a écrit que Barthez avait été le Newton de l'Anthropologie actuelle; mais le parallèle de M. Cayol n'a pas le moindre rapport avec celui de notre grand Professeur. — Le Newtonianisme de Barthez consistait en cette pensée : le service le plus général que Newton ait rendu à la Philosophie Naturelle, ç'a été de bannir de la Physique les Hypothèses Cartésiennes, et d'y substituer les *Causes Expérimentales* et la Méthode Inductive, bases du *Novum Organum* de BACON. Quand la Physique Expérimentale s'établit en Europe, les Novateurs, qui n'avaient pas lu BACON, s'étaient inspirés de NEWTON. — Les Chimistes sont venus, plus tard que les Physiciens, faire leur révolution, en suivant les règles de la Méthode Inductive, en acceptant les causes expérimentales, en se conformant aux lois d'un Nominalisme sévère, et en excluant les Hypothèses.

Au milieu de cette révolution qui s'est faite dans les deux derniers tiers du XVIIIe siècle, les Médecins Cartésiens et les Solidistes ont conservé leurs hypothèses auxquelles ils ne croyaient pas, sans oser ou sans savoir entreprendre une secousse philosophique aussi salutaire que celle des Physiciens. BACON ne leur était pas connu, et la sphère Newtonienne était, relativement aux faits, si différente de la sphère Anthropologique, qu'ils ne crurent rien pouvoir attendre de cette source.

Cependant l'Hippocratisme et sa Tradition n'étaient pas au tombeau; l'un et l'autre vivaient à Montpellier, mais ils y languissaient. Les convaincus timides n'osaient pas parler la langue d'HIPPOCRATE et de GALIEN. BARTHEZ eut le courage de rompre en visière, d'implanter le Baconisme à Montpellier, et de montrer tout son dédain pour les Hypothèses Cartésiennes. A l'imitation de NEWTON, il rappela les *Causes Expérimentales* que le sens commun avait établies. L'Ordre Vital, que DESCARTES avait proscrit en dépit de ce même sens, fut remis en honneur. La pudeur publique n'avait pas encore accepté le Matérialisme. Ainsi grâce au génie et à la volonté de BARTHEZ, le *Novum Organum* a été employé à la démonstration de l'Anthropologie Hippocratique, comme grâce au génie et à la volonté de NEWTON, la même méthode avait été employée à la démonstration de la partie mathématique de la Philosophie Naturelle.

En quoi consistent les services respectifs des deux Philosophes ? — Dans l'application d'une Philosophie Naturelle, Inductive, Expérimentale, à l'étude de deux sortes de faits, depuis long-temps ou inconnus, ou mal vus, et dans l'établissement d'une harmonie évidente entre la vérité établie et la pratique qui en découle.

M. CAYOL a-t-il vu une relation pareille entre sa loi vitale et la loi de la gravitation ? Ses intentions ont-elles eu quelque ressemblance avec celles de NEWTON ? Il n'en est rien.

D'abord M. CAYOL n'a pu rien désirer pour l'emploi de la Philosophie Baconienne. Il la repousse formellement, sans que je sache si c'est par antipathie ou par des motifs raisonnés. Loin de vouloir se préserver des Hypothèses, il les accepte dans la Science comme légitimes. Il s'en sert pour créer des Causes Synthétiques, sans avoir besoin de les déduire de l'analyse de leurs effets. — Le Baconisme est ardent défenseur de la Métaphysique particulière; il en fournit même le caractère le plus inattaquable. M. CAYOL n'en veut pas. Ainsi, ce n'est pas en faveur d'une Philosophie dont NEWTON s'est déclaré l'Apôtre, qu'il est admirateur du Newtonisme.

J'ai beau chercher une analogie ou une épilogie qui autorise un rapprochement entre la loi de la gravitation et la loi vitale, je n'y vois que le nom catégorique de *loi*, mot dont M. CAYOL ne connaît pas bien la signification. La gravitation est de l'Ordre Physique; la Force Vitale est de l'Ordre Métaphysique. — Tous les mouvements de la gravitation sont réglés d'après les règles mathématiques ; les actes de la Force Vitale sont inaccessibles aux calculs. — La gravitation, propriété de toute la matière qui n'est pas impondérable, est infaillible ; la Force Vitale est toujours temporaire, et à tous les instants caduque. — D'après la connaissance que nous avons de l'Ordre Physique, nous ne concevons pas une défection de la gravité tant que le Monde existe ;...... mais il est aisé de concevoir un monde matériel privé de toute vie, puisque rien n'est plus facile que d'imaginer que tout Être vivant est susceptible d'être tué. Comme nous n'avons aucune raison expérimentale pour croire à la génération spontanée, un Monde sans Vie est très-concevable, et il y a autant d'Intelligences qui croient que tous les astres sont dans ce cas, qu'il y en a croyant que les astres sont habités.

M. Cayol oublie que la gravitation de la matière qui en est douée est inséparable de la substance, et que la Force Vitale peut quitter le corps sans que l'Agrégat corporel ait éprouvé le moindre changement.

On croirait qu'il n'a jamais eu la moindre idée de l'Ordre Vital distinct non-seulement d'avec l'Ordre Physique, mais encore d'avec l'Ordre Intellectif, Ordres si bien aperçus par les Anciens Pythagoriciens et par Hippocrate, puisqu'il les a fondus en un seul, en dépit de la séparation que les esprits forts modernes, tels que Bacon, Montesquieu, d'Alembert, avaient si soigneusement faites de ces Causes. — Il s'est déclaré contraire au Matérialisme. On croirait, d'après cela, qu'il est Métaphysicien. Point du tout. Il est vrai qu'il veut faire une loi collective des *unités biotiques* de tous les Êtres Vivants ; mais où en trouve-t-il le modèle ? — Il a recours à l'attraction Newtonienne, qui est diffuse, incapable par elle de former l'*unité*. Voyez comment il en parle (1).

« La Vie est une loi du Créateur, aussi inexplicable » que toutes les autres lois de l'Univers. La Vie est la loi » des corps organisés, comme l'attraction est la loi de » la matière brute et inorganique. » — Il est donc bien clair que la Force Vitale de M. Cayol est l'effet d'une *qualité* des corps organisés, comme les mouvements des corps célestes sont l'effet de l'attraction, *qualité* générale de tous les corps bruts de la nature.

Un peu plus bas, pages 35 et 36, l'Auteur va développer cette idée. Souvenons-nous que cette Force Vitale fait toute la Vie Humaine, et que par conséquent cette *qualité* des corps organisés exécute la pensée. — « La Force Vitale,......... est une force *connue*, aussi » connue pour le moins que l'attraction. Elle peut être » comme elle calculée et mesurée, non par des instru- » ments mathématiques, mais par l'observation Physio- » logique et Pathologique; c'est une *Puissance* non moins » *réelle* que l'attraction; elle agit sur les *molécules les plus* » *ténues* de la matière organisée, comme sur les appareils » organiques les plus considérables. Elle est l'*attribut le* » *plus essentiel* de l'Organisation. Le seul point différentiel » que nous apercevions, c'est *la durée*; et encore pour- » rions-nous dire, pour pousser à bout la comparaison, » que si la Vie n'a qu'une durée limitée pour l'individu, » elle se perpétue dans l'espèce par la génération. »

Vous voyez donc, Messieurs, que l'Auteur contemple avec satisfaction la similitude qu'il a établie entre la

(1) *Du Ver Rongeur, etc.* : p. 34.

Force Vitale et l'Attraction, les regardant également toutes deux comme des qualités matérielles. Cependant, en considérant l'état actuel de la raison générale, il n'est pas aisé de trouver des intelligences saines qui se résolvent à déposer dans une même nature de substances et de causes : premièrement, la pesanteur, l'élasticité, la dureté, la tendreté, le mécanisme; — secondement, l'unité harmonique expérimentale, la vitalité douée de finalité, sans connaissance de motifs ni de but, la spontanéité contingente, des instincts automatiques; — troisièmement, une unité absolue sentie, l'Intelligence, la volonté raisonnée, la liberté, la responsabilité. Ceux qui pensent inscrivent à la tête de ces trois catégories trois sortes de Causes distinctes correspondantes.

Il y a bien quelques individus qui professent l'intention de brouiller ces trois catégories, afin de les attribuer à une seule substance; et qui, à cela près, paraissent avoir le sens commun. Mais en pénétrant dans leur entendement, on s'aperçoit que, dans cette classification, ils décèlent des propositions qu'ils placent dans la case de la Science, et d'autres dans celle de l'Opinion. Tout est, chez eux, scepticisme et contention sans conviction.

Quant à la durée de la Vie au moyen de la génération, durée identifiée par M. Cayol avec la pérennité de la pesanteur, elle ressemble à celle par laquelle un Matérialiste voulait catéchiser des hommes qui avaient horreur de la mort, et qui se soutenaient par l'Espérance Théologale : « Vous ne périrez pas ; quand vous serez enterré, les » herbes du cimetière formées de votre corps serviront à » la nourriture de moutons et de bœufs qui seront mangés » par vos enfants. Ainsi, vous serez toujours portion d'Êtres

» Vivants. » — Mais cette ironie, dont le fait est pareil à celui de M. Cayol, entre-t-elle dans la Science? Et afin de ne point quitter un instant l'objet pour lequel j'ai entrepris la critique actuelle, cette Palingénésie Hylozoïque, partie intégrante de l'Hippocratisme *Moderne*, est-elle admissible dans l'Anthropologie d'Hippocrate, de sa Tradition, et de l'Enseignement de Montpellier ?

Dans tout ce que M. Cayol a fait pour mettre un rapport entre sa Doctrine et celle de la Physique mathématique de Newton, on croirait qu'il veut prêcher le Matérialisme. On le calomnierait, et je suis prêt à le défendre. Dans ce même écrit intitulé *Du ver rongeur de la Tradition Hippocratique*, où se trouve un *Hippocratisme* Moderne que je vous montre être un Anti-*Hippocratisme* formel, et où la loi de la *Force Vitale* (c'est-à-dire tout Dynamisme animateur) est mise à côté de la loi de l'attraction Newtonienne comme l'objet le plus ressemblant, après avoir parlé des facultés de la Force Vitale de l'Homme, l'Auteur s'exprime ainsi qu'il suit, contre les Matérialistes : « Et » la loi de *consensus* et de synergie qui rend solidaires » tous nos organes, et les fait concourir avec une si parfaite » harmonie à la conservation de l'individu vivant, soit » dans l'état de santé, soit dans l'état de maladie, com- » ment la ferez-vous sortir de *l'arrangement particulier* » *de la matière?* Remarquez bien que, dans le mécanisme » de notre organisation, considérée dans son ensemble et » dans ses innombrables détails, *tout respire l'Intelligence* » *la plus sublime, et que cette Intelligence n'est pas la nôtre*; » car, quelque immense que soit l'orgueil de l'Homme, il n'a » jamais eu la prétention de présider à ces combinaisons » presque infinies de mouvements circulatoires et oscilla- » toires qui s'exécutent dans les profondeurs de son Être, et

» qui le font vivre sans qu'il en ait même la conscience. » *Quelle est donc cette Intelligence, si étrangère et si supé- » rieure à celle de l'Homme*, si ce n'est l'Intelligence de » DIEU Créateur, toujours présent dans l'Univers par les » lois qu'il lui a imposées? Supposez tel *arrangement* que » vous voudrez de la matière; faites intervenir les courants » électriques et tous les fluides *impondérables* que vous » pourrez découvrir, vous n'en ferez jamais sortir l'Intel- » ligence, vous n'expliquerez jamais *matériellement* cette » *Providence intérieure de l'Organisme*, que BROUSSAIS » lui-même était forcé de reconnaître et de proclamer, » quoiqu'il n'en tirât pas toutes les conséquences.

» Après avoir défendu le Vitalisme, tel que je l'entends, » contre les attaques du Matérialisme, faut-il maintenant » que je le défende contre les attaques de votre *Spiritua- » lisme*? Eh bien, soit (1). »

MESSIEURS, si vous avez bien entendu ce que je viens de lire, vous n'avez pas pu méconnaître la confession la plus nette de la Doctrine Hippocratique de la Constitution de l'Homme, telle que vous la trouvez dans la Collection du Médecin de Cos, dans toute la Tradition, et spécialement à Montpellier : des organes incapables de produire la Vie; une Cause Vitale munie de lois d'une sublimité qui surpasse notre Intelligence, et dont l'essence reste cachée dans DIEU qui les a gravées; une Intelligence Humaine qui est à notre portée, et que nous savons bien être incapable d'opérer la *providence intérieure de l'Organisme*. L'attaque qu'il entreprend contre le Spiritualisme de M. TESSIER ne peut avoir pour but que de

(1) Page 37.

réfuter l'Anthropologie Stahlienne. M. CAYOL sait tout cela et le constate; et cependant il fait une Doctrine dans laquelle il ne veut étudier en Médecine que la Force Vitale, non de l'Homme, mais de tous les Êtres vivants; il en trouve un objet de comparaison et d'analogie, non comme HIPPOCRATE et Montpellier dans l'Ame Pensante Humaine, mais dans l'attraction Newtonienne; il censure l'Enseignement de la Faculté de Montpellier, pourquoi?—parcequ'on ne s'y rend pas étranger à l'Étude de l'Ame Pensante; il baffoue le Principe de cette Dualité dont il vient de reconnaître les Deux Puissances; il déclare une vraie superfétation l'Étude que la Tradition a faite des rapports qui existent entre le Principe Vital de l'Homme et l'Ame Pensante son associée; il prétend exclure de l'Anthropologie Médicale la recherche des influences réciproques des Deux Puissances, quoique cette recherche soit prescrite dans les Institutions de Médecine de toutes les époques, où l'Ame Pensante est considérée comme une des *choses non naturelles*, et où il n'est permis à aucun homme de l'Art de négliger cet article de la Science aussi important en Étiologie qu'en Hygiène.

Que peut-il se passer dans un Entendement, que nous sommes accoutumés d'ailleurs à estimer, lorsque nous en voyons sortir tant d'inconséquences amassées contre notre Enseignement? C'est un problème; nous verrons, dans la prochaine Leçon, si je puis suggérer quelques données pour sa solution.

25me LEÇON.

D'APRÈS LES LEÇONS PRÉCÉDENTES, L'HIPPOCRATISME MODERNE N'EST PAS UNE DOCTRINE HIPPOCRATIQUE; C'EST PLUTÔT UN ANTI-HIPPOCRATISME. — LA DOCTRINE DE M. CAYOL MANQUE DE JUSTESSE, DE SOLIDITÉ ET DE CONSISTANCE. — ELLE EST ACCOMPAGNÉE DE CENSURES DIRIGÉES CONTRE L'ENSEIGNEMENT DE MONTPELLIER. — DEUX DE CES CENSURES ATTAQUENT, L'UNE LA PHILOSOPHIE NATURELLE DE NOTRE ÉCOLE, L'AUTRE LES RÉPONSES AUX OBJECTIONS QUI AVAIENT ÉTÉ FAITES CONTRE LE PRINCIPE DE LA DUALITÉ. — 1° L'ADVERSAIRE VEUT BANNIR DE LA MÉDECINE LA THÉOLOGIE, LA PSYCHOLOGIE, LA MÉTAPHYSIQUE; ÉCLAIRCISSEMENT DE CES CONNAISSANCES, ET EXPLICATION DES NOMS QUI LES DÉSIGNENT. — A L'EXCEPTION DE LA THÉOLOGIE RÉVÉLÉE OU POSITIVE, TOUTES LES AUTRES CONNAISSANCES SONT PARTIES INTÉGRANTES DE LA MÉDECINE. — LA THÉOLOGIE NATURELLE EST UNE PARTIE DE LA PHILOSOPHIE NATURELLE, ET UN MOYEN DE SATISFAIRE A UN DES BESOINS DE L'ESPÈCE HUMAINE. — L'ANTHROPOLOGIE SERT BEAUCOUP A LA SATISFACTION DE CE BESOIN. — MÉTAPHYSIQUE PARTICULIÈRE AYANT POUR PRINCIPAL SUJET LA DOCTRINE DU DYNAMISME HUMAIN, PUISQUE CETTE DOCTRINE EST LA SCIENCE DES DEUX PUISSANCES HUMAINES. — A. PARÉ FAIT SENTIR LA NÉCESSITÉ D'ÉTUDIER LES DEUX PUISSANCES MÊME EN CHIRURGIE. — 2° LA CENSURE DE M. CAYOL EST UN PEU SEMBLABLE A CELLE DE Mme PERNELLE. ORAGE IMAGINÉ PAR M. CAYOL. — RÉSULTATS : ÉCLAIRCISSEMENT DE PART ET D'AUTRE, PAIX ET CONCORDE. — LA DOCTRINE HIPPOCRATIQUE DE LA DUALITÉ DU DYNAMISME HUMAIN ACCEPTÉE PAR LES ÉVÊQUES, ET ENSEIGNÉE DANS LA PHILOSOPHIE ET DANS LA THÉOLOGIE DES SÉMINARISTES ET DANS LA FACULTÉ DE THÉOLOGIE DE LOUVAIN. — PROTESTATION DE M. CAYOL. — UN MOT SUR L'ONTOLOGIE

QU'IL VEUT ENCORE PROSCRIRE DE LA MÉDECINE, PARCE QU'IL NE SE DOUTE NI DE LA VALEUR DU MOT, NI DE L'ESPRIT DE LA SCIENCE.

MESSIEURS,

En examinant avec vous la Doctrine que M. CAYOL a nommée *Hippocratisme* MODERNE, et dont il a formulé les idées fondamentales, je me suis appliqué d'abord à voir si cette Doctrine est réellement Hippocratique. Le résultat de cette recherche est négatif. Non-seulement la Doctrine n'est point conforme à la tendance, aux vérités de l'Anthropologie, à l'esprit, au but, à la Philosophie Naturelle de l'Hippocratisme de Cos et de Montpellier, mais encore elle en contredit plusieurs principes, et elle en fausse une proposition Hippocratiquement vraie, en l'exagérant burlesquement.

J'ai cherché à savoir si la Doctrine de M. CAYOL pourrait nous fournir des vérités extra-Hippocratiques, mais utiles à l'Anthropologie et à la Médecine. Je n'y ai rien trouvé qui pût nous instruire. S'il y a des propositions incontestables, elles sont assez communes pour que nous ne leur devions aucune reconnaissance. S'il y en a quelqu'une qui arrête notre esprit par sa singularité, nous ne tardons pas à l'abandonner, parce qu'elle manque et de consistance, et de réalité : telle est l'*analogie* prétendue *entre la Fièvre et l'Inflammation.*

Nous avons vu, de plus, que la manière de raisonner, de notre Adversaire, en Philosophie Naturelle nous est suspecte, parce qu'elle est fort différente de celle qui règne dans toute la Tradition Hippocratique. Pour ne pas trop multiplier les exemples de ses paralogismes, nous nous bornerons à examiner les censures qu'il prononce contre l'Enseignement de Montpellier, dans son écrit intitulé *Ver Rongeur de la Tradition Hippocratique*, *défense de l'Hippocratisme Moderne*. — En voici une qui est en forme de conseil paternel.

« Jetez les yeux sur l'Histoire de la Médecine et de ses » vicissitudes dans le cours des siècles, vous verrez » qu'elle n'a jamais gagné, mais qu'au contraire elle a » toujours perdu lorsqu'elle a voulu sortir de son légi- » time domaine, pour empiéter sur les champs de la » Théologie, de la Psychologie ou de la Métaphysique. » — Je ne voyais pas à qui cela s'adressait. Mais voici l'application. — « De nos jours encore, voyez ce que pro- » duisent sous nos yeux, dans l'École de Montpellier, » ces discussions sans *fond et sans rives sur le Double* » *Dynamisme Humain*, qui nous donnent le triste spec- » tacle de Médecins, d'ailleurs fort honorables, se jetant » à la tête, réciproquement, des textes de l'Écriture ou » des Pères de l'Église, que chacun interprète ou façonne » à sa guise ; et le tout pour soutenir des thèses qui sont » sans application aucune à la Science Médicale. »

Distinguons bien les deux parties de cette tirade : la première est un blâme contre la Médecine qui sort de son domaine pour empiéter sur la Théologie, sur la Psychologie ou sur la Métaphysique. — La seconde partie est encore un blâme contre notre Enseignement, parce qu'il y a eu une courte polémique entre un Professeur de la Faculté de Montpellier et deux Théologiens.

1° M. Cayol blâme la Médecine quand « elle sort de » son domaine pour empiéter sur les champs de la Théo- » logie, de la Psychologie ou de la Métaphysique. » Il est très-vraisemblable que divers mots de ce passage n'ont pas la même signification pour lui et pour moi. —

Empiéter c'est *usurper dans ou sur la propriété d'autrui* dit l'Académie. S'occuper de sa propriété, la bouleverser, l'accroître, y mettre des changements, c'est user de son droit; et si le propriétaire la dégrade et en affaiblit la valeur,....... il est impossible de l'accuser d'avoir *empiété sur la propriété d'autrui*. Tant pis pour lui; mais appeler cela une *usurpation*, c'est ou calomnier ou ignorer la valeur des mots de la langue qu'on parle.

Or, dans le cas actuel, quel est mon domaine? Celui de l'Anthropologie en vertu de mon titre de Médecin. Ce domaine est très-vaste : la culture de ses parties n'est pas une récréation facultative; elle est une tâche qui m'est imposée, pour que, dans ma pratique médicale et dans mes fonctions professorales, mon entendement travaille sans cesse au développement de toutes les facultés humaines, tant biotiques qu'intellectives. Négliger ces objets serait me rendre indigne de mon titre. Y introduire des erreurs, des hypothèses, serait déraisonner, mais non pas y *empiéter*.

Est-ce que la Psychologie, soit empirique, soit rationnelle, est hors de l'Anthropologie Médicale? — Selon M. Cayol, oui; parce qu'il ne veut pas que le Médecin admette l'existence d'une Puissance Humaine autre que la Force Vitale commune à tous les Êtres Vivants. Mais tous les Médecins Hippocratiques sont persuadés, comme leur Patriarche, qu'ils doivent étudier *tout l'Homme*, sans la moindre exception. Je n'ai jamais douté que la Psychologie ne fût une partie intégrante de la Physiologie Médicale. Il y a long-temps qu'à Édimbourg, la Psychologie n'était considérée comme complète que lorsque la Médecine l'avait fortifiée, et Jouffroy enseignait cette même pensée.

Il serait bien singulier que les Psychologistes ne voulussent pas se contenter d'une Psychologie toute mentale, dénuée de l'étude des phénomènes pathétiques provenant de la coopération des Deux Puissances;...... et que des Médecins voulussent se contenter, dans l'Anthropologie, de la portion vitale de Fonctions *Dicratiques*, sans s'occuper de la Puissance Psychique coopératrice, de laquelle part, le plus souvent, l'initiative de ces actions.

L'exclusion de la Psychologie d'avec la Physiologie Médicale produirait aujourd'hui un bizarre effet. A présent que, dans les Séminaires, les Traités scolastiques de Philosophie possèdent, comme partie intégrante, un Traité d'Anthropologie,......... un Prêtre récemment ordonné aurait des notions étendues sur la Constitution de l'Homme, et spécialement sur la Doctrine de la Dualité du Dynamisme Humain; tandis que, d'après le précepte de M. Cayol, un Médecin qui doit traiter ou des fébricitants atteints de Délire, ou des Fous, des Monomanes, ou des Imbéciles, ou des Morosophes responsables, ne connaîtrait de cette Constitution Humaine que ce qui est renfermé dans les 24 Aphorismes de l'*Hippocratisme* Moderne!

M. Cayol ne veut pas non plus que le Médecin touche à la Métaphysique. J'ai dit dans cette même Leçon que notre honorable Adversaire se servait d'un Dictionnaire qui n'était pas celui de tout le monde : à présent qu'il a déclaré professer une Philosophie différente de celle de l'École Hippocratique, nous pouvons dire qu'il ne sait pas ce que signifie le mot *Métaphysique* dans la langue de la Philosophie Naturelle Expérimentale. Il ne se doute pas que son *Hipppocratisme* Moderne est de la Métaphysique, tout comme l'Hippocratisme réel : car, le nom d'une Science ne change pas quelle qu'en soit la valeur, lorsque le sujet est le même. Ici le sujet est de part et d'autre une Puissance de la Catégorie Métaphysique.

Gardons-nous, Messieurs, d'oublier la signification des mots dont nous devons nous servir. Vous savez très-bien ce que c'est que la *Métaphysique* : ce terme est assez souvent employé dans notre École ; répétons-en les acceptions, pour résister à la prescription de notre Adversaire.

Métaphysique est la catégorie des causes et des effets qu'il nous est impossible d'apercevoir dans la matière.

Ces causes et leurs effets sont de deux régions. De ces régions il en est une qui est à notre portée : c'est le monde naturel dont la Science est appelée la *Cosmologie Générale.* — L'autre est la région *surnaturelle,* qui n'est du ressort ni des sens ni de la raison, mais qui nous a été révélée, et dont les vérités sont conservées par la Foi que Dieu donne à ses élus.

Il importe de ne pas oublier les deux sortes de Théologies reconnues dans notre langue. La *Théologie Positive* est celle qui a été *révélée*, et que nous savons être la Chrétienne. — On peut employer la même expression pour toute Théologie supposée *révélée.* — La *Théologie Naturelle* est la Science qui a pour objet la détermination de la cause première créatrice du monde, par le seul moyen de la raison.

La Métaphysique *Cosmologique* ou *Naturelle* est la seule qui fasse partie de l'Anthropologie. La Métaphysique *révélée*, ou céleste, qui est la *Théologie Positive*, ne peut point être enseignée dans une École de Médecine, parce qu'elle a ses faits, sa logique, ses inspirations; et que le mélange du sacré et de l'expérience naturelle expose l'esprit à des profanations. Mais il ne faut pas croire que des Dogmes Métaphysiques Cosmologiques soient en opposition avec les Dogmes révélés : ce qu'il y a de plus digne de remarque, c'est que la Métaphysique Naturelle la plus élevée, la plus transcendante, animée par la raison la plus rigoureuse, arrive souvent à une contiguïté si intime avec certains points de la Métaphysique Révélée, que cette contiguïté se fond dans l'entendement avec la continuité. C'est ce qui m'a paru se faire chez bien des personnes qui reconnaissaient l'Insénescence de l'Ame Pensante, et qui Théistes, conformément au sens commun, et dégagées de toute *hiérophobie* (de toute horreur des sentiments religieux), étaient prêtes à recevoir le Dogme Théologal révélé de l'Immortalité de l'Ame Humaine.

Ainsi ne parlons plus, dans cette enceinte, de Métaphysique Céleste, Révélée, Surnaturelle, mais portons notre attention sur la Métaphysique Cosmologique ou Naturelle, et par conséquent Expérimentale. Qu'est-ce que cette Métaphysique? La définition que l'Académie en donne me paraît trop restreinte, et je suis fâché que les autres Dictionnaires récents soient restés dans la même limite. Je ne conçois pas comment le Public Savant ne s'est pas servi de l'acception de BACON, qui me paraît du plus grand intérêt.

La définition du mot *Métaphysique*, dans les Dictionnaires de FURETIÈRE et de Trevoux, est celle-ci :

« Science qui considère les esprits, et les substances
» incorporelles, dernière partie de la Philosophie, dans

» laquelle l'esprit s'élève au-dessus des Êtres créés et
» corporels, s'attache à la contemplation de DIEU, des
» Anges, et des choses spirituelles, et juge des principes
» des Sciences par abstraction, et en les détachant des
» choses matérielles. »

L'Académie Française a trouvé à propos de supprimer cette partie de la Philosophie, et de ne conserver que l'acception vulgaire relative aux éléments de la Logique : « Science qui traite des facultés de l'entendement humain, » des premiers principes de nos connaissances, et des idées » universelles. » Cette Compagnie a fait tout ce qu'elle a pu pour faire oublier les *substances incorporelles*, DIEU, les *Anges*, les *choses spirituelles*, les *causes détachées abstractivement des choses matérielles*. Je ne cherche pas à savoir s'il est permis à un Lexicographe d'une langue commune de soustraire d'un mot quelques acceptions qui sont dans l'usage. Mais il serait impardonnable à un Médecin d'ignorer la signification reçue d'un nom des sujets de sa Science.

Qu'on fasse attention aux significations acceptées du mot *Métaphysique*, afin de voir si des acceptions qui expriment les sujets de la Science qu'il désigne, il en est quelqu'une qui entre dans la Constitution de la Médecine Humaine. Or, des éléments explicites ici nommés, il n'en est qu'un qui soit étranger à nos recherches. Il a été bien arrêté, il y a long-temps, que la foi religieuse n'aurait aucune connexion nécessaire avec la Science Naturelle. Par conséquent la considération des Anges n'est pas de notre ressort. Tout le reste n'est pas seulement associable avec l'Anthropologie, mais il en est portion intégrante. Qu'est l'Anthropologie, si ce n'est : 1° la connaissance de la partie physique, que nous apprenons par l'Anatomie lorsque l'Homme est devenu cadavre; 2° la connaissance de la Puissance Vitale; 3° la connaissance de la Puissance Intellective, *Puissances* qui ne sont pas de l'Ordre Physique ou corporel, mais d'un Ordre *supérieur* comme disait HIPPOCRATE; 4° la connaissance des lois de l'association de ces Deux Puissances entre elles, et de leur mode d'union avec le Système Physique ?

Les Causes Matérielles, Mécaniques, Chimiques, Pneumatiques, etc., collectivement appelées Physiques, ne sont pas celles qui peuvent opérer les Vies Végétative, Animale, Vitale Humaine;..... elles ne sont pas non plus les Causes de la Vie Intellectuelle. Mais les Causes animatrices, très-distinctes entre elles, ont une analogie suffisante pour les réunir dans une catégorie commune. C'est ce que BACON a très-bien aperçu; et ceux qui ont une notion de l'esprit du *Tableau des Connaissances Humaines* de ce grand Philosophe, seront fort surpris de voir le Professeur de Médecine, M. CAYOL, exclure la Métaphysique d'avec la Médecine.

Le Grand Chancelier d'Angleterre voulut instituer une Science qui liât les Phénomènes de la Vie des Agrégats animés, avec les Causes d'où ces Phénomènes procèdent. Il voyait évidemment que les facultés de l'Entendement Humain ne procèdent pas de la matière. Les Fonctions de l'animal lui parurent aussi peu le résultat nécessaire du corps que les Fonctions Intellectuelles. Il compara les diverses Vies de toutes les espèces, afin de les grouper au moyen d'un caractère commun.

L'effet de cette comparaison a été de trouver dans toutes les Vies (*Humaine*, *Bestiale*, *Végétale*) ces caractères : d'être temporaires; d'opérer des Fonctions dont la série constitue le type spécial ; de se conserver dans son lieu nonobstant des événements qui menacent l'individu ; *de former dans la succession des Fonctions une concaténation harmonique qui se rapporte à la conservation de l'Agrégat et de l'espèce ; de démontrer par cet enchaînement que cette finalité est indépendante de toute Cause Physique nécessaire, et qu'elle est liée aux convenances du but.*

La finalité est un fait qui se manifeste sans cesse dans notre Ame Pensante, parce que toutes nos actions volontaires sont dirigées d'après les règles de la raison. Elle n'est pas sentie dans l'exercice de la Force Vitale pendant l'opération des Fonctions Naturelles ; mais elle nous est démontrée par l'histoire de tout ce qui se passe en nous dans l'intimité des Actions Vitales insensibles. C'est là le caractère qui a le plus frappé BACON lorsqu'il était occupé de distinguer mentalement les Causes du Monde Matériel ou Physique, d'avec les Causes du Monde Métaphysique. Les Phénomènes Métaphysiques proviennent de Causes invisibles et intangibles ; mais ces Causes inaccessibles à nos sens ne peuvent pas être méconnues, puisque leurs effets sont la démonstration de leur vérité.

A présent, qu'est-ce que la Métaphysique ? — Il y en a deux : l'une, que l'on appelle Générale, est celle que l'Académie Française a définie ; l'autre, *Métaphysique*, nommée *Particulière*, est la Philosophie Naturelle Expérimentale et Inductive des Puissances Vivifiantes douées de finalité, qui animent les individus des Trois derniers Règnes Organiques.

Quant aux divisions de la Métaphysique Particulière, vous savez que de temps immémorial le sens commun a distingué la Puissance *Végétale*, la Puissance *Animale*, et la Puissance *Intellective*. La première et la seconde ont été solennellement distinguées quand les Trois Règnes de la Nature ont été institués. La distinction entre la Puissance Vitale et la Puissance Intellective est déclarée par ce que CICÉRON appelait la Loi Naturelle, par le Sens Intime, par le Sens Commun, par toutes les Lois Positives, puisque toujours et partout on a séparé les Actions responsables et les Actions irresponsables, non-seulement entre l'Homme et la bête, mais encore dans l'Homme lui-même où les Actions dirigées ou permises par l'Ame Pensante sont imputables, tandis que les actes faits par l'Instinct de la Puissance Vitale, et assez énergiques pour l'emporter sur la volonté, sont irresponsables.

L'Hylozoïsme a long-temps lutté pour que l'Homme fût inscrit dans le Règne Animal. Le bon sens s'est moqué de cette absurdité ; et comme elle n'exerçait aucune influence, ni sur les lois, ni sur la conduite, on n'a pas réclamé. Cependant on s'est lassé d'une classification faite en dépit de la raison la plus vulgaire, et qui n'avait pas d'autre profit que de donner un certain plaisir au Matérialisme. Il est sorti du Muséum d'Histoire Naturelle et de l'Académie des Sciences de l'Institut, une proclamation pour demander un Quatrième Règne pour l'Homme, afin que la même raison qui avait séparé la Puissance Zoologique d'avec la Puissance Végétative, pût séparer de même la Puissance Intellective d'avec la Puissance Bestiale. J'ai bien vu quelque mécontentement, mais je n'ai pas entendu d'opposition motivée, et six ou sept Professeurs éminents de Paris enseignent le *Règne Humain*.

Vous, MESSIEURS, qui savez bien ce qu'est la Psychologie, quelles sont les différentes parties de la Théologie, et les points de vue sous lesquels la Métaphysique doit être considérée dans la Philosophie Naturelle : penserez-vous que ces Sciences sont extra-médicales, ou supra-médicales? — Malgré toute ma considération pour M. CAYOL, je vous déclare que les connaissances qu'il repousse de la Science Médicale sont des parties intégrantes de l'Anthropologie Hippocratique, qui est la seule base de l'Art salutaire scientifique. J'ai exprimé par la presse le vœu que je formais pour qu'il plût au Gouvernement d'établir dans les Facultés de Médecine une Chaire de Philosophie Naturelle Expérimentale sans laquelle les Médecins, sortis des divers établissements, ne peuvent pas s'entendre. La Métaphysique Générale peut-elle être omise dans l'éducation d'un jeune homme destiné à la Médecine? HIPPOCRATE voulait qu'il fût bien élevé dès son enfance, *à Puero*. Pourrions-nous l'appeler un Homme *bien élevé*, s'il ignorait « la Science qui » traite des Facultés de l'Entendement Humain, des » premiers principes des connaissances, et des idées » universelles ? »

Quant à la Métaphysique Particulière, la Science des Puissances qui opèrent les Vies Particulières du monde, et dans lesquelles se voit sous nos yeux la *finalité* dans tous ses détails, oseriez-vous dire que cette Science est *extra-médicale*? Elle est la Science elle-même; elle en est l'Ame, le cœur, les nerfs, l'essence. Sans la Métaphysique Particulière, la Science n'existe pas. Si un aspirant ne connaît que l'Anatomie de l'Homme, il pourra être bailleul ou renoueur, mais il n'ira pas plus haut. Si, peu orienté dans les Partitions Médicales, il n'ajoute à la connaissance de la Médecine Humaine qu'une notion incomplète de la Force Vitale de l'Homme; si cette notion se borne à savoir quelles sont les principales réactions de cette Puissance contre certaines impressions malfaisantes assez généralement connues : il peut devenir ce que l'on nommait autrefois un Chirurgien. Cette pratique thérapeutique spécialisée est un des Ordres Mineurs de la Médecine, mais elle n'est pas la Médecine elle-même. Cependant, comme elle en est une partie intime, il est possible que l'Artiste s'aperçoive qu'elle est seulement un coin d'un magnifique tableau ; et que son entendement aspire à contempler l'entier. Des tentatives vers ce but ont amené quelques heureux résultats, suivant l'ambition, la capacité et le courage.

Il serait peut-être utile de comparer le résultat de l'éducation médicale d'un homme préparé par l'instruction Hippocratique (Institution *à puero*);........ avec le mérite iatrique d'un Homme qui, privé de cette instruction préparatoire, et muni seulement des notions acquises par l'éducation première, aurait consacré son apprentissage suivant la manière usitée des anciens Chirurgiens, et serait parvenu, à force de talents naturels, de bonne volonté et d'une moralité exemplaire, à se faire honorablement distinguer dans la carrière médicale.

Le meilleur modèle de ce dernier genre que l'on puisse présenter nous est fourni par la Vie et le Livre de l'illustre et modeste A. Paré. Cet excellent livre collectif est propre à nous faire voir quelles sont les connaissances qu'il faut acquérir sur la Constitution de l'Homme, toutes les fois qu'il s'agit de produire une impression notable sur la santé de cet Être. Paré ne s'est pas contenté de connaître les *réactions* du Principe Vital Humain ; les causes qui les provoquent; les formes spécialement différentes que les diverses impressions malfaisantes lui donnent : il a senti qu'il fallait viser plus loin. En apercevant la distance qui le sépare du but, il a laissé percer la difficulté où il était de franchir cet espace. L'excellent homme se croyait sans doute en deçà de la connaissance métaphysique de la Nature Humaine. Cependant il connaissait l'Anatomie, la Force Vitale, une bonne partie des facultés de cette Puissance, présentées et distribuées avec le langage de Galien. Il s'était bien autrement occupé que M. Cayol de l'Ame Pensante, et il exhortait les Chirurgiens à étudier cette *Princesse* Puissance, parce que ses Confrères se dispensaient de cette recherche. Il leur fait voir que cette Cause, considérée comme *une des choses non naturelles*, devait être examinée avec soin, comme moyen de santé, comme principe de maladies, comme symptôme, et comme source de Thérapeutique. Il avait dit à son époque tout ce que nous pourrions répéter aujourd'hui pour répondre à M. Cayol, qui regarde le Principe de la Dualité du Dynamisme Humain comme une idée *extra-médicale*.

Mais Paré ne s'était pas élevé jusqu'à la connaissance suffisante de chacune des Puissances de l'Homme, c'est-à-dire de la Force Vitale Humaine et de la Psychologie tant empirique que dogmatique..... : il n'avait pas une notion des Affections Vitales, faute d'avoir essayé de comparer les Deux Puissances. Il n'était pas, comme on vient de le voir, tout-à-fait étranger à la connaissance des rapports *sociaux* de l'Ame Pensante avec l'Unité des Facultés Vitales; mais il était trop loin des pensées confuses que les grands Médecins de l'époque pressentaient et que leurs successeurs ont lues dans la *Doctrine de l'Alliance* entre les *Deux Puissances*. Du moins, s'il n'en savait pas assez pour hanter fructueusement les FERNEL, les HOULIER, les SYLVIUS, il avait la sagacité de sentir que dans la Science il y avait des choses qu'il ignorait, que les Médecins possédaient, et qui étaient trop loin de sa portée. Sa modestie l'arrêta peut-être mal à propos. Cette vertu devient chaque jour plus touchante parce qu'elle devient plus rare.

Si M. CAYOL ne veut pas que l'Anthropologie Médicale ait accointance ni avec la Théologie Naturelle, ni avec la Psychologie, ni avec la Métaphysique Générale, ni avec la Métaphysique Particulière, il est évident qu'il demande l'anéantissement de la Théologie Naturelle, des Deux Psychologies Empirique et Dogmatique, des Deux Métaphysiques Générale et Particulière. En effet, la Psychologie et la Métaphysique sont des parties de la Physiologie Humaine, et les vérités incontestables de ces sciences ne peuvent sortir que de l'Histoire Naturelle de l'Homme.

Quant à la Théologie Naturelle, vous savez, MESSIEURS, que le plus puissant argument du Déisme est d'établir que le Monde n'a pu être formé qu'au moyen d'une Intelligence Omnipotente. Or, la nécessité de cette Intelligence croît indéfiniment à mesure que croît la connaissance de la *finalité de convenance* des fonctions constitutives des Vies, soit Instinctive, soit intellective.

D'où peuvent provenir les Conseils Didactiques que M. CAYOL nous donne, et les reproches qu'il nous adresse? Après avoir porté mon attention sur la date de sa naissance, j'ai présumé qu'à l'époque de son adolescence la Philosophie la plus en vogue était celle de NAIGEON, moins la partie historique ; et que le culte religieux dont le Public se souvenait le mieux alors était celui qu'a décrit l'Histoire des Solennités faites pour la Déesse RAISON.

Faute d'avoir distingué la Religion naturelle d'avec les Religions positives, M. CAYOL a posé une règle à laquelle nous ne pouvons pas nous soumettre. S'il s'agit de la Théologie Positive, il a raison; il ne nous est pas permis de mêler la Science Humaine avec des Dogmes Célestes, parce que cette Science doit être exposée à tous ceux qui nous entendent, tant à ceux que DIEU a favorisés des bienfaits de la foi, qu'à ceux auxquels il n'a pas donné cette grâce. Cela est si bien su de tout le monde, qu'il n'était pas nécessaire de le dire.

Mais s'il s'agit de la Théologie Naturelle, il n'est pas permis de l'exclure de l'Enseignement Médical. Le besoin religieux est aussi naturel que l'appétit social et l'appétit matrimonial. Le moyen le plus pressant de satisfaire au premier est la démonstration d'un Créateur à qui l'on puisse s'adresser. La finalité sans cesse présente dans la contemplation de la Vie Humaine est un argument continuel. GALIEN le savourait sans cesse dans son beau Livre *De Usu Partium*. WOLLASTON, DERHAM, NIEUWENTYT, Lord BROUGHAM, et tant d'autres qui se sont occupés de cette Théologie, auraient pu se dispenser d'en aller chercher des preuves sujettes à diverses interprétations, en se pénétrant d'un grand nombre de celles que nous fournit le Médecin de Pergame.

Passons à la seconde partie de la tirade qu'on peut regarder comme une semonce contre l'Enseignement de notre Faculté. Relisons-la. « De nos jours encore, voyez » ce que produisent sous nos yeux, dans l'École de » Montpellier, ces discussions *sans fond et sans rives sur le* » *Double Dynamisme Humain*, qui nous donnent le triste

» spectacle de Médecins, d'ailleurs fort honorables, se » jetant à la tête, réciproquement, des textes de l'Écri- » ture ou des Pères de l'Église, que chacun interprète ou » façonne à sa guise; et le tout pour soutenir des Thèses » qui sont *sans application aucune à la Science Médicale.*»

Vous voyez, MESSIEURS, que la sentence est pour nous, et uniquement pour nous. Je voudrais en être reconnaissant; mais l'Auteur s'est arrangé de manière à ce que ses sermons me rappellent ceux de Mme PERNELLE, qui vante TARTUFE, déblatère contre les allures mondaines, contre les mauvaises langues et contre toute la maison, sans rien savoir de ce qui s'y est passé!

Si M. CAYOL m'avait rendu le service de lire mon écrit, comme j'ai lu le sien, ses conseils auraient pu nous être profitables. Mais il ne sait rien, ni sur le point de Doctrine qui a été mis en jeu, ni sur la Doctrine de la Constitution Humaine, ni sur la relation qui existe entre le Principe de la Dualité et la Science de la Médecine Pratique Humaine. Il ne sait rien sur tout cela, j'en suis sûr, puisqu'il nous déclare qu'*il ne s'en est jamais occupé*, et qu'il est dans la persuasion que cette Doctrine *est sans application à la pratique.*

Voici les faits. Un malentendu a fait croire, à deux hommes versés dans la Théologie Chrétienne, l'un par état l'autre par piété, que l'Anthropologie Hippocratique de la Faculté de Montpellier semblait dévier un peu de l'orthodoxie dont elle s'était piquée dans toute son existence. Je n'ai pas pu m'empêcher de faire connaître au public ce qui est enseigné chez nous sur la Constitution de l'Homme.

J'ai démontré, dans un volume de 400 pages, que rien de ce qui s'enseigne ici, en Anthropologie, ne porte aucune atteinte aux dogmes chrétiens. J'ai été surpris qu'un Professeur d'une Faculté de Médecine présentât cette contestation avec une légèreté voisine du mépris. Il s'agissait, d'un côté, d'une idée qui est la base de la Médecine, et par conséquent d'un grand intérêt de l'Humanité Souffrante; et, de l'autre, d'une connaissance d'où dépend la Religion, et, par conséquent, de la Morale publique. Des notions pareilles mises en parallèle, sont-elles des discussions *sans fond et sans rives?*

Montpellier enseigne la Doctrine Hippocratique de la Constitution de l'Homme. Le Dynamisme Humain, selon cette École, est composé d'une Puissance Vitale instinctive, irresponsable, pareille à celle des bêtes, mais très-différente par le nombre et la qualité des Instincts; .... et d'une Ame Pensante, intelligente, libre, responsable, associée, par des lois primordiales, à la Force Vitale.

Il est vraisemblable que, dans le moyen âge, quelque savant a vu, dans certains cas de délire, soit aigu, soit chronique, des individus qui se croyaient mentalement doubles, de sorte que deux intelligences conversaient entre elles. En Angleterre, M. VIGAN, que j'ai connu à Montpellier, soutient que l'Homme a deux Ames Pensantes, l'une à droite, l'autre à gauche. Il est possible qu'un Médecin ait connu des symptômes de ce genre, et qu'il en ait tiré de pareilles conséquences. Cette manière de raisonner a dû trouver des partisans, puisqu'un Concile général lui a fait l'honneur de la condamner, et de lui donner une sorte de célébrité, en l'appelant le *Système des Deux Ames.*

Les deux savants respectables qui ont montré de l'inquiétude sur notre Enseignement Anthropologique, devaient se souvenir de cette lubie et de sa flétrissure. Inquiets par le souvenir des Physiologies Bichatienne, Cabanisienne, Broussaisienne, Organicienne,..... qui ont brillé à Paris, ils craignent que Montpellier, si considéré dans le XIIIe siècle par St Bonaventure, ne soit tombé dans un vertige pareil. Ils expriment ce souci, dont la source était dans la piété et dans un véritable intérêt pour notre didactique. Jaloux de la gloire de notre École, et de la Vérité Médicale, j'ai parlé de notre Doctrine avec clarté, avec une logique depuis long-temps approuvée par la Philosophie Expérimentale, et avec la fermeté que mes convictions m'inspiraient.

Qu'est-il arrivé de ce grand orage? Rien de ce que M. Cayol y voyait. — De mon côté, il ne m'a pas été difficile de voir par l'expérience *les fonds et les rives*. Le Dynamisme de l'Homme s'est trouvé fort différent de ceux des bêtes; une Nature vivante, douée d'Instincts, est aperçue dans l'Homme comme dans les animaux. Mais celle des animaux suffit pour toute leur vie, tandis que, chez l'Homme, cette Nature vivante, moins munie d'Instincts, ne suffit pas pour le rendre viable. L'Ame Intelligente est indispensable pour compléter ce Dynamisme, et lui donner la *forme* Aristotélique *substantielle*.

J'ai établi que la Doctrine Hippocratique de la Constitution de l'Homme n'attaque pas le moins du monde la foi chrétienne; que, bien plus, cette Doctrine était une sorte d'argument philosophique en faveur d'un des Dogmes théologaux les plus chers à l'Homme : je veux parler de l'Immortalité de l'Ame, dogme pour lequel mon Traité de l'*Agérasie réelle* a paru une assez forte preuve de Philosophie Naturelle Expérimentale.

D'une autre part, la foi inspirant mes honorables Aristarques, leur a montré *son fond et ses rives*, sa certitude et ses bornes. Quand elle a été sûre de trouver dans notre Enseignement la ferme déclaration de reconnaître chez l'Homme une Ame Pensante Substantielle, unie à l'Agrégat Matériel qui lui appartient d'une manière spéciale incomparable aux unions physiques et chimiques connues; elle a été satisfaite et a laissé à la Médecine la liberté de faire toutes les recherches propres à éclairer la Science et à renforcer son Art.

Quant aux coups de *volumes, de Bible ou de Pères de l'Église jetés à la tête*, dont parle M. CAYOL, je proteste que je n'en ai ni donné ni reçu. — Sans prendre la peine de connaître la question agitée, il avait trouvé du plaisir à imaginer un *triste spectacle* de Médecins et de Théologiens qui se sont éborgnés ou meurtris. Au lieu de cela, les deux partis opposés avaient pu être prévenus et inquiets; mais comme ils voulaient également la vérité, ils se sont entendus et éclairés, et tout dissentiment a disparu.

M. CAYOL me ferait trembler quand il dit : « DIEU veuille » nous préserver à jamais de ces fâcheuses tendances, » où la Religion n'a pas plus à gagner que la Science! » si je ne savais que le *triste* combat était dans son imagination, et si les résultats n'étaient pas très-propres à me rassurer. Il m'est permis de préférer mes propres expériences à la recommandation de notre Adversaire. Polémique pour polémique, dois-je plus redouter des Théologiens que des Médecins? Suis-je sûr de trouver dans un Confrère, et même dans un Collègue, autant d'instruction, de gravité, de politesse, d'amour de la vérité, de Métaphysique Générale, de Philosophie naturelle, de Dialectique, de pénétration, d'esprit de suite, de douceur, que j'en ai trouvé dans mes adversaires.

Vous désirez, Messieurs, de connaître les résultats de la discussion où j'ai été forcé d'entrer.

La Magistrature s'en est expliquée, M. le Premier Président Caussin de Perceval a vu avec satisfaction une Anthropologie si conforme aux Lois, aux Mœurs désirées et à la Morale Publique.

Mgr. l'Archevêque de Paris daigna m'écrire ainsi :

« Monsieur,

» Je vous remercie de la bonté que vous avez eue de » m'envoyer votre Livre sur la Dualité du Dynamisme » Humain. Ces pages m'ont paru pleines de Science, et » votre discussion sur la Constitution de l'Homme se fait » lire avec un véritable intérêt. Vous venez d'acquérir, » par ce travail, un nouveau titre à l'estime des Hommes » qui aiment les saines et fortes études, et qui désirent » voir triompher le Spiritualisme Chrétien dans une » Science trop long-temps Matérialiste. Je suis heureux, » Monsieur, de joindre mon suffrage à tous ceux que » vous avez déjà mérités et recueillis, et je vous prie » d'agréer, avec mes félicitations, l'assurance de mes » sentiments les plus distigués.

» M. D. Auguste, Archevêque de Paris. »

S. E. le Cardinal de Bonald a eu la bonté de me répondre dans un ton aussi obligeant. Plusieurs Prélats que je savais s'intéresser à la Science Naturelle de la Constitution Humaine, tels que Messeigneurs de Montpellier, de Tarbes, de Grenoble, de Viviers, de Perpignan, de Tulle, et à qui j'avais adressé mon Livre, m'ont fait connaître leur approbation ou directement ou indirectement, ou par des intermédiaires. Au reste, si quelques Ecclésiastiques, à qui cet écrit avait été envoyé, se sont dispensés de s'expliquer, je puis compter sur un suffrage favorable, puisque, dans la circonstance, une improbation aurait été consciencieusement déclarée.

Des Ecclésiastiques enseignants, des Professeurs de Philosophie et de Théologie, ont accepté la Constitution de l'Homme réellement Hippocratique, et par conséquent sont contre l'*Hippocratisme* Moderne. Je suis surpris que M. Cayol soit resté complètement étranger à l'état de l'Enseignement de cette Science dans les Hautes Études. La Philosophie des Séminaires l'a passé il y a plusieurs années. Ne parlons pas des Leçons de Philosophie de M. l'Abbé Fottes, imprimées, et où la Dualité du Dynamisme Humain est explicitement enseignée. M. l'Abbé Dupuy, Professeur de Théologie au Séminaire de Montpellier, enseigne l'Anthropologie Hippocratique comme s'il l'avait tirée de notre Ecole. Il m'apprend et il me démontre par les Livres et les Journaux qu'il reçoit habituellement, que cette Doctrine est enseignée au Séminaire de Clermont-Ferrand.

Dans l'Université de Théologie de Louvain, on se sert d'ouvrages scolastiques imprimés pour les Elèves. J'en remarque un dont le titre est celui-ci : Anthropologiæ Philosophiæ Elementa ; *Cura Gerardi-Casimiri* Ubachs, *Can. Eccl. Cathol. Leod., S. Theol. Doct. in Universitate Cath. Lovan. Prof. Ord. Fac Philos., P. F. Decani et Præs. Collegii S. Spir. Lovanii 1848.*—La question de la Dualité des Puissances de l'Homme y est traitée avec soin. L'auteur a réuni les Autorités de toutes les époques. Parmi les modernes se trouvent Barthez, Schroeder, Cerise.

Chardel, Forichon, Prêtre et Médecin, Maupied, Prêtre et Docteur ès-sciences, Bautain, Docteur en Médecine, en Sciences et dans les Lettres; Loubert, Prêtre et Docteur en Médecine. Indépendamment des Autorités de l'antiquité profane et sacrée, je suis bien aise de me trouver en si bonne compagnie parmi mes contemporains.

Encore quelques mots pour dire les motifs qui nous empêchent d'accepter aucune des idées de l'*Hippocratisme* Moderne de M. Cayol.

Si notre Censeur est sincèrement bien sûr qu'il n'a vu aucune utilité, pour la Pratique Médicale, dans le Principe de la Dualité du Dynamisme Humain, ce sera toujours chez moi un problème de savoir comment un Médecin très-employé n'a jamais eu l'occasion de distinguer une Hallucination sensoriale d'avec une Vision; de ne pas confondre une Morosité ou une Morosophie avec une Folie; de chercher si la responsabilité est la même pour le morosophe et pour l'aliéné; de se mettre en état de répondre à la question agitée sur la Thérapeutique Morale et la Thérapeutique Vitale; de savoir si le Crétin est dans la même condition qu'un Maniaque; de décider si un homme atteint de *Paralalie*, comme nous avons vu feu M. Auguste Broussonnet, doit être rangé parmi les Insensés, etc.

Je ne suis pas moins surpris que M. Cayol n'ait pas réfléchi sur la nature des diverses espèces de viciations et d'affaiblissements des fonctions de la parole, maladies connues sous le nom de *Paralalie* et d'*Alalie*, et qui ne sont pas assez rares pour qu'elles leur soient inconnues. J'ai le triste avantage de pouvoir en parler plus pertinemment que la majorité de mes Confrères. J'en ai intuitivement connu une espèce, et j'en ai étudié plusieurs autres; j'ai écrit sur cette matière, et j'ai publié mes remarques en 1843 (1). D'après mes réflexions, je suis très-convaincu que la variété des faits ne peut s'expliquer qu'en arrivant à la distinction des Causes de Trois Ordres de la Nature de l'Homme. Les Alalies et les Paralalies survenues par des altérations anatomiques des organes de la parole s'expliquent si aisément, que le diagnostic en est ordinairement facile. Mais les Alalies et les Paralalies qui dépendent du Dynamisme sont assez variées pour qu'on ne puisse pas les distinguer raisonnablement, sans les rapporter ou à des lésions de la mémoire des Puissances Dynamiques, l'autre de ces Puissances étant saine; ou à des combinaisons de lésions des mémoires respectives des Deux Puissances. Ainsi, on trouve des exemples : d'Alalie par amnésie de la Force Vitale, l'Ame Pensante étant dans son état naturel; — 2o d'Alalie incomplète par Amnésie mentale des faits et de la ratiocination, ou de la Syntaxe; 3o de Paralalie, par Paramnésie de la Force Vitale, la mémoire mentale étant capable d'apprécier les incongruités de la parole; — paralalie par paramnésie à la fois de la Force Vitale et de l'Ame Pensante; — 5o d'interruption complète de l'Instinct Humain normalement et primordialement établi entre les sons vocaux entendus et les organes de la loquèle chez le malade, etc.

---

(1) *Analyse de la Parole pour servir à la Théorie de divers cas d'Alalie et de Paralalie que les Nosologistes ont mal connus*. Montpellier, CASTEL; Paris, BAILLIÈRE, etc., 1848. — En 1856, dans le mois de Décembre, nous avons vu, dans la GAZETTE MÉDICALE DE PARIS, trois articles intitulés : *Mémoire sur quelques observations de Physiologie pathologique tendant à démontrer l'existence d'un Principe coordinateur*; par M. le Docteur MARCÉ.

Pour ce dernier cas, le Praticien doit apercevoir un des exemples de ce que Bacon appelle l'*Alliance* entre les Puissances du Dynamisme Humain : il verra ici un acte d'*aspondèma*.

Dans un lieu du *Ver Rongeur* où M. Cayol veut isoler la Médecine d'avec toute Science noologique, et en exclure la Théologie et la Métaphysique, il cite un passage de la *Doctrine Médicale de l'École de Montpellier*, de Frédéric Bérard, que je vais transcrire. « Les Sciences » Physiques doivent avoir pour base les faits du même » Ordre. Tant qu'on les a étudiées dans la Théologie mys- » tique, dans l'Ontologie et dans la Métaphysique, elles » n'ont pas même existé. » Je ne sais pas ce que sont les Sciences *Physiques* qu'on a *étudiées* dans la *Théologie mystique, dans l'Ontologie et dans la Métaphysique*.

Si cette phrase a un sens, je m'imagine qu'elle est un anathème contre la Philosophie Naturelle Inductive, dans laquelle se distinguent les Trois Ordres étiologiques de la Cosmologie Générale, des Causes Physiques, des Causes Vitales et de la Cause Intellective. Elle date de l'époque où Broussais et ses Admirateurs repoussaient avec dédain les Causes Métaphysiques, la Finalité et l'Ontologie. Je suis fâché qu'un de nos Élèves, qui nous promettait un puissant appui, ait écrit, — heureusement à Paris —, la pauvreté que vous venez d'entendre. Avant de m'expliquer sur ce bizarre passage, j'ai besoin de quelques éclaircissements.

Vous qui connaissez la signification de la plupart des mots renfermés dans ces propositions, souvenez-vous de la règle didactique de notre Faculté. Concentrés dans la Philosophie Nature des faits de toute la Vie Humaine, nous sommes très-sûrs de ne jamais attaquer aucun point de la Foi orthodoxe, puisque, d'après une déclaration du Souverain Pontife, une vérité naturelle philosophiquement démontrée ne peut être jamais en opposition avec la Foi. Pour ce qui regarde les croyances religieuses tolérées ou autorisées par l'État, elles sont toujours étrangères à la Science à laquelle nous nous sommes consacrés.

Les idées anthropologiques qui sont la base de tous les cultes découlent du sens commun; elles ne sont pas des croyances, mais des dogmes scientifiques. La Métaphysique Générale ne peut pas être négligée, puisqu'elle est la base de toute Science ; car il n'y a pas d'opération mentale sensée à laquelle la raison n'ait présidé. Quant à la Métaphysique Particulière, elle est identifiée avec l'Anthropologie. Cette Métaphysique Particulière peut rester étrangère à la Physique. Mais si l'on veut s'enfoncer dans la Cosmologie Générale, Bacon pense qu'on ne peut pas se passer de cette Philosophie, parce que la Finalité de la cause première ne peut pas y être méconnue.

Il conviendra d'en venir un jour à l'examen de l'Ontologie, que l'on a tant calomniée, et dont il faudra connaître l'esprit et la valeur. Dans un temps plus opportun, je vous entretiendrai de cet objet. En attendant, ayez pitié de ceux qui vous plaignent d'*être enfoncés dans la torpeur de cette manie*. Quand il en sera temps, vous saurez que l'Ontologie réduit les hypothèses à des échafaudages qui peuvent servir pour des essais d'étude, sans leur permettre jamais de figurer dans la Science, et qu'elle travaille à mettre en honneur et en œuvre les plus utiles inspirations du sens commun.

FIN.

TABLE DES MATIÈRES.

Pages

4me LEÇON.

5me LEÇON.

6me LEÇON.

7me LEÇON.

8me LEÇON.

11me LEÇON.

12me LEÇON.

13me LEÇON.

14me LEÇON.

15me LEÇON.

18me LEÇON.

19me LEÇON.

21me LEÇON.

22me LEÇON.

24me LEÇON.

25me LEÇON.

FIN DE LA TABLE.

En Vente, chez Patras et Pitrat, Libraires à Montpellier :

LORDAT. TRAITÉ DES HÉMORRHAGIES. -- Paris, 1808, in-8 broché. (Épuisé.)........................fr. 15

LORDAT : EXPOSITION DE LA DOCTRINE DE BARTHEZ, et Mémoires sur la vie de ce Médecin. -- Montpellier, 1813, in-8 broché........................fr. 6

LORDAT : ESSAI SUR L'ICONOLOGIE MÉDICALE, ou sur les Rapports qui existent entre l'Art du Dessin et l'Étude de la Médecine. -- Montpellier, 1833, in-8 broch. (Épuisé.) fr. 8

LORDAT : DE LA PERPÉTUITÉ DE LA MÉDECINE, ou de l'Identité des Principes fondamentaux de cette Science depuis son établissement jusqu'à présent. -- Paris et Montpellier, 1837, in-8. (Épuisé.)........................fr. 15

LORDAT : PREUVE DE L'INSÉNESCENCE DU SENS INTIME DE L'HOMME, et application de cette vérité à la détermination du Dynamisme Humain, etc.... -- Montpellier et Paris, 1844, in-8. (Épuisé.)........................fr. 15

LORDAT : THÉORIE PHYSIOLOGIQUE DES PASSIONS HUMAINES. Montpellier, 1853. (Épuisé.)........................fr. 6

LORDAT : Réponses à des Objections faites contre le Principe de la DUALITÉ DU DYNAMISME HUMAIN, etc. -- Montpellier et Paris, 1854, in-8 broché. (Épuisé.)........fr. 8

KÜHNHOLTZ : DU MAGNÉTISME ANIMAL, à l'occasion de la brochure de M. le Docteur Roux (de Cette). -- Montpellier, 1848, in-8 de 85 pag........................fr. 1 50

KÜHNHOLTZ : DES SPINOLA DE GÊNES ET DE LA COMPLAINTE depuis les temps les plus reculés jusqu'à nos jours; suivis de la COMPLAINTE DE GENNES sur la mort de dame Thomassine ESPINOLLE.... Manuscrit du XVIe siècle de la Bibliothèque de la Faculté de Médecine de Montpellier, avec *Notice*, notes nombreuses, 3 fac-similés, etc. -- Montpellier et Paris, 1852, gr.-in-4 illust. de XIV-398 pag... fr. 30

Montpellier, Impr. de RICARD Frères.

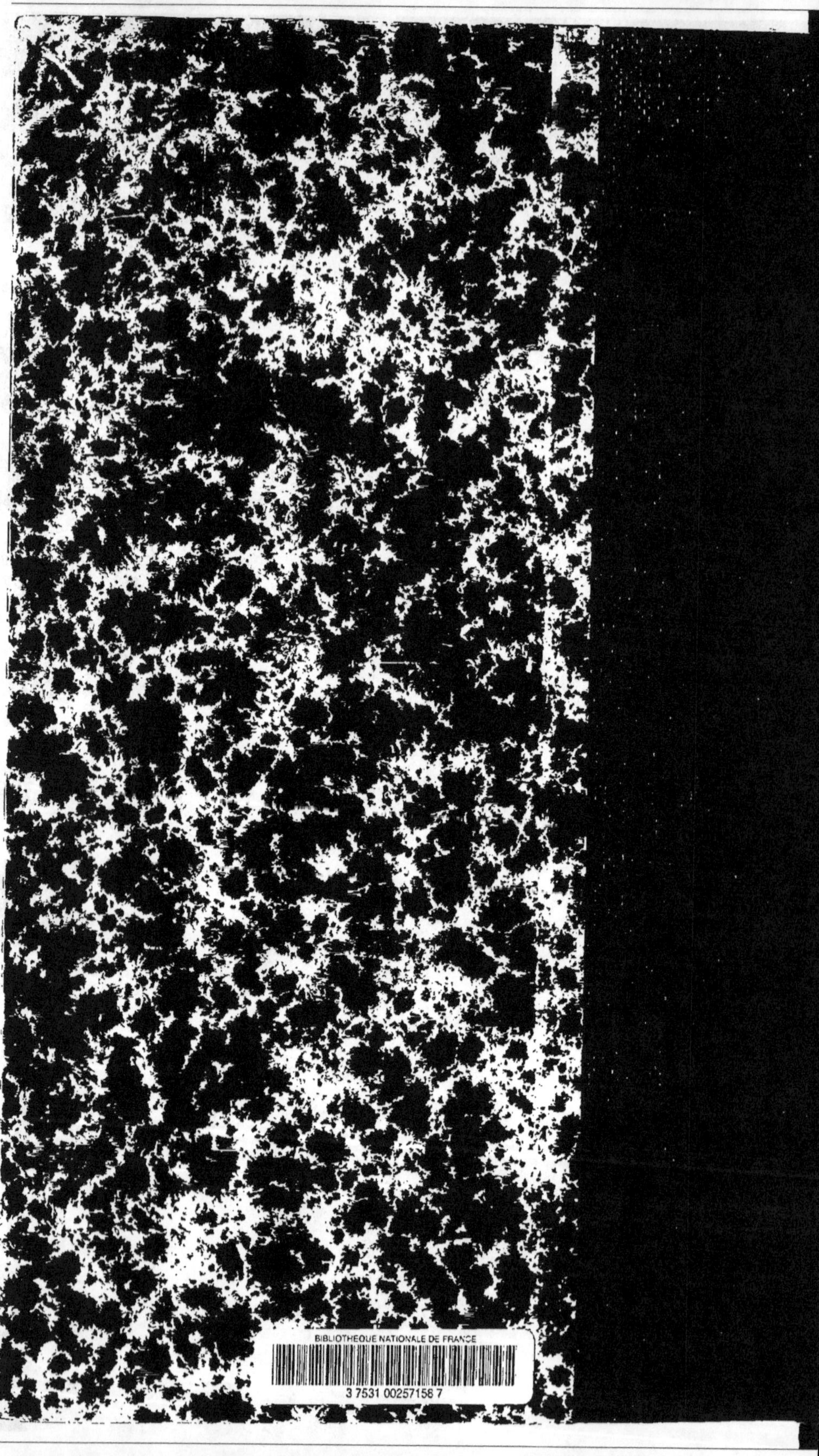

www.ingramcontent.com/pod-product-compliance
Lightning Source LLC
Chambersburg PA
CBHW031720210326
41599CB00018B/2460

* 9 7 8 2 0 1 9 5 9 5 0 5 0 *